医学实验室ISO 15189认可指导丛书

总主编
周庭银 | 王华梁

临床免疫检验标准化操作程序

Standard Operating Procedures
for Clinical Immunology

主编
陈曲波　周琳　李莉　哈小琴　王皓

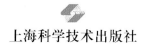

上海科学技术出版社

图书在版编目(CIP)数据

临床免疫检验标准化操作程序 / 陈曲波等主编.—
上海:上海科学技术出版社,2019.8 (2020.8 重印)
(医学实验室 ISO15189 认可指导丛书 / 周庭银,王
华梁总主编)
ISBN 978 - 7 - 5478 - 4506 - 6

Ⅰ.①临… Ⅱ.①陈… Ⅲ.①免疫诊断-技术操作规
程 Ⅳ.①R446.6 - 65

中国版本图书馆 CIP 数据核字(2019)第 150692 号

临床免疫检验标准化操作程序
主编 陈曲波 周琳 李莉 哈小琴 王皓

上海世纪出版(集团)有限公司
上海 科 学 技 术 出 版 社 出版、发行
(上海钦州南路 71 号 邮政编码 200235 www.sstp.cn)
上海盛通时代印刷有限公司印刷
开本 787×1092 1/16 印张 29.75 插页 4
字数 500 千字
2019 年 8 月第 1 版 2020 年 8 月第 2 次印刷
ISBN 978 - 7 - 5478 - 4506 - 6/R·1873
定价:150.00 元

内容摘要

"医学实验室 ISO 15189 认可指导丛书"以 CNAS‐CL02：2012《医学实验室质量和能力认可准则》为指导，由全国医学检验各专业领域的专家共同编写，对开展 ISO 15189 医学实验室认可有重要的指导意义和实用价值。

本书分为 2 篇共 10 章。第一篇为临床免疫实验室管理与技术要求，主要介绍组织管理、安全管理和实验室质量管理等方面的操作规程，重点体现免疫实验室必须拥有具有可操作性并体现免疫专业特色的程序文件。第二篇为临床免疫检验操作规程，从标本采集、试剂与仪器、操作步骤、质量控制等方面来阐述临床免疫实验室相关标准操作规程。附录部分不仅收录了 33 个临床免疫室常用的记录表格，方便读者直接引用，而且列举了 42 个临床免疫学检验常见不符合项案例及整改要点，有利于读者借鉴和参考，指导作用突出。

本书适用于正在筹备和计划筹备医学实验室认可单位的管理和技术人员学习和借鉴，也可作为基层医院医学检验工作的管理规范和操作手册，还可作为我国医学实验室规范化管理和标准化操作的培训用书。

总主编简介

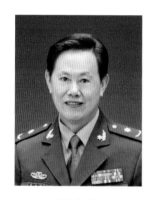

周庭银

海军军医大学附属长征医院实验诊断科主任技师。从事临床微生物检验及科研工作40余年，在临床微生物鉴定方面积累了丰富的经验，尤其是对疑难菌、少见菌株鉴定的研究有独到之处。在国内首次发现卫星状链球菌、星座链球菌、霍氏格里蒙菌、拟态弧菌等多株新菌株。近年来，先后帮助国内多家医院鉴定40余株疑难菌株。主办国家医学继续教育"疑难菌株分离与鉴定"学习班22期（培训2 800余人），2013年发起成立上海疑难菌读片会，并已成功举办15期。成功研究并解决了血培养瓶内有细菌生长，但革兰染色看不到菌、转种任何平板无细菌生长这一难题。研制了新型双相显色血培养瓶、多功能体液显色培养瓶、尿培养快速培养基、抗酸杆菌消化液，以及一种既适用于痰细菌培养，又适用于结核分枝杆菌和抗酸杆菌培养的痰标本液化留置容器。

获国家实用新型专利5项、发明专利1项。主编临床微生物学专著11部，其中《临床微生物学诊断与图解》获华东地区科技出版社优秀科技图书一等奖。以第一作者发表论文40余篇。

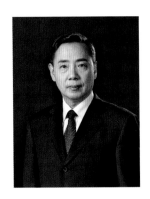

王华梁

医学博士、二级教授、博士生导师，国务院政府特殊津贴专家，上海市临床检验中心主任，《检验医学》杂志主编。

现任全国卫生产业企业管理协会实验医学分会主任委员，中国妇幼保健协会临床诊断与实验医学分会名誉主任委员，中国医师协会检验医师分会分子诊断专家委员会主任委员，中国健康促进基金会质谱精准检验专家委员会主任委员，中国医院协会临床检验管理专业委员会副主任委员，中国遗传学会遗传诊断分会副主任委员，中国医师协会临床精准医疗专业委员会常务委员，国家卫生标准委员会委员，国家卫生健康委临床检验中心专家委员会委员，中华医学会医疗鉴定专家，中国合格评定国家认可委员会 ISO 15189 主任评审员及 17025、17043 评审员等。

先后主持或参与国家"十三五"重大专项、国家自然科学基金、国家博士后基金、上海市重大项目、上海市科学技术委员会产学研重大项目、上海市自然科学基金、上海市卫生健康委员会重点项目等科研项目 20 余项；获上海市科学技术奖一等奖、上海市科技成果奖、军队医疗成果奖多项；先后主编或参编专著 20 余部；在 *Science*、*Clinical Biochemistry*、*Applied Microbiology and Biotechnology*、*Clinical Chemistry and Laboratory Medicine*、*Accreditation and Quality Assurance*、《中华医学杂志》等期刊发表论文多篇。

主编简介

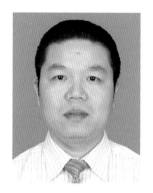

陈曲波

教授,主任技师,广州中医药大学第二附属医院生物资源中心主任。研究方向:自身免疫性疾病实验室诊断及发病机制和精准医学与生物样本库标准化建设研究。

兼任中国合格评定国家认可委员会医学实验室认可主任评审员,全国生物样本标准化技术委员会委员,中国医药生物技术协会生物样本库分会中医药学组执行组长,广东省健康管理学会检验医学专业委员会主任委员,广东省泌尿生殖学会检验医学专业委员会名誉主任委员,中华中医药学会免疫学分会常务委员,广东省中医药学会中西医交融专业委员会副主任委员,广东省健康管理学会风湿免疫与康复专业委员会副主任委员,广东省肝病学会检验诊断专业委员会副主任委员,广东省健康管理学会分子诊断及蛋白质组学专业委员会副主任委员等。

2012年意大利米兰大学医学院 IRCCS 免疫研究所访问学者。获广东省科技进步二等奖 1 项,副主编专著 4 部,以第一作者或通讯作者发表论文 60 余篇。

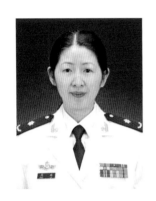

周　琳

医学博士，美国宾夕法尼亚大学检验医学专业博士后，研究员，硕士生导师，现任海军军医大学附属长征医院实验诊断科主任。主要从事免疫性疾病的早期实验室诊断和发病机制的基础与临床研究工作。

学术兼职：上海市中西医结合学会检验医学专业委员会副主任委员，上海市免疫学会肿瘤免疫专业委员会副主任委员、中国免疫学会临床免疫分会常务委员，上海市医学会检验医学分会临检学组组长，中华医学会检验医学分会青年委员，上海市中医药学会检验医学分会常务委员，军队检验医学学会委员，上海市医学会分子诊断专科分会委员，《中华检验医学杂志》及《国际检验医学杂志》编委等。

近年来，作为课题第一负责人先后获得国家级、军队级、省部级等各类科研基金共12项；以第一或通讯作者发表，且被SCI收录的论文15篇，其中单篇最高影响因子达11.1分，在中文核心期刊发表论文25篇；副主编著作4部；获军队科技进步奖三等奖1项、国家发明专利4项。曾获"上海市卫生计生系统优秀学科带头人""上海市浦江人才""上海市青年科技启明星""上海市卫生系统优秀青年人才"等荣誉称号。

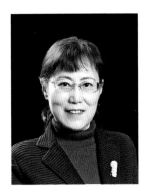

李　莉

　　上海交通大学附属第一人民医院检验医学中心主任。主任医师/主任技师,博士生导师,美国匹兹堡大学医学院博士后。长期从事肥大细胞与疾病研究。

　　学术兼职:中华医学会检验医学分会、微生物与免疫学分会副主任委员,上海市医学会第十届检验医学分会主任委员,中国医师协会检验医师分会、上海市医师协会检验医学分会副会长,中国老年保健研究学会检验分会副主任委员,中国研究型医院协会细胞外囊泡基础和应用分会、过敏反应分会副主任委员。

　　获国家自然科学基金9项,承担浦江人才计划、“973”子课题等共29项课题。其中,培养研究生30余名,发表论文140余篇,主编、副主编、参编教材和著作15部。获国家授权发明专利2项及上海市优秀发明银奖、华夏医学科技奖和五洲女子科技奖。

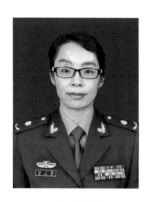

哈小琴

主任医师，硕士研究生导师，中国人民解放军联勤保障部队第九四〇医院检验科主任。甘肃省领军人才，第六届"甘肃省青年科技奖"获得者，第一批甘肃省杰出青年基金获得者。主要从事高原胃肠应激损伤基因药物研发、感染性疾病诊断试剂研究、肿瘤早期诊断标志物研究、高原创伤修复药物药效及机制研究、代谢性疾病肠道微生态研究及干细胞基础与应用研究。

中国合格评定国家认可委员会评审员，高级精准医学咨询师。国家自然科学基金评议专家，中国人民解放军检验专业委员会委员，中国人民解放军免疫专业委员会委员，中国医师协会检验分会慢性高原疾病诊断委员，中国免疫学会第七届理事会理事，中国老年保健协会检验医学分会常委，中国分析测试协会标记免疫分析专业委员会常委，中国微生物学会微生物学与免疫学专业委员会真菌学组委员，中国生物化学与分子生物学会理事，中国生物技术协会再生医学专业委员会委员，中国研究型医院学会检验医学专业委员会委员，甘肃省医学会检验学会副主任委员，甘肃省医学会微生物与免疫学会副主任委员等。

承担国家"863"计划项目、国家自然科学基金项目、国家"863"计划子课题、国家"973"计划子课题、甘肃省科技厅重点项目等科研项目20余项，《中国免疫学杂志》等多家杂志编委。申请专利12项，在国内外期刊发表学术论文170余篇，获军队、省级科技进步奖二等奖5项。

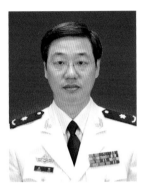

王　皓

海军军医大学附属长征医院实验诊断科副主任、副主任技师。德国亚琛大学医学院临床生化与病理研究所访问学者。医学专长：临床免疫学检验、器官移植配型和临床分子诊断。

兼任上海市医学会第十届检验医学青年委员会副主任委员，上海市中西医结合学会检验医学专业委员会委员，中国合格评定国家认可委员会医学实验室评审员。

曾获军队医疗成果三等奖，军队科学技术进步奖二等奖、三等奖。在 *Cytokine*、*PLOS ONE*、《中华消化杂志》等SCI、核心期刊发表论文 40 余篇。参与了国家自然科学基金、上海市科学技术委员会项目等 10 余项课题研究。

作者名单

主　编

陈曲波　周　琳　李　莉　哈小琴　王　皓

副主编

郑培烝　福建医科大学附属协和医院
关秀茹　哈尔滨医科大学附属第一医院
黄　晶　吉林大学白求恩第一医院
吴炜霖　广州中医药大学第二附属医院
马越云　空军军医大学西京医院
周厚清　深圳市孙逸仙心血管医院
吴洪坤　海军军医大学附属长征医院

编　委

柯　星　上海交通大学医学院附属新华医院
成　思　海军军医大学附属长征医院
刘海英　广州市妇女儿童医疗中心
刘云锋　广州市妇女儿童医疗中心
丁海明　广州市番禺区中医院
王淇泓　海军军医大学附属长征医院
郑兴忠　江苏省盐城市中医院

丛书序言

健康是人类进化的不懈追求,医学的进步是人类文明进步的重要标志,医学实验室的发展是医学进步的重要组成部分。

近年来,随着我国医学实验室信息化、自动化、数字化的飞速发展,医学实验室检验的质量管理水平面临着快速提高的历史机遇。ISO 15189《医学实验室质量和能力认可准则》是指导和引领医学实验室走向规范化的重要指南,已经逐渐在全球范围内广泛应用,对实验室管理、检验医学学科建设和能力提升等发挥了积极的作用。

医学检验是一门综合性的学科,为患者疾病的诊断及后续的治疗提供了精准数据支持,其准确性备受关注。检验数据要精准可靠,报告速度要迅速及时。但是,在临床检验的过程中,检测结果受到诸多环节、多种因素的影响。而医学实验室 ISO 15189 质量管理体系的建立、运行和持续改进,正是不断提高医学检验质量管理水平、保障检验结果准确性的法宝,是提高实验室核心竞争力的重要因素。

"医学实验室 ISO 15189 认可指导丛书"共有 6 个分册,包括《临床微生物检验标准化操作程序》《分子诊断标准化操作程序》《医学实验室质量管理体系》《临床化学检验标准化操作程序》《临床免疫检验标准化操作程序》和《临床血液和体液检验标准化操作程序》。每个分册严格按照 ISO 15189 质量管理体系文件的要求撰写,可以保证实验的精确性、准确性、可溯源性,是从操作层面对 ISO 15189 的一次详细解读,可作为医学实验室建立自身质量管理体系的具体参考,有利于医学实验室的质量管理和技术能力的标准化和规范化建设。

该丛书邀请了全国一百余名医学检验专家和认可专家参与编写。编写理念新颖,内容实用,符合临床实际,注重整体,重点突出,编排有序,适合于指导建立医学实验室质量管理体系。相信该套丛书的出版,对我国医学实验室的规范化建设、质量与能力提升、更好地服务患者会起到良好的推动作用。

　　我衷心希望本套丛书能为各实验室开展和运行 ISO 15189 认可发挥积极的作用，并得到读者们的喜爱。我也相信，本套丛书在临床使用的过程中，通过实践的检验，能不断得到改进、完善和提升。

国家市场监督管理总局认可与检验检测监督管理司副司长

2019 年 5 月

丛书前言

随着科学的发展和技术的进步,实验医学对临床医学的贡献越来越大,临床医疗决策对实验医学的依赖越来越高。正是由于医学实验室的重要性不断提高,对其质量和能力的要求也越来越高,医学实验室面临的风险也越来越大。如何保证医学实验室的质量和能力也变得比以往任何时候都重要。ISO 15189《医学实验室质量和能力认可准则》是指导和引领医学实验室走向标准化、规范化的重要指南,已经成为全球范围内被广泛认可和采用的重要标准。

目前,中国医学实验室有以下显著特征:质量管理的标准化、规范化,分析技术的自动化、信息化,以及人员分工的专业化、精细化。医学实验室已进入一个崭新的发展阶段。

在此,我们组织国内一百余名医学检验专家根据 CNAS - CL02:2012《医学实验室质量和能力认可准则》编写了"医学实验室 ISO 15189 认可指导丛书",共有 6 个分册,包括《医学实验室质量管理体系》《临床血液和体液检验标准化操作程序》《临床化学检验标准化操作程序》《临床免疫检验标准化操作程序》《临床微生物检验标准化操作程序》和《分子诊断标准化操作程序》。本套丛书充分遵循了准则的原则和要求,更是在实际操作层面给读者以提示和指引,旨在提高医学实验室质量的管理能力、室内质控的精确性、室间质评的准确性、测量结果的溯源性等,为各医学实验室自身质量管理体系的建立提供具体参考,对拟申请 ISO 15189 认可的医学实验室具有一定的指导意义和实用价值,可作为医学实验室规范化管理和标准化操作的实用性工具书和参考书。

本书在编写过程中得到了多方的大力支持和无私帮助,尤其是中国合格评定国家认可委员会领导的关心和支持、各分册主编和编者夜以继日的努力与辛勤奉献,在此谨向各位表示诚挚的谢意!此外,还要感谢郑州安图生物工程股份有限公司和上海标源生物科技有限公司对本书编写给予的大力支持和协助!

　　本书在编写过程中,由于编者水平所限,加之时间仓促,一定有欠缺和不足之处,欢迎专家和读者批评指正。

2019 年 6 月

本书前言

近年来,随着我国医学实验室自动化、数字化的飞速发展,对检验日常工作中人、机、料、法、环境等各环节的质量管理水平也提出了更高的要求,越来越多的医学实验室通过了 ISO 15189 医学实验室认可,实验室管理者也越来越意识和体会到 ISO 15189 理念给检验科质量管理带来的显著变化。只要实验室能够严格按照 ISO 15189 的标准建立一整套质量管理体系(质量手册、程序文件、作业指导书和各种记录表格等文件),并确保持续有效运行,实验室的管理能力、技术能力、人员能力和实施运作能力将会发生翻天覆地的变化,我们就可以把临床检验工作做得更精彩。

时至今日,无论三级医院实验室的质量管理,还是二级医院实验室的能力提升,抑或独立实验室的规范化运作,首先必须认真学习并领悟 ISO 15189 等相关标准要求,然后组织相关人员编写符合本单位实际情况的质量管理体系文件,全员宣传贯彻后确保其有效运行。领悟标准、编写各专业组体系文件是个耗时、耗力的过程,我们编写本书,目的就是为了帮助有需要的免疫实验室人员在这些方面少走弯路,尽快掌握编写要领,不用再为如何编写仪器设备、检验项目、试剂/耗材验收、人员/方法学比对等各种类型标准操作规程而烦恼,不用再为科室程序文件对本组岗位职责界定、人员管理、检验程序性能验证和确认、结果质量保证等各种管理活动不具实际操作价值而无奈。与此同时,我们会在标准要素描述、记录表格设计等方面提供范例供大家借鉴和引用。

本书的编者来自全国各大医院,包括广州中医药大学第二附属医院、海军军医大学附属长征医院、上海交通大学附属第一人民医院、兰州军区总医院、福建医科大学附属协和医院等,其中主编和副主编几乎均是已经通过 ISO 15189 认可检验科的临床免疫专家,其他编写者也均为多年来在临床免疫检验一线工作的高级职称人员和(或)中国合格评定国家认可委员会 ISO 15189 实验室认可免疫检验专业领域的资深评审员。自 2018 年 5 月起,编者们以极大的热情

　　进行相关体系文件的整理、分析和编写,为增加实用性和可借鉴性,全体编写人员将各自实际工作经验和原创性文件倾囊相授。本书汇聚诸多免疫检验专家的宝贵经验,具有指导性和权威性,适合各级医院医学实验室、中心实验室、独立实验室检验人员参考和借鉴。相信本书对指导医学实验室工作人员和公共平台实验室检测人员编写相关质量体系文件会有所帮助。

　　本书分为 2 篇共 10 章。陈曲波、吴炜霖编写第一章、第二章;黄晶编写第三章;郑培烝编写第四章、第六章;周琳、王皓编写第五章;陈曲波、郑培烝编写第七章;刘海英、刘云峰编写第八章;哈小琴编写第九章;李莉、周琳、王皓、关秀茹、马越云、周厚清、丁海明、吴洪坤、彭道荣共同编写第十章。陈曲波、吴炜霖编写附录一;陈曲波、郑培烝编写附录二。陈曲波、吴炜霖、郑培烝同时对全书进行了审校。

　　在本书付梓之际,感谢全体编写人员的辛勤劳动和倾情奉献,他们的共同努力是本书的质量保证!感谢广州中医药大学基础医学院 2016 级生物技术专业庄佩玲和谢银燕同学,她们在广东省中医院生物资源中心实习期间参与了大量的校稿工作。

　　由于我们对 ISO 15189 相关认可规则、准则、应用说明等文件的理解不一定到位,本书难免有不足之处,恳请各位专家、读者批评指正,并提出宝贵意见和建议。

陈曲波

2019 年 6 月

目　录

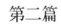

第二篇
临床免疫检验操作规程 / 115

第十章·临床免疫检验项目操作规程 189

第一节 感染免疫常见项目操作规程 / 190

附　录 419

第一篇

临床免疫实验室管理与技术要求

第一章
人员岗位设置及管理

临床免疫室组织和管理程序

××医院检验科临床免疫室作业指导书	文件编号：××-JYK-MY-××××
版本： 生效日期：	共 页 第 页

1. 目的

明确免疫室组织结构和管理责任，合理配置免疫室资源，提高免疫室的管理效率，保证与免疫检验有关的质量体系正常运行和质量目标的有效贯彻实施。

2. 范围

适用于临床免疫室。

3. 职责

3.1·检验科主任负责免疫室组长和质量监督员的任命和授权。

3.2·免疫组长负责对免疫室质量管理体系的正常运行做出承诺，并制定相关措施确保体系持续改进其有效性；负责编制免疫室组织结构图，确保其与检验科组织架构无缝连接；负责制定免疫组质量目标并监督实施。

4. 程序

4.1·组织结构：临床免疫室作为检验科的常规专业组之一，主要负责感染免疫、自身免疫、细胞免疫、体液免疫、肿瘤免疫、移植免疫等领域范围的定性或（和）定量项目检测等。根据临床免疫室项目开展情况及科室质量目标要求，建立与实验室管理需求相匹配的组织结构，确定所需岗位类别，明确各岗位职责是保证实验室各项工作顺利进行及相关检测结果准确、及时、有效的重要保障手段之一。图1-0-1是基于检验科组织结构下临床免疫室组织结构示意图（不同实验室可依据各自实际情况进行合理调整）。

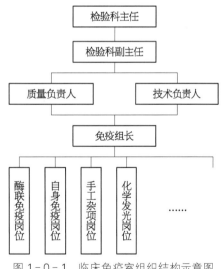

图1-0-1 临床免疫室组织结构示意图

4.2·人员配置

4.2.1 免疫室人员配置一般分为2个层次：1名组长和（或）副组长以及若干名组员。

4.2.2 组长和（或）副组长任职资格：中级技术职称，医学检验专业背景或相关专业背景经过医学检验培训，2年临床免疫工作经验。主要负责本组相关管理工作及本组特殊检验工作，可兼任本专业领域认可授权签字人。

4.2.3 组员任职资格：医学检验专业背景或相关专业背景经过医学检验培训，经过临床免疫组岗位培训考核及评估合格，特殊岗位（如抗HIV初筛、产前筛查、新生儿疾病筛查等）

工作人员应取得相应上岗证。主要负责本组内免疫项目的检验技术工作。组员在担任技术岗位的同时,还可根据其能力兼任 1 个或多个本组相关岗位,如质量监督员、试剂管理员、设备管理员、文档管理员、认可授权签字人等。

4.2.4　认可授权签字人资格:应具有中级及以上专业技术职务任职资格,从事申请认可授权签字领域专业技术工作至少 3 年。

4.2.5　质量监督员任职资格:资深免疫专业检验人员,熟悉本专业组各项检验工作和质量控制流程。条件允许时,应具有中级及以上专业技术职务任职资格,从事免疫检验至少3 年。

4.2.6　专业组长根据实际工作需要,决定不同岗位具体工作人员组成安排,授权各岗位人员完成科室质量管理体系运行中免疫组的各项任务。免疫室质量监督员由检验科主任指定,主要负责监督免疫组质量体系的有效运行,并就免疫室质量管理体系运行情况和改进需求直接向管理层报告。

4.2.7　免疫组长在检验科管理层领导下制定出免疫室各岗位职责、权限及相互关系,并明确其任职资格等。负责定期考核不同岗位人员的履职情况,年终进行考评。

4.3·岗位及责任

4.3.1　免疫组组长

4.3.1.1　完成医院领导和科室主任下达的各项指令性任务。规划及落实专业组发展计划,负责本专业组新技术、新业务工作的开展,负责专业组工作的持续改进。

4.3.1.2　负责专业组人员及研究生、进修生、规培生、实习生(以下简称"四生")业务学习培训、继续教育和技术考核等工作。组织各岗位技术骨干编写检验项目及仪器作业指导书并进行审核,督促日常工作中专业组人员按照作业指导书的要求进行各项操作。

4.3.1.3　负责专业组仪器设备校准计划的制定、组织实施和结果审定。制定专业组质量控制程序及室内质控规则,审核失控报告及月度质控小结。制定国家卫生健康委员会临床检验中心和省临床检验中心室间质量评价活动计划,审查、签发室间质量评价报表。核查室间质量评价回报成绩,分析报告并签名确认。制定专业组室间比对计划和实验室内部比对计划,并组织实施。

4.3.1.4　负责本专业组仪器设备和设施的请购,督促本组设备管理员做好设备校准、维护保养、维修及相关记录。负责专业组试剂和低耗品管理,负责对供应商进行评价,定期抽查本专业组内试剂的使用效率,并做好相关记录。

4.3.1.5　参加临床免疫检验工作并掌握相关特殊检验技术,解决本专业组的复杂、疑难问题。参与检验科与临床科室沟通,参加临床疑难病例讨论。

4.3.1.6　督促本专业组人员贯彻执行医院与科室的规章制度,负责本组工作人员考勤工作。配合免疫室质量监督员工作;配合内审员及外部评审机构对本组的审核工作。免疫组长外出前,应向科主任提出申请,临时指定人员负责代理。

4.3.2　免疫组组员:按时、保证质量地完成本岗位当天相关免疫检验任务,对本人检验结果技术工作的公正性、准确性、真实性、完整性负责;及时、真实、完整地完成相关工作记录,并签署时间和姓名确认;积极完成组长安排的相关工作,协助同事共同完成本组免疫检验报告;积极参加专业组业务学习和相关培训及考核,协助指导下级人员和"四生"的技术工作。现对各岗位具体工作做如下安排,各岗位定期互换,并做好相应的情况记录。

4.3.2.1 岗位Ⅰ:化学发光岗位。

4.3.2.1.1 负责 HBsAg、HCV 抗体、HIV 抗体、总 IgE、NSE、Cyfra21-1、SCC、骨代谢三项、抗 CCP 抗体、CA50 等化学发光项目的检测操作。

4.3.2.1.2 负责本岗位检验报告单的审核和签发。负责三台化学发光仪器(A 品牌、B 品牌和 C 品牌)的检测操作、日常维护和保养。负责做好三台仪器的室内质控和室间质评,及时记录室内质控和填报室间质评结果。负责三台仪器相同项目的比对,记录比对结果并交组长签字审批。

4.3.2.2 岗位Ⅱ:感染免疫岗位。

4.3.2.2.1 负责感染免疫中乙肝两对半、前 S1 抗原、HBcAb-IgM、丙肝抗体、幽门螺杆菌抗体的自动化酶免仪器操作和手工检测。负责感染免疫中 HIV 抗体的初筛检测。

4.3.2.2.2 负责本岗位检验报告单的登记、审核和签发。负责××全自动酶免加样系统、××酶免分析仪的检测操作、日常维护和保养。负责乙肝、丙肝、HIV 病毒抗原抗体的室内质控和室间质评,及时记录室内质控结果和填报室间质评结果。

4.3.2.3 岗位Ⅲ:手工杂项岗位。

4.3.2.3.1 负责肺炎支原体抗体、结核抗体、TRUST、TPPA 等手工项目的检测操作。负责感染免疫中除乙肝、丙肝、HIV 等其他常规 ELISA 项目的检测,如 EB 2 项、CA242、CEA 定性、AFP 定性、肝炎分型 6 项(HCV 抗体除外)等。

4.3.2.3.2 负责本职责范围检验报告单的审核和签发。负责酶标仪、洗板机等常规使用仪器的操作、日常维护和保养。负责各检测项目室内质控和室间质评,及时记录室内质控和回报室间质评结果等。

4.3.2.4 岗位Ⅳ:自身免疫 ELISA 检测岗位。

4.3.2.4.1 负责自身免疫中采用 ELISA 方法检测的自身抗体,如 ASAB、ACA、EMAB、RA33 抗体、GPI 抗体、EB 4 项、磷脂综合征 2 项等。

4.3.2.4.2 负责本职责范围检验报告单的审核和签发。负责本职责范围的室内质控和室间质评,及时记录室内质控和回报室间质评结果等。每天早上协助岗位Ⅴ的自身免疫标本的验收和编号工作。协助岗位Ⅴ一起做好自身免疫仪器设备的操作、日常维护和保养。

4.3.2.5 岗位Ⅴ:自身免疫ⅡF 检测岗位。

4.3.2.5.1 负责自身免疫中各种自身抗体的荧光免疫检测。负责干燥综合征 2 项、天疱疮抗体、呼吸道病毒抗原检测。

4.3.2.5.2 负责本职责范围检验报告单的审核和签发。负责××免疫荧光自动操作仪、××免疫印迹仪、××荧光显微镜、××免疫分析仪等仪器的操作、日常维护和保养。负责本职责范围的室内质控和室间质评,及时记录室内质控结果和回报室间质评结果。

4.3.3 质量监督员

4.3.3.1 督察本专业组各岗位是否按检验科质量手册、程序文件以及作业指导书进行工作,将日常查见不符合要求的情况直接向管理层报告。

4.3.3.2 监督专业组各岗位室内质量控制及室间质量评价活动执行情况,是否及时处理失控并填写失控报告,是否按计划定期进行实验室间和内部比对。

4.3.3.3 监督实验室服务对象对服务态度或服务质量的投诉、意见或建议有无得到相应处理,处理后实验室服务对象是否满意,如不满意,有无具体改进措施。

4.3.3.4 监督是否对新入职员工进行培训,科室员工每年的常规业务培训是否按要求进行;对"四生"的临床实践活动是否按计划执行和管理。

4.3.3.5 监督设施与环境条件控制情况。监督实验室安全与生物安全的人员执行情况,相关记录是否完整。

4.3.3.6 监督是否按计划对仪器进行检查和校准,是否有未授权人员操作大型仪器设备,仪器的使用、维护、维修记录的完整性和及时性。监督试剂的请购、请领、使用、质检、试剂保存是否按规定执行,记录是否完整、及时,是否对供应商进行评价。

4.3.3.7 监督日常检验样品交接、查对、检验、保存是否按要求进行。监督标准物质是否有溯源证明,比对实验及室间质量评价结果回报后有无分析报告。

4.3.3.8 对专业组质量指标进行收集,并上交质量负责人进行审核。参与科室的内审,配合科室质量负责人进行管理评审,以确保质量体系运行的有效性。负责跟踪质量和技术记录的完整性及归档的及时性。

4.3.4 设备管理员

4.3.4.1 协助专业组长提交本专业组的年度设备采购计划及制定设备校准、保养计划,并监督计划执行。

4.3.4.2 协助科室设备管理员一起做好温湿度计、加样枪、水机、酶标仪、分光光度计、吸量管、天平、砝码、离心机等由计量院进行年度检定或校准的相关工作。

4.3.4.3 负责管理专业组的资产及档案,办理专业组仪器设备与资产的报废及记录收集整理。

4.3.4.4 负责专业组仪器设备的唯一性标签或标识的制作。管理专业组大型仪器设备的档案,负责仪器三证的检查。指导设备责任人对仪器检测数据的备份和管理。负责水机的使用、维护及水质监测及相关记录的管理。负责专业组冰箱、温箱、水浴箱、室内温湿度等记录的监督及管理。

4.3.5 试剂管理员

4.3.5.1 协助专业组长做好试剂采购计划、日常试剂的请领、使用、质检、试剂保存的管理,公用试剂与低耗品的请领与管理。

4.3.5.2 负责专业组试剂的验收工作,指导本组人员完成不同批号、同一批号不同批次等试剂比对工作,定期收集比对记录并归档保存。

4.3.5.3 负责监督各岗位试剂的存放情况,每月进行一次试剂检查(包括试剂存放位置顺序是否正确、有无过期试剂、有无试剂标识等),发现问题督促岗位试剂使用人进行改进,并记录；节假日前试剂准备的检查与记录。

4.3.5.4 负责试剂相关记录，如试剂开瓶记录、配制记录、自配试剂记录、质检记录、批号更换记录的管理及监督。协助科室试剂管理员与专业组长定期进行本专业组试剂使用效率的分析，试剂及消耗品的出、入库统计与试剂供应商的评价。

4.3.6 消防安全员

4.3.6.1 协助科室安全管理员做好科室年度安全管理工作计划。

4.3.6.2 负责专业组安全管理工作（包括消防安全、实验室水电气安全及实验室日常工作安全），保证消防栓、灭火器、消防标识、消防安全图等消防安全硬件设施就位。

4.3.6.3 负责专业组每日、每周及每月的安全检查，确保水电安全，保证消防通道通畅等，记录并保存；发现异常情况及时处理并上报科室安全员。

4.3.6.4 协助科室安全员进行节假日前的安全检查工作，并作好记录。负责专业组安全设施的增加或更新计划。负责新入组人员安全培训，同时组织本专业组人员参加科室统一组织的消防培训及演练。配合专业组生物安全员对危险品及危险化学品、易燃易爆品进行管理。负责专业组安全检查工作文件的入档管理。

4.3.7 生物安全员

4.3.7.1 协助科室生物安全员制定科室新一年的生物安全工作计划。

4.3.7.2 负责专业组危险品、危险化学品、易燃易爆品的领取与保存，登记使用记录，以及每日紫外线消毒并记录，负责紫外线灯的定时清洁及灯管的更换。

4.3.7.3 负责监督专业组实验台面、工作区域的消毒及相关记录的检查。负责专业组洗眼装置、淋浴装置的检查与记录。负责监督专业组医疗废物、废水的处理与记录。

4.3.7.4 负责专业组生物安全相关标识的管理及所有生物安全记录的收集与保存。

4.3.7.5 协助科室生物安全管理员负责对本组员工、新员工及"四生"的生物安全培训工作。

4.3.8 文档管理员

4.3.8.1 负责管理组内的受控文件，并确保文件在工作现场易于取阅查看。接受科室文控员的指导和管理，协助科室文控员完成科室文件管理工作。

4.3.8.2 负责各专业组《作业指导书》及相关表格格式及编号的审改，文件打印、受控、发布、分发、回收、归档管理，填写相关记录。负责保存其控制范围内文件的电子版本并及时更新。负责定期收集专业组内的质量和技术记录，定期将记录转移至科室文件盒内保存。

4.3.8.3 负责专业组废止文件的处理和销毁，填写记录；未被销毁的废止文件加盖"作废"标识，放置在非使用场所。负责制定专业组受控文件一览表，并及时更新。负责专业组的外来受控文件的管理，填写外来受控文件一览表，并及时更新。

4.3.8.4 协助专业组长做好《作业指导书》及相关表格评审工作，负责相关记录的保存。协助科室文控员做好本专业组职工档案管理和更新。

4.3.9 认可授权签字人

4.3.9.1 熟悉并掌握与免疫专业有关检测/校准/鉴定的标准、方法及规程。负责审核并签收免疫组检测/校准/鉴定结果,并对相关报告的完整性和准确性负责。

4.3.9.2　与检测/校准/鉴定技术接触紧密,掌握有关的检测/校准/鉴定项目限制范围。有能力对免疫相关检测/校准/鉴定结果进行评定,了解免疫检验结果的不确定度,负责免疫检验不确定评估。

4.3.9.3　负责制定本组有关设备维护保养及定期校准的规定,掌握其校准状态。熟悉本专业组相关记录、报告及其核查程序。掌握并对本组人员就 CNAS 的认可条件、实验室义务及认可标识使用等有关规定进行宣传、贯彻和督察。

参考文献

［1］中国合格评定国家认可委员会.CNAS－CL02:医学实验室质量和能力认可准则[S].2012.

［2］尚红,王毓三,申子瑜.全国临床检验操作规程[M].4 版.北京:人民卫生出版社,2015.

［3］中国合格评定国家认可委员会.CNAS－CL02－A004:医学实验室质量和能力认可准则在临床免疫学定性检验领域的应用说明[S].2018.

(陈曲波　吴炜霖)

临床免疫室公正和保密程序

××医院检验科临床免疫室作业指导书	文件编号：××-JYK-MY-××××
版本： 生效日期：	共 页 第 页

1. 目的

规范临床免疫室的实验室工作制度,确保免疫室工作的公正性和保密性,对临床送检标本按照各项标准操作规程,秉公做出正确的检验和判断,并充分保障患者的信息安全和隐私权。

2. 范围

适用于临床免疫室所有人员和所有活动。

3. 职责

3.1·临床免疫室组长和质量监督员应带头执行并监督全组员工恪守检验数据的公正性、准确性和保密性原则。

3.2·全组工作人员在各自岗位上的各种活动中都有责任维护本实验室的公正性、独立性和保密性,自觉遵守并做好实验室的保密工作,不得随意向他人泄露检验内容和检验结果,尤其是传染病的相关检测项目,严守患者隐私。

4. 程序

4.1·日常工作制度

4.1.1 "以患者为中心"作为指导思想,爱岗敬业,热情、关心和体贴患者。主动配合临床工作,开展优质服务是临床免疫室每位员工的工作宗旨。

4.1.2 严格遵守医院的规章制度,举止端庄,文明礼貌,仪表整洁大方。

4.1.3 工作认真负责,对收集的标本、检查的结果、患者信息等均需核对无误后方可审核结果发出报告。

4.1.4 做好个人防护,严禁在实验室内吸烟、进食,工作时必须戴手套操作,不得用污染的手触摸皮肤、口唇、眼睛等身体暴露部分。工作完毕后,脱去手套和工作服,洗净双手后离开实验室。

4.1.5 严禁在实验室内大声喧哗,实验室应保持清洁、整齐,不能存放无关的物品。在实验结束后,应及时清理操作台,以保持台面的整洁。

4.1.6 爱护仪器,工作完毕后及时移开试剂盒、关机,并做好维护保养工作,如有故障,尽快通知维修人员。

4.1.7 发扬团队精神,工作中既有分工又有合作,确保日常检验工作的按时、优质完成。

4.1.8 实行交接班制度。下班前应向在岗人员交班,做好交接并填写交接班记录。

4.1.9 每个检验项目应严格按照作业指导书进行操作,检验结果双审双签名无误后才能发出报告。

4.1.10　认真做好室内质控和室间质评工作,并做好相应的记录。

4.2·公正性制度

4.2.1　实验室工作人员在检验工作中应秉公检验,实事求是,不弄虚作假,不制造假数据、假报告,所有结果应保存原始数据以备查验。

4.2.2　抵制干扰,秉公办事,保持检验工作的独立性,保证检验数据的真实性和判断的独立性,不受来自行政、商务、财务等方面的干扰和影响。

4.2.3　严肃工作纪律,严格按照作业指导书进行检验操作,并加强对检验程序、方法和检验活动实施全过程全要素的质量控制。

4.2.4　严格控制非本实验室人员进入实验区域,以保证检验工作在不受外界因素干扰的情况下进行,确保检验结果的准确性和完整性。

4.2.5　对服务用户的馈赠,应婉言谢绝,如不能推辞,应将馈赠物品、财物等上交医院处理。如有工作人员违反上述规定被证实,将上报医院并按照医院有关规定处理。

4.3·保密性制度

4.3.1　实验室应收集为识别患者和相关检验项目所需要的适当信息,不应收集不需要的个人信息,以保护患者隐私。

4.3.2　标本传递过程中,接收人应按照实验室的保密要求和规定,认真保管好检验标本及其相关资料。

4.3.3　若进行委托检验时,临床免疫室应对受委托实验室提出保密责任要求,并对委托检验实施保密监督。

4.3.4　临床免疫室承诺保护患者的标本及相关资料,严格遵守相关法律法规和医学伦理要求,未经患者允许不得将带有患者标识的标本借出;未经授权,不得对带有患者标识的标本资料进行复印和带离工作区域。

4.3.5　检验后的标本按实验室规定进行处置和保存。

4.3.6　实验室用以检验和处理检验结果的计算机应设有保密措施,不能与互联网络连接,避免将患者检验结果和相关资料通过网络向外界传播。

参考文献

[1] 中国合格评定国家认可委员会.CNAS－CL02:医学实验室质量和能力认可准则(ISO 15189:2012,IDT)[S].2012.
[2] 尚红,王毓三,申子瑜.全国临床检验操作规程[M].4版.北京:人民卫生出版社,2015.

(陈曲波　吴炜霖)

人员培训与能力考核评估程序

××医院检验科临床免疫室作业指导书	文件编号：××-JYK-MY-××××
版本： 生效日期：	共 页 第 页

1. 目的

制定免疫室人员培训及继续教育、能力考核与评估等相关管理制度，确保临床免疫室所有岗位的人员资质和经历能满足准则要求。

2. 范围

临床免疫室所有工作人员。

3. 职责

3.1 · 检验科管理层负责全体人员培训、继续教育等管理工作。

3.2 · 临床免疫室组长负责制定本组各层级继续教育计划，具体组织实施本组所有员工的业务培训、人员考核、能力评估等工作。

3.3 · 免疫组长负责提供考核结果，检验科主任负责决定关键岗位人员授权工作。

4. 程序

4.1 · 临床免疫室人员资质要求：临床免疫室应细化每个岗位，并对每个岗位人员资质要求文件化，该资质要求包括但不限于：教育背景、培训经历、工作经历、工作岗位所需的技能证明，如 PCR 上岗证、HIV 初筛实验室上岗证、自身抗体荧光免疫外出进修经历等，而且这些资质要求都应与岗位工作性质相适应。临床免疫室应制定程序，规定进行检验结果的专业判断和评价（如要对检验结果出具意见、解释、预测、模拟等），以及为实验室服务对象提供咨询服务和结果解释的人员，应具备适当的理论知识和实践背景，并应有近期工作经验，同时须确保这些人员定期参加专业发展或其他学术交流活动，以适应学科发展对个人能力提出的新要求。

4.2 · 临床免疫室各岗位描述要求

4.2.1 临床免疫室应对所有人员所在的岗位进行描述，包括该人员所在岗位的职责、权限（如仪器的使用与管理、标本的检验、报告的审批与修改等）和任务（如应在岗位上履行什么任务，完成什么目标等）。除了普通操作岗位，实验室管理层还应建立有关制度，对使用计算机系统、接触患者资料（包括临床资料和非临床资料，如社会情况等）、访问或更改患者检验结果、纠正单据（主要指与财务有关的票据）、修改计算机程序等人员的权限做出规定。

4.2.2 实验室管理层还应对从事特定工作的人员进行授权，确保这些需要特定知识、专业技能、相当经验、具备资格等要求才能完成任务的岗位（如 HIV 初筛实验室人员、关键仪器操作人员、医疗咨询服务小组成员、检验报告签发人员等），由已经取得上级主管部门签发的上岗证书或实验室负责人授权的人员从事这些特定工作。

4.3 · 新员工入岗前介绍：新员工在上岗前必须接受相应的培训，实验室管理层应安排人员向新员工介绍组织及其将要工作的部门或区域的任务、职权、义务、责任以及可能遇到的生物安全风险、员工设施、涉及员工健康的风险以及职业卫生保健服务等,同时也要介绍各种实验室安全要求,如火灾、各种应急事件及其应对要求等,也要对他们明确聘用的条件和期限以及医德医风、单位各项规章制度、单位的文化理念的岗前培训等。

4.4 · 员工培训

4.4.1 临床免疫室应建立员工培训管理程序,为所有员工提供培训与专业发展机会。培训可遵循 PDCA 循环管理程序,即:P(Plan)—计划;D(Design)—设计(原为 Do,执行);C(Check)—检查;A(Action)—处理。培训的内容包括但不限于以下内容:

4.4.1.1 质量管理体系,包括准则要求、应用说明、体系文件、表格记录的培训等。

4.4.1.2 所分派的工作过程和程序,如单位的各项规章制度、职业道德、本岗位的职责、实验室的专业领域(包括标本处理、仪器操作与维护、室内质控、室间质评、性能验证、结果审核与批准、危急值报告等)。

4.4.1.3 适用的实验室信息系统,应培训合格后再对信息系统的操作授权,培训内容应根据授权人员的权限进行,包括信息系统各级别权限的操作等。

4.4.1.4 健康与安全,包括人员健康、消防安全、实验室安全、生物安全、职业病防治等培训内容,并培训员工防止或控制不良事件的影响。

4.4.1.5 伦理,包括各项国家、地区的法律法规,实验室伦理要求等。

4.4.1.6 患者信息的保密,包括哪些信息可以公开、怎么公开,哪些信息不可以公开、不可以查询,以及患者信息利用的程序和要求等。

4.4.2 对在培训人员应始终进行监督指导,并定期评估培训效果。当培训效果不理想时,应进行再培训。

4.5 · 员工能力评估

4.5.1 临床免疫室应根据所建立的标准,制定政策、标准和程序,规定每个实验室人员在上岗前必须接受相应的培训,并对其执行指定工作的能力(包括管理或技术工作的能力)进行评估。评估间隔以不超过 1 年为宜。免疫组新进员工在最初 6 个月内应至少接受 2 次能力评估,并记录。当职责变更时,或离岗 6 个月以上再上岗时,或政策、程序、技术有变更时,员工应接受再培训和再评估,合格后方可继续上岗,并记录。如未能通过能力评估,或该岗位对能力有新的要求,或员工在服务用户过程中出现严重不良事件时,应对其再次培训并重新评估。评估的方式可采用以下全部或任意方法组合,在与日常工作环境相同的条件下,对实验室员工的能力进行评估:

4.5.1.1 直接观察常规工作过程和程序,包括检验前标本的要求和判断、检验中质量控制的执行与失控处理、检验后报告的发放和标本的处理等,同时,还应包括所有适用的安全操作。

4.5.1.2 直接观察设备维护和功能检查,包括基本维护、校准、普通故障处理、试剂耗材的装载等。

4.5.1.3 监控检验结果的记录和报告过程。核查工作记录。评估解决问题的技能。

4.5.1.4　检验特定样品,如先前已检验的样品、实验室间比对的物质或分割样品。

4.5.1.5　适用时,还应评估咨询服务的能力。

4.5.2　对于专业判断能力的评估,可专门设计与之目的相适应的评估方法,如临床诊断的符合性、咨询服务的有效性等。

4.5.3　员工能力评估宜对各个岗位、各个级别员工分别进行评估,如主任对技术主管、质量负责人、组长等岗位进行评估,质量负责人对质量监督员进行评估,组长对本组内组员进行评估等。

4.6 · 员工表现的评估:实验室应指定人员,依据实验室和个体的需求,对员工的表现进行评估,以保持和改进对实验室服务对象的服务质量,激励富有成效的工作关系。员工表现的评估内容可以为医风医德、组织纪律、执行上级主管布置任务的情况、工作态度及责任心、对待患者和医护的态度等。

4.7 · 继续教育和专业发展:实验室应对从事管理和技术工作的人员提供有计划的继续教育,应制定操作性强并能满足不同层次工作人员需求的继续教育培训方案,这些计划宜因人制宜,对不同岗位、不同级别的人员均有不同的专业知识要求和培训方案。员工应参加继续教育和常规专业发展或其他的专业相关活动,及时关注专业发展状况,更新自己的专业知识。实验室管理层应定期评估继续教育计划的有效性和执行情况。

4.8 · 人员记录

4.8.1　实验室管理层应保持全体员工相关教育和专业资质、培训、经历和能力评估的记录。

4.8.2　应确保这些档案方便授权人员获取和查阅。这些记录不要求存放在实验室,也可保存在其他特定地点,但在需要时可以获取。

参考文献

[1] 中国合格评定国家认可委员会.CNAS-CL02:医学实验室质量和能力认可准则(ISO 15189:2012,IDT)[S].2012.

[2] 尚红,王毓三,申子瑜.全国临床检验操作规程[M].4版.北京:人民卫生出版社,2015.

[3] 中国合格评定国家认可委员会.CNAS-CL02-A004:医学实验室质量和能力认可准则在临床免疫学定性检验领域的应用说明[S].2018.

（陈曲波　吴炜霖）

临床免疫室咨询服务与沟通程序

××医院检验科临床免疫室作业指导书	文件编号:××-JYK-MY-××××
版本: 生效日期:	共 页 第 页

1. 目的

建立临床免疫室咨询服务和沟通程序,通过检验科内部、外部的沟通,以及向临床医护人员、患者提供全方位的检验前和(或)检验后的咨询服务,获取提高实验室服务质量的建议和意见,全面提高临床免疫室服务水平,确保质量体系的有效运行。

2. 范围

适用于临床免疫室内部及外部所有涉及检验咨询和沟通的活动。

3. 职责

3.1·临床免疫室组长负责成立临床免疫咨询小组,指导、规范日常咨询工作。

3.2·临床免疫咨询小组负责对外提供本专业咨询服务,必要时做好记录。

3.3·临床免疫室每位员工均有责任和义务解答医护人员和患者提出的与本专业组有关的业务问题。

3.4·检验科管理层、临床免疫室组长定期或不定期组织各种形式的内部沟通及外部沟通。

3.5·临床免疫室每位员工均有及时进行沟通的义务和责任,并做好记录。

4. 程序

4.1·临床免疫组咨询服务程序

4.1.1 由组内具有丰富临床知识和检验知识的技术骨干,必要时可邀请其他专业组技术骨干一起组成医疗咨询小组,定期或不定期通过各种形式与临床医护人员进行咨询沟通。

4.1.2 临床免疫组根据本专业实际和特色,负责对应临床科室的咨询服务工作。由医疗咨询小组组织,定期到临床科室进行咨询服务,咨询服务对象包括临床科室、门急诊、抽血处等。所有咨询服务应用专用记录本做好记录。医疗咨询小组组织人员对咨询活动中服务对象对实验室服务质量的反馈意见及时做出解答,并将其反馈回各相关服务对象。

4.1.3 日常工作中,全体工作人员均有责任解答来自患者和临床医护人员提出的与本专业组有关的所有业务问题。这些问题可以是:检测实验的适用范围;如何就某疾患合理选用检验项目及其组合;检测的方法、检测的原理、检测的临床意义;正常参考范围;检测的局限性、允许误差及危急值;检测的干扰因素;定期复查的次数和时间;项目的样品类型、留取样本时的注意事项;检测结果报告时限等等。

4.1.4 临床免疫组接受实验室服务对象口头、书面、电话、信函等形式的咨询,并以咨询者可以接受的方式进行解答。实验室服务对象在检验报告单上获取的电话号码及通信地址均可作为咨询方式。

4.1.5　临床免疫组应实行首问负责制,所有人员对咨询者口头、电话提出的问题,应立即回答。如不能立即回答,应告知再次联系的方式,原则上 3 日内给予答复。对于书面、信函等方式提出的咨询,在咨询者要求时限内给予解答。若不能在规定的时限内解答咨询者提出的问题时,应上报技术负责人,由技术负责人负责组织相关人员解答。

4.1.6　医疗咨询小组组织人员定期或不定期地用简讯或小册子、行政网、电子显示屏等方式发送检验信息,及时地将本学科最新的研究进展、本科室新近开展项目介绍给实验室服务对象,满足实验室服务对象的不同需求。检验信息内容至少包括:新项目的检测方法、检测的原理、检测的临床意义、检测的干扰因素、正常参考范围、报告时限、如何合理选用这些项目、定期复查的次数和时间、项目的样品类型、留取样本时的注意事项等。

4.1.7　技术负责人应定期对医疗咨询小组成员进行科内或外派培训,以期进一步提高临床免疫组咨询服务质量。外派培训的形式可以是参加内科临床轮转、参加临床查房和会诊等。医疗咨询小组成员通过轮转、查房、会诊等途径,一方面可以进一步积累临床经验,另一方面可以通过这些途径让检验医学对临床的总体病例或个别病例的诊断及疗效发表意见。

4.2 · 临床免疫室沟通程序

4.2.1　检验科内部的沟通

4.2.1.1　检验科管理层与各专业组长、试剂管理员、技术监督员、普通监督员、各级别技术人员、文员等对关于科室检验质量和服务水平的完善和改进应进行沟通,并对影响质量管理体系的问题及时反馈并改进。

4.2.1.2　临床免疫室组长与组员、组员与组员之间针对本组的检验质量与服务问题进行沟通,以识别并改进质量与服务等方面的不足,确保质量体系的有效运行。

4.2.1.3　所有人员只要识别到有影响质量体系有效运行的问题,就应主动采取措施与相关方进行沟通,并向质量负责人汇报,必要时,提交检验科管理层,以确保体系的有效运行。

4.2.1.4　每周一次的科室早会,检验科全体职工参加进行内部沟通;每周一次的组长会,汇报本组一周工作和下一周计划,提出需要沟通的问题。

4.2.1.5　检验科内部的沟通包括咨询服务、科内组间标本转检、对患者结果的不同专业的审核与讨论,以及每天对标本、仪器等情况的交接班。

4.2.1.6　内部沟通的主要内容包括但不限于以下方面:① 人员编制;② 工作制度、各岗位职责等;③ 考勤制度、值班制度、轮岗制度、奖惩制度、档案管理制度、设备管理制度、试剂耗材管理制度等;④ 检验报告制度、信息反馈制度、报告单管理制度等;⑤ 检验科会议制度、质量管理制度、投诉与咨询服务管理制度等;⑥ 检验科 GCP 管理制度、科研教学制度、业务学习与继续教育制度等;⑦ 生物安全制度、卫生管理制度、科室安全制度、消防安全管理制度等。

4.2.2　检验科外部的沟通

4.2.2.1　涉及临床医生培训、新项目的开展和推广、医疗质量与服务投诉、实习进修生管理等应与医教处和(或)相应临床科室进行沟通。

4.2.2.2　涉及护理人员培训、标本采集等应与护理部和(或)相应科室护士长和护理人员进行沟通。

4.2.2.3　涉及传染病上报、确认实验送检等应与保健办、疾控中心、司机班进行沟通。

4.2.2.4　涉及门诊患者的检验质量与服务需求和服务质量、投诉、建议等应与门诊办或患者服务中心进行沟通。

4.2.2.5　涉及外部服务、试剂管理、仪器购置与维修等应与设备处等后勤相关部门进行沟通。

4.2.2.6　涉及科室安全、消防安全管理等问题应与保卫处进行沟通。涉及教学工作和学生管理等应与教学办进行沟通。涉及科研问题等应与科研处进行沟通。涉及其他内容问题与相应主管部门进行沟通（如信息处、财务审计、医院办公室等）。

4.2.3　沟通程序的建立

4.2.3.1　确定沟通内容：临床免疫室根据质量体系的运行情况或可能会对体系有效性产生影响或已经影响体系有效性运行的问题及时集中，确定与相关方沟通的内容。

4.2.3.2　确定沟通人员：临床免疫室根据沟通的内容、涉及的沟通的层面等确定需要沟通的人员，并及时通知相关人员以及沟通的时间和地点。

4.2.3.3　确定沟通方式：沟通方式可以多种多样，如科室会、质量例会、工作简报、会议、布告栏、内部刊物、互联网、行政网、谈话、质量体系内部审核、管理评审等。临床免疫室应根据沟通的内容和对象确定合适的沟通方式，确保沟通便捷有效。

4.2.3.4　实施沟通程序

4.2.3.4.1　检验科定期/不定期召开科室管理层会议，由大科主任、科秘书，需要时各专业组长参加，讨论和决定需要解决的问题，包括科室发展计划、人员管理、教学科研等重大事项，检查上次会议布置任务的完成情况，安排工作计划，由科秘书记录。

4.2.3.4.2　每周召开一次科秘书、组长以及医疗咨询小组会议，各参会人员汇报上一周的工作小结以及下一周的工作计划，同时，提出需要沟通或者需要其他专业组协调的事项，以求科室内部沟通顺畅。

4.2.3.4.3　每季度进行一次专业组督导，由临床免疫室组长对质量管理体系进行检查，并与各组员进行充分的沟通，发现体系运行中存在的问题，并进行整改。

4.2.3.4.4　每12个月进行一次内审，由内审员对质量体系进行内部审核，并与相关人员进行沟通，识别不符合项并整改。

4.2.3.4.5　每12个月进行一次管理评审，由检验科管理层、内审员、各专业组长、各岗位人员、医院相关职能部门等相关人员对质量体系的符合性、有效性、质量体系的运行状况进行评审，识别不符合项并整改。

4.2.3.4.6　日常工作中，组长与员工之间，员工与员工之间可通过谈话交流的方式进行沟通，及时提出发现的问题及自己的意见，促进质量管理的改进。

4.2.3.4.7　每月至少举行一次业务学习，确定某一专题，由专人负责讲解，以提高全组人员的业务素质和专业技术水平。

4.2.3.4.8　适当时，可通过行政网、互联网或内部刊物等方式向临床医护人员、患者等服务对象宣传临床免疫室新进展、新项目,并就如何采集标本、患者如何准备等相关影响检验质量的信息向服务对象宣传。

4.2.3.4.9 任何时候,只要发现有影响质量体系有效运行的问题或趋势,就应及时采取措施进行沟通,发现问题并整改或制定预防方案,以确保质量体系的有效运行。

4.2.3.5 沟通的有效性验证:主要是看沟通的内容是否实事求是,是否对确保质量体系的有效性运行提供帮助,沟通的方式是否合适,是否解决了相关问题,是否取得预期的效果等,由质量负责人进行有效性的裁定并验证。

4.2.3.6 沟通工作的记录与归档:临床免疫组在进行沟通工作的同时,应指定专人记录沟通过程,记录采用专用记录本或《沟通记录表》,包括沟通的内容、沟通的方式、参加沟通的人员、沟通的结论等,并汇报给质量负责人,必要时,提交检验科管理层。沟通记录由文档管理员归档。并不是所有沟通都需要记录,当影响面较广或对检验科服务对象的服务水平和医疗安全有较大影响时,记录才是必需的。

参考文献

[1] 中国合格评定国家认可委员会.CNAS‐CL02:医学实验室质量和能力认可准则(ISO 15189:2012,IDT)[S].2012.
[2] 尚红,王毓三,申子瑜.全国临床检验操作规程[M].4版.北京:人民卫生出版社,2015.

(陈曲波 吴炜霖)

临床免疫室风险评估与管理程序

××医院检验科临床免疫室作业指导书	文件编号：××-JYK-MY-××××
版本： 生效日期：	共 页 第 页

1. 目的

规范临床免疫室的管理,识别可能存在的风险并评估这些因素对检验结果和患者安全等的影响,从而有效地降低或消除可能出现的风险,以最小的成本获取检验质量管理中最大的安全保证。

2. 范围

评估和管理的范围包括临床免疫室检验前、检验中和检验后的整个检验过程中可能影响检验结果和安全的所有环节。

3. 职责

风险管理小组负责临床免疫室定期的风险识别、风险评估活动,质量监督员负责监督实施,专业组长负责整个流程的管理。

4. 程序

4.1 建立风险管理小组:实验室风险管理小组由科主任、质量负责人、技术负责人、各专业组长、安全管理员、试剂耗材管理员、仪器设备管理员、信息管理员、文档管理员等组成,其中质量负责人为风险管理小组组长,负责实验室风险管理的统筹安排,专业组长负责各自小组的执行监督记录。

4.2 制定风险管理计划:质量负责人应定期制定风险管理计划,一般为每12个月一次,风险管理计划包括合理可预见的风险因素和突发不可预见的风险事件。计划经科主任审核批准后,由质量负责人负责组织风险管理小组成员监督执行。

4.3 组织风险管理培训:质量负责人应在每年计划制定完成后组织全科人员进行风险管理专题培训,提高全科人员风险意识、熟悉本专业组的风险高发环节、具备基本的风险识别能力,掌握风险记录表格的记录方式。

4.4 风险识别

4.4.1 风险识别途径:通过用户抱怨和投诉、差错记录、不良事件上报记录、质量检查与监督、检验结果查询、临床医护反馈、患者满意度调查、员工建议与投诉、供应商评价、信息系统数据分析等方面进行风险因素的识别。

4.4.2 风险因素分析

4.4.2.1 检验前:不正确的患者身份识别、不正确的或丢失诊断信息、错误的医嘱理解、不正确的患者准备、不正确的收集容器或防腐剂、收集容器标签错误、不正确的样本混匀方式、不正确的样本采集时间、不正确的运送条件(温度、时间、光照、容器的气密性等)、不正确的接收方式等。

4.4.2.2　检验中：有差异的质控结果、程序上的不一致、设备故障或未经校准、试剂或耗材质量问题、设施环境的影响、完成时间延长等。

4.4.2.3　检验后：不正确的结果；不正确的结果传送；含糊不清的报告；结果匹配给错误的患者；报告分发对象错误；关于结果解释局限性的信息丢失等。

4.5 · 风险评估：针对上述识别出的风险因素，实验室通过制定风险分级和可接受标准来评估风险等级。计算公式：风险等级(R) = 严重程度(S) × 发生的可能性(P)

4.5.1　严重程度分级：见表 1-0-1。

表 1-0-1　严重程度分级

严重程度	严重性系数	标　　准
可忽略	1	基本没问题
很小	2	可被员工解决
中等	3	可被资深组长解决
严重	4	直接影响结果报告
灾难性	5	危及患者或工作人员生命

4.5.2　发生的可能性分级：见表 1-0-2。

表 1-0-2　发生的可能性分级

可能性	可能性系数	标　　准
不可能	1	事件发生的概率几乎为零，或运行期间仅出现 1 次
很少	2	事件发生的概率非常低，几年 1 次
偶尔	3	事件可能发生，控制措施可能被破坏，每年 1 次
可能	4	事件发生的概率比较高，人们不会感到意外的事故，每月 1 次
经常	5	事件发生的概率非常高，频繁发生，控制措施不到位，每周 1 次

4.5.3　风险可接受标准：见表 1-0-3。

表 1-0-3　风险可接受标准

严重程度 \ 可能性	1	2	3	4	5
5	5	10	15	20	25
4	4	8	12	16	20
3	3	6	9	12	15
2	2	4	6	8	10
1	1	2	3	4	5

注：低风险（▨）为可接受，中风险（▨）和高风险（▨）为不可接受。

4.6 · 风险控制

4.6.1　经过风险评估后，如风险为不可接受时，应采取措施降低风险。

4.6.2　风险管理小组对每个需要采取风险降低措施的控制行动制定明确的方案、负责人和完成时限,由质量负责人在规定时限内对完成情况进行跟踪,以确保所有风险消减计划按时保质完成。控制过程应做好记录。

4.6.3 如果预定的风险消减计划需要延时完成,需要得到质量负责人的批准,并对延期的风险是否会增加新的风险及其危害性和可能性进行评估。

4.6.4 定期将风险管理的信息与风险有关方进行沟通,沟通对象包括医患、员工、医院相关管理部门。参与者也可以在风险管理过程的任何阶段进行交流。沟通和交流的内容应做好记录并归档保存。

4.7· 效果评估

4.7.1 风险管理小组每年通过对风险因素相关指标的统计分析,对风险评估的效果进行监控和验证。

4.7.2 质量负责人每年根据实验室风险识别情况更新风险数据库,并将新识别的风险列入下一年管理计划中。

4.7.3 质量负责人每年在管理评审前总结风险管理经验,编写风险管理报告。

参考文献

[1] 中国合格评定国家认可委员会.CNAS‐CL02:医学实验室质量和能力认可准则(ISO 15189:2012,IDT)[S].2012.
[2] 尚红,王毓三,申子瑜.全国临床检验操作规程[M].4版.北京:人民卫生出版社,2015.

(陈曲波 吴炜霖)

临床免疫室文件档案管理程序

××医院检验科临床免疫室作业指导书	文件编号：××-JYK-MY-××××
版本： 生效日期：	共 页 第 页

1. 目的

对临床免疫室各种受控文件的编写、对内部编写的文件和外来文件进行规范化的管理和控制，保证临床免疫室使用现行有效的文件，防止误用失效或作废文件。

2. 范围

临床免疫室所有受控文件。

3. 职责

临床免疫室专业组长负责组织本组人员根据质量手册和程序文件的要求编写作业指导书，并负责审核，当相关文件由组长编写时则由该专业组大组长负责审核。文档管理员负责相关文件和记录表格的收发、归档和管理。

4. 程序

4.1·文件的编写：临床免疫室主要负责免疫、自免部分作业指导书的编写，专业组组长应根据质量手册和程序文件有关编写作业指导书的要求，组织本组人员编写作业指导书及相关记录表格，内容也应符合相关法规或技术规范的要求并结合检验科具体情况进行各个文件的编写。

4.2·文件的审核：临床免疫组组长对作业指导书和相关记录表格的初稿进行审核，审核后的意见返回给编写人员或被授权人员进行修改。

4.3·受控文件的排版和标识

4.3.1　页眉：页面纸张一般采用 A4 纸张，内容较少的记录表格可以采用 A5 纸，如温度记录表。页眉内容一般为：文件标题、文件编号、文件类别、版本号、页码、授权发行部门及生效日期。

4.3.2　字体和段落：文件正文字体一般采用宋体，字号为五号，字间距为标准。较大条款的序号和字体采用黑体。段落首行缩进两个汉字字符，行间距为 1.25 行距。

4.3.3　文件内条款的序号：文件内的条款采用"1""1.1""1.2""1.2.1"…的形式进行编号。一个条款内若干短句并列内容的序号可采用"a)""b)""c)"…的形式进行编号，短句后采用"；"，末短句后采用"。"，序号与文字间留一定间距。

4.3.4　文件的装订和成册：文件以其文件编号为独立单元，以便于修改。放置位置要方便工作中取阅。当需要多个相关文件装订或汇集成册时，要按照文件编号顺序放置，封面要有册名，每册要有文件目录表。

4.3.5　文件的编号和版本标识

4.3.5.1　文件编号和版本识别

4.3.5.1.1　采用"LAB 或专业组别—文件类别—序号"的方式编号。

● 第一位数：实验室的英文缩写"LAB"，为检验科通用文件；各专业组汉语拼音缩写（SH—生化；MY—免疫；WSW—微生物；LJ—临检；XY—血液；MZ—门诊检验室；FZSW—分子生物等）。

● 第二位数（文件类别）：按英文缩写，如质量手册（quality manual，QM）、程序文件（procedure file，PF）、作业指导书（standard operation procedure，SOP）、外来受控文件（external file，EF）、规章制度（regulation file，RF）。

● 第三位数（文件序号）：序号采用三位阿拉伯数字，根据需要，也可采用四位阿拉伯数字。

4.3.5.1.2　内部受控文件的版本采用"A/0"表示。"A"表示第一版，"B"表示第二版，"0"表示第零次修订（未修订）。

4.3.5.2　表格的编排：表格为相应文件的记录，并将表样放置于其正文后。其页眉和字体可以根据实际需要采取简略适用的方式。但必须包含发布部门名称、表格名称（反映记录内容）和表格编号等基本信息。为了工作方便，可适当加入其他必要信息。表格编号采用在其相应文件编号后加"-＊＊"，"＊＊"表示两位阿拉伯数字。

4.3.5.3　档案的编排：存档文件和记录按分类编排整理，以便查阅。

4.4·文件的批准与发布

4.4.1　作业指导书编写审核完成后，由技术负责人批准、签署发布。外来文件是否受控，由检验科主任确认。

4.4.2　受控文件由文档管理员加注受控标识，及时下发各相关部门，并做好分发记录（注：对于向实验室服务对象发放的宣传资料或手册，也是文件受控系统的一部分，同样需要有文件标识和发行日期。对这样的文件加注受控标识和进行分发登记可能不切实际，但文件上要有关于"此文件会定期评审，可能会有更改，有关最新版本的资料请向检验科索取"等类似的说明。在有新版发行时，尽可能扩大宣传范围，如通过电子显示屏宣传、通过医院内部行政网向各科室发布等）。

4.5·文件的修改和改版

4.5.1　文件（包括贮存在计算机中的文件）的使用人员或内审员发现不符合的地方可提出对文件修改的建议，由该文件的批准人确认是否进行修改。一般情况下，批准人应指定原编写者修改。手写修改应在适当时间内修订成正规文件，收回原文件并加盖作废标志。

4.5.2　各项目作业指导书通常在检验项目依据标准更改、试剂更换或其他原因需要改版时改版。文件改版后应及时收回原文件，加盖文件"作废"标志。同时，发放改版后的新文件。

4.6·受控文件管理要求

4.6.1　文件的管理分受控文件管理和非受控文件管理两大类。受控文件应在《临床免疫室受控文件一览表》（表 1-0-4）里登记以便控制，适用时，应有唯一性标识和（或）加盖受控章,受控标识由文档管理员负责处理。非受控文件不在《临床免疫室受控文件一览表》里登记,没有受控标识。

表 1 - 0 - 4 临床免疫室受控文件一览表

表格编号:

文件名称	文件编号	版 本	生效日期

4.6.2 内部编写的受控文件一份作为副本(不限于纸质版)保存在检验科档案库中,另一份为现行文本发放至相关岗位。各组内的受控文件由组长负责管理,并保证在工作现场易于取阅。

4.6.3 受控文件的分发应在《临床免疫室文件分发管理登记表》(表 1 - 0 - 5)进行登记,记录分发号,适用时加盖受控标识。外来文件须由检验科主任确认是否受控,受控则在《临床免疫室外来文件受控登记表》(表 1 - 0 - 6)登记。

表 1 - 0 - 5 临床免疫室文件分发管理登记表

表格编号:

分发号	文件名称	文件编号	生效日期	发放日期	发放数量	接收部门	接收人	发放人	回收日期

表 1 - 0 - 6 临床免疫室外来文件受控登记表

表格编号:

文件	出版者	版本	出版日期	批准人	批准日期	受控编号	备注

4.6.4 文档管理员应建立一个现行受控文件清单,以方便检索、管理。受控文件的副本和现行文本应安全保管,保证不变质、不涂抹,不破损、不丢失。

4.6.5 受控文件未经检验科主任批准不得复制、外借、外传。文件和资料的借阅由文档管理员在《临床免疫室文件借阅登记表》(表 1 - 0 - 7)上登记,并定期归还。

表1-0-7 临床免疫室文件借阅登记表

表格编号：

借阅时间	文件名称	文件编号	借阅原因	借阅人	批准人	归还日期	接收人

4.6.6 本组人员离职或离岗时应交回所持有的文件。

4.7·废止文件的处理和销毁

4.7.1 普通监督员应监督本组使用的文件是否有效，如发现存在已经作废的文件，应尽快通知文档管理员予以处理。

4.7.2 文档管理员负责收回旧版本文件或无效文件，并做好记录。

4.7.3 未被销毁的作废文件，由文档管理员标注上红色的"作废"标记，并且必须放置在非使用场所，以防止误用。

4.7.4 对需要销毁的文件，由文档管理员填写《临床免疫室文件销毁申请表》（表1-0-8），经检验科主任审核批准后，由文档管理员组织至少两名科室人员负责销毁。

表1-0-8 临床免疫室文件销毁申请表

表格编号：

文件名称			文件编号	
生效日期		发放数量		销毁数量	
回收日期		销毁时间		销毁人	
销毁理由：				
		申请人：	20 年 月 日	
审批意见：				
		检验科主任：	20 年 月 日	

4.8·计算机系统中文件的管理另见相关文件说明。

4.9·文件的评审：专业组长每12个月对本专业组的作业指导书及其记录与表格进行评审。当需要修改时，按4.5执行。

参考文献

中国合格评定国家认可委员会.CNAS-CL02：医学实验室质量和能力认可准则(ISO 15189：2012，IDT)[S].2012.

（陈曲波 吴炜霖）

第二章
环境设施与安全管理

临床免疫室环境监测与控制程序

××医院检验科临床免疫室作业指导书	文件编号：××-JYK-MY-××××
版本： 生效日期：	共 页 第 页

1. 目的

实时监测和有效控制免疫室的环境条件,保障免疫检验工作顺利开展,确保检测结果准确可靠。

2. 范围

适用于临床免疫室室内环境温度与湿度;存放试剂及质控品冰箱温度;耗材存放环境温湿度;存放检验前/检验后标本冰箱温度;实验用恒温水浴箱/恒温孵育箱的温度等等。

3. 职责

3.1·组长负责本组所在地的环境条件和设施监测需求的设置和配备,安排和落实人员对设施和环境条件进行日常监管、维护和记录。

3.2·工作人员按要求对实验室设施和环境进行监管、记录。

3.3·质量监督员负责不定期监督设施维护和环境条件控制情况,并将巡查情况实时记录。

4. 程序

4.1·组长根据本室检测项目或仪器的要求建立本室环境控制条件,多台自动化仪器时,应按仪器中要求最严格的范围建立控制限,然后由技术负责人确认。

4.2·组长负责安排落实人员对本组的设施及环境进行监控和记录,质量监督员不定期监督执行情况。当发现失控时,应立即通知组长协助处理。处理者须在《临床免疫室环境监测失控登记表》(表2-0-1)上登记。若影响到检测结果的准确性,应立即停止检测工作,及时纠正处理。当影响到已发出的报告时,应立即通知检验科服务对象,并报告质量负责人,按"不符合检测处理程序"处理。

表2-0-1 临床免疫室环境监测失控登记表

记录时间： 年 月 表格编号：

日期	失控项	原因	处理	处理结果	签名	备注

4.3·室内温度和湿度必须受控,以使将标本和试剂的蒸发减小到最少,同时也为培养的孵育温度、仪器的正常运行提供适当的环境,并且电子设备性能不会受到干扰。工作人员在每个检测日按要求记录室内温度和湿度是否满足检测条件。当条件不在检测要求范围时,应采取调节中央空调或利用加热器/除湿器/电风扇等相应措施进行帮助纠正。当环境条件无法纠正时,组长必须协助检验科主任尽快向医院有关部门报告处理。并进行相应的记录。

4.4·保存试剂或样品的冰箱以及水浴箱、恒温箱和培养箱等设备要求放置经校准的温度计,并记录经校准温度计上显示的温度。如不符合样品或试剂贮存的温度要求时,需立即查明原因,必要时将冰箱内物品转移到符合要求的冰箱内,并通知医院维修班进行处理,同时做好相应记录。

4.5·工作场地应保持充足的照明,达不到要求时由组长或相关人员申请后勤班组协调解决,以保证工作环境质量。

参考文献

[1] 中国合格评定国家认可委员会.CNAS-CL02:医学实验室质量和能力认可准则[S].2012.
[2] 尚红,王毓三,申子瑜.全国临床检验操作规程[M].4版.北京:人民卫生出版社,2015.

(陈曲波 吴炜霖)

临床免疫室分析用水质量管理程序

××医院检验科临床免疫室作业指导书	文件编号：××-JYK-MY-××××
版本： 生效日期：	共　页　第　页

1. 目的

规范临床免疫室分析用水管理流程，保证分析用水质量，为确保检验结果准确奠定基础。

2. 范围

临床免疫室自动化仪器及试剂配制等分析用水。

3. 职责

3.1·组长依据仪器生产厂家要求制定本组内分析用水各指标（如电导率、微生物培养、pH等）合格的判断标准，并将其纳入各仪器作业指导书。

3.2·免疫组组员做好水质监测记录和日常维护记录。

3.3·质量监督员不定期监督、抽查分析用水的质量。

4. 程序

4.1·临床免疫室分析用水：一般分为试剂用水、特别试剂用水、标本用水和仪器用水等。目前免疫室所有仪器试剂，厂家均要求用水为去离子水，无须用特别试剂用水，标本用水（主要用于稀释用水）可以使用无菌蒸馏水。因为细菌可以使试剂失效，导致有机污染或者是改变被检液的光学特性，电阻率影响了离子浓度的非特异性测量，颗粒物质如有机碳等可影响电阻率和（或）光学特性，这些均会影响检测质量。所以实验室用水的质量（或称性能），不管是内部制造的还是购买的，必须至少每年检查一次。

4.2·分析用水质量管理

4.2.1　对于试剂用水，最少要监测电阻率和微生物培养。根据本实验室的需要，纯水机的去离子水的水质检查包括但不限于：每天电导率的检查、每月微生物的培养和pH的检测，具体的监测操作必须有文件化规定。当需要时，可检测内毒素/致热源、硅酸盐和有机物污染等。

4.2.2　对于标本用水，可使用商品化无菌蒸馏水，做到每批号检测电导率pH和进行细菌培养。

4.2.3　对于商品化无菌蒸馏水，必须每瓶检测电导率、pH和细菌培养。

4.2.4　做好实验室仪器用水水质的监测和纯水机的维护。当不能满足用水要求时，必须立即停止使用，查明原因，进行纠正，同时做好相应记录。

4.2.5　当纯水机去离子水水质不符合要求时，应立即停止检测活动，验证检验质量，可通过核实质控、比对实验（横向比对和纵向比对）、准确度、精密度等方法进行验证。当质量符合要求时，可进行该批次的检测活动，但应尽快对纯水机进行处理，保证水质，该批次检测结果可以发放；当质量不符合要求时，应立即停止检测活动、停止发放报告，马上对纯水机进行处理,待处理完成后,再次验证检验质量,合格后,方可进行检测活动,之前的标本应该重新检测、评估,再发报告,并做好相应记录。

4.2.6 当商品化无菌蒸馏水失控时,应弃用该瓶无菌蒸馏水,重开一瓶,检测合格后方可使用。

参考文献

[1] 中国合格评定国家认可委员会.CNAS-CL02:医学实验室质量和能力认可准则[S].2012.
[2] 尚红,王毓三,申子瑜.全国临床检验操作规程[M].4版.北京:人民卫生出版社,2015.

(陈曲波 吴炜霖)

临床免疫室危险化学品管理程序

××医院检验科临床免疫室作业指导书	文件编号：××-JYK-MY-××××
版本： 生效日期：	共 页 第 页

1. 目的

规范临床免疫室危险化学品的请购、保存、验收、登记、报废和退货等程序，本着未雨绸缪，防患未然的工作原则，杜绝免疫室危险化学品事故，保障生命财产安全和日常检验工作的顺利开展。

2. 范围

危险化学品是指具有毒害、腐蚀、爆炸、燃烧、助燃等性质，对人体、设施、环境具有危害的剧毒化学品和其他化学品。具体可参见《危险化学品目录》(2018版)。临床免疫室目前接触的危险化学品主要有乙醇、丙酮、高锰酸钾、过氧化氢溶液(含量大于8%)等。

3. 职责

3.1·临床免疫组组长负责本组危险化学品合格供应商的评价和危险化学品的请购。

3.2·检验科主任负责危险化学品合格供应商的选择和请购单的审批。

3.3·设备处负责危险化学品的统一采购。

3.4·临床免疫组试剂管理员和质量监督员负责危险化学品的验收和保存，双人双锁。

4. 程序

4.1·合格供应商的选择

4.1.1 选用合格的危险化学品是保证检验质量和生命财产安全的基础。因此，应对危险化学品选购中的关键环节实施控制。

4.1.2 为了评价供应商的质量保证能力，事前要调查被评定单位的生产能力、交货质量和信誉，评价其满足质量要求的能力，审查供应商的有关证件。

4.1.3 走访被评定供应商的其他用户，了解被选择供应商的产品质量是否符合要求，售后服务是否满意，成交价格是否合理，要货比三家，选择质量高、价格低、服务好的产品。

4.1.4 在调研的基础上，实验室应对可供货单位进行比较排队，并编制相应名录。

4.1.5 将调研的全部材料上报检验科主任，再由科主任组织有关人员进行论证，将本科室论证意见提交设备处，然后按医院有关规定选择合格的供应商。

4.1.6 试剂管理员根据选择的合格供应商，编制《临床免疫室合格供应商名录》(表2-0-2)，交文档管理员保存，以便请购试剂时参考，组长负责跟踪对供应商评价的持续有效，如有变化及时反馈给科主任并修改。

表 2－0－2　临床免疫室合格供应商名录

表格编号：

试剂名称	厂家	供应商	供应商电话	地址	邮政编码	评价人

4.2　危险化学品的请购

4.2.1　临床免疫组组长根据本实验室检验项目所用危险化学品消耗情况及到货情况每月 2 次(月初和中旬)分别填写好《临床免疫室危险化学品请购单》(表 2－0－3)，一式四份，其上应注明厂家、规格、数量、请购日期并交科主任审核签字，第 1～3 联送医院设备处，第 4 联试剂管理员归档保存，由设备处统一采购。

表 2－0－3　临床免疫室危险化学品请购单

表格编号：

名称	代理商	生产厂家	规格	数量	备注

注：本请购单一式四份，第 1～3 联送医院设备处，第 4 联试剂低耗管理员归档保存。

申请日期：　　　　　请购者：　　　　　审核者：　　　　　批准者：

4.2.2　原则上只有在特殊情况(如突然体检、冰箱库存无货等)下才允许免疫室通过检验科主任和设备处采购人员电话急购。

4.3·危险化学品的验收和保存

4.3.1　危险化学品购进后由试剂管理员进行验收，并存放至独立的危险品仓库或防爆柜中。

4.3.2　试剂管理员应根据危险化学品请购单、发票清单对所购试剂的包装规格、单价、数量、有效期等进行核查，核查准确无误后才可在发票背面签字，并在《临床免疫室危险化学品验收登记表》(表 2－0－4)上登记、签字。

表 2－0－4　临床免疫室危险化学品验收登记表

表格编号：

日期	名称	代理商	生产厂家	规格	数量	批号	有效期	验收人

4.3.3　试剂管理员按月将危险化学品请购单和验收登记本上交科试剂管理员，由科试剂管理员汇总上报科主任后归档保存。

4.3.4   领取的危险化学品应严格按照试剂要求保存在指定区域内,组长或普通监督员每月 2 次检查危险化学品的库存量及失效日期,以便及时请购试剂和防止使用变质、过期的危险化学品,及时消除可能存在的安全隐患。

4.4 · 危险化学品的报废和退货

4.4.1   贮存的危险化学品一旦发现过期、失效应立即停止使用,同时由组长填写《临床免疫室危险化学品报废申请单》(表 2-0-5),经科室主任批准后作报废处理,《临床免疫室危险化学品报废申请单》由文档管理员归档保存。

表 2-0-5   临床免疫室危险化学品报废申请单

表格编号:

危险化学品名称		规格		数量	
批号					
报废原因:					
申请人:	日期:20 年 月 日				
审核意见:					
	组长签字: 日期:20 年 月 日				
	主任签字: 日期:20 年 月 日				

4.4.2   新购进危险化学品经实验质量不合格或发现存在安全隐患时,由组长在发现当日填写《临床免疫室危险化学品退货报告单》(表 2-0-6),并注明试剂批号、到货日期、数量、退货理由,一式两份,经科主任审批后,一份由医院设备处退给厂家,一份由文档管理员归档保存。

表 2-0-6   临床免疫室危险化学品退货报告单

表格编号:

危险化学品名称		批号	
到货日期		数量	
退货原因:			
申请人:	日期:20 年 月 日		
审核意见:			
	组长签字: 日期:20 年 月 日		
	主任签字: 日期:20 年 月 日		

注:本报告单一式两份,一份由医院设备处退给厂家,一份由文档管理员归档保存。

参考文献

[1] 中国合格评定国家认可委员会.CNAS-CL02:医学实验室质量和能力认可准则[S].2012.

[2] 尚红,王毓三,申子瑜.全国临床检验操作规程[M].4 版.北京:人民卫生出版社,2015.

(陈曲波   吴炜霖)

临床免疫室生物安全管理程序

××医院检验科临床免疫室作业指导书	文件编号：××-JYK-MY-××××
版本： 生效日期：	共 页 第 页

1. 目的

制定临床免疫室生物安全防护管理制度,强化免疫室血液传播性疾病的防护措施,减少免疫室工作人员职业暴露风险,保障免疫室工作人员的生物安全。

2. 范围

免疫室全体工作人员和消毒洗涤室相关人员。

3. 职责

3.1·免疫室组长依据相关标准制定免疫室生物安全防护管理制度,并定期培训考核相关人员对制度的知晓程度。

3.2·质量监督员不定期监察相关人员执行情况。

4. 总则

在免疫室及重点污染区域(如 HIV 抗体检测区域)设有明显的"生物危险"警示标志。明确告知进入免疫室人员,患者的血液、体液及被血液、体液污染的物品均应视为具有传染性的病源物质,接触这些物质时,应穿戴防护服、戴手套、口罩和鞋套。免疫室附近有应急冲淋装置。

5. 程序

5.1·基本操作

5.1.1 在实验室内要穿工作服,当离开实验室或到其他地方时,要脱下工作服,将其留在实验室内。

5.1.2 在操作所有传染性物质或在有可能接触血液或含有血液、体液的地方,都要戴手套。不要用戴手套的手摸暴露的眼睛、鼻子和皮肤。不要戴着手套离开工作场所或在实验室周围走动。在受到任何污染和结束工作后,要立即用洗手液和流动的水洗手。

5.1.3 实验室应保持清洁、整齐、不要放与实验无关的材料和设备。当一个实验程序结束后,要对工作台面进行消毒,用有效的多用途消毒剂。

5.1.4 尽量避免使用针头、针管等锐器,使用过的针头、针管等锐器应放在不会被刺穿的容器内,用过的针头不要重新使用。禁止用口吸任何材料或液体。

5.1.5 实验操作时,尽量减少产生气溶胶、液滴。尽可能使外溢和外溅减至最小程度。

5.1.6 实验室内严禁饮水、吸烟、吃东西、使用化妆品等。实验室内也不得储放食品或个人用品。

5.2·个人防护

5.2.1 实验全程应穿戴合适的防护服(白大衣、隔离衣或一次性工作服)、戴手套、口罩和鞋套。如接触物的污染性大时,应戴双层手套;含有 HIV 的液体(样品或病毒培养液)有可能喷溅时,应戴防护眼镜,穿防水围裙。工作完毕,先脱去手套,再脱去防护服,用洗手液和流动水洗手。操作过程中,如发现防护服被污染应立即更换,如手套破损,应立即丢弃、洗手并换上新手套。不要将手套清洗或消毒后再次使用,因为使用表面活性剂清洗可使手套对水的通透性增加,消毒剂可以引起手套的破损。

5.2.2　应为每位在 HIV 初筛实验室工作的人员提供充足的防护服、一次性乳胶手套、口罩、帽子和覆盖足背的工作鞋。应将清洁的防护服和其他个人防护用品置于实验室清洁区内的专用处存放。

5.2.3　临床免疫室工作人员上岗前必须进行 HIV 抗体和乙型肝炎病毒、丙型肝炎病毒等肝炎病毒标志物检测,应接种乙肝疫苗。应每年对工作人员采血检测 HIV 抗体,血清应长期保留。

5.2.4　皮肤的微小伤口、擦伤、皲裂等,应用防水敷料严密覆盖,遇有手部皮肤有开放性伤口及其他不适于工作的情况,应暂停工作。

5.2.5　如实验室工作人员同血液或病毒污染材料有非肠道或黏膜接触,对原材料必须进行鉴定,有条件时要做病毒及抗体试验,如原材料呈 HIV 抗体或抗原阳性,必须报告,并作出医学评价。工作人员应在接触后 6 周复查,并在以后定期复查(接触后 12 周和 6 个月)。

5.3·清洁消毒

5.3.1　工作完毕应对工作台面消毒,推荐用 0.1%～0.2% 的次氯酸溶液消毒;用消毒液清洗后要干燥 20 min 以上;操作过程中如有样品、检测试剂外溅,应及时消毒。如有大量高浓度的传染性液体溅出,在清洁之前应先用 1% 的次氯酸钠溶液浸泡,然后戴上手套擦净。

5.3.2　每天工作完毕后,生物安全柜内用紫外灯照射 60 min。

5.3.3　被污染或可能污染的材料在带出实验室前应进行消毒。实验设备在运出修理或维护前必须去污染,严格消毒,无法彻底消毒的设备必须贴上生物危害的标签。

5.4·污染物处理

5.4.1　口罩、帽子、废纸、塑料袋等传染危险性较低的医疗废物直接放入医疗垃圾袋中,包装封口后送出实验室。

5.4.2　所有锐器在使用后都应放入贴有清晰标签、不会被刺破的锐器盒内,然后运至处理场所。锐器盒应就近放在便于操作的地方,为防止装得过满意外伤人,应在装满后尽快运走。禁止用手处理破碎的玻璃器具,必须用其他工具处理,如刷子和簸箕、夹子或镊子。

5.4.3　回收实验器材如移液器、ELISA 板架等用完后弃于装满消毒剂的容器中浸泡或高压灭菌后,送清洁室清洗。

5.4.4　生活用品废弃物放置在黑色塑料袋容器内。

5.5·实验室事故处理

5.5.1　溢洒物质首先盖上纸巾或其他具有良好吸水性的材料。在溢洒地区和周围倾倒消毒剂,然后倾倒在吸收性材料上,历时 10 min。再清洗干净。全部过程应戴手套操作,戴有手套的手应避免直接与已经消毒的溢洒物质接触。

5.5.2　针头或其他针刺伤口、切口和皮肤被溢洒、泼出的标本污染后,应彻底用肥皂和自来水冲洗干净。应同时挤压伤口使血液流出。

5.5.3　应及时将所有溢洒事故和有可能接触到的污染物向实验室领导汇报,并做相应的事故记录,给予合适的医学评价、监测、处理。

5.6·职业暴露处理原则

5.6.1　职业暴露是指由于职业关系而暴露在危险因素中,从而有可能损害健康或危及生命的一种情况。医务人员职业暴露是指医务人员在从事诊疗、护理活动过程中接触有毒、有害物质,或传染病病原体,从而损害健康或危及生命的一类职业暴露。

5.6.2　艾滋病的职业暴露是指工作人员在从事艾滋病防治工作或者其他工作过程中被HIV 感染者或艾滋病患者的血液、体液污染了破损的皮肤或非胃肠道黏膜,或被含有 HIV 的血液、体液污染了的针头及其他锐器刺破皮肤,而具有被 HIV 感染可能性的情况。

5.6.2.1　艾滋病职业暴露的可能原因有:① 没有制定内部安全防护管理制度。② 没有遵守安全操作规程。③ 缺乏自我防护知识与技能。④ 工作中发生意外,如给 HIV 感染者或艾滋病患者注射时不慎被针头刺破手指;医疗护理和实验室工作中,皮肤或黏膜意外被针刺或其他锐器损伤;感染者分泌物或血液意外溅入工作人员的眼、鼻、口中等。

5.6.2.2　发生艾滋病职业暴露后的紧急局部处理:① 用肥皂和水清洗被污染的皮肤,用生理盐水冲洗黏膜。如有伤口应轻轻挤压,尽可能挤出损伤处的血液,用肥皂水或清水清洗。② 受伤部位消毒,伤口应用消毒液(如 75% 的乙醇,0.2%~0.5% 的过氧乙酸,0.5% 聚维酮碘等)浸泡或涂抹消毒,并包扎伤口。被暴露的黏膜,应用生理盐水或清水冲洗干净。

5.6.2.3　发生艾滋病职业暴露后对暴露者的处理:① 暴露者应暂时脱离工作岗位。由专家对暴露级别进行评估,确定是否进行药物预防,如有必要,应于 24 h 内开始服药并坚持完成整个过程。原则上,用药越早越好,并采用联合疗法(2 种或 3 种药物)。② 暴露者应于暴露后 0、6 周、12 周、6 个月、12 个月进行血液检测。

5.6.2.4　发生艾滋病职业暴露后的报告和记录:局部处理和暴露者处理的同时,应立即将职业暴露事故向单位负责人和当地疾病控制中心报告。及时对事故过程和处理情况进行详细记录。包括事故的发生时间、地点及经过、暴露方式、损伤的具体部位、损伤的程度、接触物的种类和含有 HIV 的情况、处理方法和处理经过(包括现场专家和领导的活动)、详细记录用药情况及首次用药时间、药物的毒副作用情况及用药的依从性。

5.6.2.5　发生艾滋病职业暴露后的保密工作:无论重大事故还是小型事故,对事故涉及的职业暴露者在整个处理过程中均应做好保密工作,每一个得到信息的机构或个人均应严守秘密。

5.7·免疫室常用消毒剂

5.7.1　次氯酸钠(即 10% 家用漂白粉溶剂)或 75% 乙醇。

5.7.2　"××"牌消毒剂,其应用如下(表 2-0-7)。

表 2-0-7 消毒剂的应用

消 毒 对 象	配比方法	有效氯浓度 （mg/L）	消毒时间 （min）	使用方法
受病毒污染的物品	10 g 水加 1 000 ml	1 200	30～60	浸泡
注射器、玻璃器皿等	10 g 水加 1 200 ml	1 000	＞30	浸泡
工作人员工作服等	10 g 水加 5 000 ml	240	＞15	浸泡或擦洗
卫生间、地板	10 g 水加 2 400 ml	500	＞30	浸泡或擦洗
物体表面消毒	10 g 水加 4 000 ml	300	＞10	浸泡或擦洗

参考文献

[1] 中国疾病预防控制中心.全国艾滋病检测技术规范.2015.

[2] 中国合格评定国家认可委员会.CNAS-CL02：医学实验室质量和能力认可准则[S].2012.

[3] 尚红,王毓三,申子瑜.全国临床检验操作规程[M].4 版.北京：人民卫生出版社,2015.

[4] 国家卫生健康委员会.职业暴露感染艾滋病毒处理程序规定.国卫办疾控发 2015.

（陈曲波　吴炜霖）

第三章
设备试剂耗材与管理

临床免疫室试剂及耗材采购与验收管理程序

××医院检验科临床免疫室作业指导书	文件编号：××-JYK-MY-××××
版本：　　　　生效日期：	共　页　第　页

1. 目的

试剂和耗材是实验室检测系统的重要组成部分之一，是影响医学检验质量的关键因素。制定本程序旨在规范对试剂和耗材的管理，为临床提供可靠的检验报告。

2. 范围

本程序适用于免疫检验相关的生物试剂、化学试剂、参考物质、校准物和质控物、相关耗材（如试管、样品杯、移液器吸头等）的管理。

3. 职责

3.1·医院设备科（处）或采购部负责试剂耗材的采购。

3.2·试剂耗材管理员及专业组长负责组织对供应商产品质量性能和服务等方面进行合格性评价。

3.3·检验科主任（副主任）负责试剂合格供应商的审批。

3.4·组内试剂耗材管理员负责试剂和耗材的请领及验收。

3.5·科室试剂耗材管理员协助设备科（处）或采购部发放试剂，收集专业组的试剂请领单；请领消耗材料，建立和保管相应的库存控制系统；监督检查试剂安全储存和使用。

3.6·相关岗位人员负责正确使用试剂和消耗材料，并填写使用记录。

4. 程序

4.1·试剂耗材采购程序：各专业组长向科室提请新增检验项目所需试剂申请，填写医院新增试剂采购申请表；科室技术主管及相关专业组长论证新项目临床应用价值。科室主任审批试剂采购申请。将上述申请上报设备科（处）或采购部及主管院长审批后，由医院组织对试剂的招标。

4.2·通用要求

4.2.1 试剂送到专业组，由组内试剂耗材管理员验收，确认合格后接收并做好接收记录。记录包括但不限于以下内容：① 试剂或耗材的标识；② 制造商名称、批号或货号；③ 供应商或制造商的联系方式；④ 接收日期、失效期、使用日期、停用日期（适用时）；⑤ 接收时的状态（例如：合格或损坏）；⑥ 制造商说明书；⑦ 试剂或耗材初始准用记录；⑧ 证实试剂或耗材持续可使用的性能记录。当实验室使用自制试剂时，记录除上述内容外，还应包括制备人和制备日期。

4.2.2 管理员填写相应的库存控制系统表，包括消耗材料的名称、生产厂家、供应商、品牌、品种、规格、等级、批号、数量、接收日期、有效期、验收情况等。

4.2.3 检验人员需要使用耗材时，由组内耗材管理员提出申请，专业组长批准，再由科室耗材管理员提出申请,由医院采购部按照申请的要求送至检验科后,由科室耗材管理员验收,然后发至相应各组。

4.2.4 试剂和耗材需加以妥善保管,注意存储条件,避免变质、污染或损坏。

4.2.5 在一批试剂或消耗材料用完后,下次领取时将上一批试剂或消耗材料的质量情况反馈给医院采购部门试剂库或检验科试剂耗材管理员。科室试剂耗材管理员定期将试剂和耗材的质量情况报告给科主任及采购部。

4.2.6 拒绝接收超过有效期的试剂。

4.2.7 检验人员在使用商品试剂应记录使用效期和启用日期,自配试剂应记录试剂名称或成分、规格、储存要求、制备或复溶的日期、有效期、配制人。新配制的试剂不能与旧试剂混用。废弃的试剂作为医疗废弃物处理,不可随意倾倒。

4.2.8 剧毒、易燃、易爆等试剂(包括有可燃性或强腐蚀性的气体、液体)的存放和保管须遵守医院的有关规定。

4.2.9 使用耗材中的利器须存放在专用的储物柜中,用毕消毒后立即放回原处或者作为损伤性医疗废弃物处理,不得随意放置或丢弃。

4.3·试剂管理规则

4.3.1 试剂和药品的贮存:专业组只负责保存少量近期内使用的试剂。固体和液体、氧化剂和还原剂、酸和碱分开放置,易燃易爆品要远离电源、火源。如有危险品要有警示标识,并单独存放。如有挥发性试剂或药品须置于阴凉避光处,禁止在日光下直接照射。如有性质不明的试剂或药品要由试剂/耗材管理员统一作为危险品处置。如有易爆药品须放置在有缓冲液的容器内,以防止因撞击或剧烈震动引起爆炸。

4.3.2 试剂和耗材的检查验收:由专业组长/管理员检查验收,验收记录归档保存。

4.3.2.1 有稳定的供货质量记录的试剂和消耗品可以通过检查包装、外观、名牌上的信息、合格证等验收。

4.3.2.2 无历史资料证明供货质量稳定可靠时,需采用实验验收,新批号试剂和(或)新到同批号试剂应与之前或现在放置于设备中的旧批号、旧试剂平行检测以保证患者结果的一致性。比对方案应至少利用一份已知阳性、一份弱阳性样品和一份已知阴性的患者样品(HIV 等特殊项目除外)。标本应至少 5 份,包括正常和异常水平(要求覆盖检测水平);判定标准:应有≥80%的结果符合要求。

4.3.2.3 委托其他单位实验验收或利用供应商对其质量管理体系的符合性声明验证亦可。

4.3.2.4 每当试剂盒的试剂组分或实验过程改变,或使用新批号或新货运号的试剂盒之前,应进行性能验证。

4.3.2.5 每个月底科试剂管理员汇总,并算出各专业组总的试剂消耗量及金额,上报科主任。科试剂管理员按月将试剂请购单和验收登记本装订成册,归档保存。

4.3.2.6 领取的试剂应严格按照试剂要求保存,组长/试剂管理员每月检查试剂的库存量及失效日期,以便及时请购试剂和防止使用变质、过期的试剂。

4.4·试剂的报废和退货

4.4.1 贮存试剂一旦发现过期、失效应立即停止使用,同时由组长提出申请,经科室主任批准后作报废处理,并做好记录存档。

4.4.2 新购进试剂经实验质量不合格时,由组长说明,并注明试剂批号、到货日期、数量、退货理由,经科主任审批后存档,并同时上报采购部。

4.5·合格供应商的评价

4.5.1 供应的选择标准:服务机构或供应商应是合法成立或注册、证件齐全的实体。首次提供的服务或供应品应有可靠的质量保证证据。供货及时、价格合理,有良好信誉和售后服务。

4.5.2 外部服务和供应的调查、评价、选择:质量主管和技术主管组织对供应的调查、评价。调查的方式包括资料收集、用户走访、网上咨询、电话等,最后通过评审确定合格供应商名录。每年对服务方和供应商进行调查评估一次,并记录。将调研的全部材料上报科室主任,科主任组织有关人员进行论证,选择合格供应商。

参考文献

[1] 中国合格评定国家认可委员会.CNAS－CL02:医学实验室质量和能力认可准则[S].2012.
[2] 中国合格评定国家认可委员会.CNAS－CL02－A004:医学实验室质量和能力认可准则在临床免疫学定性检验领域的应用说明[S].2018.

(黄　晶)

临床免疫室仪器设备管理程序

××医院检验科临床免疫室作业指导书		文件编号：××-JYK-MY-××××	
版本：	生效日期：	共 页	第 页

1. 目的

为正确配备和规范使用检验和服务所需的仪器设备,保证其功能和性能正常,满足检验工作的要求制定本程序。

2. 范围

本程序适用于对检验和服务用的仪器、器具、器材、装置,包括样品采集、制备、处理设备,检验仪器等的管理。

3. 职责

3.1·检验科主任负责仪器设备资源的调配,分管科副主任/设备管理员负责仪器设备的管理。

3.2·技术主管负责确认仪器设备的功能和性能、作业指导书审核、仪器设备安全。

3.3·专业组长负责建立和保管仪器设备档案、编制仪器设备作业指导书、授权使用、维护、验证/核查、保管本组仪器设备等。

3.4·仪器设备管理员负责仪器设备资料的汇总、专业组设备购买、更换零部件及报废仪器申请的上报、督促科内仪器设备的检定和校准的完成。

3.5·安全员负责监督仪器设备的安全使用、正确操作。

4. 程序

4.1·仪器设备程序管理：在院领导及职能科室的领导下,按照 CNAS-CL02《医学实验室质量和能力认可准则》的要求建立管理体系,实行以专业组为单位、专业组长负责的细化管理,保证各项工作的有序进行。

4.1.1 科室对仪器设备的管理按医院的科主任、副主任分工负责的职责范畴管理。

4.1.2 仪器设备管理员负责检验科与医院职能部门、与各专业组有关仪器设备、零部件及其耗材的沟通协调、统筹管理,掌握科室仪器设备基本情况。

4.1.3 各专业组长负责对本组的仪器设备的全流程管理,包括以下内容。

4.1.3.1 负责本组新增仪器设备的论证与申请,填写医院年度设备采购申请表。参加医院组织的对本组仪器设备的招标。

4.1.3.2 负责组织组内人员与院采购中心人员、科室设备管理员对本专业组新设备的接收与验收,并在医院验收单上签字。

4.1.3.3 负责新设备安装条件准备：请工程师提供安装条件要求,请医院后勤服务中心电工班决定仪器用电负荷是否满足安装条件,请水暖班决定仪器上下水是否满足安装条件。如若满足,由组长负责请上述人员在安装报告上签字。

4.1.3.4　组织组内人员配合厂家仪器设备的安装与校准,并做相关签字确认。组织本组人员编写仪器操作与项目的SOP。负责本组仪器设备使用培训及操作授权,并做好记录。

4.1.3.5　组织组内人员做好仪器设备的性能验证及维护与保养,并做好记录。负责建立仪器设备档案并保存管理,包括仪器说明书、零部件的保管。负责本组仪器设备报废的申请,及去污处理,知晓设备报废后的去向。

4.1.4　各专业组建立健全本组全部仪器设备的档案,并由科设备管理员备案。

4.2·仪器设备的选择和购买:检验科通过各专业组根据需要申报设备购买计划、科室审核、医院批准、公开招标的采购流程,配备医学检验和服务所需的全部仪器设备。检验科使用正规厂商的产品,设备的性能、功能、规格均能满足技术要求和工作量的需要。配备满足服务所需的设备,其产权为医院所有,检验科拥有使用权和维护管理的责任。不借用外单位的设备,选择的设备均为经国家药监局批准,其节能和环保性能由政府通过行政审批统一控制。对于性能不能满足需要的旧设备,及时更新。

4.3·仪器设备作业指导书

4.3.1　对仪器设备均编制作业指导书,包括操作规程、维护、验证/核查方法、安全注意事项等,填写《仪器设备一览表》和《仪器设备基本情况登记表》。

4.3.2　仪器设备的作业指导书,由技术主管审核。一般须参照仪器设备制造商的建议制定,如果制造商提供的操作手册或说明书通俗易懂,则也可直接采用这些资料。

4.3.3　工作人员能方便得到相应设备的作业指导书。

4.4·仪器设备的使用、维护、验证/核查

4.4.1　仪器设备的使用人员须经过培训考核合格,由专业组长授权使用。使用仪器设备的人员必须按作业指导书的规定正确操作仪器设备,不得擅自改变、简化操作程序,或随意调整仪器的校准状态。

4.4.2　仪器设备使用人员在使用仪器前后均需检查和记录仪器设备的状态和环境条件,确保仪器设备处于正常状态并在规定条件下工作。

4.4.3　专业组指定专人维护仪器设备,或请供应商派人维护,维护计划可依据制造商的建议结合实际使用情况制定。维护记录至少包括:维护人、维护日期、维护项目、维护情况等。检验过程中的质量控制见《内部质量控制程序》。

4.4.4　仪器设备使用和维护人员须保持仪器设备处于安全状态。安全员每月对仪器设备进行安全检查,包括电器安全、化学安全、生物安全、紧急停止装置是否有效及突然断电后不间断电源(UPS)是否有效,做好安全检查记录。

4.4.5　仪器设备在维护、修理前或报废后要进行消毒,消毒处理过程中要注意消除或减少对环境的污染以及注意个人防护,必要时使用防护用品。每台仪器设备周围要有合适的空间,以便于维修和放置防护用品。

4.4.6　仪器设备不良事件报告无论何时,只要发现仪器设备故障需停止使用,清楚标记后妥善存放。如果该故障可能影响到仪器的精密度或准确度,则修复以后的设备须经过再次检定或校准、验证证明其达到可接受的标准,才能使用。如怀疑该故障有可能影响检验结果,

则要检查故障前是否使用过该设备，是否已出具过检验报告，如果有，则要设法消除影响，如更改或收回已发出的报告、通知有关方面等。在该故障设备修理或退役之前或重新投入使用之前，要采取合理的去污染措施。仪器设备的维修由专业组填写《外部服务和供应申请表》并提交申请至科室仪器设备管理员，同时电话通知厂家设备工程师。因设备故障直接引起的不良事件和事故，专业组进行调查并将原因向供应商/制造商和科主任及采购部报告。

4.4.7　如果设备脱离检验科的直接控制（如借出），或被修理、维护过，或通过内/外部质量控制对其校准状态有疑问，则要对其进行验证，并确保其性能满足要求，并填写《测量系统校准结果验证和确认记录》。

4.5·仪器设备的唯一性标识：设备的唯一性标识在机身上，包括设备名称、编号、型号、规格、购置日期、校准日期、下次校准日期、工程师联系电话等信息，以区别不同的设备。设备编号按照医院的统一规定执行。

4.6·仪器设备的状态标识：检验科用三种颜色的标签标明仪器设备的校准状态。

4.6.1　合格标志（绿色）：经检定或校准、验证合格，确认其符合检验标准要求的仪器设备。

4.6.2　准用标志（黄色）：① 该设备存在某种缺陷，但在限定范围内可以使用。② 多功能或多参数设备，某些功能丧失或某些参数失效，但所需要的功能或参数还可以使用。③ 仪器的某一量程段失准，但检验所需的量程段是合格的。④ 降级使用的仪器设备。

4.6.3　停用标志（红色）：仪器设备损坏者、检定/校准不合格者、超过检定/校准周期者、有故障尚未修复者、因工作任务不足暂时不使用者。

4.7·仪器设备记录

4.7.1　检验科对影响检验性能的所有设备记录保存，建立设备档案，档案的内容包括：① 设备标识。② 制造商名称、型号和序列号或其他唯一标识。③ 供应商或制造商的联系方式。④ 接收日期和投入使用日期。⑤ 放置地点。⑥ 接收时的状态（如新设备、旧设备或翻新设备）。⑦ 制造商说明书。⑧ 证明设备纳入实验室时最初可接受使用的记录。⑨ 已完成的保养和预防性保养计划。⑩ 确认设备可持续使用的性能记录。⑪ 设备的损坏、故障、改动或修理。

4.7.2　以上 4.7.1⑩中提及的性能记录应包括全部校准和（或）验证的报告/证书复印件，包含日期、时间、结果、调整、接受标准以及下次校准和（或）验证日期，以满足本条款的部分或全部要求。

4.7.3　仪器设备记录，在设备使用期保存、设备停用后保存 2 年，并易于获取。

4.8·仪器设备保存和保护：所有仪器设备都须妥善保管和存放，未经允许不得搬移原地或拆卸。如需搬运到其他地点则必须采取措施确保安全、防止污染环境或损坏设备。当校准给出一组修正因子（包括标准曲线）时，对以前的修正因子和所有备份及时正确更新。检测系统的校准状态有防护措施（从硬件和软件角度）防止非授权更改。

4.9·仪器设备的停用和报废：仪器设备需要停用或报废时须办理停用或报废手续，由专业组提出申请，经仪器设备管理员核实情况后报技术主管审核，科主任批准。停用或报废前须进行去污处理。填写《仪器设备停用或报废申请及处理表》。

参考文献

［1］中国合格评定国家认可委员会.CNAS－CL02：医学实验室质量和能力认可准则［S］.2012.

［2］中国合格评定国家认可委员会.CNAS－CL02－A004：医学实验室质量和能力认可准则在临床免疫学定性检验领域的应用说明［S］.2018.

（黄　晶）

临床免疫室仪器设备检定/校准程序

××医院检验科临床免疫室作业指导书	文件编号：××-JYK-MY-××××
版本： 生效日期：	共 页 第 页

1. 目的

为正确使用临床免疫检验和服务所需的仪器设备，保证其功能和性能正常，满足检验工作的要求制定本程序。

2. 范围

适用于临床免疫检验涉及的所有仪器设备。

3. 职责

3.1·检验科主任授权仪器设备管理员负责仪器设备的检定/校准管理工作。

3.2·专业组长负责按着行业规定和相关要求制定仪器设备的检定/校准计划。

3.3·仪器设备检定由仪器设备管理员统一联系相关部门进行，并出具检定证书。

3.4·仪器设备校准由专业组长联系厂家或被授权的代理商工程师进行，并出具校准报告。

3.5·校准后的仪器设备由使用者进行性能验证，并形成性能验证报告。

4. 程序

4.1·仪器设备检定

4.1.1 按国家法规要求对强检设备进行检定，实验室提供仪器检定清单、计划、检定状态。

4.1.2 联系属地技术监督部门进行设备检定，间隔周期为 12 个月，检定合格出具检定证书，做检定标识；检定不合格的仪器设备应立即停止使用。

4.2·仪器设备校准

4.2.1 应进行外部校准的设备，如果符合检测目的和要求，可按制造商校准程序进行。

4.2.2 实验室提供仪器校准清单、计划、校准状态；设备新安装时应按法规或制造商的建议进行校准，并保存校准报告。

4.2.3 设备校准由厂家或经授权的有资质的工程师进行。

4.2.4 校准完成后由使用者进行检测项目的性能验证，包括精密度、正确度、检测线性范围、临床可报告范围及携带污染等，形成性能验证报告。

4.2.5 仪器设备校准前，负责校准的工程师需出示校准资质和授权证书，提供校准程序文件，存档。

参考文献

[1] 中国合格评定国家认可委员会.CNAS-CL02：医学实验室质量和能力认可准则[S].2012.

[2] 中国合格评定国家认可委员会.CNAS-CL02-A004：医学实验室质量和能力认可准则在临床免疫学定性检验领域的应用说明[S].2018.

（黄　晶）

临床免疫室常见仪器故障与处理程序

××医院检验科临床免疫室作业指导书	文件编号：××-JYK-MY-××××
版本： 生效日期：	共 页 第 页

1. 目的

为规范仪器设备的操作使用、故障维修及维护保养,保证检验质量,制定本程序。

2. 范围

本程序适用于对检验和服务用的仪器、器具、器材、装置,包括样品采集、制备、处理设备,检验仪器等的故障与处理。

3. 职责

3.1·科主任授权仪器设备管理员负责仪器设备的故障维修及维护保养管理工作。

3.2·专业组长负责仪器的日常使用和维护管理。

3.3·仪器操作者负责发现仪器故障、申请维修及维护、上报专业组长、填写维修记录。

4. 程序

4.1·经过培训、考核并合格的检验人员获得授权操作使用仪器。操作时按照 SOP 规范操作使用仪器。

4.2·操作过程中,发现异常/故障及时停机、分析故障原因,轻微故障可自行处理,严重故障报告专业组长处理,或请厂家工程师维修。

4.3·需要更换零部件报请科室设备管理员,填写设备故障维修申请表。

4.4·设备故障修复后,如果设备故障影响了方法学性能,需要进行相关的检测、验证。

4.4.1 可校准的项目实施校准验证,必要时,实施校准。

4.4.2 质控物检测结果在允许范围内。

4.4.3 与其他仪器的检测结果比较。要求：样品数 $n \geq 5$,浓度应覆盖测量范围,包括医学决定水平,至少 4 份样品测量结果的偏差 $< 1/2TEa$,或小于规定的偏倚。

4.4.4 使用留样再测结果进行判断。判断标准：依据检测项目样品稳定性要求选取长期限样品, $n \geq 5$,覆盖测量范围,考虑医学决定水平,至少 4 份样品测量结果的偏差 $< 1/3TEa$。

4.4.5 操作者负责跟踪仪器故障维修全过程,并填写故障维修记录。

4.4.6 实验室应检查设备故障对之前检验的影响,并采取应急措施或纠正措施。

参考文献

[1] 中国合格评定国家认可委员会.CNAS-CL02：医学实验室质量和能力认可准则[S].2012.

[2] 中国合格评定国家认可委员会.CNAS-CL02-A004：医学实验室质量和能力认可准则在临床免疫学定性检验领域的应用说明[S].2018.

（黄　晶）

临床免疫室校准品/质控品管理程序

××医院检验科临床免疫室作业指导书	文件编号：××-JYK-MY-××××
版本： 生效日期：	共 页 第 页

1. 目的

为规范免疫室校准品和质控品的采购、运输、验收、使用和保管建立此程序，以保证其量值准确和可溯源性，从而保证检验结果准确可靠。

2. 范围

适用于免疫室所有仪器及手工方法，例如化学发光分析仪、电化学发光分析仪、变态反应检测仪、酶标仪等系列免疫仪器所用的校准品及质控品和手工 ELISA 方法检测的项目（HbsAg、HbsAb、HbeAg、HCV 抗体、HIV 抗体等）所用的质控品。

3. 职责

3.1·免疫组组长负责质控品和校准品的请购，科主任负责审批，采购部负责统一采购。

3.2·免疫组试剂管理员负责质控品、校准品的接收/验收和保存。

4. 程序

4.1·质控品和校准品的请购和验收。

4.1.1 免疫组组长根据本组所需质控品和校准品，提出购买申请。

4.1.2 校准品必须使用与仪器设备配套或仪器生产商指定的产品，并能溯源到国家或国际标准；仪器若无配套的校准品，则可应用试剂盒配套的校准品（或标准品），但必须有 FDA 或 SFDA 批准文号。

4.1.3 质控品可以使用仪器配套或仪器生产商指定的产品，宜使用第三方的质控品，若无配套或第三方质控品，实验室可自制质控品。

4.1.4 对采购来的质控品、校准品进行验收时，应注意其运送是否符合其要求、外包装是否完好、物品是否损坏、使用说明书、保存条件以及其有效期是否满足相关要求。若存在疑问，需要及时处理，并做出相应的记录。

4.2·校准品和质控品按规定要求存储，并记录保存的环境条件，保证其在有效期内使用。如发现过期、失效时，必须及时清理，以防止误用。

4.3·校准品和质控品的报废和退货同试剂的处理程序。

参考文献

[1] 中国合格评定国家认可委员会.CNAS-CL02：医学实验室质量和能力认可准则[S].2012.

[2] 中国合格评定国家认可委员会.CNAS-CL02-A004：医学实验室质量和能力认可准则在临床免疫学定性检验领域的应用说明[S].2018.

（黄 晶）

临床免疫室新项目/新技术管理程序

××医院检验科临床免疫室作业指导书	文件编号：××-JYK-MY-××××
版本：　　　　　生效日期：	共　　页　第　　页

1. 目的

为规范免疫室新开展项目的申报和评价建立此程序。

2. 范围

适用免疫室所有新开展的检验项目。

3. 职责

3.1·科室技术负责人负责新项目的申报、论证及审批的管理工作。

3.2·免疫组组长需于新项目开展前进行调研和方法学评价，在征询临床科室对新项目的意见后，负责填写《新项目开展申请表》交医务部、《新项目成本价格核算表》交审计部。

3.3·医院医务部对新项目的检测原理、方法学、临床意义、可行性等进行审核和初批。

3.4·医院审计部对新项目的价格进行审核并核发收费编码，如若物价局公布的医疗价目表上无此项目时须由审计部报请物价局批准。

3.5·医院业务院长负责新项目开展的最终批准。

3.6·医院信息部依据审计部核发的收费编码，编写收费码及收费价格，公布在医院内部医疗网上，供收费处及检验科进行业务收费。

4. 程序

4.1·免疫组组长定期走访，征询临床科室对开展新项目的要求和意见。

4.2·免疫室人员通过参加学术会议、阅读专业书刊，了解和掌握本专业的有关进展，及时引进国内外新项目、新技术、新方法，并与临床及时沟通。与临床达成一致后，提出申请。

4.3·技术负责人组织相关人员对新开展项目的可行性、实用性及临床价值进行评价，同意开展，则进行下一步。

4.4·组长负责对新项目的检验方法进行评价或确认。

4.4.1　定量检测项目的检验方法和程序的分析性能验证参照临床化学检验部分，内容至少应包括正确度、精密度和可报告范围。如果使用内部程序，如自建检测系统，应有程序评估并确认正确度、精密度、可报告范围、生物参考区间等分析性能符合预期用途。

4.4.2　定性检测项目的检验方法和程序的分析性能验证内容应参考试剂盒说明书上明确标示的性能参数进行验证，至少应包括：检出限、符合率（采用国家标准血清盘或临床诊断明确的阴阳性样品各20份或与其他分析方法比对），并应明确检验项目的预期用途，如筛查、诊断、确认。

4.5·在选取新方法时至少需采取下列措施之一进行验证或确认：① 使用参考标准或标准物质进行校准。② 与其他方法所得的结果进行比较。③ 实验室之间的比对。④ 对影响结果的因素作系统评价。

4.6·当证实性能指标符合要求时,由组长填写新项目开展申请,技术负责人批准后上报医务部。

4.7·医务部及分管院长批准后,由组长或指定人员编写《作业指导书》和《开展新项目通知》,正式开展此项目检测。

参考文献

[1] 中国合格评定国家认可委员会.CNAS‐CL02:医学实验室质量和能力认可准则[S].2012.
[2] 中国合格评定国家认可委员会.CNAS‐CL02‐A004:医学实验室质量和能力认可准则在临床免疫学定性检验领域的应用说明[S].2018.

（黄　晶）

第四章
检验前质量管理

免疫检验标本采集与运输管理程序

××医院检验科临床免疫室作业指导书	文件编号：××-JYK-MY-××××
版本： 生效日期：	共 页 第 页

1. 目的

建立和健全分析前质量控制管理体系,规范临床免疫检验标本从申请、患者准备、采集与运输以及样本在实验室内部传输流程,确保临床免疫检验质量,从而保证检验结果的有效性。

2. 范围

适用于免疫检验申请单填写、患者准备、标本采集、运送和实验室内部传输(分杯)等工作。

3. 职责

3.1·技术负责人负责《临床检验服务手册》的制定,并负责相关培训和考核,提供给用户和患者必要信息。

3.2·临床医生(或有能力申请检验的相关医务人员)负责提出检验项目申请,申请单的格式由检验科和医院医务部门共同制定。

3.3·医护人员和检验人员均有义务负责指导患者如何正确留取样本。

3.4·门诊抽血人员和病房护理人员负责临床标本采集,需要时,特殊样本有临床医生采集。采集或护理人员负责标本采集时间的确认。

3.5·标本运送人员负责标本的收集和运送。

3.6·相关检验人员负责样本在实验室内部分杯和(或)运输。

4. 程序

4.1·编写《临床检验服务手册》和培训相关医护人员。

4.1.1 为方便医护人员和患者获得相应的检验信息,检验科编写《临床检验服务手册》供医护人员和患者使用。《临床检验服务手册》应包括：实验室地址、实验室提供的临床服务种类(包括委托给其他实验室的检验)、实验室开放时间、实验室提供的检验(适当时,包括样品所需的信息、原始样品的量、特殊注意事项、周转时间、生物参考区间和临床决定值)、检验申请单填写说明、患者准备说明、患者自采样品的说明、样品运送说明(包括特殊处理要求)、患者知情同意要求、实验室接受和拒收样品的标准、已知对检验性能或结果解释有重要影响的因素的清单、检验申请和检验结果解释方面的临床建议、实验室保护个人信息的政策、实验室处理投诉的程序。

4.1.2 《临床检验服务手册》中的内容应以合同评审的形式征求医护人员的意见和建议,需获得医护人员的同意。《临床检验服务手册》中的内容应定期更新。

4.1.3 每半年对医护人员和标本运送人员进行《临床检验服务手册》相关内容的培训和考核。

4.2·检验项目申请

4.2.1　临床医师应根据患者病情和诊疗需要,遵循针对性、有效性、时效性和经济性原则,选择合适的检验项目。

4.2.2　申请单至少应包含以下信息:患者姓名、性别、年龄、住院号或门诊号、标本条码号、申请医生姓名、临床诊断、标本类型、检验项目、标本采集日期和时间以及实验室接收日期和时间等。

4.3·患者准备

4.3.1　医护人员和检验人员应了解标本采集前患者的状态要求和影响结果的非疾病因素,并在标本采集前将相关要求和注意事项告知患者,以获得患者配合,应向用户及患者提供样本运送说明及接受和拒收标准等,保证采集的标本能客观真实反映当前的疾病状态。

4.3.2　常用免疫检验项目的影响因素

4.3.2.1　饮食:正常饮食后可引起胰岛素和睾酮浓度增高,游离 T3、游离 T4、孕酮浓度降低。饮酒可引起醛固酮浓度升高,泌乳素浓度降低。过度饥饿会使补体 C3 下降。

4.3.2.2　年龄:随着年龄的增长,下丘脑-垂体-肾上腺轴的调节功能逐渐减弱,血浆促肾上腺皮质激素和肾上腺素水平随之增高。年轻人血清促甲状腺素水平比老年人高。新生儿和婴幼儿由于体液免疫功能尚未成熟,免疫球蛋白的含量较成人低。

4.3.2.3　吸烟:长期吸烟可导致机体发生一些生物化学和细胞学变化,吸烟可引起肾上腺素、醛固酮、C 反应蛋白、癌胚抗原和皮质醇浓度增高,总 T3 和总 T4 浓度降低。

4.3.2.4　生理周期及妊娠:女性由于其特殊的生理周期,性激素水平随月经周期而不断发生变化;在妊娠不同阶段,由于胎儿快速生长需要,孕妇体内部分激素水平也与常人相异。

4.3.2.5　体位:患者从卧位变为坐位时,可引起醛固酮、去甲肾上腺素和肾素等激素水平升高。

4.3.2.6　昼夜节律:促肾上腺皮质激素、皮质醇、睾酮和促甲状腺素等激素的分泌有明显的时间节律变化,在分析检验结果时需要考虑标本采集时间。

4.3.2.7　运动:剧烈运动可使人体处于应激状态,可使肾上腺素、去甲肾上腺素、促肾上腺皮质激素、糖皮质激素等激素浓度升高,胰岛素和孕酮等激素浓度降低。

4.3.2.8　药物:药物一般通过直接参与检测反应、激活或抑制检测反应、颜色干扰等影响检测结果。服用多巴胺可快速减少 TSH 的释放,停药后即恢复。锂是治疗精神病常用的药,10%～20%服用锂的患者 TSH 和抗甲状腺抗体增加。一些细胞毒药物(如 5-氟尿嘧啶)治疗肿瘤时,可使 CEA 短暂升高,口服阿司匹林可降低应激诱导增加的 IL-6 水平。摄入咖啡因 250 mg 经 3 h 后,肾素和儿茶酚胺浓度升高。

4.3.2.9　类风湿因子(RF):RF 是一种能与变性 IgG Fc 段结合的自身抗体,主要是 IgM,也存在 IgG 和 IgA 等,在病原体 IgM 抗体检测时易产生假阳性。

4.3.2.10　异嗜性抗体:运用鼠单克隆抗体进行诊断和治疗的患者,或者接受过含动物免疫球蛋白的疫苗,接触过动物环境的人群都易在体内产生异嗜性抗体,最主要的异嗜性抗体是人抗鼠抗体(HAMA)。在双位点免疫测定法中,应用鼠单克隆抗体作为检测试剂,由于

HAMA 存在,易于引起假阳性或假阴性结果。因此,当实验室结果与临床不符时,应怀疑异嗜性抗体的干扰。

4.3.2.11 脂血、溶血和高胆红素血:脂血对免疫比浊法测定的项目影响大。各种人为原因引起的标本溶血导致红细胞破坏,血红蛋白、细胞碎片和蛋白质等释放出来,对免疫学检测产生正向或负向干扰。血红蛋白具有过氧化物酶活性,在以辣根过氧化物酶为标记的 ELISA 测定中,导致非特异性显色。而标本中增高的胆红素则会对电化学发光等免疫检测系统产生负干扰。

4.4 · 标本采集

4.4.1 采样人员培训:采样人员必须经过培训合格后,方可执行采样,对于患者自行收取样本,须接受专业人员的指导。

4.4.2 采样准备与实施:在采集标本前,应核对医嘱,打印条码,选择恰当的容器,将条码粘贴在对应的采集容器上。在采集标本时,采集人员应通过询问患者名字或腕带信息等方式核对患者信息,确保与采集容器上条码信息一致,通过交流确认患者状态是否符合采集要求。如果符合要求,按照《临床检验服务手册》中关于标本采集具体要求采集标本。

4.4.3 送检登记:标本采集完成后,立即确认采集时间和采集人信息,输入 LIS 系统,并通知标本运送人员收集标本。有特殊运送要求的标本按规定处理,如检测促肾上腺皮质激素的标本应在冰浴条件下保存运送,并及时送检。

4.5 · 样本收集与运输

4.5.1 标本运送人员接到通知后,应及时到达标本采集处(如护士站或门诊抽血处等)收集标本,应和护士确认标本数量和信息,并在 LIS 系统确认接收时间。标本运送人员应将标本放在专门的运送容器中运送。

4.5.2 标本送达检验科后,应与检验科标本接收人员面对面交接,确认标本数量和信息,确认无误后,标本运送人员在 LIS 中确认送达时间,检验科标本接收人员在 LIS 中确认接收时间。急诊样本(如术前四项等)由临床护工(或相关人员)将标本送至检验科免疫室。

4.6 · 样本在实验室内传输:样本接收组人员按照《样本的核收、处理、制备和保存程序》对样本进行前处理(如离心和分组等),并负责将样本分别送至各相关专业组。部分样本并管采血后通过可溯源性的分杯功能进行分杯,并及时进行实验室内运送,并做好相关交接记录。

4.7 · 偏离采样程序的控制:当采样人员在采样过程中偏离了采样程序要求时,应及时通知检测人员。样本接收人员或检测人员发现样本运输不符合要求时,或者发现偏离采样程序的信息时,应及时通知相关运输人员以及样本采集人员,必要时应与临床医护人员联系。特殊情况下,可考虑偏离程序对检验结果影响的重要性进行让步检验。当检测可正常进行时可进行检测并在报告中注明。检验科应收集那些屡次不正确采集,运输经常出现问题的临床科室或相关部门,分析其根本原因并向其提出,帮助其持续改进相关工作。

4.8 · 样本采集人员和样本运输人员必须经过适当的培训:培训内容主要有遵守生物危害运输法规、容器的使用、温度的控制、防止意外事故或者溢出的发生等知识。采集、包装和运输已知或疑似具有传染性材料的人员,应接受专门的培训。培训通常要求每 2 年 1 次。可参加外部培训,也可获取材料由合格培训师进行内部培训。培训教材可来源于卫生行政许可部门、运输材料的供应商和疾病预防控制中心等。

参考文献

[1] 张秀明,熊继红,杨有业.临床免疫学检验质量管理与标准操作程序[M].北京:人民军医出版社,2011.

[2] 中国合格评定国家认可委员会.CNAS-CL02:医学实验室质量和能力认可准则[S].2012.

[3] 尚红,王毓三,申子瑜.全国临床检验操作规程[M].4版.北京:人民卫生出版社,2015.

(郑培燕　陈曲波)

免疫室标本核收、处理、准备和保存程序

××医院检验科临床免疫室作业指导书	文件编号：××-JYK-MY-××××
版本： 生效日期：	共 页 第 页

1. 目的

规范免疫样本的核收、登记、处理和保存工作，及时发现样本采集、运输过程中的不符合项，确保样本符合免疫检测目的要求。

2. 范围

适用于免疫专业组受理的标本。

3. 职责

3.1 · 标本接收室负责样本的接收、验收和登记确认。

3.2 · 免疫组工作人员负责样本的处理和保存。

4. 程序

4.1 · 标本核收与登记

4.1.1 检验科标本接收人员必须明确本科室标本接收范围，非本科室接收范围的标本不予签收。

4.1.2 检验科标本接收人员对标本收集人员收集运输来的标本进行分选和初步验收，对不合格标本进行登记并及时通知临床科室。

4.1.3 免疫室工作人员对接收人员送来的标本进行检查和验收。主要检查有无不合格标本和标本是否与检验申请相符。免疫室不合格标本的标准除无标识，条码不清，标本容器不符，标本过少，标本溶血，标本需抗凝而未抗凝等一般标准外，对于一些免疫室特殊项目的不合格标准也有相应规定，如半乳甘露聚糖和结核感染 T 细胞检测未用专用管，结核感染 T 细胞检测标本从采集到实验室时间超过 2 h。同型半胱氨酸、促肾上腺皮质激素、肾素活性、血管紧张素 2 等标本未冰浴送检。皮质醇标本未按规定时间采集标本等，免疫室详细的不合格标本标准见《临床检验服务手册》。

4.1.4 如果接收的标本不合格，但是标本对临床很重要或标本不可替代，而实验室仍选择处理这些标本，应进行登记，并在最终报告中说明问题的性质，必要时，在结果的解释中给出警示。

4.1.5 委托检验标本的登记：免疫室如有需要委托到其他外部实验室检验的标本，免疫室工作人员应在《委托检验标本登记表》上进行登记，外送人员核收标本后签字确认。

4.2 · 标本处理和保存

4.2.1 标本接收室对合格标本应及时处理，包括标本的编号、离心，必要时还有分杯工作。分杯时，取自原始标本的部分样本（如血清、血浆等），应可以追溯到最初的原始标本。对不合格的标本，应在《不合格标本记录表》上登记，并录入 LIS 系统，及时通知临床相关医护人

员作进一步处理。

4.2.2　免疫室在处理过程中(如离心后)发现不合格标本(如溶血和脂血等),也要对不合格标本进行登记并及时通知临床科室。如果标本需要分杯,应在分杯的容器上标注上相关信息,确保可明确追溯至最初的原始标本。如果标本没有立即检测,应按照要求放置于 $2\sim8℃$ 冰箱(编号×××)或 $-20℃$ 冰箱(编号×××)未检测标本区保存。

4.2.3　免疫组各项目作业指导书应规定检测前标本和检测后标本保存条件和保存时间。在保存期内,其保存的环境条件应得到保障,确保标本的性能稳定、不变质。免疫室仅对在保存期内的标本进行检测或复检,不负责对超过保存期或无保存价值的标本进行检测和复检。

4.2.4　保存标本的冰箱应可锁,每次放置及取出标本后应将锁锁上,未经许可,任何人不得擅自将标本取走用于其他用途。冰箱温度由科室统一监测,如果超出规定范围,应及时处理。如果发现标本丢失或被盗,应及时通知免疫室组长和实验室生物安全责任人(科主任)。

4.2.5　对性能不稳定标本或标本的部分测定指标在保存过程中有效期较短以及无法保存的标本,应在相关检测项目作业指导书中予以说明。

参考文献

[1] 中国合格评定国家认可委员会.CNAS-CL02:医学实验室质量和能力认可准则[S].2012
[2] 尚红,王毓三,申子瑜.全国临床检验操作规程[M].4版.北京:人民卫生出版社,2015.

(陈曲波　郑培烝)

第五章
免疫检验分析性能评价

临床免疫检验方法学性能评价总论

××医院检验科临床免疫室作业指导书	文件编号：××-JYK-MY-××××
版本：	生效日期：	共 页 第 页

1. 目的

免疫检测系统的性能验证用于对仪器、试剂性能的评估，确定设备、试剂的分析性能与其规定参数的符合程度，以决定最终的可接受性。实验室应采用能满足客户需要的检测设备和方法，并按照试剂说明书制定性能验证合格的标准。在开始临床检测之前，实验室应该确认能正确使用该设备和方法，并能满足实验室预期的用途。

2. 范围

适用于医学实验室全部免疫检验项目的检测系统。

3. 职责

3.1 · 实验室主任负责检测系统性能验证报告的批准，技术负责人参与对性能验证程序有效性的评价及指导。

3.2 · 免疫组组长负责组织本组检测系统的性能验证，并根据试剂说明书及其他选择性能验证的具体内容。

3.3 · 岗位人员负责实验具体实施，并负责实验中设施设备的维护和环境的保持。

4. 程序

4.1 · 根据医学实验室质量和能力认可准则各领域应用说明及行业标准，定量检测方法和程序的分析性能验证内容至少应包括：精密度（包括重复性及中间精密度）、正确度、可报告范围（可包括稀释度、线性范围），某些项目还需验证抗干扰能力、携带污染率、生物参考区间等。定性检测项目验证内容至少应包括：符合率、检出限，某些项目还需验证特异性、抗干扰能力、生物参考区间等。

4.2 · 使用新的检测试剂/系统或更换检测试剂/系统，应对其进行性能验证。任何严重影响检验程序分析性能的情况发生后（影响检验程序分析性能的情况包括但不限于：仪器主要部件故障、仪器搬迁、设施和环境的严重失控等），应在检验程序重新启用前对受影响的性能进行验证，并确保其性能已达到预期要求。

4.3 · 如检测试剂/系统未发生改变，在常规使用期间，至少每年利用日常工作产生的检验质控数据及临床反馈，对检验程序的分析性能进行评估，应能满足检验结果预期用途的要求。

4.4 · 性能验证的结果应有完整记录，应能证实检测试剂/系统在安装及常规应用中能够达到所要求的性能标准。性能验证实验结果符合各自制定的性能验证合格标准（依据医学实验室质量和能力认可准则、各领域应用说明及国家标准、行业标准等），即为该项目通过性能验证。

4.5·实验室进行的独立验证,应通过获取客观证据证实检验程序的性能与其声明相符。验证过程证实的检验程序的性能指标,应与检验结果的预期用途相关。实验室应将验证程序文件化,并记录验证结果。验证结果应由适当的授权人员审核并记录审核过程。验证报告由各专业组归档保存。

参考文献

[1] 中华人民共和国国家卫生和计划生育委员会.WS/T 494-2017.临床定性免疫检验重要常规项目分析质量要求[S].2017.
[2] 中华人民共和国国家卫生和计划生育委员会.WS/T 492-2016.临床检验定量测定项目精密度与正确度性能验证[S].2016.
[3] 中国合格评定国家认可委员会.CNAS-CL02：医学实验室质量和能力认可准则[S].2012.
[4] 中国合格评定国家认可委员会.CNAS-CL02-A003：医学实验室质量和能力认可准则在临床化学检验领域的应用说明[S].2018.
[5] 中国合格评定国家认可委员会.CNAS-CL02-A004：医学实验室质量和能力认可准则在临床免疫学检验领域的应用说明[S].2018.

（周　琳　王　皓　吴洪坤）

临床免疫检验精密度性能评价程序

××医院检验科临床免疫室作业指导书	文件编号：××-JYK-MY-××××
版本： 生效日期：	共　页　第　页

1. 目的

精密度评价的目的是评价检测设备及试剂的精密度（包括重复性和期间精密度），是检测系统在一定时间内的变异性，许多变异源可在不同程度上影响设备及试剂的精密度。重复性精密度测量条件：相同测量程序、相同测量系统、相同操作条件和相同地点，并在短时间内对同一或相类似被测对象重复测量的一组测量条件。其间精密度测量条件：除相同测量程序、相同地点，以及在一个较长时间内对同一或相类似的被测对象重复测量的一组测量条件外，还可包括涉及改变的其他条件。

2. 范围

适用于医学实验室内免疫检验项目的检测系统。

3. 职责

3.1·实验室主任负责检测系统性能验证报告的批准，技术负责人参与对性能验证程序有效性的评价及指导。

3.2·免疫组组长负责实验室的设施和环境符合要求；负责组织检测系统的性能验证，并根据试剂说明书及其他选择性能验证的具体内容。

3.3·免疫岗位人员负责实验具体实施，并负责实验中设施设备的维护和环境的保持。

4. 程序

4.1·实验要求：为减少对结果的影响，全部实验过程中应使用单一批号的试剂和校准物。实验样本可采用稳定化、蛋白基质、可模拟临床样本特性的产品，也可采用稳定化的混合冷冻血清。定量检测选择样本浓度时应考虑医学决定水平浓度，推荐使用 2 个或以上浓度的样本。定性检测可选择使用弱阳性和阴性样本。

4.2·可选择以下方法之一验证检测方法精密度

4.2.1　重复性精密度采用 2~3 个浓度水平混合样本，一天内在分析仪上重复检测 20 次，计算 SD 和 CV 值。其间精密度为每天一次在分析仪上检测，20 个工作日完成，计算 SD 和 CV 值。

4.2.2　精密度可参照 CLSI（clinical and laboratory standards institute）EP15-A2 的实验方法，2~3 个浓度水平，每日每个水平在检测系统上重复检测 3~4 次；5 天完成检测。计算 SD 和 CV 值。

4.2.3　参照厂商说明书或声明的性能验证技术规范。

4.3·结果判断：如重复性精密度和期间精密度 CV 值符合厂商试剂说明书及国家标准、行业标准等的要求，则认为该项目达到验证要求。

参考文献

[1] 中华人民共和国国家卫生和计划生育委员会.WS/T 494－2017.临床定性免疫检验重要常规项目分析质量要求[S].2017.

[2] 中华人民共和国国家卫生和计划生育委员会.WS/T 492－2016.临床检验定量测定项目精密度与正确度性能验证[S].2016.

[3] 中国合格评定国家认可委员会.CNAS－CL02：医学实验室质量和能力认可准则[S].2012.

[4] 中国合格评定国家认可委员会.CNAS－CL02－A003：医学实验室质量和能力认可准则在临床化学检验领域的应用说明[S].2018.

[5] 中国合格评定国家认可委员会.CNAS－CL02－A004：医学实验室质量和能力认可准则在临床免疫学检验领域的应用说明[S].2018.

（周　琳　王　皓　吴洪坤）

临床免疫检验检出限性能评价程序

××医院检验科临床免疫室作业指导书	文件编号：××-JYK-MY-××××
版本： 生效日期：	共 页 第 页

1. 目的

检出限指能可靠检出分析物的最低实际浓度，也称检测低限，有时也称为分析灵敏度。其评价目的是通过实验来验证该检测系统可靠的最低检出量。所用检验程序在厂家试剂说明书等有声明检出限时，有标准物质时，或以定量形式表达定性结果时，可进行检出限的验证。

2. 范围

适用于医学实验室内免疫检验项目的检测系统。

3. 职责

3.1·实验室主任负责检测系统性能验证报告的批准，技术负责人参与对性能验证程序有效性的评价及指导。

3.2·免疫专业组组长负责实验室的设施和环境符合要求；负责组织检测系统的性能验证，并根据试剂说明书及其他选择性能验证的具体内容。

3.3·相关岗位人员负责实验具体实施，并负责实验中设施设备的维护和环境的保持。

4. 程序

4.1·评估试剂检出限所使用的样本，如检测项目有国家标准物质（GBW），则可使用国家标准物质或经国家标准物质标化的参考品进行检测，如没有国家标准物质，则使用可以溯源或量化的样本，如国际标准物质，或与国际标准物质溯源的样本（如厂家参考品）。

4.2·根据试剂说明书及厂商声明将已知浓度样本（国家标准物质、国际标准物质等）进行系列稀释至厂家声明的最低检出限，参照 CLSI EP12-A2 对稀释后的样本检测 20 次，阳性率≥95%，或参照国家行业标准达到其要求，即验证为该检测系统的最低检出限。

4.3·对于感染性疾病用于诊断感染的抗原和抗体的定性免疫测定，在不影响测定特异性的情况下，最低检出限越低越好。如 HBsAg 化学发光免疫测定的最低检出限应<0.1 U/ml，ELISA 的最低检出限应<0.2 U/ml，抗-HBS 的最低检出限应<10 mU/ml。

4.4·结果判断：如符合厂商试剂说明书、厂商声明及国家标准、行业标准的要求，则认为该项目达到验证要求。

参考文献

[1] 中华人民共和国国家卫生和计划生育委员会.WS/T 494-2017.临床定性免疫检验重要常规项目分析质量要求[S].2017.
[2] 中国合格评定国家认可委员会.CNAS-CL02：医学实验室质量和能力认可准则[S].2012.

（周　琳　王　皓　吴洪坤）

临床免疫检验正确度或符合率性能评价程序

××医院检验科临床免疫室作业指导书	文件编号：××-JYK-MY-××××
版本： 生效日期：	共 页 第 页

1. 目的

正确度是指多次重复测量所得量值的平均值与参考量值间的一致程度。正确度的度量通常以偏倚来表示。正确度一般用于定量免疫检验的性能评价。符合率是指一检测试剂或方法给出正确结果（包括阳性和阴性）的百分比。符合率用于定性免疫检验的性能评价。其评价目的是通过实验来验证该检测系统的正确度或符合率能否达到标准。

2. 范围

适用于医学实验室内免疫检验项目的检测系统。

3. 职责

3.1·实验室主任负责检测系统性能验证报告的批准，技术负责人参与对性能验证程序有效性的评价及指导。

3.2·专业组组长负责实验室的设施和环境符合要求；负责组织检测系统的性能验证，并根据试剂说明书及其他选择性能验证的具体内容。

3.3·岗位人员负责实验具体实施，并负责实验中设施设备的维护和环境的保持。

4. 程序

4.1·参照国家行业标准、厂商说明书或声明的验证技术规范，可选择以下方法之一验证检测方法正确度或符合率：

4.1.1 正确度的偏倚评估：通过对标准物质（RW）、正确度控制品等的检测，每个水平的物质样本至少重复测定 3 次，记录检测结果，偏倚结果与相关的说明书提供的靶值和可接受范围进行比对。

4.1.2 正确度的可比性验证：可通过比对实验、参加能力验证等途径，证明其测量结果与同类实验室结果的一致性。如与 CNAS 认可的 PTP（或可提供靶值溯源性证明材料的PTP）提供的 PT 项目结果进行比对。可根据实验室参加至少两周期的室间质量评价结果（PT 样本宜不少于 15 份），计算出平均偏倚及通过率。

4.1.3 采用国家标准血清盘或临床诊断明确的阴阳性标本进行符合性验证。可选取阴性样品 20 份（包含至少 10 份其他标志物阳性的样品）、阳性样品 20 份（包含至少 10 份灰区弱阳性样品，1 份极高值阳性），随机盲号法重新分号，检测样品。

4.2·结果判断：如正确度通过率或符合率符合厂商试剂说明书、厂商声明及国家标准、行业标准的要求，则认为该项目达到验证要求。

参考文献

[1] 中华人民共和国国家卫生和计划生育委员会.WS/T 494-2017.临床定性免疫检验重要常规项目分析质量要求[S].2017.

［2］中华人民共和国国家卫生和计划生育委员会.WS/T 492－2016.临床检验定量测定项目精密度与正确度性能验证［S］.2016.

［3］中国合格评定国家认可委员会.CNAS－CL02：医学实验室质量和能力认可准则［S］.2012.

［4］中国合格评定国家认可委员会.CNAS－CL02－A003：医学实验室质量和能力认可准则在临床化学检验领域的应用说明［S］.2018.

［5］中国合格评定国家认可委员会.CNAS－CL02－A004：医学实验室质量和能力认可准则在临床免疫学检验领域的应用说明［S］.2018.

（周　琳　王　皓　吴洪坤）

临床免疫检验可报告范围性能评价程序

××医院检验科临床免疫室作业指导书	文件编号：××-JYK-MY-××××
版本： 生效日期：	共 页 第 页

1. 目的

临床可报告范围(clinical reportable range, CRR)是指对临床诊断有意义的待测物浓度范围。此范围如果超出了分析测量范围(analytical measurement range, AMR)，可将样本通过稀释、浓缩等预处理使待测物浓度处于分析测量范围内，最后乘以稀释或浓缩的倍数。其评价目的是通过实验来验证该检测系统的可报告范围。

2. 范围

适用于医学实验室内定量免疫检验项目的检测系统。

3. 职责

3.1· 实验室主任负责检测系统性能验证报告的批准，技术负责人参与对性能验证程序有效性的评价及指导。

3.2· 免疫专业组组长负责实验室的设施和环境符合要求；负责组织检测系统的性能验证，并根据试剂说明书及其他选择性能验证的具体内容。

3.3· 免疫岗位人员负责实验具体实施，并负责实验中设施设备的维护和环境的保持。

4. 程序

4.1· 分析测量范围的验证：根据厂商声明的线性范围，收集范围上限的高值样本和下限的低值标本。将高值标本(H)和低值标本(L)按一定比例互混，得到至少5个浓度水平。将这些配制后的样本再经检测系统或测定方法检测，分析序列应为随机排列，得到各检测值。全部实验和数据采集应在同一工作日内完成。统计方法：将计算所得的系列样品预期浓度作为横坐标，实际测得结果均值作为纵坐标，进行线性回归统计，得 $y = bx + a$ 及 r^2 值。结果判断：若 $r^2 > 0.95$，b在0.97～1.03范围内，a与最高值比较，趋于0，则可判断测定方法在实验所涉及的浓度范围内成线性。

4.2· 最大稀释倍数验证：从日常检测的样品中选择一个浓度较高的样品(要求高值标本应在线性范围内，稀释后的标本浓度也需落在线性范围内)，用厂商提供的稀释液(即日常检测用的稀释液)按照厂商提供的可稀释倍数来稀释，按照常规方法验证标本的最大可稀释范围。结果判断：检测稀释后的平均样品浓度与预期值做比较计算R值[R=(平均样品浓度/预期样本浓度)×100%]，120%≥R≥80%为可接受限。低于80%或高于120%的相应稀释度为不可接受稀释度，其上一级别的稀释度值为该测试的最大稀释度。

4.3· 临床可报告范围确定一般情况下，分析测量范围即可作为可报告范围。对于临床可报告范围大于分析测量范围的项目，可报告范围应是分析测量范围乘以最大稀释倍数。

4.4· 结果判断：如符合厂商试剂说明书、厂商声明及国家标准、行业标准的要求，则认为该项目达到验证要求。

参考文献

[1] 中华人民共和国国家卫生和计划生育委员会.WS/T 494-2017.临床定性免疫检验重要常规项目分析质量要求[S].2017.

[2] 中华人民共和国国家卫生和计划生育委员会.WS/T 492-2016.临床检验定量测定项目精密度与正确度性能验证[S].2016.

[3] 中国合格评定国家认可委员会.CNAS-CL02：医学实验室质量和能力认可准则[S].2012.

[4] 中国合格评定国家认可委员会.CNAS-CL02-A003：医学实验室质量和能力认可准则在临床化学检验领域的应用说明[S].2018.

[5] 中国合格评定国家认可委员会.CNAS-CL02-A004：医学实验室质量和能力认可准则在临床免疫学检验领域的应用说明[S].2018.

（周　琳　王　皓　吴洪坤）

免疫自动化仪器携带污染率评价与解决程序

××医院检验科临床免疫室作业指导书		文件编号：××-JYK-MY-××××	
版本：	生效日期：	共　页	第　页

1. 目的

携带污染（carry-over）是指通过测量系统，从一个样本反应中进入下一个样本反应中分析物的量，其可错误地影响下一个样本的浓度。其评价目的是通过实验来验证该检测系统的携带污染率。

2. 范围

适用于医学实验室内免疫检验项目的检测系统。

3. 职责

3.1·实验室主任负责检测系统性能验证报告的批准，技术负责人参与对性能验证程序有效性的评价及指导。

3.2·免疫专业组组长负责实验室的设施和环境符合要求；负责组织检测系统的性能验证，并根据试剂说明书及其他选择性能验证的具体内容。

3.3·免疫岗位人员负责实验具体实施，并负责实验中设施设备的维护和环境的保持。

4. 程序

4.1·仪器使用共用的样本针或检测单元，并且该检测项目可报告范围很宽，临床上可能出现极高检测值标本，且较小携带污染可产生较显著临床意义，实验室需进行标本的携带污染实验验证。

4.2·实验可按以下方法进行并不仅限于此方案。可选取1～3个较高不同浓度阳性样本分别进行以下实验：6个样本杯分别盛放3个相同低浓度/阴性样本（L1、L2、L3）和3个高浓度样本（H1、H2、H3）。样本可用校准品、质控品或患者标本。按 H1、H2、H3、L1、L2、L3 顺序放置标本，进行检测分析。携带污染率的计算：carry-over＝（L1－L3）/（H3－L3）×100％。

4.3·结果判断：一般携带污染率要求＜1％，则认为该项目达到验证要求。

4.4·影响样本携带污染率的因素主要是清洗条件，清洗剂的清洗能力、用量、清洗次数、清洗温度、搅拌条件等，加强仪器日常维护和清洗工作，只要多用一些试剂，多冲洗几次，可明显降低携带污染率。免疫分析仪在加样和检测前，可依据防污染程序进行加样系统和测量池的自动清洗，且在测试过程中使用一次性吸头和反应杯，可大大降低发生携带污染的潜在风险。但实际情况还必须兼顾单个分析样本的时间，即仪器分析效率，还要尽量减少清洗分析仪所需的试剂消耗等，一般都是将其控制在一个可接受的性价比范围内。

4.5·要正确测试自动分析仪器的携带污染率，还必须排除仪器的随机偏差，所有运算的测试值都采用平均值。

参考文献

［1］中华人民共和国国家卫生和计划生育委员会.WS/T 494－2017.临床定性免疫检验重要常规项目分析质量要求［S］.2017.

［2］中国合格评定国家认可委员会.CNAS－CL02：医学实验室质量和能力认可准则［S］.2012.

（周　琳　王　皓　吴洪坤）

第六章
免疫检验结果质量保证

临床免疫室检验质量控制总则

××医院检验科临床免疫室作业指导书	文件编号：××-JYK-MY-××××
版本： 生效日期：	共 页 第 页

1. 目的

保证临床免疫室检验的质量,保证临床免疫室工作正常进行。

2. 范围

涉及与临床免疫室检验质量保证相关的所有活动。

3. 职责

3.1·实验室负责人负责批准免疫室检验质量控制相关的程序(包括内部质量控制、实验室间比对和检验结果可比性评价)和 SOP 文件。

3.2·免疫室组长负责制定检验质量控制相关的程序和 SOP 文件。

3.3·免疫室人员负责执行检验质量控制相关的程序和 SOP 文件。

3.4·免疫室监督员监督操作人员是否按照检验质量控制相关的程序文件和 SOP 文件中的相关要求进行。

4. 程序

4.1·总则:检验质量控制涉及检验前、检验中和检验后的质量控制。免疫室应选择适当的质量指标来监控和评估检验前、检验过程中和检验后的关键环节以确保检验质量。免疫室工作人员应按照科室制定的与检验质量控制相关的程序和 SOP 文件进行免疫学检验,不应擅自更改程序和 SOP 文件,不应编造结果。

4.2·内部质量控制

4.2.1 总则:免疫室组长应根据使用的检测系统的性能特征以及免疫室的具体情况设计内部质量控制程序,保证检验质量达到预期要求。

4.2.2 质控物:免疫室应使用与检验系统响应的方式尽可能接近患者样品的质控物。免疫室优先考虑使用独立的第三方质控物,应定期检验质控物。质控物的检验频率应基于检验程序的稳定性和错误结果对患者危害的风险而确定。在质控物浓度选择方面,只要可能,宜选择临床决定值水平或与其值接近的质控物浓度,以保证决定值的有效性。

4.2.3 质控数据:免疫室应制定程序以防止在质控失控时发出患者结果。当违反质控规则并提示检验结果可能有明显临床错误时,应拒绝接收结果,并在纠正错误情况且验证性能合格后重新检验患者样品。免疫室还应评估最后一次成功质控活动之后患者样品的检验结果。应定期评审质控数据,以发现可能提示检验系统问题的检验性能变化趋势。发现此类趋势时应采取预防措施并记录。

4.3·实验室间比对

4.3.1 参加实验室间比对:免疫室应参加适于相关检验和检验结果解释的实验室间比

对计划(如外部质量评价计划或能力验证计划),优先参加能力验证计划,如国家卫健委临床检验中心组织的能力验证计划。免疫室应监控实验室间比对计划的结果,当不符合预定的评价标准时,应实施纠正措施。免疫室应建立参加实验室间比对程序,包括职责规定、参加说明,以及任何不同于实验室间比对计划的评价标准。免疫室选择的实验室间比对计划应尽量提供接近临床实际的、模拟患者样品的比对实验。

4.3.2　替代方案:当无实验室间比对计划可利用时,免疫室应采取与其他实验室进行比对的方式确定检验结果的可接受性,应优先选择使用相同检测方法的实验室和已获认可的实验室。

4.3.3　实验室间比对样品的分析:免疫室应尽量按日常处理患者样品的方式处理实验室间比对样品。实验室间比对样品应由常规检验患者样品的人员用检验患者样品的相同程序进行检验。免疫室在提交实验室间比对数据日期之前,不应与其他参加者互通数据。免疫室在提交实验室间比对数据之前,不应将比对样品转至其他实验室进行确认检验。

4.3.4　实验室表现的评价:应评价免疫室在参加实验室间比对中的表现,并与相关人员讨论。当比对结果未达到预定标准(即存在不符合)时,员工应参与实施并记录纠正措施,并应监控纠正措施的有效性。应评价参加实验室间比对的结果,如显示出存在潜在不符合的趋势,应采取预防措施。

4.4 · 检验结果的可比性:免疫室应制定检验结果可比性评价的程序。采用手工操作或同一项目使用 2 套及以上检测系统时,应至少每年 1 次进行实验室内部比对,包括人员和不同方法/检测系统间的比对,根据制定的评价标准评价比对结果的可接受性。出现不一致,应分析原因,并采取必要的纠正措施及评估纠正措施的有效性。免疫室应对比对活动进行记录并保存至少 2 年。

参考文献

[1] 中国合格评定国家认可委员会.CNAS－CL02－A003:医学实验室质量和能力认可准则在临床化学检验领域的应用说明[S].2018.

[2] 中国合格评定国家认可委员会.CNAS－CL02－A004:医学实验室质量和能力认可准则在临床免疫检验领域的应用说明[S].2018.

[3] 中国合格评定国家认可委员会.CNAS－CL02:医学实验室质量和能力认可准则[S].2012.

(郑培燊)

临床免疫检验室内质量控制管理程序

××医院检验科临床免疫室作业指导书		文件编号：××-JYK-MY-××××	
版本：	生效日期：		共　页　第　页

1. 目的

通过检测、控制本实验室测定工作的精密度，并检测其系统误差的改变，提高常规测定工作的批间、批内标本检测结果的一致性，为临床提供可靠的检验报告。

2. 范围

适用于免疫室所有的定量和定性项目。

3. 职责

3.1·免疫室组长制定质量控制程序，培训和考核操作人员并组织人员具体实施；做好每月室内质控数据分析；指导室内质控失控处理以及失控报告的审核。

3.2·免疫室人员参与室内质控程序的具体实施。

3.3·技术负责人负责免疫室月度室内质控数据分析的审核。

3.4·免疫室监督员监督工作人员是否按照质量控制程序的相关要求进行操作。

3.5·科室文档管理员负责室内质控相关资料的保存。

4. 程序

4.1·开展室内质控前的准备工作

4.1.1　人员：在开展室内质控前，对人员进行质控基础知识、环境监控、设备使用、试剂和耗材质检、标本采集、检验方法性能验证、质控品使用、质控规则选择、失控判断等进行培训和考核，为开展室内质控打下坚实的基础。某些特殊项目（如抗人免疫缺陷病毒抗体）的检测人员还需要经过有关部门组织的专门培训，考试合格后方可上岗。

4.1.2　制定 SOP 文件：制定与室内质量控制相关的 SOP 文件，如设备的使用，维护保养和校准 SOP 文件，项目检测的 SOP 文件等。

4.1.3　环境：保证检测环境符合要求。

4.1.4　仪器、试剂和耗材：做好设备的维护保养，按要求定期对设备进行检定与校准，保证设备始终处于良好状态。选择 CFDA 批准的试剂和耗材，做好试剂和耗材的验收和保存。

4.1.5　样本的采集、处理和保存严格按相关 SOP 文件的要求执行。

4.1.6　实验室应选择预期用途经过确认的检验程序，在常规应用前，应由实验室对未加修改而使用的已确认的检验程序进行独立验证。

4.1.7　质控品

4.1.7.1　选择和来源：对于定性项目选择 2 种质控品，一种是阴性质控品，另一种是弱阳性质控品（浓度宜在 2~4 倍临界值左右）。本实验室常规开展的×××等项目阴性质控物和弱阳性质控物均购自××××生物技术有限公司，×××等项目阴性质控物和弱阳性质控物为厂家配套质控物,×××等项目阴性质控物和弱阳性质控物为自制质控品。对于定量项目选择 2 个浓度水平的质控品,一个是正常浓度水平,另一个是异常浓度水平,可能的话,其中一个选择医学决定水平的浓度水平。本实验室常规开展的×××等项目的质控物购自 yy 公司,×××等项目的质控物为厂家配套质控物,×××等项目的质控物为自制质控品。

4.1.7.2 质控频率:每批都需进行质控物的检测。对于使用 ELISA 法检测的项目,每块反应板都需要做弱阳性和阴性质控。对于仪器法检测的项目,每天要做相应的质控(定性项目为弱阳性和阴性质控,定量项目为 2 个浓度水平的质控)。

4.1.7.3 质控物位置:对于使用 ELISA 法检测的项目,放置质控物的位置应随机。对于仪器法检测的项目,应在每天测定临床标本前完成质控物的检测。

4.2 · 室内质控的实际操作:免疫室的检测项目包括定性项目和定量项目。根据结果判断方式的不同,定性项目包括肉眼判断结果的项目(如 TPPA 法测定抗梅毒螺旋体抗体等),滴度(稀释度)判定结果的项目(如 TRUST 法测定抗梅毒螺旋体非特异性抗体等)和数值或量值判定结果的项目(如 ELISA 法测定 HBsAg 等)。

4.2.1 对于质控品稳定性较长且常规开展的定量项目以及用数值或量值判定结果的定性项目的质控方法。

4.2.1.1 设定均值:在开始室内质量控制时,首先应设定质控品的均值。实验室应对新批号质控品的各个测定项目自行确定均值。均值必须在实验室内使用自己现行的测定方法进行确定。

4.2.1.1.1 暂定均值的设定:先连续测定同一批的质控品 20 天,根据获得的 20 次质控测定结果,计算出平均数,作为暂定均值。以此暂定均值作为下 1 个月室内质控图的均值进行室内质控。1 个月结束后,将该月的质控结果与前 20 个质控测定结果汇集在一起,计算累积平均数(第一个月),以此累积的平均数作为下 1 个月质控图的均值。重复上述操作过程,连续 3~5 个月。

4.2.1.1.2 常用均值的设立:以最初 20 个数据和 3~5 个月质控数据汇集的所有数据计算的累积平均数作为质控品有效期内的常有均值,并以此作为以后室内质控图的平均数。

4.2.1.2 设定控制限

4.2.1.2.1 暂定标准差的设定:根据 20 次质控测定结果,计算出标准差,并作为暂定标准差。以此暂定标准差作为下 1 个月室内质控图的标准差进行室内质控。1 个月结束后,将该月的质控结果与前 20 个质控测定结果汇集在一起,计算累积标准差(第一个月),以此累积的平均数作为下 1 个月质控图的标准差。重复上述操作过程,连续 3~5 个月。

4.2.1.2.2 常用标准差的设定:以最初 20 次质控测定结果和 3~5 个月质控结果汇集的所有数据计算的累积标准差作为质控品有效期内的常用标准差,并以此作为以后室内质控图的标准差。

4.2.1.3 确定控制限:在求出均值及标准差后,再确定质控上限(UCL)及质控下限(LCL)。质控上限值为 X + 3s;质控下限值为 X - 3s。

4.2.1.4 绘制质控图及记录质控结果:根据质控品的均值和控制限,绘制质控图。以 Y

轴为质控品的测定值,质控图 Y 轴提供 X±4s 的测定值范围。X 轴为测定批次。质控记录应包括以下信息:检验项目名称、方法学名称、分析仪器名称和唯一标识、试剂生产商名称、批号及有效期、质控物生产商名称、批号和有效期以及质控结果、结论。

4.2.1.5　更换质控品:拟更换新批号的质控品时,应在"旧"批号质控品使用结束前与"旧"批号质控品一起测定,重复以上过程,设立新的均值和控制限。

4.2.1.6　质控规则:使用 1_{3s}、2_{2s} 和 R_{4s} 规则。对于用数值或量值判定结果的定性项目,需要做阴性质控和弱阳性质控。阴性质控的结果必须阴性,不需要绘制质控图;弱阳性质控的结果必须阳性。

4.2.2　对于某些不是每天开展、有效期较短或批号更换频繁的定量项目以及用数值或量值判定结果的定性项目的质控方法(即刻法)。具体计算方法:计算出测定结果(至少 3 次)的平均值和标准差,计算 SI 上限值和 SI 下限值:SI 上限 = (X 最大值 − X)/s,SI 下限 = (X − X 最小值)/s。查 SI 值表(表 6-0-1),将 SI 上限和 SI 下限与 SI 值表中的数据进行比较,当 SI 上限和 SI 下限值小于 n_{2s} 时,表示处于控制范围之内,可以继续进行测定,并重复以上计算;当 SI 上限和 SI 下限有一值处于 n_{2s} 和 n_{3s} 值之间时,说明该值在 2s~3s 范围,处于警告状态;当 SI 上限和 SI 下限有一值大于 n_{3s} 时,说明该值已在 3s 范围之外,属失控。数字属于警告和失控状态应舍去,重新测定该项质控品和患者标本。舍去的只是失控的这次数值,其他次测定值仍可继续使用。当检测的数字超过 20 次以后,可转入使用常规的质控图进行质控。其他要求见 4.2.1。

表 6-0-1　SI 值表

N	n_{3s}	n_{2s}	N	n_{3s}	n_{2s}
3	1.16	1.15	12	2.55	2.29
4	1.49	1.46	13	2.61	2.33
5	1.75	1.67	14	2.66	2.37
6	1.94	1.82	15	2.71	2.41
7	2.10	1.94	16	2.75	2.44
8	2.22	2.03	17	2.79	2.47
9	2.32	2.11	18	2.82	2.50
10	2.41	2.18	19	2.85	2.53
11	2.48	2.23	20	2.88	2.56

4.2.3　对于肉眼判断结果的定性项目的质控方法:阴、阳性质控物的检测结果分别为阴性和阳性即表明在控。

4.2.4　对于滴度(稀释度)判定结果的定性项目的质控方法:阴性质控物必须阴性,阳性质控物结果在上下 1 个滴度(稀释度)内,为在控。

4.3·失控情况处理及原因分析

4.3.1　失控情况处理:操作者在测定质控时,如发现质控数据违背了控制规则,应填写失控报告单,上交免疫组组长,由免疫组组长做出是否发出与测定质控品相关批次患者标本检验报告的决定。

4.3.2　失控原因分析：实验如果出现失控，可以采用如下步骤去寻找原因。

4.3.2.1　立即重新测定同一质控品。此步主要是用以查明人为误差，每一步都认真仔细地操作，以查明失控的原因；另外，这一步还可以查出偶然误差，如是偶然误差，则重测的结果应在允许范围内（在控）。如果重测结果仍不在允许范围，则可以进行下一步操作。

4.3.2.2　新开一瓶质控品，重测失控项目。如果新开的质控血清结果正常，那么原来那瓶质控血清可能过期或在室温放置时间过长而变质，或者被污染。如果结果仍不在允许范围，则进行下一步。

4.3.2.3　新开一批质控品，重做失控项目。如果结果在控，说明前一批血清可能都有问题，检查它们的有效期和贮存环境，以查明问题所在。如果结果仍不在允许范围，则进行下一步。

4.3.2.4　进行仪器维护，重测失控项目。检查仪器状态，查明光源是否需要更换，比色杯是否需要清洗或更换？对仪器进行清洗等维护。另外还要检查试剂，此时可更换试剂以查明原因。如果结果仍不在允许范围，则进行下一步。

4.3.2.5　重新校准，重测失控项目。用新的校准品校准仪器，排除校准品的原因。

4.3.2.6　请专家帮助。如果前五步都未能得到在控结果，那可能是仪器或试剂的原因，只有和仪器或试剂厂家联系请求他们的技术支援了。

4.3.3　验证患者结果：失控的出现受多种因素的影响，这些因素包括操作上的失误、试剂、校准物、质控品的失效，仪器维护不良以及采用的质控规则、控制限范围、一次测定的质控标本数等。失控信号一旦出现就意味着与测定质控品相关的那批患者标本报告可能作废。此时，首先要尽量查明导致的原因，然后再随机挑选出一定比例（例如 5％ 或 10％）的患者标本进行重新测定，最后根据留样再测标准判断先前测定结果是否可接受，对失控做出恰当的判断。对判断为"真失控"的情况，应该在重做质控结果为"在控"以后，对相应的所有失控患者标本进行重新测定。如失控信号被判断为"假失控"时，常规测定报告可以按原先测定结果发出，不必重做。

4.4 · 室内质控数据的管理

4.4.1　每月室内质控数据统计处理：每个月的月末应对所有质控数据进行汇总和统计处理，计算的内容至少应包括：当月每个测定项目原始质控数据的平均数、标准差和变异系数，当月每个测定项目除外失控数据后的平均数、标准差和变异系数，当月及以前每个测定项目除外失控数据后的所有质控数据的累积平均数、标准差和变异系数。

4.4.2　每月室内质控数据的保存：每月初将上个月的所有质控数据汇总整理后交科室文档管理员归档保存。存档的质控数据包括当月所有项目原始质控数据，当月所有项目质控数据的质控图，4.1 和 4.2 项内所有计算的数据（包括平均数、标准差、变异系数及累积的平均数、标准差、变异系数等），当月的失控报告单（包括违背哪一项失控规则、失控原因以及采取的纠正措施）。

4.4.3　每月或规定时间内上报的质控数据图表：每个月的月末将所有质控数据汇总整

理后,应将当月所有测定项目质控数据汇总表和所有测定项目该月的失控情况汇总表上报实验室技术负责人。

4.4.4 室内质控数据的周期性评价:每个月的月末或规定时间内,都要对当月室内质控数据的平均数、标准差、变异系数及累积平均数、标准差、变异系数进行评价,查看与以往各月的平均数之间、标准差之间、变异系数之间是否有明显不同。如果发现有显著性的变异,就要对质控图的均值、标准差进行修改,并要对质控方法重新进行设计。

参考文献

[1] 中国合格评定国家认可委员会.CNAS-CL02-A003:医学实验室质量和能力认可准则在临床化学检验领域的应用说明[S].2018.
[2] 中国合格评定国家认可委员会.CNAS-CL02-A004:医学实验室质量和能力认可准则在临床免疫检验领域的应用说明[S].2018.
[3] 中国合格评定国家认可委员会.CNAS-CL02:医学实验室质量和能力认可准则[S].2012.
[4] 尚红,王毓三,申子瑜.全国临床检验操作规程[M].4 版.北京:人民卫生出版社,2015.

(郑培烝)

临床免疫检验室间质量评价管理程序

××医院检验科临床免疫室作业指导书	文件编号：××-JYK-MY-××××
版本：　　　　　生效日期：	共　页　第　页

1. 目的

规范临床免疫检验室间质评活动。通过参加室间质评活动，为评价临床免疫检验的准确性提供客观依据，也有助于发现常规检测中存在的质量问题，促进免疫室采取措施，从而提供检验质量。

2. 范围

适用于免疫室有开展且属于卫生部临检中心或××省临检中心室间质评计划内的项目。

3. 职责

3.1·免疫室组长制定室间质评程序，培训和考核操作人员并组织人员具体实施，负责上传数据的审核，指导室间质评不满意结果的处理。

3.2·科室室间质评负责人负责与免疫室组长沟通免疫室室间质评项目的申请事宜。

3.3·免疫室工作人员负责室间质评标本的接收、保存、检测、数据上报、结果分析。

3.4·技术负责人负责免疫室室间质评不满意结果处理的审核。

3.5·免疫室监督员监督工作人员是否按照室间质评程序的相关要求进行操作。

3.6·科室文档管理员负责室间质评相关资料的保存。

4. 程序

4.1·室间质评活动的选择：按照CNAS-RL02：2018《能力验证规则》4.5条款规定以及上级行政主管部门的有关要求选择室间质评活动，目前××免疫室参加卫生部临检中心和××省临检中心的室间质评活动。以上室间质评活动满足CNAS有关参加能力验证的最低要求。

4.2·室间质评活动的申请

4.2.1　卫生部临检中心和××省临检中心会在每年八九月份在各自网站发布下一年度的室间质评活动通知，同时也会邮寄纸质版通知。

4.2.2　室间质评负责人收到相关通知后，查看下一年度的室间质评项目，特别需要关注新增的室间质评项目，实验室有开展的项目必须参加。室间质评负责人与免疫组长确认参加的免疫项目。

4.2.3　室间质评负责人在卫生部临检中心和××省临检中心网站上填报相关项目，申请成功后打印纸质版申请书。

4.2.4　免疫室组长确认纸质版申请书中免疫专业内容填写是否正确，签字确认。如果发现错误，及时告知室间质评负责人，室间质评负责人及时与网站联系修改事宜。

4.2.5　室间质评负责人负责向医院写申请，批准后交给财务处，财务处负责向卫生部临检中心和××省临检中心指定账户汇室间质评费用。

4.3·室间质评标本的接收及保存

4.3.1 免疫室间质评标本均以快递方式送达实验室,室间质评负责人统一负责标本的接收,标本接收后及时交给免疫组组长或免疫组工作人员。

4.3.2 免疫组接收人员观察质控品包装是否完好,相关的文件是否齐全(活动安排表、回报表和代码表等),质控品的数量、标识是否正确,根据活动安排表中的要求,保存好标本,填写《室间质评记录表》。

4.4·室间质评标本的检测

4.4.1 免疫室工作人员应将免疫室间质评标本与临床样本同样对待,在规定时间内使用患者标本检测的主要检测系统检测室间质评样本。不得随意增加检测次数,不得固定某位人员检测,不得将室间质评标本转至其他实验室进行确认检验。

4.4.2 应填写《室间质评记录表》,记录使用仪器编号、试剂批号、校准品批号、检测时间、检测者、审核者等相关信息,并保留原始数据。

4.5·室间质评标本检测数据上报

4.5.1 在提交室间质评标本检测数据日期之前,不得与其他参加者互通数据。

4.5.2 在规定时间内免疫组组长指定人员登录网站填报数据,填报数据时应核对上报的仪器、试剂、校准品、方法学、单位等是否与实际使用的一致,上报完成后应打印上报数据,组长负责核对上报数据与原始数据的一致性,如果发现不一致,及时与网站工作人员联系,退回重填。

4.5.3 上报完成后,填写《室间质评记录表》,将打印的上报数据与原始数据同时保存。

4.6·室间质评结果分析与保存

4.6.1 在规定时间内登录网站查询室间质评结果并对结果进行评价,如果100%正确且未显示出潜在不符合的趋势,由实验室主任签字后归档保存。如果100%正确,但显示出存在潜在不符合的趋势(如所有数据都位于靶值的上方或下方等),应采取预防措施。

4.6.2 如果室间质评结果非100%正确,应从方法、设备、技术、室间质评材料、室间质评的评估及是否笔误等方面分析原因,制定纠正措施并验证措施有效性。

4.6.3 如果室间质评结果为不满意,实验室应自行暂停在相应项目的证书/报告中使用CNAS认可标识。在采取相应纠正措施并验证措施有效后(应在室间质评报告发布之日起180天完成),实验室可自行恢复使用认可标识。

4.6.4 以上操作须有相应的记录,同时填写《室间质评记录表》。

参考文献

[1] 中国合格评定国家认可委员会.CNAS-CL02-A003:医学实验室质量和能力认可准则在临床化学检验领域的应用说明[S].2018.

[2] 中国合格评定国家认可委员会.CNAS-CL02-A004:医学实验室质量和能力认可准则在临床免疫检验领域的应用说明[S].2018.

[3] 中国合格评定国家认可委员会.CNAS-CL02:医学实验室质量和能力认可准则[S].2012.

[4] 尚红,王毓三,申子瑜.全国临床检验操作规程[M].4版.北京:人民卫生出版社,2015.

(郑培燕)

临床免疫检验室间比对及内部比对程序

××医院检验科临床免疫室作业指导书	文件编号：××-JYK-MY-××××
版本： 生效日期：	共 页 第 页

1. 目的

规范临床免疫检验室间比对及内部比对活动。通过室间比对，可对已开展但无可参加的室间质评计划的项目的准确性进行评估；通过内部比对活动验证免疫室内采用手工操作或同一项目使用两套及以上检测系统的项目检测的一致性。通过以上比对活动有助于发现免疫常规检测中存在的质量问题，促进免疫室采取措施，从而提高检验质量。

2. 范围

室间比对活动适用于免疫室开展但无可参加的室间质评计划的项目，内部比对适用于采用手工操作或同一项目使用两套及以上检测系统的项目，包括人员和不同方法/检测系统间的比对。

3. 职责

3.1·免疫室组长制定免疫检验室间比对及内部比对程序，培训和考核操作人员并组织人员具体实施，指导比对不满意结果的处理，协调与其他实验室间比对的相关事宜。

3.2·实验室负责人审核室间比对及内部比对记录。

3.3·免疫室工作人员负责室间比对及内部比对标本的检测和结果分析。

3.4·技术负责人负责免疫室间比对及内部比对不满意结果处理的审核。

3.5·免疫室监督员监督工作人员是否按照室间比对及内部比对程序的相关要求进行操作。

3.6·科室文档管理员负责免疫检验室间比对及内部比对相关资料的保存。

4. 程序

4.1·室间比对

4.1.1 当无室间质评计划可利用时，免疫室通过与其他实验室间比对的方式来确定检验结果的可接受性。

4.1.2 涉及项目及设备：免疫室需要进行室间比对的项目及设备包括×××。

4.1.3 比对实验室的选择：优先选择通过 ISO15189 认可且使用相同检测系统的实验室。

4.1.4 比对样品数量：选择 5 份标本，对于定性或半定量项目，包括阴性和阳性；对于定量项目，需包括正常和异常水平。

4.1.5 检测要求：与临床样本同样对待，不得随意增加检测次数，不得固定某位人员检测。

4.1.6 频率：每年 2 次。

4.1.7 判定标准：应有≥80％的结果符合要求。

4.1.8 结果不一致时，应分析不一致的原因，必要时，采取有效纠正措施，并每半年评价实验室室间比对活动，保留相应记录。

4.2 · 内部比对

4.2.1 人员比对

4.2.1.1 涉及项目：纯手工操作或手工操作为主的项目，包括×××。

4.2.1.2 涉及人员：授权以上项目操作的所有人员。

4.2.1.3 比对样品数量：选择 5 份标本，对于定性或半定量项目，包括 2 份阴性标本（至少 1 份其他标志物阳性的标本）、3 份阳性标本（至少含弱阳性 2 份）；对于定量项目，需包括正常和异常水平。

4.2.1.4 检测要求：与临床样本同样对待，不得随意增加检测次数。

4.2.1.5 频率：每年 1 次。

4.2.1.6 判定标准：以免疫室手工操作最规范的人员结果为准，其他人员与此人结果符合性应≥80％。

4.2.1.7 出现不一致时，应分析原因，采取必要的纠正措施，并且评估纠正措施的有效性，保留相应记录。

4.2.2 检测系统间比对

4.2.2.1 涉及项目：用两套及以上检测系统检测的项目，包括×××。

4.2.2.2 涉及检测系统：同一项目涉及的所有检测系统，适用时，包括不同方法学间比对，手工法与仪器法间比对，同一仪器不同模块间比对。

4.2.2.3 比对样品数量：对于定性或半定量项目，选择 5 份标本，包括 2 份阴性标本（至少 1 份其他标志物阳性的标本）、3 份阳性标本（至少含弱阳性 2 份）；对于定量项目，选择 20 份标本，需覆盖测量范围，包括医学决定水平。

4.2.2.4 检测要求：与临床样本同样对待，不得随意增加检测次数。

4.2.2.5 频率：每年 1 次。

4.2.2.6 判定标准：以参加室间质评且结果合格的检测系统结果为准，对于定性或半定量项目，其他检测系统符合率应≥80％；对于定量项目，至少≥80％样品测量结果的偏差＜1/2TEa 或小于规定的偏倚。

4.2.2.7 出现不一致时，应分析原因，采取必要的纠正措施，并且评估纠正措施的有效性，保留相应记录。

4.3 · 以上比对必须有记录，填写《免疫检验室间比对及内部比对记录表》。比对记录应由实验室负责人审核并签字，并应保留至少 2 年。

参考文献

［1］中国合格评定国家认可委员会.CNAS－CL02－A003：医学实验室质量和能力认可准则在临床化学检验领域的应用说明［S］.2018.

［2］中国合格评定国家认可委员会.CNAS－CL02－A004：医学实验室质量和能力认可准则在临床免疫检验领域的应用说明［S］.2018.

［3］中国合格评定国家认可委员会.CNAS－CL02：医学实验室质量和能力认可准则［S］.2012.

［4］尚红,王毓三,申子瑜.全国临床检验操作规程［M］.4 版.北京：人民卫生出版社,2015.

（郑培燕）

第七章
检验后质量管理

临床免疫室标本复检管理程序

××医院检验科临床免疫室作业指导书	文件编号：××-JYK-MY-××××
版本： 生效日期：	共 页 第 页

1. 目的

规范免疫检验标本复检程序，以便及时准确发布免疫报告。

2. 范围

涉及病原体免疫学检测〔如抗人免疫缺陷病毒抗体（HIV‐Ab）、乙型肝炎病毒表面抗原（HBsAg）、抗丙型肝炎病毒抗体（HCV‐Ab）、抗梅毒螺旋体抗体（TP‐Ab）以及其他一些病原体 IgM 抗体检测〕阳性结果及一些特定情况下结果的复检。

3. 职责

3.1·免疫室组长制定免疫检验标本复检程序，培训和考核操作人员并组织人员具体实施。

3.2·免疫室工作人员负责以上项目的检测和复检。

4. 程序

4.1·HIV‐Ab 阳性结果复检流程见图 7‐0‐1。

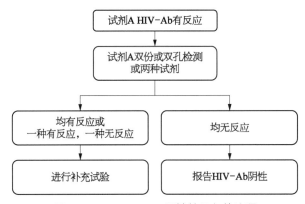

图 7‐0‐1 HIV‐Ab 阳性结果复检流程

4.2·HBsAg、HCV‐Ab 和 TP‐Ab 阳性结果（ELISA 法或化学发光法）复检流程

4.2.1 ELISA 法检测阳性复检流程见图 7‐0‐2。

4.2.2 化学发光法检测阳性复检流程见图 7‐0‐3。

4.3·乙肝两对半测定（ELISA 法）：乙肝两对半模式需综合判断，遇少见模式或与患者历史数据差异大时，使用原方法双孔复检。复检双孔结果与初检符合，与临床或患者沟通后可报告；复检双孔结果相同但与初检不符合，以复检结果为准，与临床或患者沟通后可报告。

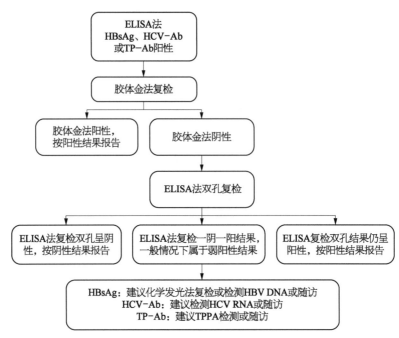

图 7 - 0 - 2　HBsAg、HCV－Ab 和 TP－Ab 阳性结果(ELISA 法)复检流程

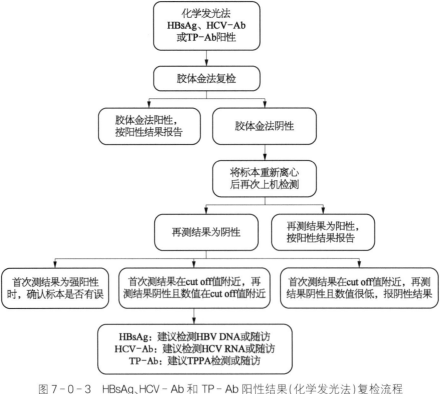

图 7 - 0 - 3　HBsAg、HCV－Ab 和 TP－Ab 阳性结果(化学发光法)复检流程

4.4·抗甲型肝炎病毒抗体 IgM、抗戊型肝炎病毒抗体 IgM、抗乙型肝炎病毒核心抗体 IgM 检测（ELISA 法）阳性时，如果患者肝功能检查未见异常，使用原方法执行双孔复检。复检双孔仍为阳性，按阳性结果报告；复检双孔若为阴性，则按阴性发出报告；若 S/CO 值处于灰区，与临床或患者沟通，给出"结合临床，建议 2 周至 1 个月后随访"的报告，需要时建议进行相关病原体核酸检测。

4.5·其他项目的复检

4.5.1　TORCH 检测和九项呼吸道感染病原体 IgM 抗体检测时若出现多个项目 IgM 抗体阳性，需排除 RF 干扰。

4.5.2　如果检测结果与诊断明显不符，或者与患者历史数据差异较大时，应进行复检。

参考文献

［1］中国合格评定国家认可委员会.CNAS－CL02：医学实验室质量和能力认可准则［S］.2012.

［2］尚红，王毓三，申子瑜.全国临床检验操作规程［M］.4 版.北京：人民卫生出版社，2015.

［3］中国疾病预防控制中心.全国艾滋病检测技术规范.2015.

（郑培燕）

临床免疫室检后样本管理程序

××医院检验科临床免疫室作业指导书	文件编号：××-JYK-MY-××××
版本： 生效日期：	共 页 第 页

1. 目的

规范免疫室检测后标本的保存,保证标本保存的安全性,需要时可用于复检和附加检验。检测后标本按照医疗废弃物规范处理,避免工作人员受到伤害以及环境受到污染。

2. 范围

免疫室检测后标本的保存和处理。

3. 职责

3.1·免疫室工作人员负责检测后标本的保存。

3.2·免疫室工作人员将检测后标本交给经过培训的工人按照医疗废弃物处理。

3.3·经过培训的工人负责免疫室检测后标本的处理。

4. 程序

4.1·免疫室检测后标本的保存：手工检测项目检验后试管盖盖回原管,按照顺序排列在试管架上。上机检测项目的标本开盖后不再盖回原盖子,按照顺序排列在试管架上,然后用保鲜膜包裹密封。免疫室在岗工作人员将所有检测后的标本放在固定的冰箱(编号为×××),2~8℃保存 7 天,并做好记录。冰箱不同层有日期标识,存放标本时应按日期放置在不同位置,方便查找。

4.2·对于抗人免疫缺陷病毒抗体初筛实验呈反应性的标本,完成复检流程后,除送确认实验室的血清外,剩余部分不保存,于检测当天高压消毒处理,并做好记录。

4.3·保存标本的冰箱应可锁,每次放置及取出标本后应将锁锁上,未经许可,任何人不得擅自将标本取走用于其他用途。冰箱温度由科室统一监测,如果超出 2~8℃,应及时处理。如果发现标本丢失或被盗,应及时通知免疫室组长和实验室生物安全责任人(科主任)。

4.4·标本的复检和附加检验：如果需要进行复检和附加检验,应确认项目的保存条件(具体见各项目 SOP 中对标本的保存要求)是否满足要求,只有符合要求才能进行复检和附加检验。

4.5·检测后标本的处理：免疫室工作人员将达到保存时间的标本交给经过培训的洗涤消毒人员按照医疗废弃物处理,并做好交接记录。

4.6·洗涤消毒人员按照《医疗废弃物处理程序》处理检验后的标本,并记录。

参考文献

[1] 张秀明,温冬梅,袁勇.临床生物化学检验质量管理与标准操作程序[M].北京：人民军医出版社,2010.

［2］张秀明,熊继红,杨有业.临床免疫学检验质量管理与标准操作程序［M］.北京：人民军医出版社,2011.

［3］中国合格评定国家认可委员会.CNAS－CL02：医学实验室质量和能力认可准则(ISO 15189：2012,IDT)［S］.2012.

［4］尚红,王毓三,申子瑜.全国临床检验操作规程［M］.4版.北京：人民卫生出版社,2015.

（郑培烝）

第八章
检验结果报告与发布管理

免疫检验结果报告管理程序

××医院检验科临床免疫室作业指导书	文件编号：××-JYK-MY-××××
版本： 生效日期：	共 页 第 页

1. 目的

规定免疫专业组检验报告结果的发布及接收，对检验的复核及修改等进行有效控制和管理，保证向实验室服务对象提供准确、及时、可靠的检验结果。

2. 范围

适用于临床免疫专业组。

3. 职责

3.1 免疫专业组确定检验报告的格式与传达方式，并负责样本检测结果的报告发放。

3.2 审核人员负责对检验报告进行审核、签发。

3.3 检验人员负责结果的解释和说明。

4. 程序

4.1 检验报告的格式：检验报告单上必须包含足够的信息量，报告应清晰易懂，填写无误。检验报告应包括以下信息：实验室的名称（多地点时还应注明各院区的名称）；患者的唯一性标识（诊疗卡号或住院号）；患者的姓名、年龄、性别、科别；样品的类别；采集日期和时间；检验项目的名称、结果、SI 单位及生物参考区间、异常结果提示；所有由受委托实验室完成的检验的识别；结果的测定方法；适当的解释和说明；检验者、审核者标识，检验日期。

4.2 检验报告的核查

4.2.1 确认检测目的与检验结果是否一致，有无漏做、多做或做错项目。

4.2.2 仔细检查结果是否合理，包括：结果本身是否超出可报告范围或违反常理。

4.2.3 结果与诊断是否存在明显矛盾、相关项目之间的关系是否合理、部分与整体之间关系是否合理。

4.2.4 对标本存有"溶血、混浊或特殊颜色、性状"时，报告单必须注明。

4.2.5 对检测结果与预诊不相符、与历史记录相差较大或有疑问时，应重复检测，必要时与临床医生联系，并登记在《××医院电话记录本》上。

4.2.6 对于患者标本达到危急值范围的项目，再次核对标本性状、标本信息及患者资料，对结果仍存可疑，再次复查此项目，确认结果可靠后立即通知审核者及时审核。

4.3 检验报告的发布

4.3.1 正式检验报告：免疫专业组定期对报告流转的各节点进行监控核查，以保证检验报告由 LIS 系统传输到 HIS 系统或自主打印机的转录过程正确无误。保证授权接收和使用信息的人得到正确的报告。

4.3.2　当有需要用电话或口头、电传、图文传真和其他电子设备传达方式传送报告时,应仔细核对患者姓名、性别、年龄、检验项目、检验时间、申请者姓名、样本类型及与患者的关系等信息,确认对方身份后发布报告。口头报告检验结果后应随后提供正式报告。

4.3.3　报告的转录应有记录。

4.3.3.1　应保留报告流转过程核查的记录。

4.3.3.2　所有口头提供结果要有记录。

4.4·检验报告的审核:每张免疫检验报告单必须经检测者和审核者双重审核后才能发出,审核内容如下。

4.4.1　确认检测目的与检验结果是否一致,有无漏做、多做或做错项目。

4.4.2　仔细检查结果是否合理,包括:结果本身是否超出可报告范围或违反常理、结果与诊断是否存在明显矛盾、相关项目之间的关系是否合理、部分与整体之间关系是否合理、与历史记录是否一致。

4.4.3　对检测结果与预诊不相符或有疑问时,应重复检测。对特殊结果应立即与临床科室联系,并进行登记。

4.4.4　对于患者标本达到危急值范围的,需在 LIS 上确认危急值项目后,审核时要通知临床,并记录接听者工号。

4.4.5　确认危急值报告时间:电话报告时回看 LIS 系统审核报告时间,按此时间登记为"危急值报告时间"并告知临床登记该时间。对于多次电话无人接听的,应记录 2 次时间:第一次打电话时间及接通电话时间,并在不良事件报告系统进行报告,以促进医护人员有效沟通。

4.5·检验报告的修改

4.5.1　未发出的检验报告需要进行补充或修改时,须由原检验者进行,并经原签发报告者核查和批准,报告单或在 LIS 系统的技术备注一栏注明"已复核"。报告修改时需填写报告修改记录,修改后原内容在 LIS 系统可查。

4.5.2　已发出的检验报告需要进行补充或修改时,应将原报告收回,重新发出一份新的检验报告,新报告的编号与原报告一致,其他检验人员更改报告须经签发报告者核查和批准,报告单或在 LIS 系统的技术备注一栏注明"已复核",并填写报告修改记录(表 8-0-1),修改后原内容在 LIS 系统可查。

4.5.3　用于临床决策后修改结果的报告单不可收回,应保留在后续的累积报告中,但报告单应清晰标记为"已修改,废止"。重新发出的新检验报告编号与原报告一致。

4.5.4　无论何种方式修改,报告单中修正的项目都应标醒目符号,以使报告的使用者清晰可见。

4.5.5　如患者的基本信息须更改则严格按医院流程进行并填写相应表格。

5. 相关表格

LAB-PF-TE-FO-××-××-××《检验报告单修改记录》(表 8-0-1)。

表 8-0-1 ××医院检验科检验报告单修改记录

专业组：检验科免疫组 表格编号：

修改日期	患者姓名	住院号/卡号	原报告日期	原报告编号	原报告检验者	原报告审核者	修改原因	修改项目	原结果	修改后结果	修改者

注：本表由报告修改者实时填写。技术 3 组每年底检查一次。归档周期为一年，各专业组归档交文本主管保管，归档后保存两年。

参考文献

[1] 张秀明,熊继红,杨有业,等.临床免疫学检验质量管理与标准操作程序[M].北京：人民军医出版社,2011.

[2] 王伟佳,黄福达,温冬梅,等.ISO 15189 医学实验室认可质量手册与程序文件[M].北京：科学出版社,2018.

[3] 李艳,李山,等.临床实验室管理学[M].3 版.北京：人民卫生出版社,2013.

（刘海英 刘云锋）

免疫检验危急值报告管理程序

××医院检验科临床免疫室作业指导书	文件编号：××-JYK-MY-××××
版本： 生效日期：	共 页 第 页

1. 目的

使临床医生能够第一时间获得危及患者生命安全的检验结果，赢得救治时间，保证患者得到及时有效的治疗。

2. 范围

适用于临床免疫危急值结果报告。

3. 职责

3.1·临床免疫组负责制定免疫专业危急值，征求临床意见，报医务部审批后向临床发布。

3.2·免疫组所有人员认真履行岗位职责，落实本程序，保证免疫组危急值报告准确及时传递到临床科室。

3.3·临床医生、护士在获悉危急值报告时，应按照医院相关要求准确记录和有效处理并记录在病历上。

4. 程序

4.1·危急值的定义：所谓检验"危急值"即当这种检验结果出现时，说明患者可能正处于危险的边缘状态，此时如果临床医生能及时得到检验信息，迅速给予患者有效的干预措施或治疗，即可能挽救患者生命，否则就有可能出现严重后果，失去最佳抢救机会。所以，"危急值"是表示危及生命的检验结果，故把这种检验数据称为危急值。

4.2·危急值的制定、审批、发布及修订

4.2.1　免疫专业组负责按照医院的检验结果危急值分布现状，提出本专业的危急值项目及危急值上、下限，广泛征求临床意见，需经临床各科室部门主任签名确认，按合同评审的要求完成相关手续，报医务部审批后向全院发布，由检验科主任批准 LIS 主管录入 LIS 系统中。所形成的危急值以本文件的形式存档。

4.2.2　每年的 12 月需完成本年度的危急值评价，对涉及的危急值项目及上、下限是否合适，是否需增减项目等，经新的合同评审手续后，报医务部审批重新向临床发布，并由 LIS 主管修订 LIS 系统中危急值的数据。

4.3·免疫室提供的检验结果尤其是达到危急值时，是临床医生判断病情及采取相应措施的重要依据之一，某些时候可能是提示患者病情已发生变化和病情严重程度的第一信号，免疫专业组人员第一时间将危急值提供给临床医生，有利于他们对病情的判断、评估并及时采取对策。

4.4·临床检验中危急值的处理

4.4.1　当出现《免疫危急值项目和报告范围一览表》(表 8-0-2)中的危急值时，检验人员应采取以下措施。

4.4.1.1 立即检查室内质控是否在控,操作是否正确,核对原始样本及检测位置,仪器传输是否有误,确认样本采集是否符合要求。

4.4.1.2 询问医生该结果是否与病情相符。

4.4.1.3 查看历史结果。

4.4.1.4 在确认仪器设备正常的情况下,酌情复查,必要时重新采集样本进行检测。

4.4.1.5 如医生或检验者对结果有疑义,应首先确认样本采集是否符合要求。若检验科工作人员认为样本不合格,而护士认为采集过程符合要求时,检验科人员应下病房监督指导护士以正确的方式采集样本。

4.4.1.6 确保结果无误后,马上在 LIS 系统上审核报告:通知临床,将危急值通过 LIS 系统发至临床科室(可借助 LIS 系统完成危急值报告流程)。如果医生在 10 min 内未处理危急值,则需要检验人员电话报告危急值。检验人员报告危急值后,必须输入工号、姓名、危急值报告方式以及接收人工号,以备系统记录。若是门诊患者出现有危急值时,可通过 LIS 系统将危急值以短信方式通知患者或家属,并要求患者马上回医院进行救治。对临床危急值患者样本的检验,应本着急中之急、重中之重的原则,尽快发报告,并通知到临床或患者。

4.4.2 临床医生得知危急值后以医生工作站中的电子报告结果为依据,分析该结果是否与临床症状相符。如不相符,立即告知检验科相关情况,检验科进行相关核查:样本的留取是否有问题,如有必要应立即重新采集标本进行复查;如与临床表现相符,则需填写相关处理记录,并立即进行救治。

4.5·临床检验中危急值的处理时限

4.5.1 出现危急值时,检验科应在规定的时间内进行复核。常规免疫定量项目应在 60 min 内完成复核。

4.5.2 复核值确定后 10 min 内通知到临床科室。

4.5.3 临床科室在确认危急值后 30 min 内进行处理并记录在病历中。

4.6·免疫专业组危急值需在每年的 12 月修订及审核,形成合同,当年的危急值保存为本文件,旧的版本由文本主管回收,新的版本要及时公布到临床。

4.7· 危急值报告流程

4.7.1 LIS 系统危急值报告流程:当遇到危急值时,工作人员通过 LIS 系统通知临床,并在 LIS 系统中显示"已通知"状态,系统会记录"报告时间""报告人",当医生工作站的临床交互界面被医生填写确认后,该界面显示绿色"已回复",系统会记录"接收时间""接收人""接收电脑"等内容。

4.7.2 电话报告危急值流程:如果医生工作站 10 min 内未处理系统上报的危急值,则会在 LIS 系统弹出窗口,提示检验人员报告危急值。检验人员报告危急值后,必须输入工号、姓名、危急值报告方式以及接收危急值的医护人员工号,以备系统记录。

4.8· 危急值报告监督流程

4.8.1 由科教信息科电脑中心承担短信平台的维护,确保短信平台的通畅,保证危急值能及时、准确地通知患者或家属。

4.8.2　各组质量监督员定期从信息系统导出危急值报告的数据,每月抽查一次数据进行监督并记录。

5. 质量记录

《免疫危急值项目和报告范围一览表》见表 8-0-2。

表 8-0-2　免疫危急值项目和报告范围一览表

部门:检验科免疫组　　　　　　　　　　　　　　　　　　　　　　　　表格编号:

检测实验室	项目名称	年龄分组	下　限	上　限
免疫室	抗 HIV	/	/	阳性
	梅毒抗体	孕产妇	/	阳性
	丙肝抗体	孕产妇	/	阳性
	环孢素(ng/ml)	儿童	/	400
	他克莫斯(ng/ml)	儿童	/	20
	甲氨蝶呤(μmol/L)	儿童	/	1

注:危急值项目每年合同评审一次,检验科每年检查一次。归档至结果报告档案盒。

参考文献

[1] 张秀明,熊继红,杨有业,等.临床免疫学检验质量管理与标准操作程序[M].北京:人民军医出版社,2011.

[2] 中华医学会检验医学分会临床实验室管理学组.医学检验危急值报告程序规范化专家共识[J].中华检验医学杂志,2016,39(7):484-486.

[3] 曾蓉,王薇,王治国,等.临床实验室危急值报告制度的建立[J].中华检验医学杂志,2012,35(4):380-381.

[4] 张真路,刘泽金,赵耿生,等.临床实验室危急值的建立与应用[J].中华检验医学杂志,2005,28(4):452-453.

(刘海英　刘云锋)

感染免疫检验结果审核与报告管理程序

××医院检验科临床免疫室作业指导书	文件编号：××-JYK-MY-××××
版本： 生效日期：	共 页 第 页

1. 目的

规范感染免疫检验结果审核与报告程序,保证向临床及患者提供准确、及时、可靠的检验结果。

2. 范围

适用于感染免疫检验结果报告的全过程。

3. 职责

3.1 · 制定感染免疫检验报告的格式、传达方式及时间。

3.2 · 检验人员负责标本的检测,结果录入。

3.3 · 审核人员负责对检验报告进行审核、签发。

3.4 · 具有检验执业资格人员可负责对结果的解释和说明。

4. 程序

4.1 · 检验报告格式

4.1.1 患者的姓名、年龄、性别、科别、床号、住院号、临床诊断或预诊等。

4.1.2 检验申请者的姓名。

4.1.3 样品的类别,样品采集的日期和时间,必要时还应注明实验室接收样品时间,当原始样品质和量对检验结果有影响时,应注明样品的状态,如溶血、脂血等,并在报告中注明。

4.1.4 检验项目名称、结果、单位、检测方法及参考范围。

4.1.5 报告发布的日期和时间。

4.1.6 检验者、审核者标识,检验日期、报告日期。

4.2 · 检验报告的发报告时间

4.2.1 ELISA方法免疫常规检验报告1个工作日出具。

4.2.2 化学发光检验报告视检验科与临床承诺时间出具。

4.3 · 检验周期

4.3.1 免疫组应根据每个项目的检测程序,制定检验项目的检验周期。在严格相关操作规程的基础上,应尽可能缩短检验周期,满足临床和患者的需要。

4.3.2 当不能按检验周期规定的时间报告检验结果,延迟报告又可能影响患者诊治时,按以下程序通知申请者。

4.3.2.1 以电话或书面的方式通知申请者,说明延迟报告的原因及可能发出报告的时间。

4.3.2.2 若某一项目经常发生延迟报告,应对检验周期进行重新调整。

4.3.3 免疫室组长及工作人员应对临床医师及患者对检验周期的反馈意见进行收集和记录,必要时对所识别的问题采取纠正措施。

4.4·结果评审

4.4.1 室内质控结果分析:审核患者结果前,首先查看室内质控结果是否在控。

4.4.2 检验结果分析:对实验中出现的异常结果,与患者年龄、性别、临床诊断等有关临床信息进行分析,看是否从临床角度加以解释。从技术操作上,先排除假阳性和假阴性的可能,必要时进行复查,或者以其他方法进行确认。对于抗 HIV 抗体筛查呈阳性反应的标本,应按照 HIV 初筛实验室要求进行重复检测。

4.4.3 同一标本不同项目结果间的相关性分析:如果多项病原体抗体呈现阳性结果时,需考虑使用的治疗药物、高丙种球蛋白血症、自身抗体的影响等对方法学的干扰因素。

4.4.4 同一患者同一时间不同检验目的结果的相关性分析:同一份标本以不同方法检测时,可能得出不一致的结果,当方法学上不能做出合理解释时,应对结果进行复查。必要时,应及时与临床医生知会、沟通或告知方法学的差异。

4.4.5 结合既往检验结果分析:将当前检验结果与以往结果进行分析比较,可以发现偶然误差,如抽错标本、抗凝不当、标本混合不充分等方面的差错很有价值。

4.5·结果发布

4.5.1 检验报告单上对检验操作及检验结果的描述应尽可能地使用专业术语。

4.5.2 实验室检验报告由检验者录入和编辑,审核者审核后发布。

4.5.3 有时从患者保护的角度出发,可能不宜将检验结果直接发给患者,可由患者家属以代领的方式领取检验报告。

4.5.4 特殊检验结果,应由上级检验部门确认后报告,并为患者及家属保密。

4.5.5 对申请单类型为“急诊”的检验报告,标本应优先处理,及时将检验结果通知临床或领取报告,并做好记录。

4.5.6 若因人力不可抗拒因素,在规定的时间内不能完成检验工作,不能发出报告时,应立即报告科主任处理。

4.5.7 报告的迟发:当检验工作遇到意外情况不能及时发出报告时,必要时应与实验室服务对象联系。

4.5.8 检验报告的补发:当实验室服务对象遗失检验报告时,应根据患者的信息来查询检验报告,补发时应注明“补发”及补发者签名。补发的报告不得对原始结果做任何修改。

4.5.9 特殊结果报告:在经上级检验部门确认前,HIV 初筛实验室应按国家规范发布结果,如阴性或“HIV 感染待确定”,不得发布抗 HIV 抗体“阳性”报告。若出现危急值结果,或是重要的阳性感染指标(如抗 HIV),由于妊娠妇女感染 HIV 死亡率可高达20%,如发现孕妇抗 HIV 阳性等情况,应及时与临床医师联系,进行后续的确认试验等。

4.6·报告的保存

4.6.1 所有报告均以电子形式或结果登记的形式存档。

4.6.2 所有报告至少保存 2 年。其他特殊规定的按规定办理。

4.7·报告的更改(见免疫检验结果报告管理程序)

4.8·报告的查询:为了加强检验报告的管理,确保结果的保密性,在取检验报告或查询检验报告时,需要提供取报告和查询依据。如果代理他人取检验报告或查询报告时,需要代理人提供本人的身份证明和被代理人的取报告和查询依据。

4.9·乙肝两对半结果的判读:当出现异常结果时应结合临床诊断及进一步的补充实验(化学发光或核酸检测)进行分析。

4.9.1 乙肝两对半定性结果的临床意义

4.9.1.1 常见的9种模型见表8-0-3。

表8-0-3 乙肝两对半结果常见的9种模型

编号	HBsAg	HBsAb	HBeAg	HBeAb	HBcAb	频度	临 床 意 义
1	+	−	+	−	+	常见	急性肝炎,慢性活动期,有传染性
2	+	−	−	+	+	常见	恢复期,弱传染性
3	−	−	−	+	+	常见	恢复期,弱传染性
4	+	−	−	−	+	常见	急性肝炎,慢性 HBsAg 携带者
5	−	−	−	−	+	常见	急性窗口期,既往感染过
6	−	+	−	+	+	常见	康复期
7	−	+	−	−	+	常见	既往感染过,仍有免疫力
8	−	+	−	−	−	常见	康复期,主动被动免疫后
9	−	−	−	−	−	常见	未感染过 HBV

4.9.1.2 15种少见组合见表8-0-4。

表8-0-4 乙肝两对半结果15种少见组合

编号	HBsAg	HBsAb	HBeAg	HBeAb	HBcAb	频度	临 床 意 义
1	+	−	−	−	−	少见	急性早期,慢性 HBsAg 携带者
2	+	−	+	−	−	少见	早期感染,强传染性
3	+	−	−	+	−	少见	恢复期,慢性 HBsAg 携带者易阴转
4	+	−	+	+	+	少见	急性感染,趋于恢复,慢性携带者
5	+	+	−	−	−	少见	不同亚型 HBV 二次感染,亚临床型 HBV
6	+	+	+	−	+	少见	不同 HBsAg 亚型感染,感染早期
7	+	+	−	+	+	少见	感染早期
8	+	+	−	−	+	少见	感染早期
9	−	−	+	−	−	少见	非典型性急性感染,提示 NANB 型肝炎
10	−	−	+	+	−	少见	非典型性急性感染,提示 NANB 型肝炎
11	−	+	+	−	−	少见	非典型感染
12	−	+	+	−	+	少见	非典型感染
13	−	−	+	+	+	少见	急性感染中期
14	−	−	−	+	−	少见	HBV 感染恢复期
15	−	+	−	+	−	少见	HBV 感染恢复期

4.9.1.3　8 种必须重新检测的组合见表 8-0-5。

表 8-0-5　乙肝两对半结果 8 种必须重新检测的组合

编号	HBsAg	HBsAb	HBeAg	HBeAb	HBcAb	频度	临 床 意 义
1	−	−	+	+	−	禁止	可能是错误的组合模式
2	−	+	+	+	−	禁止	可能是错误的组合模式
3	−	+	+	+	+	禁止	可能是错误的组合模式
4	+	−	+	+	−	禁止	可能是错误的组合模式
5	+	+	+	+	+	禁止	可能是错误的组合模式
6	+	+	+	−	−	禁止	可能是错误的组合模式
7	+	+	−	+	−	禁止	可能是错误的组合模式
8	+	+	+	+	−	禁止	可能是错误的组合模式

4.9.2　乙型肝炎病毒血清标志物检测复查规则

4.9.2.1　同一患者相同项目结果与历史结果不相符,而且未进行治疗的,需重新检测。

4.9.2.2　同一患者某一结果与其他项目结果不对应,需重新检测。

4.9.2.3　定性项目 OD 值处在灰区的样本(cut off 值 ±10%),需重新检测。

4.9.2.4　结果与临床诊断严重不符的需重新检测。

4.9.2.5　乙肝两对半中模式不相符的需重新检测:HBsAg、HBsAb 同时阳性;HBsAg、HBeAg、HBeAb、HBcAb 单独出现阳性;HBeAb、HBcAb 同时阳性,其他三项阴性。

4.9.2.6　乙肝两对半同一项目不同方法学间结果如果出现不相符的情况,应重做原方法并综合几次结果发出报告,不应该用一种方法的结果替代另一种方法的结果。同时应在备注上注明方法学的局限性及相应建议。

4.10·TORCH 的结果判读

4.10.1　IgM 为早期感染指标,对胎儿影响巨大,所以 IgM 的检测备受关注,胎盘中特异性 IgM 的检测是诊断胎儿宫内感染的可靠依据。使用化学发光进行定量检测灵敏度更高,可去除标本中可能存在的病毒 IgG 抗体以及类风湿因子等的干扰。

4.10.2　TORCH 感染后,患者特异性抗体 IgM、IgG 可迅速升高,IgM 出现早,可持续 6～12 周,而 IgG 出现晚,但可维持终生。因此,我们常把 IgG 阳性看作是既往感染,而 IgM 阳性则作为初次感染的诊断指标。

4.10.3　几种模式的临床意义

4.10.3.1　IgG 阳性 IgM 阴性:曾经感染过这种病毒,或接种过疫苗,并且已产生免疫力,胎宝宝感染的可能性很小。

4.10.3.2　IgG 阴性 IgM 阴性:表明孕妇为易感人群。妊娠期最好重复 IgG 检查,观察是否转阳。

4.10.3.3　IgG 阳性 IgM 阳性:表明孕妇可能为原发性感染或再感染。可借 IgG 亲和试验加以鉴别。

4.10.3.4　IgG 阴性 IgM 阳性：近期感染过，或为急性感染；也可能是其他干扰因素造成的 IgM 假阳性。需 2 周后复查，如 IgG 阳转，为急性感染，否则判断为假阳性。

参考文献

［1］李金明,张瑞.常用乙型病毒性肝炎血清学标志物检测结果报告解释及临床应用［J］.中华检验医学杂志,2012,35(4)：296－300.

［2］崔京涛,马良坤,倪安平,等.2008 至 2015 年育龄妇女及新生儿 TORCH 血清学筛查及临床意义分析［J］.中华检验医学杂志,2016,39(4)：281－285.

（刘海英　刘云锋）

自身免疫检验结果审核与报告管理程序

××医院检验科临床免疫室作业指导书	文件编号：××-JYK-MY-××××
版本： 生效日期：	共 页 第 页

1. 目的

规范自身免疫检验结果的审核与报告程序,保证向临床及患者提供准确、及时、可靠的检验结果。

2. 范围

适用于自身免疫检验结果报告的全过程。

3. 职责

3.1·制定检验报告的格式、传达方式及时间。

3.2·检验人员负责标本的检测,结果录入。

3.3·审核人员负责对检验报告进行审核、签发。

3.4·具有检验执业资格人员可负责对结果的解释和说明。

4. 程序

4.1·检验报告格式

4.1.1 患者的姓名、年龄、性别、科别、床号、住院号、临床诊断或预诊等。

4.1.2 检验申请者的姓名。

4.1.3 样品的类别,样品采集的日期和时间,必要时还应注明实验室接收样品时间,当原始样品质和量对检验结果有影响时,应注明样品的状态,如溶血、脂血等,并在报告中注明。

4.1.4 检验项目名称、结果、单位、检测方法及参考范围。

4.1.5 报告发布的日期和时间。

4.1.6 检验者、审核者标识、检验日期、报告日期。

4.1.7 间接免疫荧光法检测抗核抗体的结果还应包括标本的阳性滴度及阳性核型。

4.2·检验报告的发报告时间:自身免疫检验报告1～2个工作日出具,一般不宜超过3个工作日,具体时间可根据临床标本数量与临床需求来制定。

4.3·结果评审

4.3.1 室内质控结果分析:审核患者结果前,首先查看室内质控结果是否在控。

4.3.2 检验结果分析:对实验中出现的异常结果,与患者年龄、性别、临床诊断等有关临床信息进行分析,看是否从临床角度加以解释。从技术操作上,先排除假阳性和假阴性的可能,必要时进行复查,或者以其他方法进行确认。

4.3.3 同一患者同一时间使用不同厂家试剂或不同方法学检测时出现不同结果的现象是有可能的,因为不同厂家试剂针对的抗原位点不一定相同,不同方法学的敏感性和特异性也不一样,所以如果出现这种情况应建议临床根据患者临床症状综合判断并做必要的补充实验,以及对结果进行复查。必要时,应及时与临床医生知会、沟通或告知方法学的差异。

4.4·结果发布

4.4.1 检验报告单上对检验操作及检验结果的描述应尽可能地使用专业术语。

4.4.2 实验室检验报告由检验者录入和编辑,审核者审核后发布。

4.4.3 有时从患者保护的角度出发,可能不宜将检验结果直接发给患者,可由患者家属以代领的方式领取检验报告。

4.4.4 特殊检验结果,应由上级检验部门确认后报告,并为患者及家属保密。

4.4.5 若因人力不可抗拒因素,在规定的时间内不能完成检验工作,不能发出报告时,应立即报告科主任处理。

4.4.6 报告的迟发:当检验工作遇到意外情况不能及时发出报告时,必要时应与实验室服务对象联系。

4.5·报告的保存

4.5.1 所有报告均以电子形式或结果登记的形式存档。

4.5.2 所有报告至少保存 2 年。其他特殊规定的按规定办理。

4.6·报告的更改

4.6.1 未发出的检验报告需要进行补充或修改时,须由原检验者进行,并经原签发报告者核查和批准,报告单或在 LIS 系统的技术备注一栏注明"已复核"。报告修改时需填写报告修改记录,修改后原内容在 LIS 系统可查。

4.6.2 已发出的检验报告需要进行补充或修改时,应将原报告收回,重新发出一份新的检验报告,新报告的编号与原报告一致,其他检验人员更改报告须经签发报告者核查和批准,报告单或在 LIS 系统的技术备注一栏注明"已复核",并填写报告修改记录,修改后原内容在 LIS 系统可查。

4.6.3 用于临床决策后修改结果的报告单不可收回,应保留在后续的累积报告中,但报告单应清晰标记为"已修改,废止"。重新发出的新检验报告编号与原报告一致。

4.6.4 无论何种方式修改,报告单中修正的项目都应标醒目符号,以使报告的使用者清晰可见。

4.6.5 如患者的基本信息须更改则严格按医院流程进行并填写相应表格。

4.7·报告的查询:为了加强检验报告的管理地,确保结果的保密性,在取检验报告或查询检验报告时,需要提供取报告和查询依据。如果代理他人取检验报告或查询报告时,需要代理人提供本人的身份证明和被代理人的取报告和查询依据。

4.8·自身抗体结果判断

4.8.1 间接免疫荧光法(IFT)是自身抗体检测的经典方法,实验室在自身抗体检测的报告当中必须注明检测方法,以备临床医生参考及与患者在其他实验室的结果发生矛盾时进行评估。由于不同厂家 IFT 检测系统的起始稀释度和稀释因子不同,所以不同厂家的结果不能直接进行比较。自身抗体的检测往往需要多种方法同时检测,审核结果时既要综合判断(如 ANA 阳性是否与 ANA 谱或 ELISA 定量相一致),也要考虑到方法学的差异造成的差别。在遇到相矛盾的结果时,要在回顾检测可靠性的同时与临床做好沟通,并对患者进行追踪跟进。

4.8.2 免疫印迹法适合用于区分一些特殊抗体,临床上常与间接免疫荧光法同时检测。如用肉眼判断结果则要注意质控条带的情况及结合整批标本膜条的底色进行判断。现有很多扫描软件代替肉眼进行扫描判读,既大大提高了判读的时间和重复性,也可保存原始结果进行以后的查证,但扫描软件的结果仍有误差,需人工最后确定。

4.8.3 ELISA检测自身抗体可使用全自动酶免仪进行操作,适合大批量标本的定量检测,是进行临床疗效评估的手段之一。ELISA结果对疗效的判断应结合临床的用药或治疗综合判断评估。

4.8.4 随着全自动荧光仪、免疫和全自动印迹仪的应用,自身抗体的阴阳性、核型、滴度及印迹法条带强度都可由仪器自动判读。但这一技术所使用的数据仍需要积累及不断完善,所以自身抗体最终结果的发出还应该综合人工镜检的判断,不要过于依赖仪器上的结果。

参考文献

[1] 李永哲.自身抗体检测技术临床推广应用和质量保证工作中应重视的问题[J].中华检验医学杂志,2006,29(9):769-773.

[2] 胡朝军,李永哲.重视自身抗体检测质量管理和临床应用[J].中华检验医学杂志,2013,36(8):673-676.

[3] 李晓博,普智飞,陶春林,等.临床化学检验结果自动审核程序的建立与应用[J].中华检验医学杂志,2018,41(7):547-553.

(刘海英　刘云锋)

肿瘤免疫检验结果审核与报告管理程序

××医院检验科临床免疫室作业指导书	文件编号：××-JYK-MY-××××
版本： 生效日期：	共 页 第 页

1. 目的

规范肿瘤免疫检验结果审核与报告程序，保证向临床及患者提供准确、及时、可靠的检验结果。

2. 范围

适用于肿瘤免疫检验结果报告的全过程。

3. 职责

3.1 · 制定检验报告的格式、传达方式及时间。

3.2 · 检验人员负责标本的检测，结果录入。

3.3 · 审核人员负责对检验报告进行审核、签发。

3.4 · 具有检验执业资格人员可负责对结果的解释和说明。

4. 程序

4.1 · 检验报告格式

4.1.1 患者的姓名、年龄、性别、科别、床号、住院号、临床诊断或预诊等。

4.1.2 检验申请者的姓名。

4.1.3 样品的类别，样品采集的日期和时间，必要时还应注明实验室接收样品时间，当原始样品质和量对检验结果有影响时，应注明样品的状态，如溶血、脂血等，并在报告中注明。

4.1.4 检验项目名称、结果、单位、检测方法及参考范围。

4.1.5 报告发布的日期和时间。

4.1.6 检验者、审核者标识，检验日期、报告日期。

4.2 · 检验报告的发报告时间

4.2.1 ELISA方法免疫常规检验报告1个工作日出具。

4.2.2 化学发光检验报告1个工作日出具。

4.3 · 检验周期

4.3.1 免疫组应根据每个项目的检测程序，制定检验项目的检验周期。在严格相关操作规程的基础上，应尽可能缩短检验周期，满足临床和患者的需要。

4.3.2 当不能按检验周期规定的时间报告检验结果，延迟报告又可能影响患者诊治时，按以下程序通知申请者。

4.3.2.1 以电话或书面的方式通知申请者，说明延迟报告的原因及可能发出报告的时间。

4.3.2.2 若某一项目经常发生延迟报告，应对检验周期进行重新调整。

4.3.3 免疫室组长及工作人员应对临床医师及患者对检验周期的反馈意见进行收集和

记录,必要时对所识别的问题采取纠正措施。

4.4・结果评审

4.4.1 室内质控结果分析:审核患者结果前,首先查看室内质控结果是否在控。

4.4.2 检验结果分析:对实验中出现的异常结果,与患者年龄、性别、临床诊断等有关临床信息进行分析,看是否从临床角度加以解释。从技术操作上,先排除假阳性和假阴性的可能,必要时进行复查,或者以其他方法进行确认。

4.4.3 同一患者同一时间不同检验目的结果的相关性分析:同一份标本以不同方法检测时,可能得出不一致的结果,当方法学上不能做出合理解释时,应对结果进行复查。必要时,应及时与临床医生知会、沟通或告知方法学的差异。

4.4.4 结合既往检验结果分析:将当前检验结果与以往结果进行分析比较,可以发现偶然误差,如抽错标本、标本混合不充分等方面的差错很有价值。

4.5・结果发布

4.5.1 检验报告单上对检验操作及检验结果的描述应尽可能地使用专业术语。

4.5.2 实验室检验报告由检验者录入和编辑,审核者审核后发布。

4.5.3 有时从患者保护的角度出发,可能不宜将检验结果直接发给患者,可由患者家属以代领的方式领取检验报告。

4.5.4 特殊检验结果,应由上级检验部门确认后报告,并为患者及家属保密。

4.5.5 对申请单类型为"急诊"的检验报告,标本应优先处理,及时将检验结果通知临床或领取报告,并做好记录。

4.5.6 若因人力不可抗拒因素,在规定的时间内不能完成检验工作,不能发出报告时,应立即报告科主任处理。

4.5.7 报告的迟发:当检验工作遇到意外情况不能及时发出报告时,必要时应与实验室服务对象联系。

4.5.8 检验报告的补发:当实验室服务对象遗失检验报告时,应根据患者的信息来查询检验报告,补发时应注明"补发"及补发者签名。补发的报告不得对原始结果做任何修改。

4.6・报告的保存

4.6.1 所有报告均以电子形式或结果登记的形式存档。

4.6.2 所有报告至少保存 2 年。其他特殊规定的按规定办理。

4.7・报告的更改

4.7.1 未发出的检验报告需要进行补充或修改时,须由原检验者进行,并经原签发报告者核查和批准,报告单或在 LIS 系统的技术备注一栏注明"已复核"。报告修改时需填写报告修改记录,修改后原内容在 LIS 系统可查。

4.7.2 已发出的检验报告需要进行补充或修改时,应将原报告收回,重新发出一份新的检验报告,新报告的编号与原报告一致,其他检验人员更改报告须经签发报告者核查和批准,报告单或在 LIS 系统的技术备注一栏注明"已复核",并填写报告修改记录,修改后原内容在 LIS 系统可查。

4.7.3　用于临床决策后修改的结果的报告单不可收回,应保留在后续的累积报告中,但报告单应清晰标记为"已修改,废止"。重新发出的新检验报告编号与原报告一致。

4.7.4　无论何种方式修改,报告单中修正的项目都应标醒目符号,以使报告的使用者清晰可见。

4.7.5　如患者的基本信息须更改则严格按医院流程进行并填写相应表格。

4.8·报告的查询:为了加强检验报告的管理,确保结果的保密性,在取检验报告或查询检验报告时,需要提供取报告和查询依据。如果代理他人取检验报告或查询报告时,需要代理人提供本人的身份证明和被代理人的取报告和查询依据。

4.9·结果审核中的注意事项

4.9.1　分析前影响因素

4.9.1.1　临床诊疗措施的影响:如前列腺按摩、前列腺穿刺、导尿和直肠镜检查后,血液中前列腺特异性抗原(PSA)和前列腺酸性磷酸酶(PAP)可升高。某些药物会影响肿瘤标志物的浓度,如抗雄激素治疗前列腺癌时可抑制 PSA 产生;丝裂霉素、琥珀等抗肿瘤药可导致PSA 假性升高;一些细胞毒药物(如氟尿嘧啶)治疗肿瘤时,可使癌胚抗原(CEA)暂时升高。

4.9.1.2　肝肾功能异常的影响:肝功能异常、胆道排泄不畅、胆汁淤滞等均可造成 CEA、碱性磷酸酶(ALP)、γ-谷氨酰转移酶和细胞因子等浓度增高。肾功能不良时细胞角蛋白质19 片段、鳞状细胞癌抗原和 β_2 微球蛋白可升高。

4.9.1.3　生物学因素的影响:随年龄的增长 PSA 升高;老年人 CA199、CA153、CEA 等可升高。部分妇女在月经期 CA125 和 CA199 可升高。在妊娠期甲胎蛋白和 CA125 等明显升高。某些长期抽烟者中可见 CEA 升高。

4.9.1.4　标本采集和保存的影响:由于红细胞和血小板中也存在神经元特异性烯醇化酶,标本溶血可使血液中 NSE 浓度增高。通常血液标本采集后应及时离心,保存于 4℃冰箱中,并在 24 h 内测定;不能在 24 h 内测定的血清应贮存于－20℃冰箱内;须长期贮存的标本应置－70℃保存,且应防止反复冻融。酶类和激素类肿瘤标志物不稳定,易降解,应及时测定或分离血清低温保存。

4.9.1.5　试管内的促凝剂对某些肿瘤标志物有干扰;呼吸道分泌物、唾液和汗液等污染标本,可使 SCC、CA199 和 CEA 升高。

4.9.2　分析中影响因素

4.9.2.1　测定方法和试剂的影响:肿瘤标志物测定方法有放射免疫测定法(RIA)、酶联免疫测定(ELISA)和雅培化学发光免疫测定法(CLIA)等。每种测定方法有自己的精密度和重复性。手工方法,由于加样、洗涤、温育、制作标准曲线等操作步骤多,如标本量少,一盒试剂分次使用,则重复性较差,人为误差较大,操作时要特别认真。用自动化仪器测定,重复性好,人为误差小,但要注意不同厂家、不同试剂盒测定有差异,原因是使用的单克隆抗体针对抗原的位点不同所致。有时使用同一种抗体,也可能因抗原异质性或基质的影响而得到不同的结果。分析中误差的主要原因是缺乏测定的标准化,包括缺乏统一的抗原成分、校正品和参考方法等。因此,在工作中要尽量使用同一方法、同一仪器和同一厂家试剂盒进行测定。

4.9.2.2 "钩状效应"的影响：ELISA 或 RIA 测定时,若待测样本中抗原浓度过高,会出现高浓度后带现象("钩状效应"),此时免疫反应被明显抑制,测定结果偏低,要消除此干扰,只有对样本进行适当稀释后重新测定。

4.9.2.3 交叉污染的影响：在测定高浓度标本时,交叉污染成为一个导致假阳性的潜在问题。特别是紧随在高浓度标本后一孔,若出现偏高结果,应复查有无交叉污染。

4.9.2.4 嗜异性抗体对检测结果的影响：大多数肿瘤标志物测定中常使用一对鼠单克隆抗体与肿瘤抗原反应,如患者因闪烁影像学检查或治疗时使用过鼠单克隆抗体,则体内会产生人抗鼠抗体,血清中的人抗鼠抗体可在 2 种鼠单克隆抗体间起"桥梁"作用,导致无抗原情况下,出现肿瘤标志物浓度增高的假象。对有动物密切接触史者要特别注意嗜异性抗体问题,以避免假阳性而带来医疗纠纷。

4.9.3 分析后报告的注意事项

4.9.3.1 肿瘤标志物的参考值范围：不同标本如血液、尿液、胸腹水等,必须有不同的参考值。不同地区、人群、方法、试剂和设备应建立自己实验室的参考值范围。但目前临床使用的参考值大多为国外文献报道的数据,很少有国内自己的参考范围,对此应向临床说明,供临床诊断和分析疾病时参考。

4.9.3.2 测定结果上升或下降 25％ 的临床意义：一般情况下,患者检测结果在排除检测方法误差后,上升或下降 25％ 都有临床价值。因此,对于测定结果升高的标本必须复查,以避免测定误差给患者带来不必要的恐慌。

4.9.3.3 患者肿瘤标志物基础测定值变化图的临床意义：每个人的肿瘤标志物水平是未知的,且波动较大。在监测患者治疗前、中、后各阶段肿瘤标志物含量的变化时,最好作肿瘤标志物含量变化的曲线图,并以治疗后肿瘤标志物的水平作为特殊的"参考水平",这对判断疗效和监测复发有很大价值。

4.9.3.4 加强与临床的交流和沟通：由于肿瘤标志物测定对临床诊疗有特殊性,必须加强与临床的交流和沟通,当改变肿瘤标志物检测方法和试剂时,必须通知临床,以免影响结果的判断。

4.9.3.5 肿瘤标志物半衰期：肿瘤标志物半衰期是指肿瘤组织完全切除后血中肿瘤标志物下降 50％ 的时间。

4.9.4 免疫测定的基质效应系指干扰抗原、抗体反应而与分析物本身无关的所有非特异性因素(即基质)对分析物反应的影响。基质效应通常由蛋白质、电解质、补体、类风湿因子、抗人球蛋白抗体、药物、添加剂和各种污染物引起。

4.9.5 临床常用肿瘤标志物的联合应用(表 8 - 0 - 6)。

表 8 - 0 - 6 临床常用肿瘤标志物的联合应用

肿瘤标志物	主要相关肿瘤	次要相关肿瘤	正常出现可能
AFP	肝癌	内胚层癌、睾丸癌、卵巢癌等	肝硬化、肝炎、脂肪肝
CEA	结直肠癌	胃癌、肝癌、乳腺癌、胰腺癌等	肝炎、肠炎、吸烟
NSE	小细胞肺癌	嗜铬细胞癌、甲状腺髓样癌	神经损伤

(续表)

肿瘤标志物	主要相关肿瘤	次要相关肿瘤	正常出现可能
CyFra21－1	非小细胞肺癌	膀胱癌、食管癌	/
SCC	鳞状细胞癌	/	肝炎、肾功能衰竭
CA72－CA74	胃癌	卵巢癌	/
CA199	胰腺癌	胆囊癌、胆管壶腹癌	胆囊炎、胆管炎
CA242	胰腺癌	胆管癌、直结肠腺癌	/
CA153	乳腺癌	胃癌、卵巢癌、子宫颈癌	肝炎、胃肠炎
CA125	卵巢癌	胰腺癌、肺癌	卵巢囊肿、盆腔炎
PSA	前列腺癌	/	前列腺增生及炎症

参考文献

[1] 中华医学会检验医学分会肿瘤标志物专家委员会.肿瘤标志物临床检测的基本原则[J].中华检验医学杂志,2004,27:393.

[2] 中华医学会检验分会,卫生部临床检验中心,中华检验医学杂志编辑委员会.肿瘤标志物的临床应用建议[J].中华检验医学杂志,2012,35(2):103－116.

[3] 曾聪,全国莉,王春莲.联合检测6种血清肿瘤标志物在肺癌诊断中的意义[J].广东医学,2012,33(6):808－810.

[4] 朱昱冰,葛少华,张连海,等.肿瘤标志物在胃癌患者中的诊断及预后价值[J].中华胃肠外科杂志,2012,15(2):161－164.

[5] 廖慧钰.血清肿瘤标志物在肝癌诊断中的应用[J].中华肝脏病杂志,2005,13(5):379－380.

[6] 赵先文,江波,韩存芝,等.大肠癌患者血清肿瘤标志物含量测定与临床研究[J].中华肿瘤杂志,2005,27(5):286－288.

[7] 田满福,韩波.检测CA199、CA125、CA153及CEA在肿瘤诊断中的意义[J].临床和实验医学杂志,2010,9(7):483－485.

[8] 昌晓红,熊英,崔恒.卵巢上皮性癌标志物的研究进展[J].中华妇产科杂志,2008,43(1):66－68.

(刘海英　刘云锋)

细胞免疫检验结果审核与报告管理程序

××医院检验科临床免疫室作业指导书	文件编号：××-JYK-MY-××××

版本：	生效日期：	共　页　第　页

1. 目的

规范细胞免疫检验结果审核与报告程序，保证向临床及患者提供准确、及时、可靠的检验结果。

2. 范围

适用于细胞免疫结果检验报告的全过程。

3. 职责

3.1·制定检验报告的格式、传达方式及时间。

3.2·检验人员负责标本的检测，结果录入。

3.3·审核人员负责对检验报告进行审核、签发。

3.4·具有检验执业资格人员可负责对结果的解释和说明。

4. 程序

4.1·检验报告格式

4.1.1　患者的姓名、年龄、性别、科别、床号、住院号、临床诊断或预诊等。

4.1.2　检验申请者的姓名。

4.1.3　样品的类别，样品采集的日期和时间，必要时还应注明实验室接收样品时间，当原始样品质和量对检验结果有影响时，应注明样品的状态，如溶血、脂血等，并在报告中注明。

4.1.4　检验项目名称、结果、单位、检测方法及参考范围。

4.1.5　报告发布的日期和时间。

4.1.6　检验者、审核者标识、检验日期、报告日期。

4.2·检验报告的发报告时间：宜在 3 个工作日内出结果。

4.3·检验周期

4.3.1　免疫组应根据每个项目的检测程序，制定检验项目的检验周期。在严格相关操作规程的基础上，应尽可能缩短检验周期，满足临床和患者的需要。

4.3.2　当不能按检验周期规定的时间报告检验结果，延迟报告又可能影响患者诊治时，按以下程序通知申请者。

4.3.2.1　以电话或书面的方式通知申请者，说明延迟报告的原因及可能发出报告的时间。

4.3.2.2　若某一项目经常发生延迟报告，应对检验周期进行重新调整。

4.3.3　免疫室组长及工作人员应对临床医师及患者对检验周期的反馈意见进行收集和

记录,必要时对所识别的问题采取纠正措施。

4.4 · 结果评审

4.4.1　室内质控结果分析:审核患者结果前,首先查看室内质控结果是否在控。

4.4.2　检验结果分析:对实验中出现的异常结果,与患者年龄、性别、临床诊断等有关临床信息进行分析,看是否从临床角度加以解释。从技术操作上,先排除假阳性和假阴性的可能,必要时进行复查,或者以其他方法进行确认。

4.4.3　同一患者同一时间不同检验目的结果的相关性分析:同一份标本以不同方法检测时,可能得出不一致的结果,当方法学上不能做出合理解释时,应对结果进行复查。必要时,应及时与临床医生知会、沟通或告知方法学的差异。

4.5 · 结果发布

4.5.1　检验报告单上对检验操作及检验结果的描述应尽可能地使用专业术语。

4.5.2　实验室检验报告由检验者录入和编辑,审核者审核后发布。

4.5.3　有时从患者保护的角度出发,可能不宜将检验结果直接发给患者,可由患者家属以代领的方式领取检验报告。

4.5.4　特殊检验结果,应由上级检验部门确认后报告,并为患者及家属保密。

4.5.5　若因人力不可抗拒因素,在规定的时间内不能完成检验工作,不能发出报告时,应立即报告科主任处理。

4.5.6　报告的迟发:当检验工作遇到意外情况不能及时发出报告时,必要时应与实验室服务对象联系。

4.5.7　检验报告的补发:当实验室服务对象遗失检验报告时,应根据患者的信息来查询检验报告,补发时应注明"补发"及补发者签名。补发的报告不得对原始结果做任何修改。

4.6 · 报告的保存

4.6.1　所有报告均以电子形式或结果登记的形式存档。

4.6.2　所有报告至少保存2年。其他特殊规定的按规定办理。

4.7 · 报告的更改

4.7.1　未发出的检验报告需要进行补充或修改时,须由原检验者进行,并经原签发报告者核查和批准,报告单或在LIS系统的技术备注一栏注明"已复核"。报告修改时需填写报告修改记录,修改后原内容在LIS系统可查。

4.7.2　已发出的检验报告需要进行补充或修改时,应将原报告收回,重新发出一份新的检验报告,新报告的编号与原报告一致,其他检验人员更改报告须经签发报告者核查和批准,报告单或在LIS系统的技术备注一栏注明"已复核",并填写报告修改记录,修改后原内容在LIS系统可查。

4.7.3　用于临床决策后修改结果的报告单不可收回,应保留在后续的累积报告中,但报告单应清晰标记为"已修改,废止"。重新发出的新检验报告编号与原报告一致。

4.7.4　无论何种方式修改,报告单中修正的项目都应标醒目符号,以使报告的使用者清晰可见。

4.7.5 如患者的基本信息须更改则严格按医院流程进行并填写相应表格。

4.8 · 报告的查询：为了加强检验报告的管理，确保结果的保密性，在取检验报告或查询检验报告时，需要提供取报告和查询依据。如果代理他人取检验报告或查询报告时，需要代理人提供本人的身份证明和被代理人的取报告和查询依据。

4.9 · 结果审核注意事项

4.9.1 检验结果分析：流式细胞术(FCM)分析血液淋巴细胞免疫表型(亚群)对血液病、肿瘤、免疫性疾病(如自身免疫病、免疫缺陷病)的诊治，器官移植排斥反应的监测和免疫系统功能(如淋巴细胞活化研究)等有重要价值。虽然 FCM 取代了传统的荧光显微镜法和免疫组化法在基础和临床医学中普遍应用，但由于方法学中存在的一些问题使血液淋巴细胞免疫表型分析结果差别较大，有时甚至导致错误的结果。因此，有必要对 FCM 分析淋巴细胞表型方法学中的诸因素进行深入研究。

4.9.1.1 血液标本采集后置室温的影响：不同时间对 FCM 分析淋巴细胞免疫表型结果产生显著影响。中性粒细胞、单核细胞的人白细胞共同抗原(CD45)表达随放置时间延长而显著增高，从而影响 Back - Gating、CD45 - PerCP/SSC - Gating 淋巴细胞门的准确设置。不同时间分析 T 淋巴细胞免疫表型：1～6 h 结果差异不大，而 8 h 后标本检测的批内、批间和总重复性均较差。故取血后应尽快测定为最佳。

4.9.1.2 考虑淋巴细胞设门方案不同的影响：FCM 分析淋巴细胞免疫表型时，必须设置淋巴细胞门(LG)去除其他细胞、细胞碎片、仪器噪声的影响，从而保证所分析的细胞是淋巴细胞。LG 中淋巴细胞的百分比(GL%)和 LG 中淋巴细胞占标本中总淋巴细胞的百分比(TL%)极大地影响免疫表型结果的准确性。其中 GL% 以 CD45 - PerCP/SSC - Gating 清除率最高，Back - Gating 次之，FSC/SSC - Gating 最低；TL% 则表现为 CD45 - PerCP/SSC - Gating 和 Back - Gating 相近，显著高于 FSC/SSC - Gating。不同淋巴细胞门设置方法可导致淋巴细胞免疫表型分析结果出现显著差别。CD45 - PerCP/SSC - Gating 和 T - Gating 比 Back - Gating 更优越，尤其是分析 T 细胞亚群时，T - Gating 的特异性更高。

4.9.1.3 三种免疫荧光染色方法对淋巴细胞免疫表型分析的影响：用单色、双色和三色免疫荧光染色方法分析淋巴细胞免疫表型，单色分析时 T 抑制细胞、NK 细胞百分比显著高于双色和三色分析。但单色分析对 T 细胞亚群、NK 细胞的分析误差较大，应尽可能不采用；双色和三色分析的结果虽然很接近，但三色分析结果更可靠。若只分析 T 淋巴细胞免疫表型，T 细胞三色免疫荧光染色(CD4/CD8/CD3)分析可获得更精确的结果。所以检测结果的分析要结合使用仪器的情况。

4.9.2 结合既往检验结果和临床情况分析：将当前检验结果与以往结果进行分析比较，可以发现偶然误差，如抽错标本、抗凝不当、标本混合不充分等方面的差错很有价值。

参考文献

[1] 中华医学会检验医学分会，卫生部临床检验中心，中华检验医学杂志编辑委员会.流式细胞术临床应用的建议[J].中华检验医学杂志，2013，36(12)：1064 - 1073.

[2] 王维维,奚迪,袁向亮,等.不同流式细胞分析仪检测淋巴细胞亚群的比较研究[J].中华检验医学杂志,2016,39(5)：361－365.

[3] 盛慧明,孙寒晓.流式细胞术的发展与展望[J].中华检验医学杂志,2018,41(1)：20－23.

[4] 沈立松,王维维,袁向亮.我国临床流式细胞术的应用现状和展望[J].中华检验医学杂志,2016,39(5)：329－331.

（刘海英　刘云锋）

临床免疫检验自动审核规则与智能化管理

××医院检验科临床免疫室作业指导书	文件编号：××-JYK-MY-××××
版本： 生效日期：	共　页　第　页

1. 目的

通过把人工审核的经验总结转化为人工智能的审核规则,高效处理检测数据,同时通过统一审核标准,推动免疫检验报告向规范化进程。

2. 范围

适用于免疫检验自动化仪器结果发布的全过程。

3. 职责

3.1·建立和规范自动审核系统。

3.2·自动审核系统的验证。

3.3·自动审核系统的实施与效果分析。

4. 程序

4.1·定义:根据美国病理学家协会(CAP)的定义,仪器界面产生的患者结果传输至实验室信息系统,与实验室预设的条件比对的过程称为自动审核。如果结果落在设定的条件范围内,这些结果无须其他处理,即可自动转化为检验报告;反之,则在报告之前需要实验室工作人员进一步审核。美国临床和实验室标准协会(CLSI)发表的 AUTO10-A 指南对自动审核的规则设计、管理及算法验证方面提出了具体要求,强调数据的完整性、算法及软件的及时更新,并要求对自动审核结果定期进行再验证。目前,我国实验室大多参照国际标准化组织(ISO)发布的 ISO 15189 标准,要求自动审核做到文件化、规范化、确认及验证、急停措施、标本性状、历史数据、仪器报警、限值管理、人工复核和结果标识。

4.2·自动审核标准的建立

4.2.1　临床信息判断:主要依据分析前数据,如患者信息,包括唯一患者标识、来源科别、临床诊断、年龄、性别等信息,设置临床信息类判断规则。

4.2.2　标本状态判断:主要依据分析中数据,如样本采集日期和时间、样本类型、样本来源、样本优先等级、样本状态(溶血、黄疸、脂血、凝块、样本量情况等)。

4.2.3　室内质控判断:主要依据分析中各检测系统的室内质控检测情况设置室内质控判断规则,若室内质控和常规标本同时上线检测,出现失控尚未纠正时,则报告会因为室内质控判断规则失控报警而截留在人工审核区域,智能判断失控已纠正后自动重测失控前的样本,LIS接收到重测结果方可进行人工审核。若失控项目重测仍未能纠正,则自动停止检测。

4.2.4　仪器状态判断:主要依据分析中数据如仪器校准状态、方法学特异性干扰、样本稀释倍数、试剂批号检查、吸光度值异常、反应杯空白异常、光源灯状态异常等仪器错误报警信息及仪器维护保养检查等信息设置仪器状态类判断。

4.2.5　结果及范围判断：主要依据检验项目的生物参考区间、分析测量范围及危急值设置范围判断类规则，若检测结果超出设置的范围，或检测结果出现非数值型、不可能结果或不合理结果时则检验结果不能通过自动审核。出现危急值时，系统将自动提示，提醒操作人员人工审核。

4.2.6　差异判断：历史数据差异检查，是指通过对同一患者同一检验项目在特定时间段内结果的差异性分析判断检验结果的可接受性。实验室应结合每个项目生物学变异等自行设置相应的前后2次结果的可接受界限范围。若差异大于允许界限，则检验结果不能通过自动审核。

4.2.7　逻辑判断：主要依据检验项目的生物学特性、生理变化规律及不同项目间的医学逻辑关系设定逻辑类判断规则，出现违背生理规律或与临床诊断相矛盾结果时结果不能通过自动审核。

4.3·自动审核系统的验证与完善

4.3.1　应找到或模拟一个带有报警符号的结果，确认该结果能够被程序识别。

4.3.2　使用大量患者样本的自动审核结果和真实的结果进行比较来判断自动审核功能的有效性。验证周期的人工审核指检验人员结合设置的规则及报警信息对系统已分配到自动审核区域的报告进行审核和验证。

4.3.3　通过改进程序、调整参数等手段，使自动审核敏感度、特异度、通过率都能达到科室目标要求。

4.4·部分免疫项目值域判断设定范围（表8-0-7）。

表8-0-7　部分免疫项目值域判断设定范围

编号	项 目 名 称	人工判定指标
1	乙肝病毒表面抗原（ELISA）	与前次不符或阳性
2	乙肝病毒表面抗体（ELISA）	与前次不符
3	乙肝病毒e抗原（ELISA）	与前次不符或阳性
4	乙肝病毒e抗体（ELISA）	与前次不符
5	乙肝病毒核心抗体（ELISA）	与前次不符
6	乙肝病毒表面抗原、乙肝病毒表面抗体（ELISA）	同时阳性
7	乙肝病毒e抗原、乙肝病毒e抗体（ELISA）	同时阳性
8	丙型肝炎病毒抗体（ELISA）	与前次不符或阳性
9	梅毒螺旋体抗体（TRUST）	与前次不符或阳性
10	梅毒螺旋体抗体（TPPA）	与前次不符或阳性
11	梅毒螺旋体抗体（ELISA）	与前次不符或阳性
12	人类免疫缺陷病毒抗体（ELISA）	阳性
14	乙肝病毒表面抗原（雅培化学发光）	>0.05
15	梅毒抗体（雅培化学发光）	>1.00
16	丙型肝炎病毒抗体（雅培化学发光）	>1.00

（续表）

编号	项 目 名 称	人工判定指标
17	人类免疫缺陷病毒抗体(雅培化学发光)	>1.00
18	结果出现危急值	达到项目危急值
19	室内质控	违反质控规则并失控
20	标本性状	溶血、黄疸、脂血等

4.5·自动审核规则的应用：通过以上所有步骤的样本，如果没有强制人工审核标记，该样本被标识为通过自动审核，由程序直接签署设定的审核者姓名并发出报告，同时程序将该样本标记为自动审核样本。如果该样本已被设定为强制人工审核，则该样本被标记为自动审核通过，但该报告不会由 LIS 直接签发，需要人工签发。

参考文献

[1] 温冬梅,张秀明,王伟佳,等.临床实验室生化免疫自动审核系统的建立及应用[J].中华检验医学杂志,2018,41(2):141-148.

[2] 夏良裕,程歆琦,刘茜,等.临床实验室生化免疫项目自动审核程序的建立与应用[J].中华医学杂志,2017,97(8):616-621.

[3] 李晓博,普智飞,陶春林,等.临床化学检验结果自动审核程序的建立与应用[J].中华检验医学杂志,2018,41(7):547-553.

[4] 童明宏,左雪梅,丁慧,等.临床实验室自动化系统的运行评估[J].中华检验医学杂志,2017,40(10):810-815.

（刘海英　刘云锋）

第二篇

临床免疫检验操作规程

第九章
仪器设备标准操作规程

全自动酶免分析系统标准操作规程

××医院检验科临床免疫室作业指导书	文件编号：××-JYK-MY-××××
版本： 生效日期：	共 页 第 页

1. 目的

建立规范的××酶免分析仪操作规程，确保酶联免疫吸附法检测结果的准确可靠。

2. 仪器名称及型号

××（品牌）××（型号）全自动酶免分析系统。

3. 应用范围

适用于免疫组经授权操作的检验技术人员。

4. 仪器简介和测试原理

4.1·仪器简介：全自动酶免分析仪又称全自动酶免分析系统和全自动酶免工作站，可以全自动完成 ELISA 实验，包括稀释、样本分配、试剂分配、孵育、洗板、酶标判读、结果打印等全步骤。

4.2·分析原理

4.2.1 前加样系统：采用气动置换加样原理，实现加样尖的柔性装载/卸载。动态工作台面配置，自动装载与卸载实验载架。加样通道具有独立、精密的控制马达和电子组件，每个加样通道均可独立编程，进行不同的吸液分液动作，可同时在不同微孔板上分配标本，实现不同标本进行不同的项目。加样臂和加样针。加样臂由 8 个独立的加样通道组成，通过专利的 O 形环导入技术和气体置换原理实现液体的移取。

4.2.2 后处理系统：① 1 个进板/孵育模块 4 板位进板塔架，前 5 板位室温孵育塔，后 5 板位控温孵育塔。② 1 个孵育模块前、后各 5 板控温孵育塔，共 10 板位。③ 2 个洗板/分配模块前试剂分配模块、后 24 通道洗板模块。④ 1 个酶标/分配模块前试剂分配模块，后酶标读数模块。⑤ 1 个容器载架模块 8 个洗液桶位，1 个泵站。

4.2.3 仪器实现全过程管理监控，包括微板条码、孵育温度、洗板参数、试剂分配、终止读数及结果输出。

4.3·仪器性能指标

4.3.1 前加样系统：配置的 5 种载架可分别放置试管、试剂槽、微板、深孔留样板和加样尖载架。试管载架可放置 32 个直径 11～13 mm、长度 50～100 mm 的试管或 32 个安培管。试剂槽载架可放置 3 个 100 ml 或 5 个 50 ml 的试剂槽。微板载架可放置 5 块微板。留样板载架可放置 5 块留样板。加样尖载架可放置 480 个一次性加样尖。加样通道具有独立、精密的控制马达和电子组件，每个加样通道均可独立编程，进行不同的吸液分液动作，可同时在不同微孔板上分配标本，实现不同标本进行不同的项目。加样臂和加样针。加样臂由 8 个独立的加样通道组成，通过专利的 O 形环导入技术和气体置换原理实现液体的移取。

4.3.2 后处理系统

4.3.2.1 进板：同时进板 4 块微板；识别模式：条码扫描。

4.3.2.2 前孵育塔：5 个室温孵育，密闭式孵育槽。后孵育塔：密闭式孵育槽，独立控温，控温范围：室温 25～45℃,控温精度：±1℃。前、后 2 个孵育塔，每塔 5 个孵育槽，每个孵育塔独立控温、独立监测，避光和防止蒸发，控温范围：室温 25～70℃,控温精度为 ±1°。

4.3.2.3 洗板头：24 通道(48 针,3 排),每针具液面传感器,独立监控堵针及溢液情况。

4.3.2.4 洗板模式：吸液注液模式、条洗、板洗,带震荡功能。

4.3.2.5 洗液瓶：6 个,每瓶 3 L,具备体积和重量传感,条形码识别。

4.3.2.6 试剂位：8 位转盘式试剂仓,独立注射器,可动态装卸。

4.3.2.7 试剂瓶容量：约 100 ml 注射器容量、20 ml 注液范围、20～200 μl/孔。

4.3.2.8 光学波长范围：340～750 nm,同时 8 个滤光片位,标配 - 405 - 450 - 492 - 620 nm。

4.3.2.9 测量通道：8 个平行测定通道,1 个参比通道。

4.3.2.10 测定模式：单/双波长终点法,标准化酶免实验定量/定性分析。

5. 开展项目

仪器开展的检验项目包括：HBsAg、HBsAb、HBeAg、HBeAb、HBcAb、HAV - Ab、HCV - Ab、HEV - Ab 等。

6. 仪器环境要求

6.1·空间安装要求：仪器应安装在稳固平整的台面。在仪器两侧各保留至少 0.20 m 的空间,后部至少要有 0.50 m 的空间,以方便维护、保养和防止阻碍热气的排放。

6.2·运行条件

6.2.1 仪器放置在温度 15～35℃、相对湿度 30％～85％环境下的实验室内。

6.2.2 前加样系统：仪器位置不应靠近热源(如暖气及空调装置),避免日光直射。

6.2.3 电压：(115～230) V ± 10％[(50～60) Hz ± 5％],功率：600 W,保险管：220 V 5 A。UPS≥2 kW 接地线,零地电压≤5 V,墙距≥200 mm。

6.2.4 后处理系统：周边无热源、无灰尘、无腐蚀性气体或液体,避免日光直射。

6.2.5 电压：(180～264) V ± 10％[(45～66) Hz ± 5％],功率：900～1 200 W,保险管：220 V 5 A,UPS≥2 kW 接地线,零地电压≤5 V。墙距≥200 mm。

6.3·仪器安全

6.3.1 在仪器设备上面和周围不要使用可燃性危险品,避免引起火灾和爆炸。仪器设备使用前,必须认真检查设备之间连接及外接线(件)是否正确、正常,电源插头是否正确插接,设备是否处于正常状态。实验过程中如遇水、电故障或中断,应立即关闭影响仪器设备安全的有关开关,并实施安全保护措施。

6.3.2 仪器设备的运输必须按酶免分析仪操作手册规定进行搬运,禁止鲁莽装卸,应避免倾斜、振动和碰撞。

6.3.3 出电磁波的仪器可能影响实验结果或导致分析仪故障,因此在安装分析仪时不要在同一房间时操作以下仪器：移动电话、无线收发机、无线电话、其他能产生电磁波的电子仪器。还应远离离心机。

6.3.4 如果标本、试剂溢出在分析仪上，立即擦掉并且用消毒剂清洗。

7. 操作规程

7.1·前加样系统

7.1.1 打开控制电脑。打开××仪器左侧电源。准备好一次性加样尖，放在 TIP 载架上。

7.1.2 根据实验项目和标本数准备好相应的项目微板，放在相对应的微板载架上，微板条码贴在微板的右侧中间。并将微板载架推至装载平台的卡勾处，等待"Auto Load"自动扫描。

7.1.3 准备相对应的实验试剂，装入相应的试剂盒后放入指定的试剂载架里，且推到位。

7.1.4 将标本按顺序放入样本载架，从样本载架的 1 号位开始插入标本，整理好后将载架装入样本通道上，推至卡勾处。

7.1.5 实验准备好后，打开桌面上的"实验"文件夹，双击需要做的实验项目，待弹出界面左上方箭头变成绿色后，点击"运行"按钮。按照提示检查实验试剂、微板、试管等是否准备好，如果准备好了，点击"OK"，实验开始，弹出下列提示。

7.1.5.1 输入所要做的标本数量，点击"OK"，仪器开始装载标本载架，弹出如下提示：按照上述提示，检查"D：\\Data\\Book1"文件中标本登记是否正确，如果检查无误，点击"OK"，开始装载微板载架。

7.1.5.2 "Auto Load"会扫描标本条码和微板载架上的微板条码，如果条码不合格，请手动点击"Barcode"输入条码，确认无误后点击"Execute"按钮。

7.1.5.3 直到出现提示，点击"OK"加样结束。加样结束后，维护设备，移走实验微板，保存试剂，质控。处理使用过的稀释管，清洗稀释板。清洁弃针板，处理使用过的加样尖。关闭仪器左侧电源。

7.1.6 实验中出现报警时，请根据具体问题做相应的处理。

7.1.7 仪器运行过程中，如果需要暂停，请点击左上侧的"暂停"按钮后，方可手工操作，操作完毕后，点击"Resume"，继续运行。仪器运行中禁止将手或者身体伸入仪器保护面罩。

7.1.8 实验结束后，关闭软件，关闭仪器电源，关闭控制电脑。

7.1.9 执行维护，清洁外表和装载台面以及工作平台，清空废弃台处的废弃袋和里面的废弃尖，并消毒清洁弃尖板。

7.2·后处理系统

7.2.1 开机前准备

7.2.1.1 配制洗涤液，将配制好的洗涤液及超纯水分别倒入相应的洗涤液容器内。

7.2.1.2 试剂准备，将上机项目试剂从冰箱取出后（30 min）恢复至室温，检查有效期，检查有无异常，然后根据试剂槽标识加入试剂。

7.2.2 开机顺序：打开计算机电源，进入"OS/2"主界面后，打开"Fame"仪器电源双击图标,进入"Fame"操作界面输入用户名和密码,按"确定"。仪器进行初始化,屏幕下方框显示设备状态如"设备状态:正在初始化",显示"以下校验应在未来的14天内进行"时单击"确定",然后软件自动提示是否冷启动维护,选择"是",根据软件提示(洗站的通道3、7连接上带有NaCl的溶液桶,通道4、8连接上水的溶液桶),扫描条码,进行"冷启动"维护并观察设备状态。孵育仓加热,当设备状态达到待机时,才可进行实验的运行。

7.2.3　实验准备:进入工作菜单栏→工作表管理→界面。打开文件点击打开要运行的工作表。或者根据当天实验情况插入板架,然后进行实验模拟,转换为计划表工作界面,按软件界面提示装载洗液和试剂(装载完成后,核对模块位置栏显示液体所装载的确切位置)。

7.2.4　待前加样"Starvenus"加样完成后将实验微板放入进板架的提升器,A1孔位置朝外平整放置,按仪器左侧的装载键,手工输入每个项目的微板条码,然后按键盘上的"Ctrl+C"键,直到所有的板子条码输完,再次按仪器左侧的装载键,最后点击"开始"运行。

7.2.5　实验完成后进行日维护,撤下所有的洗液,及时将试剂槽从试剂仓取出扣好盖放入冰箱(特别提示:终止液应及时移出仪器仓),将洗液桶内的液体清空,用纯水清洗后晾干。

7.2.6　关机顺序:退出系统至"OS/2"主界面后,关闭"Fame"仪器电源,关闭计算机。

7.3·注意事项

7.3.1　实验运行前应将所用的试剂及洗液准备好。

7.3.2　当微板条码由人工输入时,每一个条码输入完毕后按键盘"Ctrl+C"确认。

7.3.3　微板放置时A1孔位置朝外,要平整完全放入进板架的提升器中。

7.3.4　试剂槽在放入试剂仓前,试剂条码表面和试剂槽底座一定要用吸水纸擦拭,确保条码被读取。一定要保持试剂仓底座洁净无潮湿,试剂仓读试剂条码时不要打开试剂仓。

7.3.5　试剂应倒入相应的试剂槽内,避免倒错试剂。

7.3.6　运行的实验用板如不满一板,一定要用相同的空白板条布满微板。

7.3.7　操作时,操作人员不得擅自离开操作岗位。注意仪器运行时不要手工干预,不能动任何运行原件。仪器运行过程中注意提示,及时采取相应措施。对于没处理过的情况须停止操作,请其他专业人员处理。

7.3.8　实验完成后对仪器进行日维护后,及时清理,将试剂槽从试剂仓取出放入冰箱。

7.4·结果查看:检测完成后样本结果会通过"LIS"系统自动传输到电脑。仪器打印机也会打印出每一项的检测结果。操作者根据检测结果需要和酶标板进行人工对照,两个结果确认无误后方可发报告。

8. 维护保养

8.1·前加样系统

8.1.1　日维护:关闭应用软件→关闭仪器电源→撤出试管载架、试剂载架,并处理载架上的试管和试剂→清空废弃针→清洁消毒弃针板→清洁维护各载架→擦拭装载平台→清洁仪器表面→所有载架器件全部归位。关闭前挡门。

8.1.2　周维护:关闭应用软件→关闭仪器电源→撤出试管载架、试剂载架,并处理载架上的试管和试剂,清洁维护试管载架、试剂载架以及微板载架→清洁加样枪"Stop-Disk"头→擦拭工作平台→擦拭扫描头及附件和保护带→维护清洁加样尖载架→所有载架器件全部归位。关闭前挡门。

8.2·后处理系统

8.2.1 日维护:实验结束后,关闭主界面,仪器自动提示"是否关闭"→选择"确定"→关闭软件前请执行日维护,确定→将配制号的消毒液桶分别放入洗站的4,8通道上,连接上洗液桶连接头,扫描维护洗液桶条码与通道条码→仪器开始自动冲洗管路系统,结束后提示维护完成→维护成功后,撤下维护液桶,取出试剂瓶,检查维护试剂瓶以及注射器→关闭"Fame"应用主界面,再次提示"是否执行日维护",选择"否"→关闭"OS/2"系统,关闭仪器主电源,清洁仪器表面。

8.2.2 周维护:选择维护菜单下的"周维护",根据提示准备好各维护液,确定→将配制号的消毒液桶分别放入洗站的4,8通道上,连接上洗液桶连接头,扫描维护洗液桶条码与通道条码→仪器开始自动冲洗管路系统,结束后提示在洗站的4,8通道上装载"NaCl维护液"桶,撤下消毒液桶,更换上"NaCl维护液"桶,扫描桶条码与通道条码,开始维护→结束后提示在洗站的4,8通道上装载"Rinse"维护液桶,撤下"NaCl"桶,更换上"Rinse"维护液桶,扫描桶条码与通道条码,开始维护→维护成功后,撤下维护液桶,取出试剂瓶,检查维护试剂瓶以及注射器→关闭"Fame"应用主界面→关闭"OS/2"系统,关闭仪器主电源,清洁仪器表面,清洁擦拭各单元,特别注意洗板头正下方的绿色板,保证清洁且干燥。

8.2.3 月维护:在仪器处于待机状态下,选择维护菜单下的维护,打开"附加"菜单里的"消毒"右侧的洗板单元1和2。软件会提示夹紧废液管路,并装载消毒液桶连接在通道4,8位置上,开始在整个洗板管路系统里充满消毒液。并浸泡30 min,软件自动计时。30 min后,提示重新打开废液管路,冲走管路系统里的消毒。装载"NaCl"桶于4,8通道上,再次冲洗,完毕后提示装载"Rinse"桶,做最后的管路维护,冲洗结束。整个消毒管路系统完毕。

8.3·退出软件,关闭仪器。执行以下操作:用蘸有清洗消毒液的毛巾擦拭孵育塔的每个孵育槽内;清洁酶标仪的石英玻璃片;清洁各模块传输架以及运动光杆;清洁并干燥仪器下面的外置水分离器桶;检查洗液桶是否有损坏。

9. 校准

9.1·前加样系统:进行加样精度校准。

9.2·后处理系统

9.2.1 酶标仪的校准关键量值主要有5个:波长示值误差、波长示值稳定性、吸光度示值误差、吸光度重复性及通道差异。

9.2.2 洗板机的校准指标:每次吸液后,对板孔中液体残留量、加液吸液之间的间隔时间、冲洗的方式进行校准。

9.2.3 每年校准至少一次,有特殊情况(如更换关键部件等)需再校准。

10. 报警及处理

点击各条警报,查看具体说明和消除办法。根据相应的消除办法,纠正各个警报状况。

如果出现重大故障,联系工程师处理。故障修复后,应采取相关检验结果质量保证措施。

11. 注意事项

11.1·实验运行前应将所用的试剂及洗液准备好。

11.2·当微板条码由人工输入时,每一个条码完毕后按键盘"Ctrl + C"确认。

11.3·切记先开前加样系统电脑,再开后处理系统电脑。否则结果将不会传输。

11.4·试剂槽在放入试剂仓前,试剂条码表面和试剂槽底座一定要用吸水纸擦拭,确保条码被读取。一定要保持试剂仓底座洁净无潮湿,试剂仓读试剂条码时不要打开试剂仓。

11.5·试剂应倒入相应的试剂槽内,避免倒错试剂。

11.6·运行的实验用板如不满一板,一定要用相同的空白板条布满微板。

11.7·操作时,操作人员不得擅自离开操作岗位。注意仪器运行时不要手工干预,不能动任何运行原件。仪器运行过程中注意提示,及时采取相应措施。对于没处理过的情况须停止操作,请其他专业人员处理。

11.8·实验完成后对仪器进行日维护后,及时清理,将试剂槽从试剂仓取出放入冰箱。

(哈小琴)

酶免洗板机标准操作规程

×××医院检验科临床免疫室作业指导书　　　　文件编号：×××–JYK–MY–××××

版本：	生效日期：	共　页　第　页

1. 目的

建立酶免洗板机的使用、维护保养与清洁标准操作程序，确保酶联免疫检测结果准确可靠。

2. 仪器名称及型号

××（品牌）××（型号）酶免洗板机。

3. 应用范围

适用于免疫组经授权操作的检验技术人员。

4. 仪器简介和测试原理

4.1·仪器简介：酶免洗板机是一种由微电脑控制，可自动完成各种 ELISA 测定用微孔板清洗工作的专用仪器，其主要目的是除去微孔中未反应的抗原、抗体及未结合的酶标记物，以保证最终的显色与待测抗原、抗体浓度之间的相关性。一般与酶标仪配套使用，达到临床酶联免疫检验的目的。洗板机洗板可调参数主要有：日期、时间、温度、洗板次数、加液量等。一般有 50 个用户洗板程序自动存储功能，每个程序独立贮存一种板型位置。仪器能开关机、能自动蒸馏水冲洗，专有过滤有效避免管路堵塞。

4.2·原理：自动洗板机一般由清洗液瓶、电磁阀、泵、分配针（分配头中细金属管）构成分配路径。清洗液首先用泵从清洗液瓶中抽出，通过电磁阀控制分配量，然后再排向分配头，经分配头的分配针排入酶标板的微孔；由吸液针（分配头中较粗的金属管）、废液瓶、真空泵构成吸液路径。通过真空泵产生的负压经由废液瓶到达吸液针，微孔内的液体在大气压的作用下进入废液瓶；由数字电路、显示器、键盘、酶标板载物台（工作台）构成控制显示系统。达到设定工作程序、显示设置参数、控制分配量、清洗次数、震荡、浸泡时间、延迟时间、吸液时间、自动预洗间隔时间等自动清洗功能。

5. 仪器环境要求

5.1·正常工作条件

5.1.1　环境条件：环境温度：5～40℃；相对湿度：≤80％；大气压力：860～1 060 kPa。

5.1.2　电源条件：交流 220 V±10％；频率 50 Hz±2％。

5.2·浸泡时间：5～495 s 可调，步距 5 s 任意调节。

5.3·清洗液残留量：不大于 2 μl/孔。

5.4·清洗次数：1～9 次任选。

5.5·清洗排数：1～12 排任选。

5.6·适用酶标板规格：48、96 孔酶标板。

6. 操作规程

洗板机插上程序卡后,打开仪器后部电源,仪器首先进行自检,仪器按键膜上的数字灯依次亮过,接着预洗键不停地闪烁,预示仪器处于待机状态。

6.1·按"预洗"键将洗头在预洗槽中清洗。选择所要清洗的排数,按"开始"键,仪器即开始酶标板的清洗。按"终止"键可在任何时候终止酶标板的清洗工作。

6.2·洗板机的测试

6.2.1　泵是否能正常工作:① 正压:开机后预洗是否有水出来;② 负压:开机后有无真空失败报警。

6.2.2　电磁阀能否上下运动正常:开机后抬起洗头查看电磁阀能否上下运动及注水和吸水功能是否正常。

6.2.3　载板是否能移动正常不偏斜:开机后选择好排数,然后开始清洗,查看载板是否能移动正常而无阻力感,且无偏斜。

6.2.4　按键膜是否失灵:开机后依次使用预洗、选排、开始、复位等各键,查看其是否失灵。

6.2.5　洗头抬头运动是否正常:开机后开始清洗功能,查看洗头及顶杆上下运动是否正常,有无阻力感。

6.2.6　查看瓶盖及胶管有否破损、漏气,管道是否通畅:开机后查看瓶盖及胶管有否漏气,影响正压或负压;查看管道是否通畅,有无个别孔注液不足或吸液不干净,及时疏通。

7. 维护保养

正确使用和维护有利于设备的正常运行与延长设备的工作寿命。维修前,应断开电源。

7.1·该仪器存放环境应保持干燥,防止受潮,应存放在无腐蚀气体又通风良好的室内,并远离强电磁场干扰源。

7.2·更换熔断器中的保险管时,应先切断电源,按标注的保险管规格进行更换。

7.3·该仪器出厂时,已经过精确调整。当发现本仪器出现异常或不能正常工作时,应及时与厂家联系,用户请勿随意拆卸和调节。

7.4·常见问题的处理

7.4.1　开机后不出水

7.4.1.1　原因一:未插程序卡。处理方法:插上程序卡。

7.4.1.2　原因二:电磁阀处的胶管折叠粘连。处理方法:用手揉搓使之通畅。

7.4.1.3　原因三:洗瓶内无水。处理方法:将洗瓶内加满水。

7.4.1.4　原因四:电磁阀不能上下运动。处理方法:查看是否有异物阻塞,可加少许润滑油。

7.4.1.5　原因五:管道、瓶盖漏气。处理方法:检查管道,防止漏气。

7.4.1.6　原因六:正压不够。处理方法:调节泵前面的螺丝来完成,顺时针旋转为加压,反之则减压。

7.4.2　开机后真空失败

7.4.2.1　原因一:瓶子和胶管连接处漏气。处理方法:旋紧胶管和瓶子。

7.4.2.2　原因二:连接负压/废液瓶的胶管受压或折叠。处理方法:用手揉搓使之通畅。

7.4.2.3 原因三：负压过低。处理方法：用十字螺丝刀调节泵后面的"Vacum Fail Adjust"（真空失败调节阀，顺时针方向负压增大，逆时针方向负压减小），注意：需在断电下操作，因为仪器有记忆。

7.4.3 开机后持续注液吸液：原因为洗头下方的胶管未放入电磁阀中。处理方法：将胶管放入电磁阀的圈内。

7.4.4 洗头处液体泄漏

7.4.4.1 原因一："O"形圈未装或未装好或破损老化。处理方法：更换"O"形圈并装好。

7.4.4.2 原因二：洗头处螺丝未旋紧。处理方法：旋紧洗头处螺丝。

7.4.5 不能预洗：原因为未插程序卡。处理方法：插上程序卡。

7.4.6 无法选择排：原因为按键膜损坏。处理方法：更换按键膜。

7.4.7 载板不能运动：原因为载板的载台脏。处理方法：清洁载台。

7.4.8 无法吸液

7.4.8.1 原因一：洗头阻塞。处理方法：疏通洗头。

7.4.8.2 原因二：瓶盖处漏气。处理方法：拧紧瓶盖。

7.4.8.3 原因三：胶管破损或漏气。处理方法：更改胶管。

8. 校准

洗板机的校准指标：每次吸液后，对板孔中液体残留量、加液吸液之间的间隔时间、冲洗的方式进行校准。

9. 报警及处理

点击各条警报，参照上述 7.4 具体说明和消除办法。根据相应的消除办法，纠正各个警报状况。如果出现重大故障，联系工程师处理。故障修复后，应采取相关质量保证措施。

10. 注意事项

10.1 用户使用本仪器前应详细阅读本说明书，掌握仪器正确的使用方法。

10.2 严禁使液体进入泵内。每次使用后应及时处理掉废液瓶内的废液。每次开机前应检查废液瓶是否排空，使用过程中不得使废液超过瓶上所示界线。用户每天清洗两块以上酶标板时更应注意这一点。

10.3 每次使用前后，用蒸馏水冲洗管路，这是防止洗液结晶堵塞清洗头最有效的方法。

10.4 尽量避免在高温、潮湿及灰尘多的环境下使用。

10.5 用毕及时关机。

10.6 更换保险管很方便，拔下电源插头，将保险管盖拧下，取出保险管，将随机配备的标准规格的保险管（直径 5 mm×20 mm，2 A）放入保险盒里，拧紧保险管盖即可。

注意：不可随意使用不明参数的保险管，否则会使仪器因负载而短路。

（哈小琴）

荧光显微镜标准操作规程

××医院检验科临床免疫室作业指导书	文件编号：××-JYK-MY-××××
版本： 生效日期：	共 页 第 页

1. 目的

建立规范的××型荧光显微镜操作程序,确保荧光免疫法检测结果准确可靠。

2. 仪器名称及型号

××(品牌)××(型号)荧光显微镜。

3. 应用范围

适用于免疫组经授权操作的检验技术人员。

4. 仪器简介和测试原理

汞灯/LED灯的激发光通过激发滤光片后,波长非常窄的高能光子通过聚光器进一步聚集,最后到达抗原基质。与第二抗体结合的荧光素被激发后,引起电子转换为高能状态,再由高能转换回低能状态时,发射出较长波长的光,即荧光。

5. 开展项目

包括直接免疫荧光法(如呼吸道病毒抗原检测项目)和间接免疫荧光法(如抗核抗体等自身抗体项目)。

6. 仪器环境要求

相对湿度：40%～80%；环境温度：15～30℃；电源要求：电压200～240 V,频率50～60 Hz。

7. 操作规程

7.1·实验时要把显微镜放在镜座前桌面上稍偏左的位置,镜座应距桌沿6～7 cm。

7.2·打开光源开关,调节光强到合适大小。

7.3·转动"物镜转换器",使低倍镜头正对载物台上的通光孔。先把镜头调节至距载物台1～2 cm处,然后用左眼注视目镜内,接着调节聚光器的高度,把孔径光阑调至最大,使光线通过聚光器入射到镜筒内,这时视野内呈明亮的状态。

7.4·将所要观察的玻片放在载物台上,使玻片中被观察的部分位于通光孔的正中央,然后用标本夹夹好载玻片。

7.5·先用低倍镜观察(物镜10×、目镜10×)。观察之前,先转动"粗动调焦手轮",使载物台上升,物镜逐渐接近试样。然后,左眼注视目镜内,同时右眼不要闭合(要养成睁开双眼用显微镜进行观察的习惯,以便在观察的同时能用右眼看着绘图),并转动"粗动调焦手轮",使载物台慢慢下降,不久即可看到玻片中材料的放大物像。

7.6·如果在视野内看到的物像不符合实验要求(物像偏离视野),可慢慢调节载物台移动手柄。调节时应注意玻片移动的方向与视野中看到的物像移动的方向正好相反。如果物像不甚清晰,可以调节微动调焦手轮,直至物像清晰为止。

7.7·如果进一步使用高倍物镜观察,应在转换高倍物镜之前,把物像中需要放大观察的部分移至视野中央(将低倍物镜转换成高倍物镜观察时,视野中的物像范围缩小了很多)。一般具有正常功能的显微镜,低倍物镜和高倍物镜基本齐焦,在用低倍物镜观察清晰时,换高倍物镜应可以见到物像,但物像不一定很清晰,可以转动微动调焦手轮进行调节。

7.8·在转换高倍物镜并且看清物像之后,可以根据需要调节孔径光阑的大小或聚光器的高低,使光线符合要求(一般将低倍物镜换成高倍物镜观察时,视野要稍变暗一些,所以需要调节光线强弱)。

7.9·观察完毕,应先将物镜镜头从通光孔处移开,然后将孔径光阑调至最大,再将载物台缓缓落下,并检查零件有无损伤(特别要注意检查物镜是否沾水沾油,如沾了水或油要用镜头纸擦净),检查处理完毕后即可装箱。

8. 维护保养

8.1·防潮:光学镜片很容易发霉、生雾。机械零件受潮后,容易生锈。显微镜箱内应放置1~2袋硅胶作干燥剂。

8.2·防尘

8.2.1 光学元件表面落入灰尘,不仅影响光线通过,而且经光学系统放大后,会生成很大的污斑,影响观察。灰尘、砂粒落入机械部分,还会增加磨损,引起运动受阻,危害同样很大。

8.2.2 注意保持显微镜的清洁。镜头的清洁,镜头上粘的灰尘应用柔软的刷子轻轻刷掉,在有指纹和油污的地方宜用柔软干净的脱脂棉、纱布或擦镜纸蘸上无水乙醇(或甲醇)轻轻擦拭,对物镜表面上的油渍只能用汽油擦拭。

8.3·防腐蚀:显微镜不能和具有腐蚀性的化学试剂放在一起,如硫酸、盐酸、强碱等。

8.4·防热:避免热胀冷缩引起镜片的开胶与脱落。因此,生物显微镜要放置在干燥阴凉、无尘、无腐蚀的地方。使用后,要立即擦拭干净,用防尘透气罩罩好或放在箱子内。当显微镜闲置时,用塑料罩盖好,并储放在干燥的地方防尘防霉。将物镜和目镜保存在干燥器之类的容器中,并放些干燥剂。

8.5·机械系统的维护保养

8.5.1 滑动部位:定期涂些中性润滑油脂。油漆和塑料表面的清洁:顽固的污迹可以使用软性的清洁剂来清洗,建议使用硅布。

8.5.2 塑料部分:用软布蘸水就可以清洗了。

注意:不要使用有机溶剂(如乙醇、乙醚、稀释剂等),因为会腐蚀机械和油漆,造成损坏。

8.6·光学系统的维护保养

8.6.1 透镜的清洁:使用后用干净柔软的绸布轻轻擦拭目镜和物镜镜片。聚光镜和反光镜只要擦干净就可以了。有较顽固的污迹,可用长纤维脱脂棉或干净的细棉布蘸少量二甲苯或镜头清洗液(3份乙醇:1份乙醚)擦拭,然后用干净细软的绸布擦干或用吹风球吹干。

注意:清洗液千万不能渗入到物镜镜片内部,否则会损坏物镜镜片。纯乙醇和二甲苯容易燃烧,在将电源开关打开或关闭时要特别当心不要引燃这些液体。

8.6.2　物镜和目镜发霉生雾的处理办法：准备30％无水乙醇＋70％乙醚,将不同镜头单独分开放置干燥剂器皿中,最好用棉花棒、纱布、柔软的刷子等比较柔软的东西来擦拭,油镜当时就要清洗。特别是100×的油镜,处理不当的话,前片容易浸油或开胶。目镜可以自己拆下来清洗,16×目镜注意别装反了,前片凹面在上。物镜不要随便拆下。

注意：擦洗镜头时,不能用力过猛,以防止损伤镀膜层。最好能2个月集中保养一次。显微镜多时,各个镜头要标号以免弄错了搭配。

8.7·定期检查：为了保持性能的稳定,建议做定期的检查和保养。

综上所述,对于生物显微镜的维护保养,主要做到防尘、防潮、防热、防腐蚀。用后及时清洗擦拭干净,并定期在有关部位加注中性润滑油脂。对于一些结构复杂,装配精密的零部件,如果没有一定的专业知识、一定的技能和专用工具,就不能擅自拆装,以免损坏零部件。

9. 校准

9.1·汞灯的校准

9.1.1　开启汞灯后,在荧光显微镜工作台上放一张白纸,并从物镜转换器中转出物镜,即转换器上出现的空孔位于光轴上,卸去转换器上的保护盖(如无空孔,可卸掉一个低倍物镜,校准完毕后再旋上)。转动荧光显微镜主体内的滤光片座,选一个透过绿光的滤光片组,使反射照明有光通过物镜转换器孔,此时在白纸上可以看到汞灯照亮的光斑。如光斑太亮,可以插入中性滤光片,或带上太阳眼镜,以保护眼睛。

9.1.2　转动聚光镜调焦旋手,使汞灯光弧在白纸上成像清晰。因汞灯室内装有一个球面反光镜,用来增加亮度,于是在白纸上看到两个光弧的像。旋转汞灯调节旋手和反光镜位置调节旋手,使两个光弧并立。再转动反光镜聚焦调节旋手,使两个光弧有接近相等的亮度。

9.1.3　旋转汞灯调节旋手和反光镜位置调节旋手,使两个光弧重合。再调节聚光镜调焦旋手,得到放大和均匀的光弧像。这样汞灯校准工作就完成了。转入物镜后,根据物镜具体倍率,稍微调节一下聚光镜调焦旋手就可以了。

9.2·孔径光阑和视场光阑的校准：一般荧光显微镜均采用柯勒照明。所谓柯勒照明是一种能够得到图像最大对比和最大分辨的折中方法。这时,灯丝成像在孔径光阑上,一般也成像在物镜最后一片镜框上。孔径光阑是限制光源大小的光阑,而视场光阑是限制人眼在目镜里看到视野大小的光阑。只有在正确校准柯勒照明的条件下,荧光显微镜才能获得它的最佳光学性能。

10. 报警及处理

荧光显微镜无报警功能。

11. 注意事项

11.1·严格按照荧光显微镜出厂说明书要求进行操作,不要随意改变程序。

11.2·应在暗室中进行检查,进入暗室后接通高压稳压器电源,开启3～5 min后再开启激发高压汞灯,当看到高压汞灯完全亮后,停止激发,再开始观察标本。

11.3·防止紫外线对眼睛的损害,在调整光源时应戴上防护眼镜。

11.4·检查时间每次以1 h为宜。超过90 min,高压汞灯发光强度逐渐下降,荧光减弱,标本经激发 15 min 后,荧光亦明显减弱。

11.5·荧光显微镜的激发装置及高压汞灯寿命有限,标本应集中检查,节省时间。

11.6·染色后立刻观察,因存放时间太久,荧光会逐渐猝灭。可将染好色的标本用黑纸包好,存放在聚乙烯塑料袋中,4℃保存,可延缓荧光的猝灭时间。

11.7·荧光亮度的判断标准一般为四级,即"－"无或可见微弱自发荧光;"＋"仅能见明确可见的荧光;"＋＋"可见有明亮的荧光;"＋＋＋"可见耀眼的荧光。

(哈小琴)

电热恒温水浴箱标准操作规程

××医院检验科临床免疫室作业指导书	文件编号：××-JYK-MY-××××
版本：　　　　生效日期：	共　页　第　页

1. 目的

建立规范标准的××电热恒温水浴箱操作程序。

2. 仪器名称及型号

××（品牌）××（型号）恒温水浴箱。

3. 应用范围

适用于免疫组经授权操作的检验技术人员。

4. 仪器简介和测试原理

内槽用不锈钢板制成，经久耐用；"U"形电热管直接浸渍于水中，热效率高；电热恒温装置采用高灵敏度电子温控电路，温度波动度及温度均匀性更加稳定、可靠；按键温度设置、温度数字实时显示更方便、直观；低水位报警装置确保使用安全。

5. 仪器环境要求

环境温度为5～40℃；相对湿度≤90％；电源要求：电压220±22 V，频率50±1 Hz。

6. 开展项目（略）

7. 操作规程

水浴箱应置于坚固的平台上。电源接地，在首次插入电源插头将仪器通电以前应先确认以下内容。

7.1·电源是否与仪器要求的电压相符合。确认电源插头已插入电源插座中。

7.2·在水浴箱内注入清洁水至总高度的1/2～2/3处。

7.3·合上水浴箱盖，打开电源开关。

7.4·每次水浴箱使用前，应做温度稳定性校正：放入标准温度计，监测实际水温，连续监测10 min，水浴箱工作温度应在±1℃以内。水浴箱挂有温度质量控制表，记录每天温度；如有温度超出范围，该温度应划上红圈，并把修正操作记录下来。

8. 维护保养

8.1·使用前请详细阅读使用说明书。使用完毕应将电源切断。

8.2·箱内外应保持整洁。应尽量避免试液洒在机器表面，用毕应及时清理，擦拭干净。

8.3·实验结束后应定期对恒温水浴箱进行清洗和消毒。

9. 校准

9.1·校准依据：温度计测量校准法，显示温度观察法。

9.2·校准环境及用具

9.2.1　校准环境：仪器的正常工作条件。

9.2.2　校准用具：经校准的温度计。

9.3·设置温度：以该水浴箱使用温度作为校准的设定温度。

9.4·校准方法

9.4.1　温度波动性校准：采用显示温度连续观察法，连续 10 次观察水浴箱在设置温度下的显示温度波动，每隔 20 s 记录一次显示温度。接受标准为：记录的显示温度值在 10 min 内其波动范围≤±0.5℃。

9.4.2　温度准确性校准：比较水浴箱中实测温度与显示温度的偏差，按温度误差修正方法（见水浴箱使用说明书）来调整仪器。

9.4.3　温度均匀性校准：以水浴箱左上角、左下角、正中点、右上角、右下角 5 个点的实测温度进行比较，观察温度均匀性。

9.5·校准步骤

9.5.1　使水浴箱在设置的温度恒温 30 min 使其稳定。在水浴箱左上角、左下角、正中点、右上角、右下角 5 个点分别放入有水小量杯。把温度计放入有水小量杯中测量温度。

9.5.2　连续 10 min，观察记录水浴箱显示温度在设置温度的波动情况。

9.5.3　比较记录的显示温度数据，若数据在接受标准内，则认为该水浴箱温度波动性合格，继续下列校准。若记录数据不在接受标准内，则停止校准，停用，报修。

9.5.4　记录水浴箱中的实测温度。比较显示温度值与实测温度，若两者一致，该仪器无温度误差，继续下列校准。若显示温度与实测温度不一致，则按温度误差修正方法校准仪器，并重复测定，待其一致后，继续下列校准。

9.5.5　分别测量水浴箱左上角、左下角、正中点、右上角、右下角 5 个点的温度。比较水浴箱边四角与中间的实测温度，若偏差≤±1℃，则认为该水浴箱温度均匀性合格，校准完毕。

10. 报警及处理

恒温水浴箱无报警功能。

11. 注意事项

11.1·本机使用三线插座，使用时必须接地线，确保安全。

11.2·在操作过程中应防止实验样品损失及污染到水浴箱中。水浴箱内外应保持清洁，外壳忌用腐蚀性溶液擦拭。

11.3·在未加水之前，切勿打开开关，以防电热管热丝烧毁。

11.4·若水浴箱周边四角与中间的实测温度＞±1℃，应停止使用，及时报修。

11.5·水浴箱内的水用双蒸水或去离子水，忌用自来水，并且去离子水要定期更换。

（哈小琴）

水平离心机标准操作规程

××医院检验科临床免疫室作业指导书	文件编号：××-JYK-MY-××××

版本：	生效日期：	共　页　第　页

1. 目的

建立规范的××水平离心机的操作程序,确保离心工作安全有效。

2. 仪器名称及型号

××(品牌)××(型号)水平离心机。

3. 应用范围

适用于免疫组经授权操作的检验技术人员。

4. 仪器简介和测试原理

将装有等量试液的离心容器对称放置于转头四周的孔内,启动机器后。电动机带动转头高速运转所产生的相对离心力(RCF)使试液分离,相对离心力的大小取决于试样所处的位置至轴心的水平距离即旋转半径 r 和转速 n,计算公式如下:

$$RCF = 1.118 \times 10^5 n^2 r \times g[其中: n 为转速(r/min); r 为转速半径(cm)]$$

5. 开展项目(略)

6. 仪器环境要求

环境温度:5~40℃;相对湿度:不超过80%。

7. 操作规程

7.1·将仪器接上电源,打开开关。将样品等量放置在试管内,并将其对称放入转头,盖好盖门。

7.2·如需调整仪器的运行参数,可按"Set"键,使相应的指示灯亮,数码管即显示该参数值,按键调整参数,并按"Enter"键确认贮存。

7.3·按"Start"键启动仪器,仪器运行过程中数码管显示转速,当仪器运行完所设定的时间后自行停机,停机过程中数码管闪烁显示转速。

8. 维护保养

使用前请详细阅读使用说明书。本机使用三线插座,使用时必须接地线,确保安全。离心机启动后,如有不正常噪声及振动,应立即切断电源分析原因,排除故障。在使用过程中,应尽量避免试液洒在机器上面及转头里面,用毕应及时清理,擦拭干净。转头应定期(视使用频率确定)清洗和消毒。

9. 校准

9.1·计量特性

9.1.1　转速示值误差:高速离心机转速相对误差不超过±1%,低速离心机转速相对误

差不超过 ± 2.5%。

9.1.2　转速稳定性：不超过 ± 1%。

9.1.3　整机噪声：（A 计权）应不大于 90 dB。

9.1.4　定时相对偏差：数字定时装置相对偏差应不大于 ± 1%；机械定时器相对偏差应不大于 ± 5%。

9.1.5　升降速时间：离心机升速时间应≤10 s，降速时间应≤10 s。

9.2 · 校准环境条件：温度：10～40℃。相对湿度：30%～85%。电压变化范围：额定电压的 10%。离心机环境周围应无腐蚀性气体、液体，无强电磁干扰，无振动干扰。

10. 报警及处理

离心机使用过程中常见"警报"有离心物不平衡导致故障，应严格平衡后离心。部分厂家离心机还有转子不匹配、设置离心速度超出范围等，更换相应的转子即可。

11. 注意事项

11.1 · 为确保安全和离心效果，仪器必须放置在坚固水平的台面上，离心时平衡离心管，离心机盖上不得放置任何物品；样品必须对称放置，并在开机前确认已盖好盖门。

11.2 · 应经常检查转头及实验用的离心管是否有裂纹及老化现象，如有应及时更换。

11.3 · 实验完毕后，需将仪器擦拭干净，以免腐蚀。

11.4 · 在离心机未停稳时不得打开盖门。

11.5 · 仪器必须有可靠接地。

11.6 · 每日处理完标本应关闭离心机电源。

（哈小琴）

水平摇床仪标准操作规程

××医院检验科临床免疫室作业指导书	文件编号：××-JYK-MY-××××
版本： 生效日期：	共 页 第 页

1. 目的

建立水平摇床仪的使用、维护保养与清洁标准操作程序，使操作过程标准化。

2. 仪器名称及型号

××（品牌）××（型号）水平摇床仪。

3. 应用范围

适用于免疫组经授权操作的检验技术人员。

4. 仪器简介和测试原理

水平摇床仪的控制面板上有摇杆开关，可选择持续振荡或循环振荡等方式。多种振荡方式、可定时、可同时振荡四块微板。仪器控制部分标志清晰，操作简便。速度的范围从40～1 100 r/min，振荡平稳、有力。骨架结构的板面有许多孔眼，微板能牢固地放置在上面且不易滑动。底部的橡胶垫脚能使仪器相对固定在台面，防止仪器整体出现"游走"的情况发生。

5. 开展项目（略）

6. 仪器环境要求

使用环境：10～40℃；相对湿度：85%；电源要求：220 V，50 Hz等。

7. 操作规程

7.1·装载平台：在平台上有止动弹簧固定器，推动上面的弹簧，放入盛满的测定盘，直到测定盘稳定在带螺纹的平台底部，然后放开弹簧使其固定位置。

7.2·开机

7.2.1　如若要仪器不停振荡，可把选择开关拨至"Constant"位置。

7.2.2　如果想得到预期的时间效果，把选择开关拨至"Timed"位置。然后，把定时器的黑色箭头拨至相应的时间位置。按住定时器中间的按钮来开始计时，待到时间结束，仪器会自动停机，在这段时间里，箭头上的白色圆点会向着时间减少的方向旋转。

7.2.3　在"Constant"或"Timed"的运行阶段，操作者仅靠把选择开关推至中间位置或"OFF"位置来暂停仪器。

7.2.4　设置速度控制器：开机后，顺时针转动速度控制器（增大速度）或逆时针旋转旋钮（降低速度）来调节速度以达到想要的结果。

7.2.5　完成每次操作后，不必把速度控制器调至开始位置或归零。一旦一个合适的摇动速度被设置，控制器就会清除上一次的设置。

7.3·关机：调节开关至"OFF"来停机。

8. 维护保养

8.1·使用前请详细阅读使用说明书。

8.2·实验结束后应及时对水平摇床仪进行清洁及消毒。

8.3·仪器在连续工作期间,每3个月应做一次定期检查:检查是否有水滴、污物落入电机和控制元件上,清洁风机上的灰尘,检查保险丝,控制元件及紧固螺钉。

9. 校准

水平摇床仪校准参数包括:旋转方式,旋转频率,运行时间设定范围,平台尺寸,外形尺寸,环境温度 5~40℃,相对湿度,最大负载,最大功耗,电源要求(220 V,50 Hz)。

10. 报警及处理

水平摇床仪一般无报警功能。

11. 注意事项

11.1·如果近来都不再使用摇床,拔掉电源线。

11.2·在运行之前要把开关拨至"Off"位置,同时速度控制器应在"Zero"位置。

(哈小琴)

免疫印迹仪标准操作规程

××医院检验科临床免疫室作业指导书	文件编号：××-JYK-MY-××××
版本： 生效日期：	共 页 第 页

1. 目的

建立规范的免疫印迹仪操作程序,确保免疫印迹法检测结果准确可靠。

2. 仪器名称及型号

××(品牌)××(型号)免疫印迹仪。

3. 应用范围

适用于免疫组经授权操作的检验技术人员。

4. 仪器简介和测试原理

根据抗原抗体特异性结合检测复杂样品中的某种蛋白的方法。该法是在凝胶电泳和固相免疫测定技术基础上发展起来的一种新的免疫生化技术。由于免疫印迹具有 SDS-PAGE 的高分辨力和固相免疫测定的高特异性和敏感性,现已成为蛋白分析的一种常规技术。免疫印迹常用于鉴定某种蛋白,并能对蛋白进行定性和半定量分析。结合化学发光检测,可以同时比较多个样品同种蛋白的表达量差异。

5. 开展项目

包括抗核抗体谱检测、肝脏自身抗体谱检测及其他免疫印迹法检测项目。

6. 仪器环境要求

环境温度：5~40℃；相对湿度：不超过80%；电源要求：电压 220 V±10%,频率 50 Hz ±2%。

7. 操作规程

7.1·开机

7.1.1 主菜单(Main Menu)：显示屏出现"检测项目(List of Assays)",按"Enter"确认。

7.1.2 检测项目(List of Assays)选择：通过"＋"或"－"键选择检测程序,按"Enter"确认。

7.2·开始膜条(Start Strip)

7.2.1 通过"＋"或"－"键选择检测膜条的起始位置,按"Enter"确认。首先选择酶联物 A(Conjugate A)的膜条数量,按"Enter"确认。其次选择酶联物 B(Conjugate B)的膜条数量,按"Enter"确认。

7.2.2 按"－"键两次,充盈满 A 导管(洗涤液),按"Enter"确认。再重复上述步骤依次对 B(封闭液)、C(酶联物 A)、D(酶联物 B)、E(底物液)、F(蒸馏水)、G(终止液)导管进行充盈,按"Enter"确认。

7.2.3 显示屏出现"废液瓶是否为空？(Is waste bottle empty?)",按"Yes"确认。

7.3·开始检测：显示屏出现"开始检测？（Start Assay?）"，按"Yes"确认。

7.3.1　显示屏出现"放入膜条！（Insert Strips!）完成？"，手工放入检测膜条，按"Yes"确认。仪器自动开始润湿膜条（Wet Strips）和膜条孵育（Strips Incubation）。

7.3.2　仪器自动加入封闭液以稀释样品（Dilute Sample）和样品孵育（Sample Incubate），手工加入 10 μl 的血清样品。

7.3.3　显示屏出现"加入 10 μl 血清样品！（Add 10 μl sample!）完成？"，按"Yes"确认。

7.4·结束检测：显示屏出现"结束检测？（Finish Assay)？"，按"Yes"确认。

8. 维护保养

8.1·日保养

8.1.1　显示屏出现"结束检测？（Finish Assay)？"和"等待时间（Waiting Time）"，按"Yes"确认。

8.1.2　显示屏出现"泵的灌注（Pumps Priming）""灌注所有的泵？（Priming All Pumps?）"，按"Yes"确认。

8.1.3　显示屏出现"每个泵的灌注量（Volume Per Pump）0.5 ml"，按"＋"直到灌注量为 15 ml，按"Enter"确认。仪器自动依次灌注 A～G 泵的导管，结束后仪器自动返回主菜单（Main Menu），显示屏出现"检测项目（List of Assays）"。

8.2·关机。

8.3·清洁仪器表面，清空废液瓶。

9. 校准

校准关键参数有：泵系统、分液系统、吸液系统等。

10. 报警及处理

根据说明书和消除办法，纠正各个警报状况。如果出现重大故障，联系工程师处理。故障修复后，应采取相关检验结果质量保证措施。如有问题，请联系××（品牌）××（型号）免疫印迹仪客服电话。

11. 注意事项

11.1·严格遵照仪器使用说明书对仪器进行正确操作和日常维护和保养。

11.2·注意保护测试通道的维护保养。

（哈小琴）

免疫定量分析仪标准操作规程

××医院检验科临床免疫室作业指导书	文件编号：××-JYK-MY-××××
版本：　　　　　生效日期：	共　页　第　页

1. 目的

建立规范标准的××型免疫定量分析仪操作程序。

2. 仪器名称及型号

××（品牌）××（型号）免疫定量分析仪。

3. 应用范围

适用于免疫组经授权的检验技术人员。

4. 测试原理

将定量的患者的血清、血浆、全血或尿液加入到与仪器相匹配的试纸条或检测卡中，反应规定时间后，将试纸条或检测卡置入仪器内，通过摄像头捕捉检测卡图片，将图片上传至仪器平板电脑中，用相关软件对图像进行分析处理，自动识别检测项目与测试区。通过将测试区T线计算所得的RGB值，带入到之前安装的定标曲线算法中，计算显色的RGB值对应的浓度值。平板电脑显示测量结果。

5. 开展项目

包括：HBsAg、HBsAb、HBeAg、HBeAb、HBcAb、anti-HAV、Anti-HCV、anti-HEV等。

6. 仪器环境要求

电源要求：电压 220 ± 22 V，频率 50 ± 1 Hz。环境温度：$5 \sim 40℃$。相对湿度：$\leqslant 80\%$。大气压力：$86 \sim 106$ kPa。避免灰尘、阳光直射、溅液、腐蚀性气体、振动和强烈电磁场干扰。

7. 操作规程

7.1·开机和关机

7.1.1　开机：接上电源适配器，将仪器开关按至"On"位置，仪器开机。

7.1.2　主菜单界面：动画结束直接进入主菜单界面：最上面一行是安卓系统状态栏，需要关注的是右侧的3个图标：3G信号，电池状态和时钟。本设备工作中需要3G在线，以便可以获得最新的软件版本，并使原厂对设备的工作状态进行跟踪。中间4个大的按钮图标是设备主要功能图标；"进入系统"进入测试系统，实现对样本的测试和结果查询；"定标曲线"从网上U盘或扫描二维码获取定标曲线；"项目配置"对所有项目的参数进行设置；"系统配置"查看版本号，输入用户名，设置通信参数和内置打印深度。

7.2·退出：点击显示屏右上角"退出"按钮可以退出应用程序，返回平板电脑桌面。点击平板电脑桌面图标"益诊断"可以再进入应用程序，回到仪器开机后的主界面。

7.3·关机：因为机器带有电脑和操作系统，因此需要按照正常的关机操作流程关机，以免损坏设备。返回到主界面，首先关断电源开关，然后轻点主屏幕右上角的"关机"按钮，选择确定。

7.4·设置

7.4.1 项目配置：项目配置为免疫定量分析仪配套试剂的基础参数，不建议修改任何项目的基础参数。

7.4.2 系统配置：点击"系统配置"后进入到仪器系统配置界面，其中会显示仪器的编号和运行软件版本，第二行中可设置用户名称，可设置仪器是否自动打印和打印机打印的颜色深浅度，其余参数会上位机通信参数。

7.5·定标曲线：点击"定标曲线"后进入到定标曲线界面下，可通过三种方式获得定标曲线，分别为通过服务器下载定标曲线，用扫码器扫描二维码获取定标曲线，和U盘同步定标曲线。其中用二维码获取定标曲线时，要求仪器当下的输入法为英文状态。定标曲线界面下也可以看出仪器现在已经拥有的定标曲线，及定标曲线的批号信息。

7.6·仪器测试

7.6.1 检测界面：点击"进入系统"进入到仪器的检测界面。检测界面左侧为检测位置，与试剂托盘位置一一对应，其中三联卡位置会一次占用两个通道，即单卡1、2号位，为三联卡的1号位；3、4号位，为三联卡的2号位，以此类推。右侧分别为"立即读取""定时读取""处理历史""获取二维码定标曲线""质控""查看""机器"。

7.6.2 立即读取：点击"立即读取"，会出现编辑界面，可编辑患者编号和姓名，需要注意的是，在编辑编号和姓名时，需在对应通道下进行编辑。编辑结束后，点击"确定"，仪器进入测试状态，测试结束后，结果显示在对应通道中。立即读取为机外孵育模式。

7.6.3 定时读取：点击"定时读取"会出现编辑界面，可编辑患者编号、姓名和孵育时间，需要注意的是，在编辑编号和姓名时，需在对应通道下进行编辑，时间不编辑默认15 min。编辑结束后，点击"确定"，仪器进入测试状态，本测试状态为识别当前通道下所有放入试剂卡的检测项目。识别完检测项目后，原"定时读取"会变成"添加"点击"添加"，可中途添加样本。添加样本操作步骤与上述步骤相同。定时读取为机内孵育模式。需要特别注意的是，在添加样本时，确认仪器已经在测试的项目，如果有项目离检测时间小于1 min，此时不得添加样本，以免导致测试错误，添加样本时，如果有通道已经检测结束，应当取出检测结束的试剂卡。

7.6.4 处理历史：点击"处理历史"可查询历史检测结果，可按时间、编号、姓名、检测项目、批次进行搜索。直接点击"搜索"，会搜索出所有历史检测结果。

7.7·样本检测：用试剂配套的滴管，吸取血清、血浆、尿液或血液稀释物，滴入试剂卡的S孔中，反应15 min检测，立即读取为机外模式，需用定时器定时15 min后，点击"立即读取"。定时读取为机内模式，仪器计时，15 min后，自动检测（注：CRP项目为3 min）。

8. 维护保养

8.1·设备应当置于清洁的环境中，否则会影响测试结果。

8.2·保持触摸屏清洁干净，否则显示不清，触摸响应不灵，可用软布擦拭。

8.3·托盘保持干净，否则会影响测试结果，用清水和软布擦拭，必要时可用洗洁精。

8.4·避免高出试剂卡的样本污染机器，如果污染，用75％乙醇清洁，并迅速用清水洗净。

9. 校准

每年校准至少一次,有特殊情况(如更换关键部件等)需再校准。

10. 报警处理

10.1·如果发出了一项警报,则"警报"按钮将闪烁。当"警报"按钮闪烁时,有必要打开"警报"窗口查看相应的警报。警报窗口识别各种系统警报状态。

10.2·选择"警报"(总览按钮),显示警报窗口。选择各条警报,查看具体说明和消除办法(显示在屏幕下半部分)。根据相应的消除办法,纠正各个警报状况。如果出现任何故障,可参考仪器说明书"具体模块的检修办法"一章。选择"关闭",可关闭警报窗口。

11. 注意事项

11.1·电源应可靠接地,只允许使用随机配置的电源适配器。

11.2·工作台面要平整,工作中要绝对避免振动。

11.3·仪器搬动或运输前必须将托盘和试剂卡取出。

11.4·非指定配套试剂卡不可在本机上测读,也不能对其结果负责。

11.5·不要试图擅自拆开设备。

11.6·检测结果不得用于非预期病症的诊断,也不得用于未声明的临床用途。

11.7·仪器配套的检测试剂卡的正面禁止任何人为的用笔进行编号或涂画。

11.8·样本测试时,试剂卡在放入到试剂托盘中时,应当将试剂卡的 S 孔端对着试剂托盘中间白线处放置。

11.9·如有异常气味或烟雾产生,应立即切断电源(断开机器上的电源开关或拔出电源插头),同时拔出适配器出入端的电源插头。未找到原因前不可再次通电。

11.10·不要让试剂或样本及其他化学液体掉落流入仪器。

11.11·保养时应戴手套并关闭机器电源。

11.12·长时间不用要注意关闭仪器开关和电脑,还要断开适配器输入电源。

(哈小琴)

时间分辨法荧光免疫分析仪标准操作规程

×× 医院检验科临床免疫室作业指导书　　　　文件编号：××-JYK-MY-××××

版本：　　　　 生效日期：　　　　　　　共　页　第　页

1. 目的

建立规范标准的 ×× 时间分辨法荧光免疫仪操作程序，确保时间分辨法检测结果准确可靠。

2. 仪器名称及型号

××（品牌）××（型号）时间分辨法荧光免疫分析仪。

3. 应用范围

适用于免疫组经授权的检验技术人员。

4. 仪器简介和测试原理

时间分辨法荧光免疫分析的原理就是使用三价稀土离子（如 Eu^{3+}、Tb^{3+}、Sm^{3+}、Dy^{3+}）作为示踪物，通过这些稀土离子与具有双功能结构的螯合剂以及抗原形成稀土离子-螯合剂-抗原螯合物。当标记抗原、待测抗原共同竞争抗体，形成免疫复合物，由于免疫复合物中抗原抗体结合部分就含有稀土离子，当采取一些办法将结合部分与游离部分分开后，利用时间分辨荧光分析仪，即可测定复合物中的稀土离子发射的荧光强度，从而确定待测抗原的量。正常情况下，免疫复合物中的稀土离子自身荧光信号很微弱，若加入一种酸性增强液，稀土离子从免疫复合物中解离出来，和增强液中的 β-二酮体、三正辛基氧化膦、Triton X-100 等成分形成一种微囊。后者被激发光激发后，稀土离子可以发出长寿命的极强的荧光信号，使原来微弱的荧光信号增强将近 100 万倍。

5. 开展项目

包括：乙肝两对半、AFP、HCG、新生儿筛查、甲状腺检测、产前筛查、性激素等。

6. 仪器环境要求

为了确保系统操作的正常运转，应该保证以下的条件：无尘、通风良好的环境，无直接日照。温度：18～25℃，温度的改变应该小于 2℃/h，室内湿度：30%～80%。

7. 操作规程

7.1 · 实验前

7.1.1　试剂复温：将试剂及所需数量的微孔反应条置室温平衡（20～25℃）。

7.1.2　仪器准备：将时间分辨荧光测定仪、洗板机、振荡仪开机，进入准备状态。

7.1.3　洗涤液准备：蒸馏水配制洗涤液 1∶25 倍稀释。

7.2 · 实验中：操作步骤具体按说明书。

7.2.1　将试剂及所需数量的微孔反应条置室温平衡，试剂样品使用前必须达到室温（20～25℃）后才能使用，未用完的板条应立即用封片封好，不能长时间暴露在空气中，这严重影响检测结果。

7.2.2　加入参考标准品或样本。加入中和抗原（如果有中和抗原）时避免吸头接触孔壁及孔内样本，如有接触，请更换吸头，并加贴封片。

7.2.3　微孔反应条在室温下，用振荡仪缓慢振摇孵育 1 h（如室温低于 20℃时，则放入 37℃恒温箱 1 h）。

7.2.4　在第一步孵育结束后，小心将封片揭下并弃掉，用洗板机洗涤 4 次，拍干。

7.2.5　每孔中加入 100 μl 已稀释的标记物工作液，并加贴封片。

7.2.6　微孔反应条在室温下，用振荡仪缓慢振摇孵育 1 h（如室温低于 20℃时，则放入 37℃恒温箱 1 h）。

7.2.7　第二次孵育结束后，小心将封片揭下并弃掉，用洗板机洗涤 6 次，拍干。

7.2.8　加入增强液，加液过程中避免碰到小孔边缘或其中的试剂，尽量避免污染。增强液应根据实际用量，倒入增强液瓶盖中，禁止用加样器直接伸入瓶中取液，瓶盖剩余的增强液禁止倒回瓶中，应弃之，用完后应立即盖紧瓶盖。

7.2.9　微孔反应条在室温下，用振荡仪轻摇 5 min（在半小时内完成测定）。

7.3·检测时：微量振荡器的使用。

7.3.1　打开电源开关，电源接通后，位于开关内的电源指示灯亮，同时可听到"嘟"的一声，并且液晶显示屏可出现"××欢迎您"字样。

7.3.2　"开关"键是反应板要进行振荡时按开关（"开关"是启动振荡或停止键）。"设定"键是设定菜单按键（菜单已设定好，可不必理会）。

7.3.3　反应板振荡 1 h 完毕后，振荡器可自动报警，拿掉时间到的相应的反应板后，可按"开关"键，继续工作；当所有反应板的时间都到了，机器停止工作，并且报警提示，机器进入待机状态。

7.3.4　若有新板加入，按"开关"键开始工作，并计时；若没有，且工作完毕就关闭电源开关，结束工作。

7.4·自动酶标洗板机的使用

7.4.1　检查"洗涤液"是否充足，废液瓶是否已满，并且三瓶的瓶盖是否拧紧。

7.4.2　开机：打开主机开关，洗板机首先进行自检，液晶显示屏首先显示"××欢迎您，正在初始化系统，请稍候！"字样，几秒钟后显示主菜单"洗板？冲洗管路？位置调节？请选择！"说明仪器正常，处于待命状态。

7.4.3　反应板放好后，按"洗板/停止"键，用"选择参数"键来设定洗板程序，再按"洗板/停止"键。

7.4.4　洗板结束后，将洗液瓶换为蒸馏水瓶，按"冲洗管路"键，用"＋／－"设定冲洗时间，再按"冲洗管路"键，仪器自动冲洗管路。

7.4.5　关闭电源开关。

7.5·主机操作

7.5.1　将反应板放入测试仓内，盖好仓盖。点击电脑桌面中的"仪器操作"图标。进入软件系统,界面可见"检验"和"设置"两个主菜单,点击"检验"可见：新建、摆放、过程、测试、分析、报告等子菜单。

7.5.2　点击"新建"进入"新建测试项目"界面,选择欲测的项目类型和项目名称。"测试样品编号序列表"中输入检测样品编号。"标准曲线参数"选择本次检测的标准曲线类型。"试管摆放图"查看是否摆放正确,选择"确定"。

7.5.3　点击"测试",在"微孔板号"下拉菜单中选择当前所建立的微孔板号,检查"测试项目"及"需测的管数"是否正确,若不正确返回"新建"查看,若正确点击"开始"(仪器在测试过程中不能将测试仓盖打开!)。

7.5.4　然后对检测结果进行"分析"。当标准曲线出现异常时,应对其进行修改或引用以前的标准曲线。如结果在临床上无法解释或对此次实验结果有疑问时,应重复实验。

7.5.5　在"报告"中再核对"分析"时出现的结果,若结果无误,就登记患者姓名、年龄等,进行"打印",结果发出后,再点击"全部"键,存入历史库中,以便以后患者的查询。

7.5.6　测试完后,把测试仓中的反应板取出,然后退出操作程序,再按关机步骤关闭主机。

8. 维护保养

每日保养：用蘸蒸馏水的干净纱布擦拭仪器表面,再用干净纱布擦拭表面。

9. 校准

9.1·样本处理系统：允许各种原试管上机(2～10 ml)。样品及标准品条形码自动输入。可装载 12 个试管架,一次上机 432 个样品。14 个加样探针,每一探针具有液面检测功能,凝血自动识别功能。连续操作,样品检测项目自动组合。样品自动稀释功能,自动对样品进行5～100 倍稀释。独特探测系统,可避免样品中的血块和气泡。自动清洗装置,样品交叉污染<0.005％。标准品自动冷藏,标准架可容纳 56 个标准品。

9.2·实验运行系统：对同一样品 1 s 检测 1 000 次,确保结果准确。24 针洗板机,测量后自动清洗,吸液和冲洗压力自动控制。加样管路自动冲洗,精确度超过 1％ CV。时间分辨针采用疝光源,1 μs 光脉冲,脉冲频率 1 000/s;双激发光滤片转换器,发色光滤片转换器自动转换。可进多标记项目检测。

10. 报警处理

10.1·如果发出了一项警报,则"警报"按钮将闪烁。当"警报"按钮闪烁时,有必要打开"警报"窗口查看相应的警报。警报窗口识别各种系统警报状态。

10.2·选择"警报"(总览按钮),显示警报窗口。选择各条警报,查看具体说明和消除办法(显示在屏幕下半部分)。根据相应的消除办法,纠正各个警报状况。如果出现任何故障,可参考仪器说明书"具体模块的检修办法"一章。选择"关闭",可关闭警报窗口。如有问题,请拨打××(品牌)××(型号)时间分辨荧光免疫分析仪售后服务热线。

11. 注意事项

11.1·试剂在实验前要求恢复到室温(18～25℃)方可进行操作,一般从冰箱拿出来后放置 30 min 左右即可。

11.2·加样：加样的手势：垂直稍稍倾斜、悬空，吸嘴不能碰到孔壁。加示踪缓冲液和增强液时量必须保证 200 μl，否则，也会引起较大误差。

11.3·孵育时间和温度：一般要求充足的时间进行孵育才能使抗体与抗原完全结合。温度越低，则抗原抗体结合的速度越慢。孵育时间和温度控制不严格也会引起 CV％过大。

11.4·冲洗：冲洗不完全或洗板机平时保养不完全，会引起 CV％的增多。故每次实验前和实验结束后，必须用大量去离子水冲洗。洗液注入的量：充满井形孔并形成凸起的液面，就是满而不溢。

11.5·加增强液时避免产生泡沫：由于测定时激发光束必须通过井形孔的表面，故泡沫会影响实验的准确性，使 CV％过高。

11.6·标记物的稀释：标记物稀释要求使用一次性容器。稀释后必须在 1 h 内使用完毕，剩下的丢弃。

11.7·此外，实验室的环境必须保证洁净、整齐。实验桌不允许与其他实验共用。所用的器械，如移液管、打样器、洗板机等必须每次用大量去离子水冲洗干净。

参考文献

[1] 李振甲，陈泮藻，高平，颜光涛.时间分辨荧光分析技术与应用[M].北京：科学出版社,1996.

[2] 高平，李振甲，纪弟.新型固相竞争性时间分辨荧光免疫分析检测血清孕酮方法的建立[J].中国免疫学杂志,1993,8：371.

[3] Lovgren T N-E. Time-resolved fluoroimmunoassay of steroid hormones[J]. J.Steroid.Biochem, 1987, 27：47.

[4] Bertoft E，Eslola J，Nanto et al. Competitive solid-phase immunoassay of testosterone using time-resolved fluorescence [J]. FEBS lett, 1984, 173：213.

[5] 魏文清，王仁芝，蒋中华.时间分辨荧光免疫分析人血清总甲状腺素(T4)及总三碘甲腺原氨酸(T3)[J].标记免疫分析与临床,1992,1：1.

[6] Luke F，Schegel W. A Time-resolved fluoroimmuno assay for the detection of prostaglandin F2α[J]. Clin. Chem. Acta, 1990, 189：257.

(哈小琴)

电化学发光免疫分析仪标准操作规程

××医院检验科临床免疫室作业指导书	文件编号：××-JYK-MY-××××
版本：　　　　生效日期：　　　　　　　　共　页　第　页	

1. 目的

建立规范××型电化学发光免疫分析仪操作程序,确保电化学发光检测结果准确可靠。

2. 仪器名称及型号

××(品牌)××(型号)电化学发光免疫分析仪。

3. 应用范围

适用于免疫组经授权的检验技术人员。

4. 仪器简介和测试原理

××系统是××公司最新研制的大型血清工作站,采用了先进的模块设计理论,基于智能化流程管理软件的多模块组合。××系统包括 XX/XY/YY/XYX 4 种模块,可组成生化免疫一体机,也可单独组合成为生化大型设备,供大中型医院使用。一个核心单元最大可同时支持 4 个模块,测试速度 XX 模块 900 或 1 800 次/小时,三通道;XY 型号测试速度 2 000 次/小时,YY 型号测试速度为 600 次/小时,生化项目参数可达 211 个;免疫模块 XYX 型号测试速度 170 次/小时,包括 100 个免疫项目。该仪器支持多种样本类型,多种标本杯类型,具备自动复查和自动反射功能,真正实现自动质控,便捷操作,利于科室人员更专注于检验质量。具有凝块探测和液面感应功能,精确的标本吸样量,最大程度地保证吸样的准确性。

5. 开展项目

包括：乙肝两对半、甲状腺功能、性激素、肿瘤标志物、PCT、IL-6 等。

6. 仪器环境要求

6.1 · 环境条件：为了确保系统操作的正常运转,应该保证以下的环境条件。

6.1.1 无尘、通风良好的环境,无直接日照。

6.1.2 温度：$18 \sim 32 ℃$,温度的改变应该 $< 2 ℃/h$,屋内湿度：$30\% \sim 80\%$。

6.1.3 输入电压 220V($\pm 10\%$),50 Hz;有良好接地的电源,单独接地线,对地阻抗 $< 10 \Omega$,零地电压 < 2 V,仪器功率 11 KVA,建议 UPS 功率 > 15 KVA。

6.1.4 在附近没有会产生电磁波的仪器,环境噪声 < 85 dB(A)。

6.2 · 供水要求

6.2.1 无菌去离子水(要求 < 10 cfu/ml,电导率 $\leqslant 1 \mu S/cm$),水量：c701 为 50 L/h,c502 为 40 L/h,水压为 $0.5 \sim 3.5$ kg/cm^2。

6.2.2 纯水水箱出水管口径 12 mm(约 1/2 in 内径),地面排水口距仪器排水出口在 $50 \sim 100$ mm,管长应 < 5 m。

7. 操作规程

7.1·开机前检查：检查供水、排水系统是否正常，供电是否正常，仪器标本是否存在阻碍物。

7.2·开机

7.2.1　接通仪器左前方绿色操作电源开关，后打开控制电脑。

7.2.2　仪器开始初始化，输入"用户名及密码"，登录仪器操作界面，仪器可以自动关联保养，做完保养后仪器回到"Stand By"状态。

7.3·仪器处于休眠状态

7.3.1　仪器在进入睡眠状态时，在指定的时间自动唤醒，或手动开机唤醒仪器。

7.3.2　系统结束睡眠状态至登录界面，输入"用户名及密码"，仪器初始化（Initializing）后，进入保养程序，完成后回到"Stand By"状态。

7.4·开机后确认

7.4.1　进入"System Overview"，点击"Daily Maintenance"按键，检查保养工作是否完成（仪器自动完成，但如果保养液不够量，自动保养会中断）；如保养未完成，确认保养液够量后，进入"Utility - Maintenance"，用光标选中需做的保养项目，"Select"，再点"Execute"，手工要求仪器完成保养工作。

7.4.2　清除标本数据库：进入"System Overview"，点"Sample Data Clear"，选择"Clear"后点"OK"，即可清除以往所有的患者结果数据，释放仪器内存空间。

7.4.3　检查通信连接，确保仪器与 LIS 系统的连接正常，点击"Start"查看"Communication On"于"Yes"状态。

7.5·试剂确认：开机检查试剂量，根据医院需求，添加试剂。

7.5.1　XX 原装试剂：将 XX 原装试剂外包装拆除后，打开试剂仓门，以试剂瓶 RFID 标签朝向左侧的方向将试剂放入任意空位，关上试剂仓门。在控制电脑上点击"Reagent - Setting - Reagent Registration - Execute"，仪器自动探测试剂液位并计算出剩余试剂量。

7.5.2　XX 开放通道试剂：在控制电脑上点击"Reagent - Setting - Manual Registration - Test Name - OK"，打开试剂仓门，以试剂瓶 Rfid 标签朝向左侧的方向将试剂瓶放入相应试剂位。

7.5.3　XY 原装试剂：将 XY 原装试剂外包装拆除后，选择所需的试剂装载方式（A、B、Auto、Buffer），再将试剂盒以条码向右的方向推入到试剂装载口，仪器会自动将试剂放入试剂仓。在控制电脑上点击"Reagent - Setting - Reagent Registration - Execute"，仪器自动探测试剂液位并计算出剩余试剂量。

7.5.4　XY 开放通道试剂：进入"Reagent - Setting"，选择"C702"模块，点击"Open Channel"，选定项目后点击"Reserve"，点击"OK"后将试剂盒放到试剂装载口，仪器会自动将试剂放入试剂仓。

7.5.5　YY 原装试剂：将 YY 原装试剂外包装拆除后，生化试剂盒直接放到试剂装载口，仪器会自动将试剂放入试剂仓。

7.5.6　YY开放通道试剂：进入"Reagent‐Setting"，按"Open Channel"，选定项目后按"Reserve"，按"OK"后将试剂盒放到试剂装载口，仪器会自动将试剂放入试剂仓。

7.5.7　XYX原装试剂：将试剂在室温放置至少半小时，等到仪器处于"Stand By"状态，开启试剂仓盖，按照透明盒靠试剂仓外圈，黑盒靠试剂仓内圈的方向轻轻放入三联试剂盒，避免摇动产生气泡，位置可随意选择，如果不是三联试剂包装的辅助试剂，则应靠试剂仓外圈放置，注意瓶盖开启的方向应与三联试剂一致。将所有试剂瓶盖轻轻开启，盖上试剂仓盖，仪器自动进行试剂注册。

7.6 · 关机

7.6.1　绿架子冲洗：一号位放"Multi Clean"，二号位放"ISE Cleaning"，三号位放新鲜血清，放急诊位后或者常规架放置位置按"Start"，仪器自动进行冲洗，完成仪器回到"Stand By"状态。

7.6.2　关机：等待仪器完成绿架子保养后，关闭操作电脑电源开关，等待电脑黑屏以后，然后关闭"Operation"开关，等待仪器断电即可。

7.6.3　置于"Power Off"状态：或关联绿架子清洗后，仪器自动"Power Off"。

7.7 · 编辑

7.7.1　编辑工作单（条形码模式）：如使用LIS双向通信，对于有条码信息的标本，无须编辑，只要将标本放入进样区，点击"Start"即可。

7.7.2　编辑标本（单向通信模式）进入"Workplace‐Test Selection"。

7.7.2.1　单个标本：在Sample栏选"Routine"，在Type栏选择标本类型，在"Sequence No."输入标本号（如需稀释，在S.Vol/D.Ratil栏选择稀释倍数），选择项目后"Save"，启动"Start"，在相应的标本类型里输入该标本号，点"Start"开始检测。

7.7.2.2　批量标本：在Sample栏选"Routine"，在Type栏选择标本类型，在"Sequence No."输入标本号（如需稀释，在S.Vol/D.Ratil栏选择稀释倍数），选择项目后点"Repeat"，输入最后一个标本号，点"Start"，在相应的标本类型里输入该批量标本的第一个编号，点"Start"开始检测。

7.7.2.3　急诊标本：在Sample栏选"Start"，在Type栏选择标本类型，在"Rack No.‐Pos."输入急诊架号及位置号，在"Sample ID"栏输入标本号（如需稀释，在S.Vol/D.Ratil栏选择稀释倍数），选择项目后"Save‐Start"，再点"Start"开始检测。

7.8 · 查看标本检测结果：进入"Workplace‐Data Review"，光标选上要查看的标本号，在右边界面可看到该标本所做的项目和结果，不同的项目，再点"Reaction Monitor"，可看到相应项目的反应曲线。

7.9 · 数据传送：所有的样本结果都自动传送到中文软件，如果需要重新传送某个或某些标本，可在"工作站‐结果审核"菜单下，找到相应未传结果标本，再点"Sent To Host"。如果在传输过程中发生任何问题，可导致结果传送失败，仪器将会自动关闭传送开关，这时需排除传输问题，如在修复中文软件等，再重新打开传送开关：点击"Start"，在"Host Setting"方框，点"Communication On"，再点"OK"。

7.10·结果备份：样本结果有三种备份方式：① 仪器主机将所有结果备份到软盘。② 将当天数据检验结果全部打印出来。③ 通过中文软件数据库自动备份。

8. 维护保养

8.1·每日保养

8.1.1 擦洗探针（亦可在关机后直接擦洗）：点击"Utility‐Maintenance‐Manual‐Select"，选择模块，点"Execute"，先用蘸 75％乙醇的干净纱布擦拭，再用蘸蒸馏水的干净纱布擦拭，最后用干净纱布擦拭，完成后点"Stop"，最后对整台仪器进行复位，"Utility‐Maintenance‐Reset"。

8.1.2 结束后维护保养：点击"Utility‐Maintenance‐32. Finalization‐Select"，点"Execute"，仪器自动执行，保养完毕，自动回到"Stand By"状态。

8.2·每月保养：在"Stand By"状态下清洁水箱及冰箱压缩机过滤膜。在关机状态下擦洗孵育池及蓄水小杯清洗 S/R 针、Sipper 针及搅拌棒的冲洗站。

8.3·按需保养：在需要时更换检测池、样本试剂针及搅拌棒。

9. 校准

9.1·校准设备与试剂：免疫质控血清，不确定度为 0.3％（K = 2）；电子交流稳压器：220 V,1 kW;混匀器。

9.2·校准工作环境：室内温度为（20±5）℃,校准室内相对湿度不大于80％,电磁场压需要经过交流电稳压器稳压；校准室内有较好的防尘措施,远离强电场的干扰。

9.3·外观检查分析仪的涂漆、镀层和玻璃器件；用手拨动各旋钮、开关和样品台；检查经固件情况；分析仪有关的技术文件应齐全。

9.4·校准项目

9.4.1 正确度：依据 CLSI EP15‐A2 指南。

9.4.2 精密度：依据 CLSI EP15‐A2 指南。

9.4.3 线性范围/可报告范围（依据 CLSI EP6 指南）。验证材料：分布于检测范围,至少 3～11 个浓度水平。新鲜患者样本,高值（H）和低值（L）各一份。

9.4.3.1 实验方案：配置好的样品,每水平重复测定 3 次；对患者样本,将 H 和 L 按照 L、8L＋2H、6L＋4H、4L＋6H、2L＋8H、H 方式进行配比稀释成 6 份验证样本,每份验证样本重复检测 3 次。

9.4.3.2 验证结果：① 每个验证样本的实测均值与最适曲线拟合值的偏差小于二分之一总允许误差,则该浓度水平线性验证通过。可报告范围下限为检出限,上限为线性验证通过的最高浓度水平。② 用直线回归对数据进行统计,得直线回归 $Y = bX + a$,若 $r^2 > 0.95$,b 在 0.97～1.03 范围内,则可直接判断测定方法在实验所涉及的浓度范围内成线性。

9.4.4 生物参考区间

9.4.4.1 验证材料：针对每个待验证的生物参考区间分别选取 20 份表观健康个体的样本。

9.4.4.2 实验方案：检测验证材料。

9.4.4.3　结果与报告：超出待验证生物参考区间范围的个体数量≤2 个,验证通过。

10. 报警及处理

10.1·如果发出了一项警报,则"警报"按钮将闪烁。当"警报"按钮闪烁时,有必要打开"警报"窗口查看相应的警报。警报窗口识别各种系统警报状态。

10.2·选择"警报"(总览按钮),显示警报窗口。选择各条警报,查看报警代码、报警信息和消除办法。根据相应的消除办法,纠正各个警报状况。如果出现任何故障,可参考仪器说明书"具体模块的检修办法"一章。选择"关闭",可关闭警报窗口。如有疑问,请拨打××(品牌)××(型号)电化学发光免疫分析仪客服电话。

11. 注意事项

11.1·要求操作人员熟知相关指导方针与标准以及操作员手册中包含的信息与程序。操作人员需要接受过××诊断公司的培训,要求操作人员已仔细遵循操作员手册中详细说明的系统操作与维护程序,并取得××公司培训合格的证书。

11.2·在操作中一定要穿戴防护设备。戴着防护手套工作时应格外当心,因为防护手套易被刺穿或割破,从而导致感染。

11.3·废物的处理

11.3.1　废水的处理,需添加消毒剂,严格按照生物废物处理办法处理。

11.3.2　接触人源性样本会造成感染。所有与人源性样本关联的物质和机械组件均具有潜在的生物危险。如果样本溶液接触到您的皮肤,应立即用水清洗并使用消毒剂,咨询医生。

(哈小琴)

微粒子化学发光免疫分析仪标准操作规程

××医院检验科临床免疫室作业指导书	文件编号：××-JYK-MY-××××
版本：　　　　生效日期：	共　页　第　页

1. 目的

建立规范的××免疫组微粒子化学发光免疫分析仪操作程序,确保微粒子化学发光检测结果准确可靠。

2. 仪器名称及型号

××(品牌)××(型号)微粒子化学发光免疫分析仪。

3. 应用范围

适用于免疫组经授权的检验技术人员。

4. 仪器简介和测试原理

以磁性微粒子为载体,以碱性磷酸酶为标记物,采用夹心法或竞争结合法,以发光底物AMPPD为基础进行免疫检测。

5. 开展项目

包括：乙肝5项、肿瘤标志物、甲状腺功能、性激素、PCT、IL-6等。

6. 仪器环境要求

室温控制在18~25℃。环境湿度：仪器运行一般要求相对湿度<80％即可,但免疫学反应的最适相对湿度为40％~50％。

7. 操作规程

7.1·开机、关机：24 h待机状态。

7.2·试剂准备及装载：试剂储备于3~10℃冰箱。试剂装载：主菜单下选择"F3"键-耗材。选择"F1"-试剂装载。取出试剂,扫描试剂盒条形码,轻轻上下颠倒2~3次,混匀试剂。打开试剂转盘上盖,放入试剂,关闭上盖,选择"F1"-完成。选择"F1"-试剂装载,装载下一试剂,或者选择"F9"-主菜单。

7.3·消耗品装载：消耗品须补充时,在主菜单相应位置将出现红色或黄色警示,且按下"Event log"键将显示相关信息。应及时补充或更换消耗品。

7.3.1 缓冲液装载：出现警示或已空时,直接更换即可。

7.3.2 反应管的装载：主菜单下选择"F3"-耗材。选择"F4"-装载反应杯。撕开反应杯盒包装纸,打开耗材供应槽上盖,放入整架反应杯,用力关闭上盖。打开上盖,取出反应杯空架,关闭上盖,选择"F1"-完成。选择"F4"-装载反应杯,装载下一架反应杯或者选择"F9"-主菜单。(注意：① 在加入反应杯后,切记要取出反应杯空架;② 不可装载超过3架反应试管;③ 避免在未装入反应试管时按下"完成"键,导致虚报计数。)

7.3.3 更换基质：提前18 h将更换的新发光基质置于室温预温。主菜单下选择

"F3"-耗材。选择"F5"-更换基质。打开空基质瓶,注意勿触及基质导管及内盖,换上新的基质,按"F1"-完成。此时屏幕显示"是否对基质管道冲洗"。选择"Yes",开始对基质管道冲洗。

7.4·废液、废品处理

7.4.1 更换废反应试管袋。主菜单下选择"F3"-耗材。选择"F6"-更换废反应试管袋。取一新袋,充分拉开。打开耗材舱门,取出已经装满的试管袋,把新袋装入正确位置,将塑料边卡入金属槽内。盖上耗材舱门,按"F1"-完成。

7.4.2 更换反应废液:出现红色警示或废液液面接近警戒线时,倾倒废液。

7.5·样品检测

7.5.1 主菜单下按"F1"-测试申请,输入标本架号,回车。

7.5.2 按提示输入标本号码,输入测试代号,按"+"确认。

7.5.3 如果大批量测试项目相同的标本,按"F8"-更多选择,用上下方向键选择"自动标本编号方式"和"批处理方式",回车,系统将执行自动标本编号方式和批处理方式进行测试申请。

7.5.4 确认样品已按顺序装好,按"F1"-装载标本架,按"F1"-完成。

7.5.5 按"Run",运行。

8. 维护保养

8.1·每日早保养:每日工作开始前需完成以下程序。主菜单下选择"F6"-保养程序。选择"F4"-液路冲洗。选择"F5"-全部。

8.2·每日晚保养:每日工作结束前需完成以下程序。

8.2.1 检查系统耗材、打印纸、废液罐的状态。用拭子醮去离子水清洁基质针外壁。用拭子醮去离子水清洁吸液、排液针外壁。

8.2.2 运行清洗针程序:在一样品架上装载3个2 ml样品杯,各杯分别加入以下液体:1号杯:Contrad 70(碱性)、2号杯:20% Citranot(酸性)、3号杯:去离子水。

8.2.3 操作步骤:① 主菜单下选择"F6"-保养程序;② 选择"F1"-装载/卸载样品架,输入样品架号,把样品架放入转盘,选择"F1"-完成;③ 选择"F2"-清洁针;④ 清洁程序完成后,选择"F1"-装载/卸载样品架,取出样品架,选择"F1"-完成。

8.3·每周保养:每周工作结束前需完成以下程序。

8.3.1 检查主探针上导轨,使用无纤维拭子清洁主探针下导轨。使用乙醇拭子清洁主探针上部。清洁仪器外表。

8.3.2 运行特殊清洁程序:在一个样品架上装载6个2 ml样品杯,分别加入以下液体:1号杯:Contrad 70(碱性)、2号杯:20% Citranot(酸性)、3号杯:去离子水,6、7、8号杯:70%甲醇。

8.3.3 具体步骤如下:① 主菜单下选择"F6"-保养程序;② 选择"F1"-装载/卸载样品架,输入样品架号,把样品架放入转盘,选择"F1"-完成;③ 选择"F6"-特殊清洁;④ 清洗程序完成后,选择"F1"-装载/卸载样品架,取出样品架,选择"F1"-完成。

9. 校准

9.1·急诊功能：可支持软件定义任意位为急诊位，急诊优先处理，急诊项目完成时间10～15 min。

9.2·反应过程中能连续加载样本试剂及耗品；试剂系统：具备试剂冷藏装置（2～8℃），试剂可在机冷藏存储，试剂不足报警且可在线添加。

9.3·加样系统：加样（样本添加和试剂添加）系统具备液面感应、随量跟踪、气泡、空吸检测、防堵、防撞功能。

9.4·测定的精确性好，TSH分析灵敏度≤0.005 μU/ml。混匀技术：非接触式混匀。交叉污染率：≤2 PPM。标准曲线稳定时间≥28天。

9.5·设备具有实时故障报警反馈和记录报警日志功能。

10. 报警处理

10.1·如果发出了一项警报，则"警报"按钮将闪烁。当"警报"按钮闪烁时，有必要打开"警报"窗口查看相应的警报。警报窗口识别各种系统警报状态。

10.2·选择"警报"（总览按钮），显示警报窗口。选择各条警报，查看具体说明和消除办法。根据相应的消除办法，纠正各个警报状况。如果出现任何故障，可参考仪器说明书"具体模块的检修办法"一章。选择"关闭"，可关闭警报窗口。

11. 注意事项

11.1·由于仪器为24 h待机状态，要求配置UPS不间断稳压电源，环境温度保持在20～25℃，且干燥无尘，经常擦拭清洁。

11.2·严格按操作规程进行，按人机对话方式操作，避免错误操作。

11.3·定期按要求做日保养和周保养。

11.4·出现黄色或红色警示信号，应即时在"Event Log"下查寻，采取相应措施予以解决。

（哈小琴）

增强化学发光免疫分析仪标准操作规程

××医院检验科临床免疫室作业指导书	文件编号：××-JYK-MY-××××
版本： 生效日期：	共 页 第 页

1. 目的

建立规范的××型增强化学发光免疫分析仪操作程序，确保增强化学发光法检测结果准确可靠。

2. 仪器名称及型号

××（品牌）××（型号）增强化学发光免疫分析仪。

3. 应用范围

适用于免疫组经授权的检验技术人员。

4. 仪器简介和测试原理

4.1·××全自动任选式增强化学发光免疫分析系统是由美国 XY 公司研发的。该系统由 Amerlite 发展而来，采用酶联免疫技术、生物素亲和素技术和增强化学发光技术。它用辣根过氧化物酶（HRP）标记抗原或抗体，以子弹头形塑料小孔管为固相载体，鲁米诺为化学发光剂，关键技术是利用增强剂使化学发光强度增加、时间延长而且稳定，可测定甲状腺功能、性激素、肿瘤标志物、肝炎及其他病毒标志物、心肌损伤标志物、贫血、骨质疏松类等项目。

4.2·测定原理和过程

4.2.1 在链霉亲和素包被的子弹头形塑料小孔管中，加入生物素标记的特异性抗体和待测标本，经过 37℃ 温育，链霉亲和素与生物素结合，特异性抗体与标本中的抗原结合，形成链霉亲和素-生物素-抗体-抗原复合物，经过洗涤，将多余的标本和生物素标记抗体除去。

4.2.2 加入辣根过氧化物酶标记抗体，经 37℃ 温育，形成链霉亲和素-生物素-抗体-抗原-酶标抗体复合物，并固定在小孔管壁上。

4.2.3 加入氧化剂 H_2O_2，增强化学发光剂 3-氯-4-羟基乙酰苯胺和鲁米诺，这时结合在固相载体上的辣根过氧化物酶在强氧化剂的作用下将化学发光增强剂激活，接着它催化并激活鲁米诺发光，这种化学发光强度比单独鲁米诺发光强，持续时间长，而且稳定，易于测定。

4.2.4 鲁米诺发光强度由光量子记录系统记录，经计算从标准曲线上得出待测定抗原含量。

5. 开展项目

包括：乙肝两对半、甲状腺功能、性激素、肿瘤标志物、贫血三项、术前四项等。

6. 仪器环境要求

环境温度：18～25℃。相对湿度：不超过 80%。

7. 操作规程

7.1·开机前准备

7.1.1　检查洗液、废液(若在开机状态应关闭负压泵开关,先关上面开关,再关下面开关),小瓶稀释液在压力平衡后应为 1/4(若溢出,说明压力不对,此时应关闭压力泵,再开瓶,倒出多余稀释液),废物盒。

7.1.2　样品架及样品备用架加满 TIP 头。加信号试剂,加试剂(条码朝外)。

7.1.3　打印机电压为 110 V。清洁试剂针、信号试剂针、清洗针(用手托起,逆时针转动)。孵育池清洁(月保养)。清洁空气过滤网(2 个月换一次)。清洁丢弃吸头滑槽(每 2 周一次)。

7.2·显示屏

7.2.1　周围环境:若周围环境出现问题则为红色。电路温度应＜33℃。

7.2.2　报警:出现"Action"可人工处理(不急);出现 8 个错误就会出现"Molfunation",需复位,如复位仍不行,则需叫工程师维修。

7.3·定标

7.3.1　刷卡:两张卡片(绿卡:定标曲线,蓝卡:确定项目)两边刷,绿灯亮成功否则应重刷。

7.3.2　放试剂:放试剂前应拧一下试剂盖,看能否打开。绿灯亮时放试剂,放好后将盖盖上。

7.3.3　将 CAL 放入样品架上(条码应朝外),放好。(冻干 CAL 应复溶 30 min 后,贴上条码方可使用。2~8℃可保存 1 个月)。

7.3.4　编辑:按编辑图标,在 sample 点亮"Cal"→输入 tray 号→输入位置号→输入条码号→"Enter"→"Save"图标(出现"△"表示定标)。2 号、3 号重复上述即可。

7.3.5　开机:按"开机"图标。确认定标是否完成进入"Options And Configuration"→密码"11753193"→"Review/User Cal"→项目→"Review Calibrations",看结果:Current(表示定标成功),Failed(表示定标失败需重做)。

7.3.6　定标频度:28 天定一次标(或根据质控情况)。

7.4·做质控

7.4.1　输参数:"Quality Control"→"11793193"→"Enter"→"Define Control"→在"Control Id"输质控名称→"Name"输质控名称→"Lot"输批号→"Define Baseline"→输入"Mean、SD"→"OK"→"Save"。

7.4.2　编辑:按"编辑"图标,在 sample 点亮"Control"→输入 tray 号→位置号→"Sample ID"输质控名称→点"项目"→"Enter"→"Save"图标。

7.4.3　开机:按"开机"图标,开始做质控。看质控结果:"Quality Control"→"11793193"→"Enter"→"Review Functions"→"Review Data By Analyte"→"Sample ID:----"→看结果。

7.5·试剂管理

7.5.1　看试剂量:"Reagent"→"View Supplies"。

7.5.2　卸试剂:点"空试剂项目"→显示"Empty"→"On Load/Load"。

7.5.3　装试剂:将试剂直接放入。

7.5.4 若试剂不能被确认或标准与试剂不是同一批号,需用旧标准定标时,应记录试剂条码＊＊＊ ＊＊＊＊ ＊＊＊＊ ,将试剂条码挡住,放入试剂,试剂栏中出现"Bar"项目"Lot No"。"Code?"点亮之→输入新试剂条码"NO.",其中第四至第七位码要与定标液 Lot 相同,后四位随意输入→"Enter"→"OK"→在"Correct?"点"Yes"。

7.6·项目编程

7.6.1 "Sample Prog"→点"Control"→输入 tray 号(如 1)→所做项目(如 T3)→Sample ID→一号完毕→点二号→"Control"→点"项目"……

7.6.2 输入正常质控范围及单位:"Options ＆ Configuration"→"11753193"→"Configure Analytes"→点所选项目→"Review/Edit Analyte Date"→在"Units Type"处选单位→"Reference"处输正常值范围→"Supplementary"输所测范围(可不输)→"Return"→"Slope"(斜率)"Lutercept"(截距)做相关用。

7.7·样品编辑

7.7.1 按"Sample Prog"→输入 tray 号→输入位置号→输入样品类型(Serum 血清,Plasma 血浆,Urine 尿,Amnio 羊水)→点"项目"(重复测定:按 + R。稀释:机器稀释按"Assay Dil"→稀释倍数;手工稀释按"Manual Dil"→稀释倍数)→保存(成批输入点"成批保存"图标→输入号码→保存)(单个输入点"保存"图标)。

7.7.2 需反复使用的盘,可移出,点"Edit Tray Program"→点 1～10→"Remove From Tray"。

7.8·自动稀释程序设定:点"Options and Configuration"→"11753193"→"Configure Analytes"→点所需稀释项目→"Review/Edit Analyte Data"→"Configure Dilution"→在"Standard Dilution"点"OFF"→"Reflex Dilution"点"ON"→"Reflex Dilution Factor"输入稀释倍数→"OK"→"Return/Save"。

7.9·Options and Configuration 子目录:"Configure Analytes"参数设置。"Configure Report Control"打印机设置。"Configure System"系统设置。"Configure Ports"接口设置。"Perform Back Up"备份(每月一次)点"Qc,Cal,Configuration"→"Start"→……

7.10·查看结果:Results。

7.10.1 "Search/Review/Edit"选择要看的结果→"Review/Edit"看结果和编辑→点亮其中一个→"Edit/Add Analytes"→"Add On"→"Recalculate Results"可算均值(做正常值时可用)。

7.10.2 "View Sample Status"看每个实验正进行到何步(计时看)。

7.10.3 结果传送按"Result Review"→"View Sample Status"→"Review/Edit"→点传送项目→"Set Report Status"→"Lab Computer"→"Send"→"OK"。

7.10.4 "Update Report Status"显示已做实验即将要出的结果。开打印机前如不需要此结果,可删除→"Search/Review/Edit"→"Set Report Status"→"Laboratory:Off/Cancel"→"OK"。

8. 维护保养

8.1·每日保养

8.1.1 擦洗样品针、Sipper 针、预清洗 Sipper 针(亦可在关机后直接擦洗):"Utility"→

"Maintenance"→"Manual Cleaning(29)"→"Select",选择"E"模块,点"Execute",先用蘸70%乙醇的干净纱布擦拭样品针的表面和针尖,再用蘸蒸馏水的干净纱布擦拭,最后用干净纱布擦拭,完成后点"Stop",最后对整台仪器进行复位,"Utility"→"Maintenance"→"Reset"。

8.1.2　擦洗仪器表面(亦可在关机后直接擦洗):"Start"→"Masking"选择模块→"OK"→"Yes",用消毒水擦拭"Mask"状态的仪器表面,解除模块的"Mask"。

8.1.3　关机保养 Finalization,仪器在"Stand By"状态下方可进行,"Utility"→"Maintenance"→"Power Off",选定"E"模块及测量池1、2,完成后仪器回到"Stand By"。

8.2·每2周保养:分别倒9 ml ISE Sysclean 液体入 Sipper 针前方的两个大杯里,"Utility"→"Maintenance"→"Liquid Flow Path Cleaning",点"Select",将"E"模块选白,点"Execute"执行。每季保养更换 Pinch 管、清洁水箱、冰箱压缩机过滤膜。

8.3·每周保养

8.3.1　清洁 ProCell M/CleanCel 的喷嘴、电极:"Utility"→"Maintenance"→"Empty PC/CC Reservoir(33)"→选择"E"模块→"Execute"→等小杯里的液体吸干→"Utility"→"Maintenance"→"Manual Cleaning(29)"→"Select"→选择"E"模块→"Execute"→等仪器停止→将 Sipper 针移到孵育池处→将喷嘴及电极提起→取走小杯→用蘸蒸馏水的干净棉签擦拭各部分→换上新的小杯,完成后对仪器进行复位,接着进行灌注"Utility"→"Maintenance"→"Reagent Prime"(选择"E"模块及灌注试剂、次数),完成后进行关机保养"Utility"→"Maintenance"→"Finalization",选定"E"模块及测量池1、2,完成后仪器回到"Stand By",清洁磁珠搅拌棒、混匀器、孵育盘、孵育盘盖等:"Utility"→"Maintenance"→"Manual Cleaning(29)"→"Select",选择"E"模块,点"Execute",先用蘸70%乙醇的干净纱布擦拭,再用蘸蒸馏水的干净纱布擦拭,最后用干净纱布擦拭,完成后点"Stop",最后对整台仪器进行复位,"Utility"→"Maintenance"→"Reset(1)"。

8.3.2　每周关机一次,以检查真空阀。

8.3.3　每周应对系统数据进行备份:仪器处于"Stand By"状态,将格式化后的3.5寸软盘插入软驱,进入"Utility"→"Maintenance"→"Floppy disk utility"(14,格式化)→"Parameter Read/Write(15)"→"Select"→"Write Floppy Disk"→Execute,完成后将软盘取出。

8.3.4　每2周保养(管路清洁,仪器使用2周以上或者超过3 000个测试时):分别倒9 ml ISE Sysclean 液体入 Sipper 针前方的两个大杯里,"Utility"→"Maintenance"→"Liquid Flow Path Cleaning",点"Select",将"E"模块选白,点"Execute"执行。

8.4·每季保养:更换 Pinch 管、清洁水箱、冰箱压缩机过滤膜。

8.5·按需保养:"Stand By"状态下,清洁 Procell M/Cleancell M 试剂瓶的吸管及过滤膜;用70%乙醇擦拭试剂盘,用消毒水清洁固体废物部件;清洁 Procell M/Cleancell M 放置台。

9. 校准

9.1·校准设备与试剂:免疫质控血清,不确定度为0.3%(K = 2);电子交流稳压器:220 V,1 kW;混匀器。

9.2·校准工作环境:室内温度为(20±5)℃,校准室内相对湿度≤80%,电磁场压需要经过交流电稳压器稳压;校准室内有较好的防尘措施,远离强电场的干扰。

9.3·外观检查分析仪的涂漆、镀层和玻璃器件;用手拨动各旋钮、开关和样品台;检查经固件情况;分析仪有关的技术文件应齐全。

9.4·校准项目

9.4.1 正确度:依据 CLSI EP15-A2 指南。

9.4.2 精密度:依据 CLSI EP15-A2 指南。

9.4.3 线性范围/可报告范围(依据 CLSI EP6 指南)。验证材料:分布于检测范围,至少3~11 个浓度水平。新鲜患者样本,高值(H)和低值(L)各一份。

9.4.3.1 实验方案:配置好的样品,每水平重复测定 3 次;对患者样本,将 H 和 L,按照 L、8L+2H、6L+4H、4L+6H、2L+8H、H 方式进行配比稀释成 6 份验证样本,每份验证样本重复检测 3 次。

9.4.3.2 验证结果:① 每个验证样本的实测均值与最适曲线拟合值的偏差小于二分之一总允许误差,则该浓度水平线性验证通过。可报告范围下限为检出限,上限为线性验证通过的最高浓度水平;② 用直线回归对数据进行统计,得直线回归 $Y=bX+a$,若 $r^2 > 0.95$,b 在 0.97~1.03 范围内,则可直接判断测定方法在实验所涉及的浓度范围内成线性。

9.4.4 生物参考区间

9.4.4.1 验证材料:针对每个待验证的生物参考区间分别选取 20 份表观健康个体的样本。

9.4.4.2 实验方案:检测验证材料。

9.4.4.3 结果与报告:超出待验证生物参考区间范围的个体数量≤2 个,验证通过。

10. 报警及处理

10.1·如果发出了一项警报,则"警报"按钮将闪烁。当"警报"按钮闪烁时,有必要打开"警报"窗口查看相应的警报。警报窗口识别各种系统警报状态。

10.2·选择"警报"(总览按钮),显示警报窗口。选择各条警报,查看报警代码、报警信息和消除办法。根据相应的消除办法,纠正各个警报状况。如果出现任何故障,可参考仪器说明书"具体模块的检修办法"一章。选择"关闭",可关闭警报窗口。如有疑问,请拨打××(品牌)××(型号)电化学发光免疫分析仪客服电话。

11. 注意事项

11.1·要求操作人员熟知相关指导方针与标准以及操作员手册中包含的信息与程序。操作人员需要接受过××诊断公司的培训,要求操作人员已仔细遵循操作员手册中详细说明的系统操作与维护程序,并取得××公司培训合格的证书。

11.2·在操作中一定要穿戴防护设备。戴着防护手套工作时应格外当心,因为防护手套易被刺穿或割破,从而导致感染。

11.3·废物的处理

11.3.1 废水的处理,需添加消毒剂,严格按照生物废物处理办法处理。

11.3.2 接触人源性样本会造成感染。所有与人源性样本关联的物质和机械组件均具有潜在的生物危险。如果样本溶液接触到您的皮肤，应立即用水清洗并使用消毒剂，咨询医生。

11.4・严格遵照仪器使用说明书对仪器进行正确操作和日常维护和保养。

（哈小琴）

流式细胞仪标准操作规程

××医院检验科临床免疫室作业指导书	文件编号：××-JYK-MY-××××
版本：　　　　　生效日期：	共　页　第　页

1. 目的

建立规范标准的××型流式细胞仪操作程序,确保流式细胞检测结果准确可靠。

2. 仪器名称及型号

××(品牌)××(型号)流式细胞仪。

3. 应用范围

适用于免疫组经授权的检验技术人员。

4. 仪器简介和测试原理

流式细胞仪可同时进行多参数测量,信息主要来自特异性荧光信号及非荧光散射信号,工作在测量区进行。所谓测量区就是照射激光束和喷出喷孔的液流束垂直相交点。液流中央的单个细胞通过测量区时,受到激光照射会向立体角为 2π 的整个空间散射光线,散射光的波长和入射光的波长相同。散射光的强度及其空间分布与细胞的大小、形态、质膜和细胞内部结构密切相关,因为这些生物学参数又和细胞对光线的反射、折射等光学特性有关。未遭受任何损坏的细胞对光线都具有特征性的散射,因此可利用不同的散射光信号对不经染色活细胞进行分析和分选。经过固定的和染色处理的细胞由于光学性质的改变,其散射光信号当然不同于活细胞。散射光不仅与作为散射中心的细胞的参数相关,还跟散射角及收集散射光线的立体角等非生物因素有关。因此流式细胞仪综合了激光技术、计算机技术、半导体技术、流体力学、细胞化学等各门学科。

5. 开展项目

包括：常规免疫功能检测、细胞周期检测、细胞凋亡检测、免疫细胞分型、造血干细胞检测等。

6. 仪器环境要求

无尘、通风良好的环境,无直接日照。温度：$18\sim25℃$,温度的改变应该$<2℃/h$。室内湿度：$30\%\sim80\%$。

7. 操作规程

7.1·设备每日开机程序：开启稳压电源、变压器,打开流式细胞仪电源。开启其他周边配备电源,如打印机,开启计算机。确认鞘液筒有八分满,废液桶近似空的,桶盖是旋紧的;所有管线及管路装置连接通畅,无扭曲、折叠。将气压阀方向调在加压位置,用手感觉鞘液桶在慢慢鼓起。排除液流过滤器中的气泡。等待机器预热$5\sim10$ min后可开始实验。

7.2·设备质控程序

7.2.1　试剂准备：取试剂盒中的 Unlabeled 试剂,充分混匀,加一滴到装有 1 ml 鞘液的试管中,混匀,标记为"Unlabeled"。取"FITC、PE、PerCP、Unlabeled"试剂,充分混匀,各加一滴到第二支装有 3 ml 鞘液的试管中,混匀,标记为"Mixed"。

7.2.2 上机操作

7.2.2.1 按电脑桌面的"Facscomp"进入质控程序。在出现的"Sign in"窗口中输入操作者姓名、单位、领导姓名等相关信息,计算机将保存这些信息;单击"Accept"。在实验选项中,选择"Lyse/No-Wash(LNW)":免洗程序。

7.2.2.2 在"Calibrite Beads Lot Ids"中,根据每种颜色的 Beads 所对应的"Lot Ids",输入编号,此编号在"Calibrite Beads"试剂盒内,打开新买的试剂盒,里面有一张橙色胶纸,取出贴在试剂盒的背面,标题是"Calibrite Beads™ 3 Batch NO",选择"Facs Flow Sheath"下的编号(右侧的编号)。APC Lot ID(此栏不能空,即使是三色校正试剂)。

7.2.2.3 在右侧的保存选项中文件会自动保存,路径"Facstation\BD file\Facscomp\DDMMYY",还可以单击"Location"改变文件保存路径。

7.2.2.4 按"Run"开始上样,在仪器面板上按"Run Hi"。高速运行,速度不能低于 400 个细胞/秒,速度过低可在管中加一滴微球。

7.2.2.5 上第一管后,按"Start"键,仪器自动调节 PMT,完成后窗口底部出现"PMT Set Successfully",暂停 5 s 后自动进入下一个调节窗口。注意:速度不能低于 400 个细胞/秒,速度过低可在管中加一滴微球。

7.2.2.6 上第二管,单击"Start"键,仪器开始自动调节补偿并进行灵敏度测试。

7.2.2.7 完成后仪器会给出提示,最后软件给出一个"Summary Report"。检查报告中的"Result"是否都"Pass",如果有的没有"Pass",检测原因。① 是否试剂过期;② 两个试管中的液体和鞘液桶中的是否相同;③ 仪器做月维护,完成后再重新做 Facscomp 仪器质控。

7.2.2.8 打印报告,退出"Facscomp"软件。

7.3·样本检测程序

7.3.1 样本准备:取 Trucount Tube,编号。用反向加样法在 Tube 中加入 50 μl 充分混匀的抗凝全血,注意血不要碰到试管底部的微球(Beads)。取 20 μl 荧光抗体加入到管中,注意:不要碰到血。涡旋混匀,室温避光放置 15 min。取出加入 450 μl 1×FACS 溶血素,充分混匀,避光放置 15 min。24 h 内上机用"Multitest"软件获取细胞进行检测,上机前应充分混匀。

7.3.2 上机操作:执行"Facscalibur"开机程序,进入"Multitest"软件。

7.3.2.1 在出现的"Sign In"窗口中输入操作者姓名、单位、领导姓名等相关信息,计算机将保存这些信息,单击"Accept"。

7.3.2.2 进入"Set Up"窗口:在"Data Source"对话框中选择"From Cytometer: Acquisition and Analysis",在"Entry Level File Name Prefix"中选择"Sample Name";在"Automatic Saving Options"中选择"Data File""Laboratory Report""Physician Report",软件会自动生成一个文件,文件的默认路径"Facstation\BD file\Multiset\DDMMYY"文件夹;在"View Reports"中选择"Until 'Next' Button Pressed"。

7.3.2.3 单击"Accept",进入"Facscomp"窗口,单击"Skip Facscomp"。进入"Test Prefs"窗口,在"Physician Report Choices"中,这一项可以是全选,运行了一种试剂,会自动报告相应的结果。在窗口的最下方点"Lot Ids",跳出一窗口,点此窗口左侧的"Absolute Count Beads",在此窗口右侧输入 Trucount Tube 的批号和 Beads 总数(标在包装袋上),单击"Save"。单击"Accept"。

7.3.2.4 进入"Samples"窗口,在表格中输入相应的 Patient Name、ID、Case Number,在 Panel 中选择 CD4/8/3 Truc。在窗口最上方的"Cytometer"的下拉菜单中,单击"Instrument Setting",在出现的新对话框中单击"Open";打开此路径下 Facstation\BD File\Instrument Setting\Calibur.LNW 文件。调用仪器各个参数的条件,选好后单击"Set","Done"。

7.3.2.5 单击"Run Tests",上样,调整 SSC 电压和阈值后,单击"Acquire"。获取完成后,可以人工调整各个门的大小,单击"Continue";打印"Phys Report"。继续下一个实验,或单击"Quit","Don't Save",退出"Multitest"软件。

7.4·每日关机程序:将样品支撑架置于旁位,用 2 ml 10％漂白剂(有效氯浓度 0.5％)作样品,使外管吸入 1~2 ml。将样品支撑架置于中位,以"Hi Run"运行 5~10 min,使内管吸入约 1 ml。将样品换成蒸馏水重复上述步骤。注意:最后要剩余约 1 ml 蒸馏水浸泡进样针,防止结晶形成。选择"Stand By"模式 5 min 后可关掉主机。退出所有应用软件,关闭电脑,关闭稳压器和变压器。将流式细胞仪的压力阀置于减压状态。

8. 维护保养

8.1·每日维护:实验结束后,请于关机前清洁加样针的外管和内管,防止加样针堵塞或有染料残留。清洁方法同每日关机程序。

8.2·每月维护:流式细胞仪使用一段时间后,在鞘液管路、废液管路和流动池中会有残留的碎片、污染物等,因此,需要定期清洗管路,要求至少每个月做一次。

8.2.1 在仪器减压后,取下鞘液筒,倒空。如有必要,应清洗鞘液筒。将鞘液滤器短路,使鞘液不流经滤器,直接沿鞘液管路进入流动池。鞘液筒中倒入 2 L 浓度为 0.5％~1％稀释漂白剂(注意不能使用原浓度)。上样管中加入 4 ml 浓度为 0.5％~1％稀释漂白剂。流速选择 Hi 档,Run 运行 20~30 min。鞘液筒用蒸馏水清洗干净,再加入蒸馏水 2 L。取下有漂白剂的上样管,换上有 4 ml 蒸馏水的上样管。流速选择 Hi 档,Run 运行 20~30 min。鞘液筒中换成鞘液,重新安装好鞘液滤器管路。

8.2.2 流动池 Prime 两遍,Prime 结束后,仪器自动回复到"Stand By"状态。上样管中加入蒸馏水,Run 运行 5 min。仪器进入"Stand By"状态,可以进行样本检测。

8.3·定期维护

8.3.1 更换鞘液过滤器:如果鞘液污染将会影响样品检测结果时,在技术支持指导下或参照用户手册的有关内容自行更换。

8.3.2 空气滤网的清洁:空气滤网位于鞘液筒上方,可以用吸尘器或水洗的办法清洁。空气滤网需要定期检查,发现滤网脏了,就需要清洗了。拉出抽屉后取下空气滤网。清洁滤网,如果水洗处理,应等滤网完全干了以后,再进行安装。装回滤网,将其慢慢推回原位。安装时注意滤网的方向，气流由下往上通过。

9. 校准

9.1·从国家医药行业标准 YY/T 0588－2005《流式细胞仪》的具体要求出发，本着校准的原则，对仪器特性中涉及量值要求的项目进行控制。

9.2·正常工作条件：包含校正球差、色差、慧差、场曲等在校准前的准备工作中进行说明。

9.3·荧光灵敏度：根据物镜不同的数值孔径和种类，在 4～15 mm。规范做计量特性要求。

9.4·荧光线性：±0.02～±0.15 mm 规范做计量特性要求。

9.5·前向角散射光检测灵敏度：＜1 μm 出厂保证，目前设计均可达到，不列入。

9.6·仪器分辨率：荧光 3 个通道分辨率规范做计量特性要求。

9.7·前向角和侧向角散射光分辨率：可以将外周血中红细胞和血小板分开。出厂保证，不直接影响测量，不列入。

9.8·倍体分析线性：二倍体细胞周期分析时可分辨的荧光强度比值。出厂保证，不直接影响测量，不列入。

9.9·表面标志物检测准确性：CD3、CD4、CD8 测量值在质控品给值范围内，规范做计量特性要求。

9.10·表面标志物检测重复性：CD3、CD4、CD8 阳性百分比 CV＜10％规范做计量特性要求。

9.11·携带污染率：＜1％规范做计量特性要求。

9.12·仪器稳定性：≤±10％规范做计量特性要求。

9.13·仪器功能：数据采集分析功能、三色荧光分析能力、DNA 分析功能、出厂保证、非计量特性，不列入。

9.14·外观完好、标识清晰、牢固等在校准前的准备工作中进行说明。

9.15·环境要求：气候环境、机械环境在校准前的准备工作中进行说明。

9.16·安全医用电气安全使用要求在校准前的准备工作中进行说明。

10. 报警及处理

10.1·如果发出了一项警报，则"警报"按钮将闪烁。当"警报"按钮闪烁时，有必要打开"警报"窗口查看相应的警报。警报窗口识别各种系统警报状态。

10.2·选择"警报"（总览按钮），显示警报窗口。选择各条警报，查看具体说明和消除办法。根据相应的消除办法，纠正各个警报状况。如有问题，请拨打××（品牌）××（型号）流式细胞仪客服电话。

11. 注意事项

11.1·开机前务必检查鞘液桶和废液桶。鞘液桶下有电子秤，空桶重量为 5.5 kg，使用过程中注意鞘液桶不能空，防止气体进入液路系统。

11.2·液路中气泡会严重影响实验结果，开机后一定要排除气泡，包括鞘液桶上方管路排除气泡、仪器管路右侧管路排除气泡、进样针 Prime 2～3 次。加鞘液后要稍等 2～3 min 再排气泡。

11.3 · 样品上机前一定要过滤（300 目细胞筛或 35～55 μm 尼龙筛网），以防样品中团块堵塞进样针。

11.4 · 数据采集完，及时导出 Experiment 或 FSC 文件，并及时从 Diva 软件中删除原来的数据。

11.5 · 实验结束后严格按照关机程序清洗管路。

11.6 · 实验数据拷贝：复制所要拷贝的数据，在桌面上双击 FTP 文件夹，直接将数据粘贴在打开的文件夹中，文件即开始上传。上传结束后，在 512 厅里面的电脑上用 U 盘或移动硬盘拷贝数据。

11.7 · 严禁使用 U 盘直接插到与流式仪连接的电脑拷贝数据。

（哈小琴）

特种蛋白仪标准操作规程

××医院检验科临床免疫室作业指导书	文件编号：××-JYK-MY-××××
版本： 生效日期：	共 页 第 页

1. 目的

建立规范标准的特定蛋白分析系统的操作程序,确保特定蛋白检测结果准确可靠。

2. 仪器名称及型号

××(品牌)××(型号)特定蛋白分析系统。

3. 应用范围

适用于免疫组经授权的检验技术人员。

4. 仪器简介和测试原理

两种方法学原理(透射法＋散射法)。速率散射法：测定的是在反应杯中悬浮颗粒造成的散射光强度的增加。速率散射法的光源是 670 nm 激光。探测器放置在光源的 90°角；速率透射法：测定的是当光通过装有光散射颗粒的反应杯中溶液时的光强度的减少。速率透射法的光源是发光二极管(LED),波长为 940 nm,探测器放置在光源的 0°角。

5. 开展项目

包括：免疫球蛋白 A、免疫球蛋白 G、免疫球蛋白 M、补体 C3、补体 C4、C-反应蛋白、抗链球菌溶血素 O、类风湿因子等。

6. 仪器环境要求

6.1·空间安装要求：仪器应安装在灰尘少,通风良好的稳固平整的台面,以方便维护、保养和防止阻碍热气的排放。

6.2·运行环境：避免阳光直接照射。电源电压：230(180～264)VAC RMS,单相,相对湿度保持在 15%～85%。

6.3·有保护性接地。仪器附近没有发射高频的机械(离心机、放电装置等)。

7. 操作规程

7.1·开机程序：打开打印机→打开显示器→打开 UPS(确认 UPS 在"On"状态下)→打开仪器电脑→电脑开始起动时打开主机→机器自动预热、自检、冲洗。

7.2·试剂上机：将试剂从冰箱中取出,检查效期,是否有异常。放入试剂盘中,稀释液、缓冲液、冲洗液放入指定的位置,读试剂(Rgts/Col-F1：Read Reagent),确定缓冲液、稀释液的位置(Rgts/Col-F3：Buffer Diluent)。

7.3·定标：××系统有两种定标液：ACL-1、ACL-2。不同的项目选择不同的定标液,IgG、IgA、IgM、C3、C4 使用 ACL-1；CRP、ASO、RF 使用 ACL-2,定标通过后可进行标本测定。操作见校准程序。

7.4·标本准备：血清标本,送检标本 2 h 内离心分离血清(标本不可溶血、脂血、标本不得有凝块)。样品编号从 11 号开始,如当天不能检测要放入冰箱保存。

7.5 · 样本录入

7.5.1 有条码标本排样:登录检验信息管理系统→标本排样系统→选择仪器→输入样本号→扫描条码号→将样本号标记于试管上→存入。

7.5.2 无条码标本排样:登录检验信息管理系统→标本排样系统→选择仪器→输入样本号→录入患者相关信息(如患者姓名、性别、年龄、科别等)→录入采样时间及收到标本时间→存入。

7.6 · 将样本条码朝外插入样本架,将样本架挂在样本盘位置。在样本盘稀释孔位置放置稀释孔板。

7.7 · 样本编程前要先清除样本架和每个架上的 9 个样本位"F7 Clear Sample - RaCk1"→"99(条码自动识别 Rack)- Pos(1 - 9)",才可进行。"Mainmenu"→"Sample"→"F1 Program Sample"→"Rack - Pos"→"Sample ID"项目→"Save Next"。(也可选择"F4 Program Batch"),放入稀释架,定义位置"Status"→"Dilution Segments"。

7.8 · 标本检测运行:"Mainmenu"→"Run"(再次检查试剂、稀释液、缓冲液、冲洗液,样本、编程)样本上机会自动稀释,如结果高出测定范围需人工稀释再进行人工稀释。

7.9 结果查看

7.9.1 选入"Results"屏幕。在"Sample IDs"中输入样本号(只能输入单个样本)。或"Range"中输入起始样本号,在"Thur"中输入最后一个样本号(可多个)。或在"Rack(s)"中输入架号(可同时输多个架子如 1~4)。

7.9.2 选"F1 Display Results"(在屏幕上显示结果),或选"F8 Send to Host"(送到中文电脑),或选"F10 Print Report"(打印报告)(打印报告前可选"F9 Report Format"改变报告格式)。

7.10 · 检测完成后样本结果会通过 LIS 系统自动传输到电脑。关机:"Mainmenu"→"Utilities"→"Shut Down"→关掉打印机、显示器、CPU 及仪器。

8. 维护保养

8.1 · 日常保养:检查冲洗液余量及冲洗管道。检查废液桶及排废管道。检查仪器底部有无液体渗漏。检查注射器阀、管道和活塞头。检查冲洗站的表面和分配区域的菱形区有无结晶并清理,清洁试剂针、样品针、试剂搅拌针和样品搅拌针外表面。

8.2 · 每月保养:清洁仪器表面。清洁仪器所有风扇的过滤网。记录仪器工作次数。

8.3 · 特殊保养:清洁打印机打印头。对样品盘、试剂盘和样品架清洁及消毒。每做 40 000 个测试需要更换反应杯。每做 10 000 个测试或注射器漏水需要更换注射器活塞头。

8.4 · 特别注意

8.4.1 在仪器通电时不要拔插电路板,不要连接或断开管道的任何接头。

8.4.2 对电路板操作时要戴防静电护腕。

8.4.3 注意观察仪器保养工作的正确过程,安全操作。

8.4.4 清洁仪器的任何部件时要在仪器"Stand By"状态下。

8.4.5 在仪器启动和退出诊断程序时仪器所有机械部件必须没有阻碍。

9. 校准

9.1·目的：此校准报告是基于用户对于全自动特定蛋白分析仪器日常运行情况的性能检测。此校准报告用于以下目的：无法确认引起原因的不正常仪器测定结果，进行对仪器原因的辅助判断。根据校准结果进行确认及处理，由厂家专业人员执行仪器全面维护保养之后，进行对仪器性能全面评估。根据校准结果进行确认及处理；用户在进行实验室认可评估工作中，为其提供仪器性能校准的确认报告。为用户提供相应仪器的具有时效性的校准报告，以满足其在实验室管理机构对实验室进行的相关的认证及认可的工作中（如 ISO 15189，CAP 认证等）；此报告中的校准程序由仪器厂家的专业技术人员执行并给出相应的书面报告。

9.2·仪器运行环境及状态

9.2.1 外部工作环境：温度 15～32℃。周围相对湿度 15％～85％。工作电源 230（180～264）VAC RMS，单相。工作电流 8.0 AMPS、12 AMPS 震荡。工作海拔＜2 438 m。

9.2.2 排废液状况：废液桶或排水口要低于仪器排废。

9.2.3 仪器组成部分运行状态检测：仪器组成部分功能完好/运行正常，包括电脑、电脑触摸屏、电脑与仪器间通信、打印机、条码阅读器、样本转盘、试剂转盘、反应转盘、样本臂、样本针、样本搅拌针、样本针注射器、样本针冲洗站、试剂臂、试剂针（运动＋液面感应）、试剂搅拌针、试剂针注射器、试剂针冲洗站，以及供水系统和排废系统。

9.3·校准内容

9.3.1 仪器内部状态监测

9.3.1.1 说明：通过仪器软件内部监控程序检测仪器电压、气路、温度、液面等的状态。

9.3.1.2 要求：仪器各功能模块值在标准范围内，不能出现红色报警。

9.3.1.3 操作：进入"Status\Instrument Status Monitor"仪器状态监测页面。

9.3.1.4 结果：仪器监测项目检测结果是否符合标准。

9.3.2 光学信号放大板检测

9.3.2.1 说明：通过该仪器内部监测程序检测仪器光学模块的功能。

9.3.2.2 要求：进入光学信号放大板监测页面，不出现不正常红色报警数值信号。

9.3.2.3 操作：进入"Utils\Diagnostics\Collable Diagnostics\Optics Pre Amp Board"界面查看光学信号放大板相关当前监测值。

9.3.2.4 结果：检测结果是否符合要求。

9.3.3 数据采集板检测

9.3.3.1 说明：通过该页面监测数据采集板的当前状态。

9.3.3.2 要求：状态页面无红色报警值出现。

9.3.3.3 操作：进入"Utils\Diagnostics\Collable Diagnostics\Data Aquisition Board"页面查看当前监测值。

9.3.3.4 检测结果是否符合要求。

9.3.4　参比色杯检测

9.3.4.1　说明：通过该页面软件自动监测数据来判断参比色杯的功能性。

9.3.4.2　要求：NIA Range Mean＝3 500～5 500，NIPIA Range Mean＝10 000～25 000。

9.3.4.3　操作：进入"Utils\Diagnostics\Collable Diagnostics\Reference Cuvette"页面对比色杯的测试值进行观察。

9.3.4.4　检测结果是否符合要求。

9.3.5　光路校准

9.3.5.1　说明：通过该仪器内部光路校准程序对仪器光路进行校准并验证其功能性。

9.3.5.2　要求：校准过程中不出现任何报警信息，直至校准顺利结束。

9.3.5.3　操作：在反应盘对应位置安装光路校准工具，然后进入软件"Utils\Alignment\Optics"页面，点击"Continue"提示键，等待光路校准结束。

9.3.5.4　检测结果是否符合要求。

9.3.6　加样针精密度及重复性测试

9.3.6.1　说明：通过本测试验证仪器测试结果的准确性和重复性。

9.3.6.2　要求：紧密度和回测值结果要符合手册中要求。

9.3.6.3　操作：首先要求所选项目定标通过。做相应项目的质控，结果在质控表上的范围之内。用相应项目的定标液作为标本测试 20 次。输入测试出的 20 次的值，分析出回测值与定标液实际值之间的偏差应该在 5％之内，CV 值应该小于 4％。

9.3.6.4　测试结果是否符合要求。

9.3.7　加样针携带污染率检测

9.3.7.1　说明：通过该测试来检测仪器样本针冲洗性能。

9.3.7.2　要求：携带污染率的值应符合实验室的要求（不同项目可能不同）。

9.3.7.3　操作：准备好低值质控和高值质控。在样本架上放 5 个 2 ml 样本杯，其中 1、2、3、5 号 4 个杯子内加入 500 μl 低值质控，4 号杯内加入 500 μl 高值质控。样本编程，5 个杯子做相同的 1 个项目（质控中含有这个项目，实验室自己选择）。运行结束后做结果计算。

9.3.7.4　检测结果是否符合要求。

9.3.8　定标检测

9.3.8.1　说明：定标是为校正仪器的出场反应曲线，使之适用于该定标仪器。

9.3.8.2　要求：重复性：每个定标需要重复 4 次，将取中间的 2 个值的均值作为定标数的计算。要看精密度和准确度 2 个方面。精密度：2 次偏差不能大于 2.5％～5％（根据不同项目要求不同）；准确度：仪器试剂反应速率值的均值不能超过定标卡靶值的反应速率值的50％，也就是"Scale Factor"范围必须在 0.66～2。

9.3.8.3　操作：首先需要配置项目：选择"Setup－1 Chemistry Configuration－"找一个空位，输入项目名称或"F1"选择。读取试剂和定标液条形码。装载试剂。装载所需缓冲液和稀释液、稀释盘。装载定标液到架子上，然后运行。

9.3.8.4　定标结果是否符合要求。

10. 报警处理

10.1·如果发出了一项警报,则"警报"按钮将闪烁。当"警报"按钮闪烁时,有必要打开"警报"窗口查看相应的警报。警报窗口识别各种系统警报状态。

10.2·选择"警报"(总览按钮),显示警报窗口。选择各条警报,查看具体说明和消除办法(显示在屏幕下半部分)。根据相应的消除办法,纠正各个警报状况。如果出现任何故障,可参考仪器说明书"具体模块的检修办法"一章。选择"关闭",可关闭警报窗口。

11. 注意事项

11.1·在仪器设备上面和周围不要使用可燃性危险品,避免引起火灾和爆炸。仪器设备使用前,必须认真检查设备之间连接及外接线(件)是否正确、正常,电源插头是否正确插接,设备是否处于正常状态。实验过程中如遇水、电故障或中断,应立即关闭影响仪器设备安全的有关开关,并实施安全保护措施。

11.2·仪器设备的运输必须按酶免分析仪操作手册规定进行搬运,禁止鲁莽装卸,应避免倾斜、振动和碰撞。

11.3·发出电磁波的仪器可能影响实验结果或导致分析仪故障,因此在安装分析仪时不要在同一房间操作以下仪器:移动电话、无线电话,以及其他能产生电磁波的电子仪器。远离离心机。

11.4·如果标本、试剂溢出在分析仪上,立即擦掉并且用消毒剂清洗。

(哈小琴)

常见流式细胞仪标准操作规程

××医院检验科临床免疫室作业指导书	文件编号：××-JYK-MY-××××
版本： 生效日期：	共 页 第 页

1. 目的

规范流式细胞仪操作和维护程序,正确使用设备,保证检验质量。

2. 仪器名称及型号

设备 A：××(品牌)××(型号)流式细胞仪。

设备 B：××(品牌)××(型号)流式细胞仪。

设备 C：××(品牌)××(型号)流式细胞仪。

3. 应用范围

适用于免疫组经授权的检验技术人员。

4. 仪器简介和测试原理

多色流式细胞仪一般安装有一根或多根激光器,采用鞘液聚焦原理,样本流经鞘液流体聚焦,形成单细胞液流依次通过流动室。激光器射出的光斑聚焦在流动室的中心处,在激光照射区域,细胞上标记的荧光染料受到激光的激发,产生荧光信号。收光系统有效收集被分析样本中单个细胞或粒子被激光照射时产生的前向散射光、侧向散射光和荧光信号。根据细胞标记的荧光素不同,在不同波长的激光激发下产生相应荧光信号,经光电倍增管放大和不同规格波长的滤光片过滤之后将特定波长的光信号输入到光学探测器。光学探测器将光学信号转换为电脉冲信号,再经过数字化转化被计算机储存分析,得到单个细胞的物理和生物学特征。如前向散射光(FSC)反映细胞大小,侧向散射光(SSC)反映细胞内部复杂程度,荧光信号则反映标记各种细胞功能和相关抗原的表达。部分流式细胞仪还可结合流量测定技术实现绝对值计数。

5. 开展项目

包括：常规免疫功能检测、细胞周期检测、细胞凋亡检测、免疫细胞分型、造血干细胞检测等。

6. 工作环境

温度：16~32℃。湿度：20％~80％。电源要求：220 VAC,50 Hz。环境尘埃指数：良好。散热空间：良好。仪器主机与旁边的物体(例如：墙体)至少间隔 20 cm 以上。设备周围应尽可能无尘、无机械振动、无污染、无大噪声源和电源干扰;远离强电磁场干扰源;不要靠近电刷型电机、闪烁荧光灯和经常开关的电接触性设备;避免强光直接照射;避免置于热源及风源前;选择一个通风良好的位置;具有良好的接地环境;不要将主机放置在斜面上;室内使用。

7. 操作规程

7.1·设备 A

7.1.1　开机程序

7.1.1.1　检查液流车上鞘液桶和内置清洗液桶是否需要补充,一般保持八九成满。倒空废液桶,可加入 400 ml 次氯酸钠原液。所有盖子旋紧,保持管路连接无扭曲。

7.1.1.2　打开液流车上电源开关。

7.1.1.3　开启计算机登录 Windows 7 操作系统、双击桌面"设备 A"软件,选择用户名登录,点击"Connect",仪器随之开启。

7.1.1.4　打开电源箱门,依次检查：Air Filter 和 Vacuum Filter 必须干燥无水；Water Trap 液体不能超过 1/3；Vacuum Trap 液体不超过 1/4；System Vacuum 表应在 − 17～ − 30 in. Hg；System Pressure 表在 28～32 PSI 范围之间。

7.1.1.5　预热 10～15 min,Status 灯变绿,软件提示："Awaiting Sample",可以上样检测。

7.1.2　光路和流路的检测程序

7.1.2.1　打开合适的光路和流路检测方案,例如：qc_flowcheck_brv.PRO。

7.1.2.2　从冰箱取出 Flow-Check pro 微球,在室温平衡后混匀,加 0.5 ml(10～15 滴)于流式管中,上样检测。

7.1.2.3　当仪器采集到 5 000 个微球时,自动停止上样。可自动记录质控图(Levey - Jennings 图),如图 9 - 0 - 1。

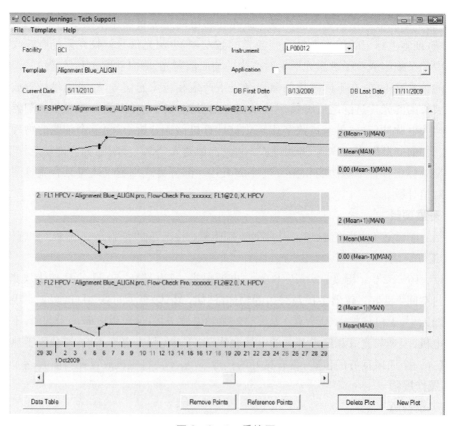

图 9-0-1　质控图

7.1.2.4 记录 FS 及荧光 FL1～FL10 的 HPCV 值,一般要求＜3％,是否与以前记录相符。

7.1.2.5 若某个参数 HPCV＞3％,请点击软件上"Prime"键,排除气泡干扰后重测,如果排除气泡还是无法达到标准,请选择"Cleanse.PNL"清洗机器后重测,若以上处理均未达标,请联系厂家工程师。

7.1.3 检测程序

7.1.3.1 打开已保存方案:选择"File"→"Open protocol",找到指定路径打开方案,或者从"Resource Explorer"栏中拖入所需方案。

7.1.3.2 将所有实验管依次放入转盘中,点击"Insert tube"键在"Acquisition Manager"区插入新实验管,在"Carousel No"中输入盘号,在"Location"中输入管号,在"Sample ID"中输入样本名称,点击"开始"按钮进行上样,如图 9-0-2。

7.1.3.4 数据分析:将鼠标移到图形的左下角,左键按下出现的"Σ"符号,可在图形下方看到检测后的统计数值(如图 9-0-3),亦可建立 FlowPage 或 Panel Report 报告页,打印报告。

Tube ID	Carousel No.	Location	Sample ID 1	Sample ID 2	Sample ID 3	Sample ID 4
89268232953	1	1	Sample 1	Whole Blood	Normal	
89268232954	1	2	Sample 1	Whole Blood	Normal	
89268232955	1	3	Sample 1	Whole Blood	Normal	
89268232956	1	4	Sample 1	Whole Blood	Normal	
89268232957	1	5	Sample 1	Whole Blood	Normal	

图 9-0-2 样本编辑录入

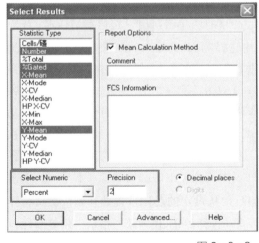

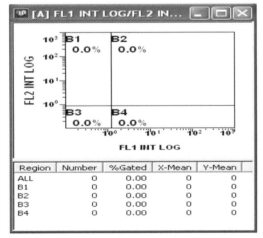

图 9-0-3 样本检测结果

7.1.4 清洗程序

7.1.4.1 日常清洗程序：将 Cleaning 液或者漂白水与双蒸水 1∶1 稀释，放入流式管内，并准备 3 管 2 ml 双蒸水，依次放入上样盘。选择"Panel‑Cleanse.PNL"，拖入"Acquisition manager"栏中，编辑盘号和位置后运行。

7.1.4.2 Cleanse 液清洗程序：当执行完上述流程后，直接点选软件上的"Cleanse"按键，此时机器会用 Cleanse Tank 中的清洗液冲洗整个管路 3～5 min。待软件下方指示列出现"Press Idle Mode Button to Initialize"，清洗结束。此时若按"初始化"键，机器会自动将清洗液排入废桶内，如不执行"Idle"程序，则清洗液在管路中浸泡过夜，当隔天再次启动机器时，机器会自动将清洗液排入废液桶内。

注意：使用 Cleaning 液浸泡管路不可超过 24 h，否则会造成管路受损。

7.1.5 关机程序

7.1.5.1 日常关机程序：执行清洗程序后，退出"设备 A"软件，点击桌面上的"FC OFF"关闭流式主机；依次关闭计算机主机、打印机开关。

7.1.5.2 长期关机：执行完上述日常关机程序后，将鞘液盒和清洁液盒都换为双蒸水，关闭电源箱开关，切断所有电源。

7.2·设备 B

7.2.1 开机准备：保证鞘液余量充足，如需要，请更换鞘液桶。保证废液桶已清空，且已进行了必要的消毒。保证鞘液、废液的管路无弯折，连接可靠。保证仪器的电源插头安全插入电源插座。保证计算机电缆与仪器连接就绪。

7.2.2 开机程序

7.2.2.1 仪器开机：打开仪器背面电源开关，仪器正面指示灯变为绿色闪烁状态。

7.2.2.2 操作软件登录：开启电脑，双击电脑桌面上的"软件 B"图标，输入用户名和密码登录，进入操作软件界面。系统自动进行初始化、开机倒计时及温控。初始化及温控过程结束后，弹出"开机完成"提示，单击"确定"，开机完成，即可进行正常测试。

7.2.3 自动上样过程（以淋巴细胞亚群检测为例）：① 单击"🗔"按钮新增样本；② 输入样本编号；③ 单击"检验项目"框下拉列表，从中选择"T/B/NK‑Auto"模板；④ 双击待测样本 T 试管的"位置"框，弹出样本盘示意图，单击盘号两侧的左/右箭头按钮，切换到欲选择的盘号，单击孔位选择 T 试管在样本盘上的位置；⑤ 双击待测样本 BNK 试管的"位置"框，弹出样本盘示意图，单击孔位选择 BNK 试管在样本盘上的位置（样本下的所有试管的盘号自动保持一致，更换任何试管的盘号，该样本下其他试管会自动更改为与其一致的盘号）；⑥ 在"样本"界面"样本信息"区中可录入样本及患者信息；将准备好的样本放入与工作单一致的样本盘及试管位，正确安装样本盘；⑦ 选中工作单列表中待测样本的起始试管 T 试管；⑧ 单击"仪器控制"中的"⬤"启动自动进样按钮，仪器自动从设定的起始位置处开始依次执行样本测定。参见图 9‑0‑4。所有试管测定完成后，自动进样停止，仪器状态指示灯恢复为绿色长亮，此时可安全打开仓门，取出试管或卸下样本盘。两管样本都测试完成后，软件自动分析测试结果,并可在报告预览中出具检测报告。同时也可根据需要,调整图形中的设门位置,统计结果随之更新。设备B检测报告参见图9-0-5。

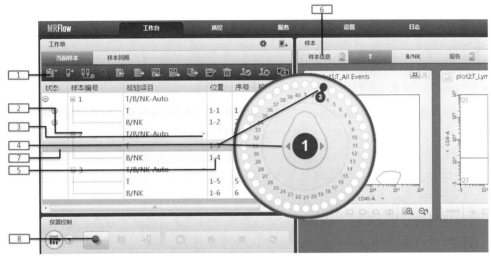

图9-0-4 设备B样本编辑界面

7.2.4 开放上样过程:单击"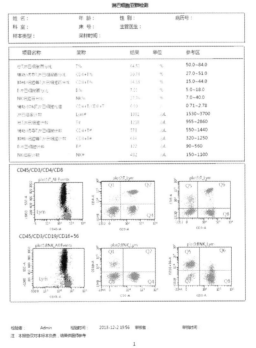"按钮新增样本;输入样本编号;单击"检验项目"框下拉列表,从中选择"T/B/NK-Auto"模板;在"样本"界面"样本信息"区中可录入样本及患者信息;将T试管混匀后置于试管托架上,单击"仪器控制"中的" ● "启动测试;当T试管测试完成后,将T试管取下,将BNK试管混匀后置于试管托架上,单击"仪器控制"中的" ● "启动测试;两管样本都测试完成后,软件自动分析测试结果,并可在报告预览中出具检测报告。同时也可根据需要调整图形中的设门位置,统计结果随之更新。

7.2.5 鞘液及废液处理

7.2.5.1 更换鞘液,鞘液将用完时,仪器产生"请更换鞘液"提示;取一桶鞘液,打开桶的包装盖,将鞘液瓶盖组件插入后拧紧,并放置于试剂托架上的鞘液位置;单击提示信息中的"确定",之后可以继续进行测试。

7.2.5.2 清空废液,废液将满时,仪器

图9-0-5 检测报告图

产生"请清空废液"提示;取下废液瓶盖组件,将废液桶清空后,装回废液瓶盖组件,并放回试剂托架上的废液位置;单击提示信息中的"确定",之后可以继续进行测试。

7.2.6 关机程序

7.2.6.1 单击软件界面上方快捷图标区"⏻(关机)"按钮,弹出"是否确定关机?"提示,单击"是"。

7.2.6.2 再按照提示信息,分别将装有清洗液(用蒸馏水 10 倍稀释)、蒸馏水的试管放置于指定位置,单击"确定"后,仪器自动执行关机程序。

7.2.6.3 关机流程结束后,弹出"关机完成"提示,单击"确定",再关闭仪器电源。清空废液桶中的废液,并妥善处理废液。关闭"设备 B"软件窗口,再关闭电脑。

7.3·设备 C

7.3.1 开机程序

7.3.1.1 开机前检查"设备 C"主机和工作站、储液台和自动上样器(如果配置有)的电源线都连接良好。观察鞘液瓶、冲洗液瓶和清洗液瓶中的液面情况高于容器容量的 1/3 高度;排空废液容器,并向废液容器中加入 50 ml 的专用清洗液。

7.3.1.2 打开电源轻按"设备 C"仪器面板上的电源按钮通电。此时电源按钮灯显示为绿色,仪器自动对液体管路进行清洗。

7.3.1.3 启动工作站,开启工作站和显示器,双击桌面图标运行"设备 C"操作程序,选择用户名登录。

7.3.2 检测程序:仪器提供部分项目的预设检测方案模板,可直接选择相应测试,仪器自动完成分析和报告。

7.3.2.1 方案设置:点击"文件"-"新建"按钮,点击"从模板新建",根据名称选择所需的自动项目模版。如淋巴细胞亚群(4 color - T/B/NK)模板,见图 9-0-6。

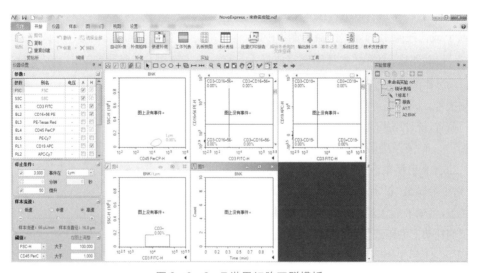

图 9-0-6 T 淋巴细胞亚群模板

7.3.2.2 样本采集：以"淋巴细胞亚群(4 color-T/B/NK)模板"为例,在"实验管理"面板,左键双击标本1节点下面的空白管,箭头所指表示即将要采集检测的样本,见图9-0-7。充分混匀各管样本,进行样本采集。

7.3.2.3 数据分析及保存：检查各个样本,微调淋巴细胞门,十字门以及其他各门的位置以适应于淋巴细胞群以及各群圈门,关注 Time-Count 图显示气泡影响,如图9-0-8。检查绝对计数设置是否正确：菜单栏"样本"→"绝对计数设置",如图9-0-9。全部样本检查分析、设置无误后,点击"保存"按钮保存数据。

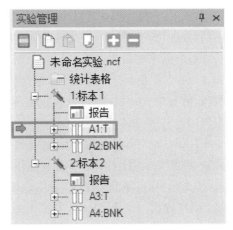

图9-0-7 待测样本指示

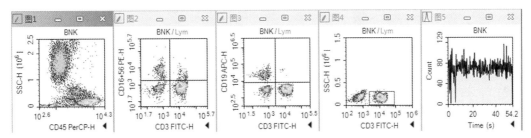

图9-0-8 淋巴细胞亚群数据分析

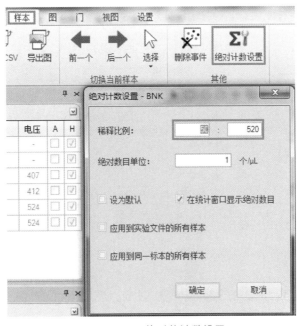

图9-0-9 绝对值计数设置

7.3.2.4 报告检查及打印：点击每个标本节点下的"报告"按钮（图9-0-10），还可以查看、编辑、检查每个标本的报告，确认报告无误后，在软件界面，"开始"→"批量打印报告"中，选择要打印的报告打印，见图9-0-11；也可以在报告界面直接打印报告。

7.3.3 绝对计数设置：无须微球的体积法绝对计数，根据实际的上样体积和稀释总体积设置计算。

7.3.4 导入导出文件：在标本或样本上点击右键，选择"导出"→"导出 FCS 文件…"或者"导出"→"导出 CSV 文件…"。在弹出的窗口中指定文件的导出位置。也可以将 FCS 2.0 和 FCS 3.1 格式的文件导

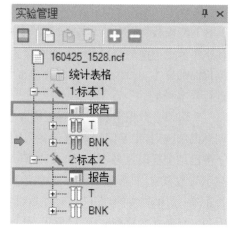

图9-0-10 淋巴细胞亚群报告查看

入到"设备 C"中进行查看和分析。在标本或空白样本上点击右键，选择"导入 FCS 文件…"，如图9-0-12所示。

7.3.5 关机程序

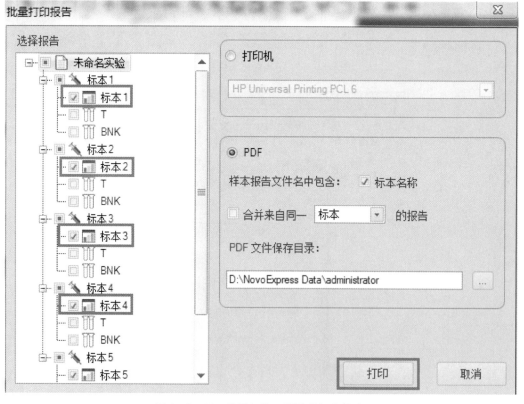

图9-0-11 淋巴细胞亚群批量打印报告

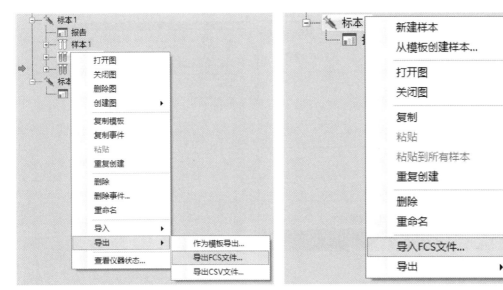

图 9 - 0 - 12　结果文件导出和导入

7.3.5.1　按下"设备 C"流式细胞仪面板上的电源按钮,或者点击"仪器"菜单下的"关闭电源"按钮。系统进入关机流程,电源按钮灯变成闪烁的绿色指示灯,仪器自动执行关机清洗流程。关机流程结束后,电源自动切断,指示灯熄灭。

7.3.5.2　关闭工作站。排空废液瓶。

8. 质量控制

8.1·设备 A

8.1.1　光路和流路的质控程序:详见 7.1.2。

8.1.2　Flow - Set™质控微球及监测 PMT 电压。

8.1.2.1　Flow - SetTM 荧光微球:取约 0.5 ml(10～15 滴)加入 12 mm×75 mm 的试管。

8.1.2.2　制备 Immuno Trol 质控血样本:制备方法与外周血淋巴细胞检测的制备方法一致,取 100 μl 的质控血和质控血低值,根据说明书加入相应体积抗体,孵育 15 min 后,加入溶血素溶血,然后上机检测。如需进行绝对计数,请反向加样法加入质控血,并在上机前,在样本管内反向加样法加入 100 μl Flow - Count 微球。加入微球后 2 h 内必须上机检测。

8.1.2.3　首次运行质控程序,请在运行"Auto Setup"(自动设置)之前,确认在"Edit Products(编辑产品)"对话框中已正确地输入了 QC 产品信息。

8.1.2.4　点击菜单栏中"Tools",选择"AutoSetup Scheduler"选项,在弹出的对话框中选择相应方案,如"AS LSA 45 - 4 - 8 - 3 - C",如图 9 - 0 - 13。在"Carousel No."对应的方框中输入转盘号,如"1";单击"Schedule"。

8.1.2.5　此时出现"Carousel Load Report"屏幕,仪器自动加载实验方案;如不需要绝对计数,点击"Run",开始进行 QC。如果需要绝对计数,请关闭该窗口,在"Acquisition

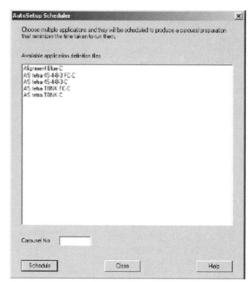

图9-0-13　质控血样本程序选择

Manager"中点击"滴管样"图标,在弹出的"Absolute Count Calibration"对话框中,勾选
"Manual Absolute Count Calibration Value"中"Enable",并输入绝对计数微球校准系数(如:
952),点击"OK"。

8.1.2.6　确认样本管位置(Location)是否正确,并按正确顺序将各样本管摆在上样转盘
上,打开转盘盖子,将转盘置于仪器上,盖好盖子,点击"开始分析"。所有样本运行完毕后,点
击"Finish"。确认"接受"还是"拒绝"该仪器设置:点击"Approve",接受所有细胞设置并将其
保存于方案中,可以应用于各实验方案;点击"Reject All",拒绝(不保存)细胞设置,并根据需
要排除系统故障后重新进行 QC。

8.1.2.7　每日 QC 应检查 FS 参数及各荧光参数直方图的 X‐mean 值,X‐mean 反应
PMT 电压情况,其差异应在均值±5％之间,表示仪器处于稳定状态,并记录结果。

8.2·设备 B

8.2.1　实验试剂及处理:将流式细胞仪多色质控微球"Fluorescence Setup Particles"在涡
旋混匀仪上充分震荡,在流式试管中滴加 1 滴微球,用 0.5 ml 的流式鞘液稀释,使用前充分
混匀。

8.2.2　质控物信息设置

8.2.2.1　单击"质控",进入"仪器质控"界面。

8.2.2.2　单击"基本信息"区"批号"下拉菜单,
选择一个预先保存的质控物批号,如图 9‐0‐14 所
示。该批号对应的质控物信息自动显示在当前
页面。

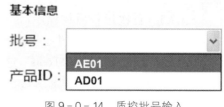

图9-0-14　质控批号输入

8.2.2.3　如果该批次质控品首次进行测试,需要通过扫描质控二维码、从质控信息存储

介质中读取、手动录入等方式进行质控物信息的设置,具体方法如下:

8.2.2.3.1　扫描质控二维条码

- 从质控物包装中找到厂家提供的二维码(码制：QR Code),如图 9-0-15 所示。

Lot:20131204

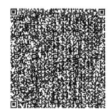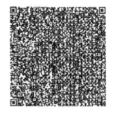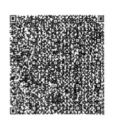

图 9-0-15　质控二维码

- 单击"质控物信息"界面下方"二维码扫描"按钮,弹出以下窗口,如图 9-0-16。

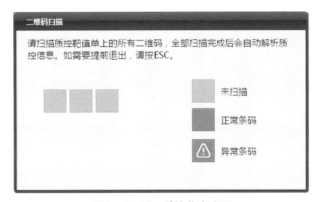

图 9-0-16　质控信息窗口

- 使用条码扫描仪,逐个扫描二维码,识别成功的二维码显示为绿色,不成功的二维码显示为红色,如图 9-0-17 所示。如需提前退出,可按键盘上的"Esc"键。

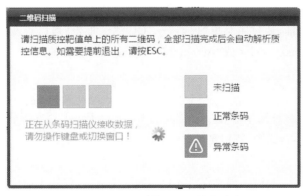

图 9-0-17　质控二维码信息确认

● 三个二维码全部扫描成功后,软件自动解析质控物信息。解析完成后,质控物信息被录入当前界面。

8.2.2.3.2 从质控信息存储介质中读取:单击"质控物信息"界面下方"导入"按钮。选择导入的路径及质控物信息文件后,单击"打开",则质控物信息被导入当前页面。

8.2.2.3.3 手动录入:在"基本信息"区设置质控物基本信息,包括:批号、产品 ID、FS 阈值、流速。在"各通道靶值"区设置自动算法项目各通道靶值。在"补偿矩阵"区设置自动算法项目各通道之间补偿值。录入完整后,内容被实时保存。

8.2.3 上机测试

8.2.3.1 将配制好的质控微球溶液,混匀后置于指定试管位。在"仪器控制"栏的位置的输入框中单击,即可出现样本盘位置图,在该图上选择质控试管放置的盘号和位置号。单击"⊙"按钮,启动测试。仪器自动完成系统校准和电压标定。

8.2.3.2 质控分析完成后,"质控详情"界面下显示当次质控报告,报告中质控状态栏均显示"Pass"即可进行样本测试,如图 9-0-18。如果有"Fail"项,需寻找原因重新进行质控测试。

	通道	通道电压	实际位置	目标位置	偏移量	参考范围	质控状态
电压标定结果	FSC	143	108939	111700	-2.47%	-5% ~ 5%	Pass
	SSC	358	578090	571500	1.15%	-5% ~ 5%	Pass
	FITC	341	32069	32600	-1.63%	-5% ~ 5%	Pass
	PE	343	90069	87700	2.70%	-5% ~ 5%	Pass
	PerCP	500	290963	280000	3.92%	-5% ~ 5%	Pass
	APC	453	148139	151400	-2.15%	-5% ~ 5%	Pass
	PE-Cy7	468	100535	100000	0.54%	-5% ~ 5%	Pass
	APC-Cy7	521	305883	300000	1.96%	-5% ~ 5%	Pass

图 9-0-18 质控结果

8.2.3.3 在"仪器质控图"界面可查看一段时间内的质控图,单击质控图上的质控点,右侧可同时显示该点当次的质控报告,如图 9-0-19。

8.3·设备 C:设备 C 提供自动化的仪器 QC 测试功能,通过主菜单"仪器"→"QC 测试"可以执行 QC 测试功能,通过主菜单"仪器"→"QC 测试报告"可以查看 QC 测试报告,如图 9-0-20。结果为"Pass(通过)"或"Acceptable(可接受)"可正常使用。

9. 维护保养

9.1·设备 A

9.1.1 日保养:每日操作结束后,务必运行 Cleaning Panel,用次氯酸和双蒸水冲洗仪器。用 70%乙醇清洗样本台周围,特别要注意样本台和样本针探头。

9.1.2 月保养

9.1.2.1 清洗空气过滤膜,能确保进入仪器的气流清洁,保证光束稳定,保证每日的质控数据稳定。关闭主机电源,小心取出过滤网以免损坏,清洗并拧干过滤网,至少干燥 30 min,

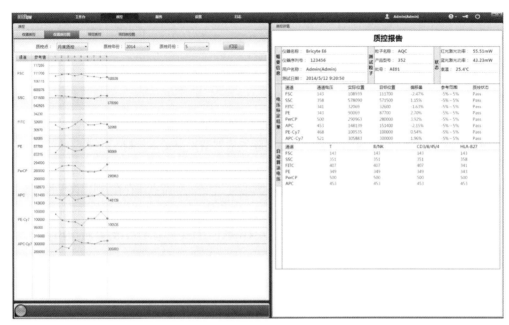

图 9-0-19　质控结果报告

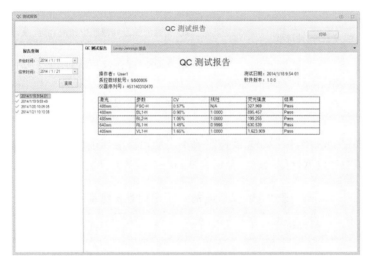

图 9-0-20　设备 C 的 QC 测试报告

并用吸水纸彻底吸干水分,将滤网放回,盖上滤网盖板。

9.1.2.2　清洗鞘液盒和清洁液盒及快速接头,按下快速接头,取下连在鞘液盒/清洁液盒的管道,拔除传感器,取出试剂盒,尽可能将其中的试剂倒干净,注入双蒸水,拧紧盖子反复摇晃清洗,倒掉双蒸水,如此反复 3 次。分别向鞘液盒和清洁液盒注入鞘液和清洁液,拧紧盖子,反复摇晃清洗后弃掉液体;重新放回试剂盒。

9.1.3　年保养:更换仪器部分管路,如老化严重则需做大保养。更换鞘液、空气过滤器,做 flowcheck 检测重复性,仪器除尘等。

9.2·设备 B

9.2.1 日保养:每日关机清洗参见 7.2.6。

9.2.2 每 6 个月保养:维护鞘液过滤器;维护气泡过滤器。

9.2.3 按需维护

9.2.3.1 仪器长期放置后开机维护:当仪器较长时间(1 周以上)不使用,再次开机后,应进入软件"服务"-"维护"界面,分别执行"液路除气泡""清洗流动室"维护。

9.2.3.2 散点图出现异常杂点时维护:当散点图出现明显的异常杂点时,分别执行"鞘液过滤器充灌""气泡过滤器充灌"维护,并进行"清洗流动室"维护。如杂点仍存在,则建议更换过滤器。

9.3·设备 C

9.3.1 设备 C 维护简便,开关机自动进行液路维护,样本间自动清洗,日常使用无须人工维护。为了仪器在最佳状态运行,推荐按照表 9-0-1 定期维护仪器。

表 9-0-1 设备 C 定期维护频率

维 护 内 容	推 荐 频 率
开机维护	每次开机、开机过程中仪器自动冲洗管路完成维护
关机维护	每次关机、关机过程中仪器自动清洗和冲洗管路完成维护
添加配套液体:鞘液、清洗液、冲洗液	每次实验前检查储液瓶中鞘液、清洗液、冲洗液液体,需要时及时添加
排空废液	每次实验前检查废液液面,如有需要及时排空废液
预防性维护:清洁样本针、清洁拭子、储液瓶除菌等	每月
更换液路系统耗材	耗材更换达 2 个月或系统提示需更换时

9.3.2 在必要的时候,仪器的元器件需要不定期地清洁与维护。维护的频率取决于流式细胞仪的使用频率和仪器性能状态。参见表 9-0-2 设备 C 不定期维护频率。

表 9-0-2 设备 C 不定期维护频率

不 定 期 维 护	推 荐 使 用
排气泡	数据的变异系数偏大 QC 测试不通过
清除样本针堵塞	测试中,每秒事件数过低 当天测试量较大
清洁仪器外表面	仪器表面较脏
清洁样本针	样本针表面有明显样本残留
长期停用时液路系统维护	停用 2 个星期以上
运输前管路排空	仪器搬运前
储液台校准	储液瓶中液体量误报警
清洁滤光镜片	拔插滤光片或更换滤光片等操作后

10. 校正

由相关设备公司技术支持人员对仪器进行校正。

11. 报警及处理

11.1·在仪器的使用过程中,如果检测到异常状态,软件界面报警区会显示报警信息,仪器相关报警指示灯闪烁,仪器会发出报警音。点击软件界面状态栏,关闭报警音,可查看故障对话框提供的故障名称及故障详细信息。

11.2·操作者可通过点击对话框中的故障名称,在对话框下方的"帮助"列表框里查看所选中故障的帮助信息。操作者可根据故障帮助的内容进行故障处理。如不能解决,可及时联系相关设备工程师。

12. 注意事项

12.1·仪器操作

12.1.1 运行仪器前请务必检查所有的门/盖/板,并确保它们在仪器运行过程中不会打开或松动。

12.1.2 请使用仪器所提供的所有安全措施。切勿禁用任何用于安全目的的装置或传感器。

12.1.3 请务必及时响应和处理所有报警和故障信息。

12.1.4 切勿接触运动部件。

12.1.5 使用过程中若出现任何软管或装有液体的零部件有老化或者磨损,请立即停止使用,并及时联系用户服务人员进行检查或更换。

12.1.6 请务必严格按照用户手册中的指导使用相关设备。

12.2·样本操作:所有物品(样本、质控物、废液等)以及同这些物质接触的区域都有潜在的生物传染性危险。操作者在实验室接触相关物品和区域时,应遵守实验室安全操作规定,并穿戴好个人防护装备(如实验室防护衣、手套等)。

参考文献

[1] 崔巍.流式细胞术检测外周血淋巴细胞亚群指南[M].北京:中国标准出版社,2011.

[2] Shapiro Howard M. Practical Flow Cytometry[M]. 4th ed. New York:Wiley-Liss Inc., 2003.

[3] 刘艳荣. 实用流式细胞术(血液病篇)[M].北京:北京大学医学出版社,2010.

[4] 王建中. 临床流式细胞术[M]. 上海:上海科学技术出版社,2005.

[5] Rafael Nunez. Flow cytometry:principles and instrumentation[J]. Curr Issues Mol Biol,2001;3(2):39-45.

(李 莉)

全自动过敏原检测系统标准操作规程

××医院检验科临床免疫室作业指导书	文件编号：××-JYK-MY-××××
版本： 生效日期：	共 页 第 页

1. 目的

规范过敏原自动化检测仪操作和维护程序,正确使用设备,保证检验质量。

2. 仪器名称及型号

瑞典×××公司×××全自动体外免疫诊断仪。

3. 应用范围

适用于免疫组经授权的检验技术人员。

4. 仪器简介和测试原理

4.1·荧光酶标法是利用酶标技术、CAP专利技术和血清中的抗体相结合的测定方法,用酶标二抗(Conjugate)中的酶作为标记物,以内置有多孔性弹性和亲水性的纤维素粒(CAP)作为固相载体,提供最大的接触反应面积。

4.2·应用×××全自动体外免疫检测仪检测患者血清中 Total - IgE、Specific - IgE(诸如 phadiatop、fx5E、h1、h2、d1、d2、mx1 等 500 多种)、嗜酸性粒细胞阳离子蛋白 ECP 等项目。

4.3·试剂组成:瑞典×××公司原装试剂。

4.3.1 固相:ImmunoCAP(图 9 - 0 - 21)。CAP:一个很小的塑料帽状物,其内置有多孔性弹性和亲水性的纤维素粒。

如图：⟶

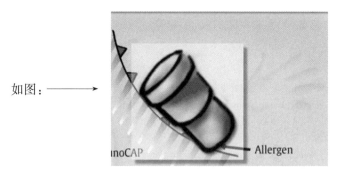

图 9 - 0 - 21 ImmunoCAP

4.3.2 酶标二抗:β-半乳糖苷酶标记的鼠抗人 IgE 单克隆抗体。

4.3.3 底物:4 - 甲基伞桂 β - 半乳糖苷。

4.3.4 洗液:浓缩洗液 A 1 瓶,浓缩洗液 B 1 瓶,用时将浓缩洗液 A 和浓缩洗液 B 用蒸馏水配制成 1 L 的应用液。

4.3.5 终止液:2 mmol/L 稀硫酸 1 瓶。

4.3.6　标准品：Total－IgE、Specific－IgE、ECP 等检测定标液各一盒。

4.3.7　质控品：Total－IgE 高值、低值质量控制品各 1 瓶（CC－1、CC－2）；Specific－IgE 高值、低值质量控制品各 1 瓶（CC－1、CC－2）；ECP 质量控制品 1 瓶（CC－1）。

4.4·反应类型

4.4.1　荧光酶标法：血清中的抗体和 ImmunoCAP 变应原中的抗原相结合，再与酶标二抗相结合形成抗抗体。加入 Development Solution 去激发荧光的释放。加入 Stop Solution 终止反应。通过荧光读数系统，检测荧光值。根据对应曲线，系统马上计算出抗体的浓度（图 9－0－22）。

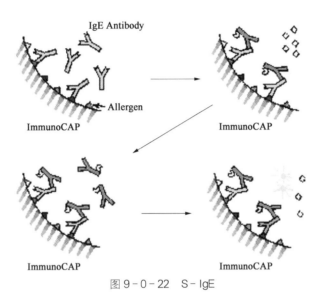

图 9－0－22　S－IgE

4.4.2　Ⅰ型变态反应的原理：机体首次接触过敏原→产生 IgE→相同的过敏原再次入侵→形成过敏原—IgE 复合物→激活肥大细胞或嗜碱性粒细胞→肥大细胞或嗜碱性粒细胞释放生物活性物质引发临床反应。

5. 开展项目

可检测包括尘螨、鱼、虾、蟹等 600 多种过敏原。

6. 仪器环境要求

6.1·使用环境：室温 18～32℃，湿度 10％～85％RH，电源要求：220～240 V，2.5 A，50～60 Hz。

6.2·试剂保存：全部检测试剂、标准品、质控品及耗品和洗液于 2～8℃保存。

7. 操作步骤

7.1·开机

7.1.1　在 Wash 瓶中装入洗液，Rinse 瓶中装入蒸馏水，倒空废液罐内废水。

7.1.2　打开 IDM 电脑并运行 IDM 软件，打开×××仪器设备绿色电源按钮，设备进入待机状态，大约 3 min 仪器操作软件 ISW 启动，进入"Stand By"状态。

7.1.3 在 IDM 软件的 Request 界面中,点击"Import Button"(如果可用的话)或者点击"New"按钮手动输入新的请求。选中检测要用的所有"Requests"请求,点击"Menu＞＞"然后"Consumables"查看运行需要用到的试剂和 CAP 数量。

7.1.4 在仪器软件上选"Load"按钮,进入试剂"- Load -"界面。装入一批完整的检测"Assay Run"所用的所有试剂(360 个测试)。在各种试剂相应的 Load 界面,通过条码器扫描试剂标签,将试剂放入对应位置(Flashing green 绿灯闪烁的位置)。

7.1.5 在 Phadia250 软件上选"Assay","Assay Method"界面出现。点击"Method"前面的圆形按钮选择需要用到的"Method"(蓝色为选中)。"Calibration Type"设备已有选项。如果选择"Curve Controls"会出现剩余时间,如果过期需要进行下一个"Calibration Curve"(If CC are OK Until That Date)。"Calibration Type"可以通过点击"Change Cal"从"Curve Control"选为"Calibrators",点击"Next"将确认选择。

7.1.6 "Reagents to Load"屏如果选中的"Calibrators/Curve Controls"要用到的"Reagents"没有"Load"装入。"The Upper List"上面的列表显示检测运行前必须装入的"Reagents"。点击"Load"然后装入所要求的"Reagent(s)"。The Lower List 下面的列表显示有可能用到但不是必需的"Reagent",可以直接点击"Next"继续或者点击"Load"然后装入所要求的"Reagent(s)"。

7.1.7 "Expired Reagents"屏过期"Reagents"界面,如果没有过期试剂,这个界面不会出现,可以点选方框,选择虽然过期但仍想使用的试剂。使用"Next"和"Previous buttons"或箭头查看所有过期试剂。

注意:如果使用过期试剂,将会打印至"Reports"或者传输到 LIS 系统。

7.1.8 "Check Wash/Rinse/Waste bottles"屏。进入这个界面,检查"Wash/Rinse Bottles"是否装满,相应的管路是否连接正确;检查废液是否排空,管路是否连接正常点击"Next"开始"the Assay Run"。

7.1.9 结束界面,进行日维护。

7.2·日维护后自动关机。

8. 维护保养

8.1·日维护(机器实验结束后,自动运行):在"Start Menu"当中选择"Utilities",在"Utilities"中选择"User Maintenance",点击"Start"。洗液、蒸馏水正常使用。

8.2·周维护

8.2.1 每周维护的目的是替换洗涤和清洗系统中所有液体中的清洗液,并清洁洗涤瓶、清洗瓶和废液瓶,以阻止细菌生长导致的堵塞和携带污染。如有仪器故障发生,也应进行每周清洗,并当天解决问题。

8.2.2 在"Start Menu"当中选择 Utilities,在"Utilities"中选择 User Maintenance,在"User Maintenance"中选择 Weekly Rinse,在"Weekly Rinse"中选择"Shut Down After Rinse",点击"Start"。试剂要求:洗液桶、蒸馏水桶都要放入 3 L 蒸馏水。或者将洗液桶吸管移入蒸馏水桶,在蒸馏桶内加入 5 L 蒸馏水。在试管架一号位置,放一管装 4 ml 消毒水的

试管。

8.3·月维护

8.3.1 按照"Start Menu"→"Utilities"→"User Maintenance"→"Weekly Rinse"→"Shut Down After Rinse"→"Start"流程操作。

8.3.2 配制液体：在"Wash"或"Rinse"瓶中各加入 4 瓶 23 ml/瓶消毒剂（厂商提供）和 6 L 去离子水。两根管道，都放入其中。在试管架一号位置，放一管装 4 ml 消毒水的试管。

8.3.3 进入仪器操作接口（ISW），按照"Start Menu"→"Utilities"→"User Maintenance"→"Monthly Rinse"→"Shut Down After Rinse"→"Start"流程操作。点击"Start"进行大约 35 min 后，按照仪器提示，清空"Wash"或"Rinse"瓶，用去离子水清洗"Wash"或"Rinse"瓶，装入离子水 8 L，两根管道放入其中，点击"Continue"。

8.3.4 完成清洗后，清空"Wash、Rinse、Waster"瓶和固体废物箱。用 70％乙醇清洁样本装载区。

8.3.5 请勿在完成每月维护后 60 h 内开始实验，最好周末做月保养，周一再开始检测。

9. 校准

9.1·加样精度：分别对样本、发展液、终止液加样量进行校准。要求加样 CV 值＜2％。

9.2·精密度：按照 EP5 文件要求进行精密度验证，批内精密度 CV 值＜5.0％，批间精密度 CV 值＜5.0％。

9.3·准确度：选特异性 IgE 三个浓度质控品，每个测两次，取均值，均值要求＜15.0％为校准通过。

9.4·携带污染：特异性 IgE 携带污染＜0.1％。

10. 报警及处理

10.1·系统问题的处理

10.1.1 当系统出现一些故障时，仪器屏幕会显示相应的故障记录，根据故障记录解决相应问题。

10.1.2 系统故障，导致实验解决异常时，在实验报告的结尾将有 Error List 报告，可根据报告解决相应的系统故障。

10.1.3 使用"Event log"，可在线查看错误提示及解决办法。

10.2·卡 CAP（变应原）杯的处理：打开反应舱盖，查看 CAP（变应原）堆积在什么地方，查看是否 CAP（变应原）损坏或变形了，用工具除去阻塞的 CAP（变应原）。确认没有 CAP（变应原）再卡住。然后换上好的 CAP（变应原）在相应位置，关上反应舱盖就可以恢复正常操作。

10.3·漏液处理：发现机器的某一部分有漏液，立即按紧急停机键。检查漏液的部位，查看是否松动或破裂。重新连接好或更换管道。重新启动机器，在主界面选择"Install/Service"→"Maintenance"→"System Rinse"。选择系统清洗管道。没有问题就可开始正常工作。

11. 注意事项

11.1·标准品：×××原装标准品，有效期内使用。

11.2·质控品：×××原装质控品，有效期内使用。

11.3·每天做检测时检查仪器状态，正常时才能做标本，并实时记录。

（丁海明）

第十章
临床免疫检验项目操作规程

甲型肝炎病毒抗体检测标准操作规程

××医院检验科临床免疫室作业指导书		文件编号：××-JYK-MY-××××	
版本：	生效日期：	共 页 第 页	

1. 目的

建立检测血清中甲型肝炎病毒抗体含量的标准操作规程，保证实验结果的精确性及正确性。

2. 原理

2.1·采用酶联免疫吸附实验（enzyme linked immunosorbent assay，ELISA）进行检测：采用甲型肝炎病毒（HAV）特异性抗原成分作为包被抗原，将样品加入包被抗原的反应孔进行温育。若样品中含有甲型肝炎病毒抗体（如抗-HAV-IgM），则该抗体与包被抗原形成抗原-抗体复合物被吸附到固相上，再加入酶标记二抗最终形成抗原-抗体-酶标二抗复合物，洗涤除去未结合的游离酶，加入显色剂后读板显色。

2.2·采用电化学发光法进行检测：反应原理为竞争法，吸取 50 μl 的血清标本到反应池，标本中的抗-HAV抗体与HAV抗原结合；再先后加入生物素化的抗HAV抗体、钌（Ru）标记的抗HAV抗体以及链霉亲和素包被的微粒，形成的免疫复合物通过生物素与链霉亲和素之间的反应结合到微粒上。含有微粒的反应混合液被吸到测量池后，通过磁铁被吸附到电极上，未结合的物质被清洗液洗去；然后电极加电压后产生化学发光，通过光电倍增管进行测定。检测结果通过机器中设置的标准曲线得出。

3. 标本要求

根据试剂盒说明书要求收集存储样本，血清标本采集用标准样本试管或含分离胶的试管，血浆样本采集使用肝素（Li-，Na-）或 K3-EDTA，一般来说，标本在 2～8℃可稳定 7天，-20℃可稳定 6 个月。

4. 试剂与仪器

4.1·试剂组成和仪器（酶联免疫吸附法）：试剂组成一般包括包被反应板、样品稀释液、阴性对照、阳性对照、洗涤剂、酶标二抗、显色剂 A、显色剂 B、终止液。采用仪器为酶标比色仪。

4.2·试剂组成和仪器（电化学发光法）：试剂组成一般包括链霉亲和素包被的微粒、甲型肝炎病毒抗原、生物素化的抗甲型肝炎病毒抗体、钌标记的抗甲型肝炎病毒抗体、阴性定标液、阳性定标液。采用仪器为全自动电化学发光分析仪。

5. 操作步骤

5.1·ELISA方法（具体操作参照试剂说明书或所在科室制定的 SOP）

5.1.1　将已包被的反应板置于台上恢复至室温，按顺序编号。

5.1.2　加样：测定孔每孔加待检血清 50 μl，设阴性对照 2 孔，阳性对照 2 孔，每孔各加

50 μl（或 1 滴），设空白对照 1 孔（空白孔只加底物和终止液），可设置外部质控品 1 孔，用即时贴封板，37℃水浴 30 min。

5.1.3　洗涤：弃去孔内液体，用洗涤液连续洗涤 5 次，每次静置 15 s，吸干孔内液体，用吸水纸拍干。

5.1.4　加入酶结合物：除空白孔外，各孔分别加入酶结合物 1 滴，用即时贴封板，混匀后置 37℃水浴 30 min。

5.1.5　洗涤：弃去孔内液体，用洗涤液连续洗涤 5 次，每次静置 15 s，吸干孔内液体，用吸水纸拍干。

5.1.6　加底物液：每孔先加入 A 液 1 滴，再加入 B 液 1 滴混匀，37℃避光，显色 15 min。

5.1.7　加终止液：每孔加入 1 滴终止液，终止反应后 10 min 内测定，空白孔调零，测定波长为 450 nm，进行相应的比色测定。

5.2·电化学发光法（具体操作参照试剂说明书或所在科室制定的 SOP）：开机后仪器自检，自动保养，然后进入"Stand By"状态。仪器准备：每日开机维护及载入试剂、定标和质控。样本检测，结果浏览和复查。日常维护，关机。

6. 校正（电化学发光法）

每开启一批新的试剂，需在输入批数据后进行校准，之后按照试剂说明书（如每隔 28 日或出现结果异常等情况时）需再进行一次校准。校准品在同一次运行中必须重复测定 2 次，且校准值必须在设定的范围内。如果不在该范围内，则应重新校准。

7. 质控（电化学发光法）

一般采用两种浓度水平的质控品，至少每 24 h 或每一次校准后测定一次。质控间隔期应适用于各实验室的具体要求。质控品检测值应落在设定的范围内，如出现质控值落在范围以外，应查找原因，采取相应的校正措施。

8. 结果判断

8.1·ELISA 方法（具体操作参照试剂说明书或所在科室制定的 SOP）：测定 OD 值后按下列公式计算：样品 OD 值 S/CO≥1.0 者为阳性，样品 OD 值 S/CO<1.0 者为阴性。CO＝阴性对照 OD 平均值×2.1 倍。注：阴性对照 OD 平均值≥0.05 时，按实际 OD 值计算，阴性对照 OD 平均值<0.05 时，按 0.05 计。

8.2·电化学发光法：自动化分析仪器根据线性公式自动计算。

9. 生物参考区间

ELISA 方法：阴性；电化学发光法：<20 mU/ml。

10. 性能参数

具体参见相应的试剂说明书。

11. 临床意义

HAV 属于单链 RNA 病毒属，传播途径为经粪-口途径，潜伏期 2～6 个月，可引发急性感染性肝炎，儿童及青少年多见，黄疸型多见，可散发或暴发流行。为自限性良性过程，一般不变成慢性，重型肝炎（肝坏死）或病死罕见。IgM 抗体阳性提示 HAV 急性感染，用于肝炎鉴别诊断,在发病早期出现,2~3 周达高峰,3~6 个月后消退。IgG 抗体是免疫性抗体,在 IgM 抗体后出现,3~4 个月达高峰,并长期持续,人群抗体检出率为 50%~80%,其中多数为无症状感染或亚临床感染,可作为人群 HAV 既往感染的指标之一。

参考文献

[1] Koff RS. Hepatitis A[J]. Lancet,1998,341:1643-1649.
[2] Stapleton JT. Host Immune Response to Hepatitis A Virus[J]. JID,1995,171 (Suppl 1):9-14.

（周　琳　王　皓　吴洪坤）

乙型肝炎病毒表面抗原检测标准操作规程

××医院检验科临床免疫室作业指导书	文件编号：××-JYK-MY-××××
版本： 生效日期：	共 页 第 页

1. 目的

建立检测血清中乙型肝炎病毒表面抗原含量的标准操作规程，保证实验结果的精确性及正确性。

2. 原理

2.1·采用酶联免疫吸附实验(enzyme linked immunosorbent assay, ELISA)进行检测：采用双抗体夹心法进行检测，包被抗 HBs 用单抗或马抗人 HBs；纯化马抗 HBs 的 γ 球蛋白组分，经过碘酸钠改良法标记 HRP，制成酶标记抗 HBs；经方阵法滴定确定最适工作浓度。用已包被的反应板，同时加样品及酶标记抗 HBs，一次温育，以四甲基联苯胺(TMB)为底物显色后读板显色。

2.2·采用电化学发光法进行检测：采用双抗体夹心法原理，吸取 50 μl 的血清标本到反应池，生物素化的抗 HBsAg 单克隆抗体和钌(Ru)标记的抗 HBsAg 单克隆抗体混匀形成夹心复合物；加入链霉亲和素包被的微粒，使上述形成的复合物通过生物素与链霉亲和素之间的反应结合到微粒上，反应混合液吸到测量池中，微粒通过磁铁吸附到电极上，未结合的物质被清洗液洗去；然后，电极加电压后产生化学发光，通过光电倍增管进行测定，仪器自动将标本产生的光电信号与从 HBsAg 定标液得出的 cut off 值相比较计算出结果。

3. 标本要求

根据试剂盒说明书要求收集存储样本，血清标本采集用标准样本试管或含分离胶的试管，血浆样本采集使用肝素(Li-，Na-)或 K3-EDTA，一般来说，标本在 2~8℃可稳定 7 天，-20℃可稳定 6 个月。

4. 试剂与仪器

4.1·试剂组成和仪器(酶联免疫吸附法)：试剂组成一般如下：包被抗原板、底物 A 液、底物 B 液、阳性对照、洗涤液、阴性对照、终止液、HBsAg 酶结合物、粘胶纸、TMB 显色液，采用仪器为酶标比色仪。

4.2·试剂组成和仪器(电化学发光法)：试剂组成一般如下：链霉亲和素包被的微粒、生物素化的抗 HBsAg 单克隆抗体、Ru(bpy)32+ 标记的抗 HBsAg 单克隆抗体、Cal 1 校准液和 Cal 2 校准液、HBsAg 质控品 1 和 2。采用仪器为全自动电化学发光分析仪。

5. 操作步骤

5.1·ELISA 方法(具体操作参照试剂说明书或所在科室制定的 SOP)

5.1.1 将已包被的反应板置于台上恢复至室温，按顺序编号。

5.1.2 加样：测定孔每孔加待检血清 50 μl，设阴性对照 2 孔，阳性对照 2 孔，每孔各加 50 μl（或 1 滴），设空白对照 1 孔（空白孔只加底物和终止液），可设置外部质控品 1 孔。然后加测定 HBsAg 用酶结合物，每孔 50 μl（或 1 滴），混匀后用即时贴封板。置 37℃ 水浴 30 min。

5.1.3 洗涤：弃去孔内液体，用洗涤液连续洗 5 次，每次静置 15 s，吸干孔内液体，用吸水纸拍干。

5.1.4 加底物液：每孔先加入 A 液 1 滴，再加入 B 液 1 滴混匀，37℃ 避光，显色 15 min。

5.1.5 加终止液，每孔 1 滴，终止反应后 10 min 内测定，空白孔调零，测定波长为 450 nm，进行相应的比色测定。

5.2 · 电化学发光法（具体操作参照试剂说明书或所在科室制定的 SOP）：开机后仪器自检，自动保养，然后进入"Stand By"状态。仪器准备：每日开机维护及载入试剂、定标和质控。样本检测，结果浏览和复查。日常维护，关机。

6. 校正（电化学发光法）

每开启一批新的试剂，需在输入批数据后进行校准，之后按照试剂说明书（如每隔 28 日或出现结果异常等情况时）需再进行一次校准。校准品在同一次运行中必须重复测定 2 次，且校准值必须在设定的范围内。如果不在该范围内，则应重新校准。

7. 质控（电化学发光法）

一般采用两种浓度水平的质控品，至少每 24 h 或每一次校准后测定一次。质控间隔期应适用于各实验室的具体要求。质控品检测值应落在设定的范围内，如出现质控值落在范围以外，应查找原因，采取相应的校正措施。

8. 结果判断

8.1 · ELISA 方法（具体操作参照试剂说明书或所在科室制定的 SOP）：测定 OD 值后按下列公式计算：样品 OD 值 S/CO≥1.0 者为阳性，样品 OD 值 S/CO＜1.0 者为阴性。CO = 阴性对照 OD 平均值×2.1 倍。注：阴性对照 OD 平均值≥0.05 时，按实际 OD 值计算，阴性对照 OD 平均值＜0.05 时，按 0.05 计。

8.2 · 电化学发光法：仪器会自动根据校准曲线计算标本乙型肝炎病毒表面抗原的浓度。

9. 生物参考区间

ELISA 方法：阴性；电化学发光法：检测值应低于检测下限。

10. 性能参数

具体参见相应的试剂说明书。

11. 临床意义

11.1 · 乙型肝炎病毒表面抗原阳性是 HBV 感染和携带的标志，用于肝炎鉴别诊断、流行病学研究和输血安全保证。急性肝炎可以在转氨酶升高前或症状出现前 1~7 周测出，发病 3 周约半数呈阳性，高峰在感染后 2~3 个月，多数患者半年后清除，然后表面抗体升高。HBsAg 阳性持续半年或一年以上为 HBV 慢性携带者，母婴传播可携带数十年，此期间虽无明显症状但可有肝细胞损害，与免疫功能紊乱或合并 HCV 或 HDV 感染有关。其中部分患者将发展为慢性肝炎、肝坏死、肝硬化。后者中少数患者发生肝细胞癌。

11.2 · 对 HBsAg 阳性者应检查 ALT、AST、HBeAg 和 HBeAb 以判明传染性、活动性或 HBV 变异株感染。

参考文献

[1] Gerlich W. Diagnostic Problems Caused by HBsAg Mutants — A Consensus Report of an Expert Meeting[J]. Intervirology，2004，47：310 - 313.

[2] CDC. Prevention of perinatal transmission of hepatitis B virus：prenatal screening of all pregnant women for hepatitis B surface antigen[J]. MMWR Morb Mortal Wkly Rep，1988，37：341 - 346，351.

（周　琳　王　皓　吴洪坤）

乙型肝炎病毒表面抗体检测标准操作规程

××医院检验科临床免疫室作业指导书	文件编号：××-JYK-MY-××××
版本：　　　　生效日期：	共　页　第　页

1. 目的

建立检测血清中乙型肝炎病毒表面抗体含量的标准操作规程,保证实验结果的精确性及正确性。

2. 原理

2.1·采用酶联免疫吸附实验(enzyme linked immunosorbent assay,ELISA)进行检测:采用双抗原夹心法进行检测,即:包被纯化 HBsAg,经过碘酸钠改良法标记 HRP,待测血清中抗 HBs 与之反应,再加入 HRP-HBsAg 形成夹心复合物,洗涤除去未结合的游离酶,以四甲基联苯胺(TMB)为底物显色后读板显色。

2.2·采用电化学发光法进行检测:采用双抗原夹心法原理进行检测,吸取 40 μl 标本到反应池,然后将抗-HBs、生物素化的 HBsAg 和钌(Ru)标记的 HBsAg 混匀,形成夹心复合物。加入链霉亲和素包被的微粒,使上述形成的复合物通过生物素与链霉亲和素之间的反应结合到微粒上。反应混合液吸到测量池中,微粒通过磁铁吸附到电极上,未结合的物质被清洗液洗去。然后,电极加电压后产生化学发光,通过光电倍增管进行测定。检测结果由机器自动从标准曲线上查出。

3. 标本要求

根据试剂盒说明书要求收集存储样本,血清标本采集用标准样本试管或含分离胶的试管,血浆样本采集使用肝素(Li-,Na-)或 K3-EDTA,一般来说,标本在 2～8℃可稳定 7天,-20℃可稳定 6 个月。

4. 试剂与仪器

4.1·试剂组成和仪器(酶联免疫吸附法):试剂组成一般如下:包被抗原板、底物 A 液、B 液、阳性对照 1 瓶洗涤液 1 瓶(1∶40 稀释)阴性对照 1 瓶、终止液 1 瓶、抗-HBs 酶结合物 1瓶、粘胶纸、TMB 显色液 1 瓶,采用仪器为酶标比色仪。

4.2·试剂组成和仪器(电化学发光法):试剂组成一般如下:链霉亲和素包被的微粒、生物素化的 HBsAg、Ru(bpy)32+ 标记的 HBsAg、Cal 1 校准液和 Cal 2 校准液、抗-HBs 质控品 1 和 2。采用仪器为全自动电化学发光分析仪。

5. 操作步骤

5.1·ELISA 方法(具体操作参照试剂说明书或所在科室制定的 SOP)

5.1.1　将已包被的反应板置于台上恢复至室温,按顺序编号。

5.1.2　加样:测定孔每孔加待检血清 50 μl,设阴性对照 2 孔,阳性对照 2 孔,每孔各加50 μl(或 1 滴),设空白对照 1 孔(空白孔只加底物和终止液)。可设置外部质控品 1 孔,然后加测定用 HBsAb 酶结合物,每孔 50 μl(或 1 滴),混匀。置 37℃水浴 30 min。

5.1.3 洗涤:弃去孔内液体,用洗涤液连续洗 5 次,每次静置 15 s,吸干孔内液体,用吸水纸拍干。

5.1.4 加底物液:每孔先加入 A 液 1 滴,再加 B 液 1 滴混匀,37℃避光,显色 15 min。

5.1.5 加终止液,每孔 1 滴,终止反应后 10 min 内测定,空白孔调零,测定波长为450 nm,进行相应的比色测定。

5.2·电化学发光法(具体操作参照试剂说明书或所在科室制定的 SOP):开机后仪器自检,自动保养,然后进入"Stand By"状态。仪器准备:每日开机维护及载入试剂、定标和质控。样本检测,结果浏览和复查。日常维护,关机。

6. 校正（电化学发光法）

每开启一批新的试剂,需在输入批数据后进行校准,之后按照试剂说明书(如每隔 28 日或出现结果异常等情况时)需再进行一次校准。校准品在同一次运行中必须重复测定 2 次,且校准值必须在设定的范围内。如果不在该范围内,则应重新校准。

7. 质控（电化学发光法）

一般采用两种浓度水平的质控品,至少每 24 h 或每一次校准后测定一次。质控间隔期应适用于各实验室的具体要求。质控品检测值应落在设定的范围内,如出现质控值落在范围以外,应查找原因,采取相应的校正措施。

8. 结果判断

8.1·ELISA 方法(具体操作参照试剂说明书或所在科室制定的 SOP):测定 OD 值后按下列公式计算:样品 OD 值 S/CO≥1.0 者为阳性,样品 OD 值 S/CO<1.0 者为阴性。CO = 阴性对照 OD 平均值×2.1 倍。注:阴性对照 OD 平均值≥0.05 时,按实际 OD 值计算,阴性对照 OD 平均值<0.05 时,按 0.05 计。

8.2·电化学发光法:仪器会自动根据校准曲线计算标本乙型肝炎病毒表面抗体的浓度。

9. 生物参考区间

ELISA 方法:阴性;电化学发光法:<10 mU/ml。

10. 性能参数

具体参见相应的试剂说明书。

11. 临床意义

HBsAb 由 HBsAg 诱导产生,为 HBV 免疫性中和抗体,用于乙肝传染性或免疫力的评价。在 HBV 临床感染或亚临床感染 HBsAg 消失后数周或数月后出现,此外,抗-HBs 实验还可用于乙肝感染急性期以后的病程监测。一般与 HBc-IgG 抗体同时呈阳性;或疫苗接种后产生。HBsAb 具有保护性,若 P/N>10.0 则视有抵抗力。

参考文献

[1] European Consensus Group on Hepatitis B Immunity. Are booster immunisations needed for lifelong hepatitis B

immunity? [J] Lancet, 2000, 355: 561 - 565.

[2] Hoofnagle JH, Di Bisceglie AM. Serologic diagnosis of acute and chronic viral hepatitis[J]. Seminars in liver disease, 1991, 11/2: 73 - 83.

（周　琳　王　皓　吴洪坤）

乙型肝炎病毒 e 抗原检测标准操作规程

××医院检验科临床免疫室作业指导书	文件编号：××-JYK-MY-××××
版本：　　　　生效日期：	共　页　第　页

1. 目的

建立检测血清中乙型肝炎病毒 e 抗原含量的标准操作规程,保证实验结果的精确性及正确性。

2. 原理

2.1·采用酶联免疫吸附实验(enzyme linked immunosorbent assay,ELISA)进行检测：采用双抗体夹心法进行检测,在微孔条上预包被纯化乙肝 e 抗体(HBeAb),在包被板加待测血清及酶标记的抗-HBe,温育后洗涤除去未结合的游离酶,以四甲基联苯胺(TMB)为底物显色后读板显色。

2.2·采用电化学发光法进行检测：采用双抗体夹心法原理检测,吸取 35 μl 标本到反应池,将生物素化抗 HBeAg 单克隆抗体和钌(Ru)标记的抗 HBe 抗体混匀,形成夹心复合物。加入链霉亲和素包被的微粒,使上述形成的复合物通过生物素与链霉亲和素之间的反应结合到微粒上。反应混合液吸到测量池中,微粒通过磁铁吸附到电极上,未结合的物质被清洗液洗去,电极加电压后产生化学发光,通过光电倍增管进行测定。检测结果由软件自动测出,与预先用抗 HBe 标定的标本 cut off 值比较得出结果。

3. 标本要求

根据试剂盒说明书要求收集存储样本,血清标本采集用标准样本试管或含分离胶的试管,血浆样本采集使用肝素(Li-,Na-)或 K3-EDTA,一般来说,标本在 2~8℃可稳定 7 天,-20℃可稳定 6 个月。

4. 试剂与仪器

4.1·试剂组成和仪器(酶联免疫吸附法)：试剂组成一般如下：包被抗原板、底物 A 液、底物 B 液、阳性对照、洗涤液、阴性对照、终止液、HBeAg 酶结合物、TMB 显色液,采用仪器为酶标比色仪。

4.2·试剂组成和仪器(电化学发光法)：试剂组成一般如下：链霉亲和素包被的微粒、生物素化的抗 HBeAg 单克隆抗体、Ru(bpy)32+ 标记的抗 HBeAg 单克隆抗体、Cal 1 校准液和 Cal 2 校准液、HBeAg 质控品 1 和 2。采用仪器为全自动电化学发光分析仪。

5. 操作步骤

5.1·ELISA 方法(具体操作参照试剂说明书或所在科室制定的 SOP)

5.1.1　将已包被的反应板置于台上恢复至室温,按顺序编号。

5.1.2　加样：测定孔每孔加待检血清 50 μl,设阴性对照 2 孔,阳性对照 2 孔,每孔各加 50 μl(或 1 滴),设空白对照 1 孔(空白孔只加底物和终止液),可设置外部质控品 1 孔,用即时贴封板,然后加 HBeAg 酶结合物,每孔 50 μl(或 1 滴),混匀。置 37℃水浴 30 min。

5.1.3　洗涤:弃去孔内液体,用洗涤液连续洗 5 次,每次静置 15 s,吸干孔内液体,用吸水纸拍干。

5.1.4　加底物液:每孔先加入 A 液 1 滴,再加入 B 液 1 滴混匀,37℃避光,显色 15 min。

5.1.5　加终止液:每孔 1 滴,终止反应后 10 min 内测定,空白孔调零,测定波长为 450 nm,进行相应的比色测定。

5.2·电化学发光法(具体操作参照试剂说明书或所在科室制定的 SOP):开机后仪器自检,自动保养,然后进入"Stand By"状态。仪器准备:每日开机维护及载入试剂、定标和质控。样本检测,结果浏览和复查。日常维护,关机。

6. 校正(电化学发光法)

每开启一批新的试剂,需在输入批数据后进行校准,之后按照试剂说明书(如每隔 28 日或出现结果异常等情况时)需再进行一次校准。校准品在同一次运行中必须重复测定 2 次,且校准值必须在设定的范围内。如果不在该范围内,则应重新校准。

7. 质控(电化学发光法)

一般采用两种浓度水平的质控品,至少每 24 h 或每一次校准后测定一次。质控间隔期应适用于各实验室的具体要求。质控品检测值应落在设定的范围内,如出现质控值落在范围以外,应查找原因,采取相应的校正措施。

8. 结果判断

8.1·ELISA 方法:测定 OD 值后按下列公式计算:样品 OD 值 S/CO≥1.0 者为阳性,样品 OD 值 S/CO<1.0 者为阴性。CO = 阴性对照 OD 平均值×2.1 倍。注:阴性对照 OD 平均值≥0.05 时按实际 OD 值计算,阴性对照 OD 平均值<0.05 时,按 0.05 计。

8.2·电化学发光法:仪器会自动根据 Cal 1 和 Cal 2 的测定值计算 cut off 值。标本的 cut off 指数<1.0 判断为 HBeAg 阴性。标本的 cut off 指数≥1.0 判断为 HBeAg 阳性。每一个标本的结果以"有反应性"或"无反应性"以及 cut off 指数形式(标本信号/cut off)报告。

9. 生物参考区间

ELISA 方法:阴性;电化学发光法:S/CO<1.0。

10. 性能参数

具体参见相应的试剂说明书。

11. 临床意义

HBeAg 为 HBV 内衣壳的一部分,即前核心蛋白(pre‐C),由基因 pre‐C 编码在病毒复制时产生,与 HBV 增殖相关,是反映 HBV 复制和传染的标志。仅见于 HBeAg 阳性者,在 HBsAg 之后或短期内出现,高峰在发病 2~3 个月,通常在 4 个月后消退。阳性提示 HBV 复制旺盛,病毒数量多,有较强的传染性;阴性提示病毒数量少,传染性减弱。HBsAg 和 HBeAg 同时阳性为 HBV 活动携带者,传染性比仅 HBsAg 一项阳性强 5~9 倍。前者母婴传播的概率为 90%,后者约为 10%。当母亲两项阳性而婴儿为阴性时,应对婴儿施行保护,给予疫苗接种。

参考文献

［1］ Wang J, et al. Proteolytic conversion of hepatitis B virus e antigen precursor to end product occurs in a postendoplasmatic reticulum compartment［J］. J Virol, 1991, 65：5080 - 5083.

［2］ Milich DR, et al. Is a function of the secreted hepatitis B e antigen to induce immunologic tolerance in utero? ［J］ Proceedings of the National Academy of Sciences of the USA, 1990, 87：6599 - 6603.

（周 琳 王 皓 吴洪坤）

乙型肝炎病毒 e 抗体检测标准操作规程

××医院检验科临床免疫室作业指导书	文件编号：××-JYK-MY-××××
版本： 生效日期：	共 页 第 页

1. 目的

建立检测血清中乙型肝炎病毒 e 抗体含量的标准操作规程,保证实验结果的精确性及正确性。

2. 原理

2.1·采用酶联免疫吸附实验(enzyme linked immunosorbent assay,ELISA)进行检测：用竞争法原理检测血清中抗-Hbe,在微孔条上预包被纯化乙肝 e 抗原(HBeAg),同时加样品及酶标记抗-HBe-HRP,洗涤除去未结合的游离酶,一次温育,以四甲基联苯胺(TMB)为底物显色读板。

2.2·采用电化学发光法进行检测：采用竞争法原理进行检测,吸取 35 μl 标本与加入的 HBe 抗原液混匀,标本中的抗-HBe 与 HBe 抗原结合;先后加入生物素化的抗 HBe 抗体、钌(Ru)标记的抗 HBe 抗体以及链霉亲和素包被的微粒,HBe 抗原上仍然游离的位点被占据;所形成的免疫复合物通过生物素与链霉亲和素之间的反应结合到微粒上。反应混合液吸到测量池中,微粒通过磁铁吸附到电极上,未结合的物质被清洗液洗去。然后,电极加电压后产生化学发光,通过光电倍增管进行测定。仪器自动将标本产生的光电信号与从抗 HBe 校准液得出的 cut off 值相比较得到检测结果。

3. 标本要求

根据试剂盒说明书要求收集存储样本,血清标本采集用标准样本试管或含分离胶的试管,血浆样本采集使用肝素(Li-,Na-)或 K3-EDTA,一般来说,标本在 2～8℃可稳定 7 天,-20℃可稳定 6 个月。

4. 试剂与仪器

4.1·试剂组成和仪器(酶联免疫吸附法)：试剂组成一般如下：包被抗原板、底物 A 液、底物 B 液、阳性对照、洗涤液、阴性对照、终止液、抗-HBe 酶结合物、TMB 显色液,采用仪器为酶标比色仪。

4.2·试剂组成和仪器(电化学发光法)：试剂组成一般如下：链霉亲和素包被的微粒、HBeAg、Ru(bpy)32+ 标记的抗 HBeAg 抗体、Cal 1 校准液和 Cal 2 校准液、抗 HBe 质控品 1 和 2。采用仪器为全自动电化学发光分析仪。

5. 操作步骤

5.1·ELISA 方法(具体操作参照试剂说明书或所在科室制定的 SOP)

5.1.1 将已包被的反应板置于台上恢复至室温,按顺序编号。

5.1.2 加样：测定孔每孔加待检血清 50 μl,设阴性对照 2 孔,阳性对照 2 孔,每孔各加

50 μl(或 1 滴),设空白对照 1 孔(空白孔只加底物和终止液),可设置外部质控品 1 孔,然后加抗-HBe 酶结合物,每孔 50 μl(或 1 滴),混匀,用即时贴封板。置 37℃水浴 30 min。

5.1.3　洗涤：弃去孔内液体,用洗涤液连续洗 5 次,每次静置 15 s,吸干孔内液体,用吸水纸拍干。

5.1.4　加底物液：每孔先加入 A 液 1 滴,再加入 B 液 1 滴混匀,37℃避光,显色 15 min。

5.1.5　加终止液,每孔加入 1 滴终止液,终止反应后 10 min 内测定,空白孔调零,测定波长为 450 nm,进行相应的比色测定。

5.2·电化学发光法(具体操作参照试剂说明书或所在科室制定的 SOP)：开机后仪器自检,自动保养,然后进入"Stand By"状态。仪器准备：每日开机维护及载入试剂、定标和质控。样本检测,结果浏览和复查。日常维护,关机。

6. 校正（电化学发光法）

每开启一批新的试剂,需在输入批数据后进行校准,之后按照试剂说明书(如每隔 28 日或出现结果异常等情况时)需再进行一次校准。校准品在同一次运行中必须重复测定 2 次,且校准值必须在设定的范围内。如果不在该范围内,则应重新校准。

7. 质控（电化学发光法）

一般采用两种浓度水平的质控品,至少每 24 h 或每一次校准后测定一次。质控间隔期应适用于各实验室的具体要求。质控品检测值应落在设定的范围内,如出现质控值落在范围以外,应查找原因,采取相应的校正措施。

8. 结果判断

8.1·ELISA 方法：终止后测定 OD 值。按下列公式计算：CO =（阴性对照平均 OD）× 0.5。标本 OD 值＞CO 为阴性,标本 OD 值≤CO 为阳性。

8.2·电化学发光法：仪器会自动根据 Cal 1 和 Cal 2 的测定值计算 cut off 值。每一个标本的结果以有反应性或无反应性以及 cut off 指数形式(标本信号/cut off)报告。

9. 生物参考区间

ELISA 方法：阴性；电化学发光法：S/CO 值＜1.0。

10. 性能参数

具体参见相应的试剂说明书。

11. 临床意义

11.1·HBeAb 阳性是 HBV 复制减少和传染性减弱的标志,用于传染性评价,也用于 HBV 变异株感染的判断。在 HBeAg 消退后约 1 个月出现,当 HBeAg 阴性而 HBeAb 阳性时,为不活动性携带者,提示传染性明显减弱或疾病在恢复过程中。HBeAb 可与 Anti-HBs 并存持续数月或数年。但是如有 ALT 和 AST 异常,应怀疑为 HBV 变异株感染,有传染性,或合并感染非乙型肝炎病毒,或其他原因(如药物性、化学性或酒精性肝损害)。应进一步询问病史和检查 HCV、HDV 抗体。

11.2·HBV 变异株是由于 pre-C 基因变异不能编码 pre-C 蛋白。当 HBeAg 阴性,而 HBeAg 和 HBeAb 阳性,同时有 ALT 和 AST 异常时,应怀疑 HBV 变异株感染,可测 HBV-

DNA-P,阳性提示为变异株感染,仍是活动性携带者,有传染性。由于 HBV-DNA-P 常在 ALT 升高之前即可阳性,而且持续时间短,当 HBV-DNA-P 阴性时,判断将发生困难,进一步可通过 HBV-DNA 检测以证明之。

参考文献

[1] Brunetto MR, et al. A new hepatitis B virus strain in patients with severe anti-HBe positive chronic hepatitis B[J]. J Hepatol, 1990, 10: 258-261.

[2] Hoofnagle JH. Type B hepatitis: virology, serology and clinical course[J]. Seminars in liver disease, 1981(1): 7-14.

(周　琳　王　皓　吴洪坤)

乙型肝炎病毒核心抗体检测标准操作规程

××医院检验科临床免疫室作业指导书	文件编号：××-JYK-MY-××××
版本： 生效日期：	共 页 第 页

1. 目的

建立检测血清中乙型肝炎病毒核心抗体含量的标准操作规程，保证实验结果的精确性及正确性。

2. 原理

2.1·采用酶联免疫吸附实验(enzyme linked immunosorbent assay,ELISA)进行检测：采用竞争法进行检测，用纯化基因重组抗 HbcAg 或纯化抗-HBc 包被微孔板，在包被的反应板同时加样品及酶标记抗-HBc-HRP，一次温育，洗涤除去未结合的游离酶，以四甲基联苯胺(TMB)为底物显色读板。

2.2·采用电化学发光法进行检测：采用竞争法原理，吸取 40 μl 标本，用还原试剂预处理；加入 HBc 抗原液，标本中的抗-HBc 与 HBc 抗原结合形成复合物；先后加入生物素化的抗 HBc 抗体、钌(Ru)标记的抗 HBc 抗体以及链霉亲和素包被的微粒，HBc 抗原上仍然游离的位点被占据。所形成的免疫复合物通过生物素与链霉亲和素之间的反应结合到微粒上；反应混合液吸到测量池中，微粒通过磁铁吸附到电极上，未结合的物质被清洗液洗去；电极加电压后产生化学发光，通过光电倍增管进行测定。仪器自动将标本产生的光电信号与从抗 HBc 校准液得出的 cut off 值相比较得到结果。

3. 标本要求

根据试剂盒说明书要求收集存储样本，血清标本采集用标准样本试管或含分离胶的试管，血浆样本采集使用肝素(Li -, Na -)或 K3 - EDTA，一般来说，标本在 2～8℃可稳定 7 天，-20℃可稳定 6 个月。

4. 试剂与仪器

4.1·试剂组成和仪器(酶联免疫吸附法)：试剂组成一般如下：包被抗原板、底物 A 液、底物 B 液、阳性对照、洗涤液、阴性对照、终止液、抗-HBe 酶结合物、TMB 显色液，采用仪器为酶标比色仪。

4.2·试剂组成和仪器(电化学发光法)：试剂组成一般如下：链霉亲和素包被的微粒、DTT、HBcAg、Ru(bpy)32 + 标记的抗 HBcAg 抗体、Cal 1 校准液和 Cal 2 校准液、抗 HBc 质控品 1 和 2。采用仪器为全自动电化学发光分析仪。

5. 操作步骤

5.1·ELISA 方法(具体操作参照试剂说明书或所在科室制定的 SOP)

5.1.1 将已包被的反应板置于台上恢复至室温，按顺序编号。

5.1.2 加样：测定孔每孔加待检血清 50 μl，设阴性对照 2 孔，阳性对照 2 孔，每孔各加

50 μl(或 1 滴),设空白对照 1 孔(空白孔只加底物和终止液),可设置外部质控品 1 孔,然后加抗- HBe 酶结合物,每孔 50 μl(或 1 滴),混匀。用即时贴封板,37℃ 水浴 30 min。

5.1.3　洗涤:弃去孔内液体,用洗涤液连续洗 5 次,每次静置 15 s,吸干孔内液体,用吸水纸拍干。

5.1.4　加底物液:每孔先加入 A 液 1 滴,再加入 B 液 1 滴混匀,37℃ 避光,显色 15 min。

5.1.5　加终止液,每孔加入 1 滴终止液,终止反应后 10 min 内测定,空白孔调零,测定波长为 450 nm,进行相应的比色测定。

5.2·电化学发光法(具体操作参照试剂说明书或所在科室制定的 SOP):开机后仪器自检,自动保养,然后进入"Stand By"状态。仪器准备:每日开机维护及载入试剂、定标和质控。样本检测,结果浏览和复查。日常维护,关机。

6. 校正（电化学发光法）

每开启一批新的试剂,需在输入批数据后进行校准,之后按照试剂说明书(如每隔 28 日或出现结果异常等情况时)需再进行一次校准。校准品在同一次运行中必须重复测定 2 次,且校准值必须在设定的范围内。如果不在该范围内,则应重新校准。

7. 质控（电化学发光法）

一般采用两种浓度水平的质控品,至少每 24 h 或每一次校准后测定一次。质控间隔期应适用于各实验室的具体要求。质控品检测值应落在设定的范围内,如出现质控值落在范围以外,应查找原因,采取相应的校正措施。

8. 结果判断

8.1·ELISA 方法:测定 OD 值后按下列公式计算:CO =(阴性对照平均 OD)×0.5。标本 OD 值>CO 为阴性,标本 OD 值≤CO 为阳性。

8.2·电化学发光法:仪器会自动根据 Cal 1 和 Cal 2 的测定值计算 cut off 值。每一个标本的结果以有反应性或无反应性以及 cut off 指数形式(标本信号/cut off)报告。cut off 指数>1.0 为阴性;cut off 指数<1.0 为阳性。

9. 生物参考区间

ELISA 方法:阴性;电化学发光法:S/CO 值<1.0。

10. 性能参数

具体参见相应的试剂说明书。

11. 临床意义

乙型肝炎病毒(HBV)由外壳 HBsAg 和内核 HBcAg 组成。后者含有 183~185 个氨基酸。HBV 感染期间,一般会产生抗 HBcAg 抗体,并在 HBsAg 出现后即可从血清中检测到。在 HBV 感染康复者和 HBsAg 携带者中,抗 HBcAg 可持续存在,因此,抗 HBcAg 是提示过去或现在感染 HBV 的指标。偶尔也有抗 HBcAg 阴性的 HBV 感染者(多见于免疫抑制患者)。由于抗 HBcAg 可长时间存在,因此此特殊人群中开展抗 HBcAg 筛选实验对预防乙型肝炎的传播有重要参考价值。抗 HBc 实验与其他乙型肝炎实验一同检测有助于乙型肝炎的诊断和监测。在其他乙型肝炎标志(HBsAg 阴性者)缺乏的情况下,抗 HBc 可能是提示现存

HBV 感染的唯一指标。

参考文献

［1］ Hoofnagle JH. Type B hepatitis：virology, serology and clinical course［J］. Seminars in liver disease, 1981, 1：7 - 14.

［2］ Kumar S, Pound DC. Serologic diagnosis of viral hepatitis［J］. Postgraduate Medicine，1992，92(4)：55 - 65.

［3］ Gerlich WH，Caspari G，Uy A，Thomssen R. A critical appraisal of anti - HBc, HBV DNA and anti - HCV in the diagnosis of viral hepatitis［J］. Biotest Bulletin，1991，4：283 - 293.

（周 琳 王 皓 吴洪坤）

丙型肝炎病毒抗体检测标准操作规程

××医院检验科临床免疫室作业指导书		文件编号：××-JYK-MY-××××
版本：	生效日期：	共 页 第 页

1. 目的

建立检测血清中丙型肝炎病毒抗体含量的标准操作规程，保证实验结果的精确性及正确性。

2. 原理

2.1·采用酶联免疫吸附实验(enzyme linked immunosorbent assay, ELISA)进行检测：采用双抗原夹心法进行检测，用合成 HCV 多肽抗原或基因重组 HCV 抗原(包括结构区抗原及非结构区抗原)包被酶联板，以辣根过氧化物酶(HRP)标记抗人 IgG，洗涤除去未结合的游离酶，以四甲联苯胺(TMB)为底物，显色测定。

2.2·采用电化学发光法进行检测：采用"三明治"法，吸取 40 μl 样本与 60 μl 生物素化 HCV 抗原以及 60 μl 钌复合体标记的 HCV 抗原一起孵育，反应形成"三明治"样抗原-抗体复合体；再添加包被链霉素的磁珠微粒进行孵育，抗原-抗体复合体与磁珠通过生物素和链霉素的作用相结合；将反应液吸入测量池中，通过电磁作用将磁珠吸附在电极表面，未与磁珠结合的物质被去除。然后，给电极加以一定的电压，使复合体化学发光，并通过光电倍增器测量发光强度，通过检测仪的校准曲线得到最后的检测结果。

3. 标本要求

根据试剂盒说明书要求收集存储样本，血清标本采集用标准样本试管或含分离胶的试管，血浆样本采集使用肝素(Li-, Na-)或 K3-EDTA，一般来说，标本在 2～8℃可稳定 7 天，-20℃可稳定 6 个月。

4. 试剂与仪器

4.1·试剂组成和仪器(酶联免疫吸附法)：试剂组成一般如下：包被抗原板、底物 A 液、底物 B 液、阳性对照、洗涤液、阴性对照、终止液、抗人 IgG-HRP 酶结合物、TMB 显色液，采用仪器为酶标比色仪。

4.2·试剂组成和仪器(电化学发光法)：试剂组成一般如下：链霉亲和素包被的微粒、DTT、生物素化的 HCV-特异性抗原、Ru(bpy)2+3 标记的 HCV-特异性抗原、Cal 1 校准液和 Cal 2 校准液、Anti-HCV 质控品 1 和 2。采用仪器为全自动电化学发光分析仪。

5. 操作步骤

5.1·ELISA 方法(具体操作参照试剂说明书或所在科室制定的 SOP)

5.1.1　将已包被的反应板置于台上恢复至室温，按顺序编号。

5.1.2　加样：测定孔每孔加待检血清 50 μl，设阴性对照 2 孔，阳性对照 2 孔，每孔各加 50 μl(或 1 滴)，设空白对照 1 孔(空白孔只加底物和终止液)，可设置外部质控品 1 孔，用即时贴封板,37℃水浴 30 min。

5.1.3　洗涤:弃去孔内液体,用洗涤液连续洗 5 次,每次静置 15 s,吸干孔内液体,用吸水纸拍干。

5.1.4　加酶结合物:取出抗人 IgG - HRP,充分混匀,每孔各加 2 滴。用胶布封板,37℃水浴 20 min。

5.1.5　洗涤:弃去孔内液体,用洗涤液连续洗 5 次,每次静置 15 s,吸干孔内液体,用吸水指纸拍干。

5.1.6　加底物液:每孔先加入 A 液 1 滴,再加入 B 液 1 滴混匀,37℃避光,显色 10 min。

5.1.7　加终止液,每孔加入 1 滴终止液,终止反应后 10 min 内测定,空白孔调零,测定波长为 450 nm,进行相应的比色测定。

5.2·电化学发光法(具体操作参照试剂说明书或所在科室制定的 SOP):开机后仪器自检,自动保养,然后进入"Stand By"状态。仪器准备:每日开机维护及载入试剂、定标和质控。样本检测,结果浏览和复查。日常维护,关机。

6. 校正(电化学发光法)

每开启一批新的试剂,需在输入批数据后进行校准,之后按照试剂说明书(如每隔 28 日或出现结果异常等情况时)需再进行一次校准。校准品在同一次运行中必须重复测定 2 次,且校准值必须在设定的范围内。如果不在该范围内,则应重新校准。

7. 质控(电化学发光法)

一般采用两种浓度水平的质控品,至少每 24 h 或每一次校准后测定一次。质控间隔期应适用于各实验室的具体要求。质控品检测值应落在设定的范围内,如出现质控值落在范围以外,应查找原因,采取相应的校正措施。

8. 结果判断

8.1·ELISA 方法(具体操作参照试剂说明书或所在科室制定的 SOP):终止后测 OD 值。按下列公式计算:样品 OD 值 S/CO≥1.0 者为阳性,样品 OD 值 S/CO<1.0 者为阴性。CO=阴性对照平均 OD×2.1 倍。注:阴性对照平均 OD≥0.1 时,按实际 OD 计算,阴性对照平均 OD<0.1 时,按 0.1 计。

8.2·电化学发光法:仪器会自动根据 Cal 1 和 Cal 2 的测定值计算 cut off 值。每一个标本的结果以有反应性或无反应性以及 cut off 指数形式(标本信号/cut off)报告。样本的 COI 值<0.9 判断为无反应性。样本的 COI 值≥1.0 判断为有反应性。所有初次检测有反应性的样本必须重复双份检测。样本的 COI 值≥0.9 且<1.0 判断为临界。所有临界样本必须重复双份检测。如果 2 次结果均为无反应性,样本可判断为抗- HCV 阴性。如果重复检测结果均为有反应性或一个有反应性,一个临界,则该样本判断为重复有反应性。重复有反应性的样本必须进行补充实验(如免疫印迹分析或 HCV RNA 检测)。如果重复检测结果均为临界或一个无反应性,一个临界,则建议随访。

9. 生物参考区间

ELISA 方法:阴性;电化学发光法:阴性。

10. 性能参数

具体参见相应的试剂说明书。

11. 临床意义

HCV 为单链 RNA 病毒,主要通过血液及其制品传播,输血后肝炎多数为 C 型肝炎,母婴传播也有可能。潜伏期 35～82 天,临床表现类似乙型肝炎,但肝细胞坏死、慢性化和癌变倾向性较大,在重症肝炎中检出率高达 50% 左右。常与 HBV 合并感染,当乙型肝炎迁延不愈、活动、坏死或癌变时应怀疑此病毒感染。Anti - HCV 抗体检测可单独使用,或和其他检测(如 HCV - RNA)联合使用,检测个体是否感染丙型肝炎病毒和筛选被 HCV 污染的血液和血制品。

参考文献

[1] Hoofnagle JH. Course and outcome of hepatitis C[J]. Hepatology, 2002, 36: 21 - 29.

[2] Simmonds P, Bukh J, Combet C, et al. Consensus proposals for a unified system of nomenclature of hepatitis C virus genotypes[J]. Hepatology, 2005, 42: 962 - 973.

[3] Strader DB, Wright T, Thomas DL, et al. Diagnosis, management, and treatment of hepatitis C[J]. Hepatology, 2004, 39(4): 1147 - 1171.

(周 琳 王 皓 吴洪坤)

丁型肝炎病毒抗体检测标准操作规程

××医院检验科临床免疫室作业指导书	文件编号：××-JYK-MY-××××
版本： 生效日期：	共 页 第 页

1. 目的

建立检测血清中丁型肝炎病毒抗体含量的标准操作规程,保证实验结果的精确性及正确性。

2. 原理（以抗-IgM 为例）

采用酶联免疫吸附实验(enzyme linked immunosorbent assay,ELISA)进行检测:采用捕获法进行检测,用抗人 μ 链包被微孔板,以捕获待检血清中 IgM;再加入 HDV Ag 与特异性 IgM 反应;最后加酶标抗 HDV Ag,洗涤除去未结合的游离;以四甲联苯胺(TMB)为底物,显色测定。

3. 标本要求

根据试剂盒说明书要求收集存储样本,血清标本采集用标准样本试管或含分离胶的试管,血浆样本采集使用肝素(Li-,Na-)或 K3-EDTA,一般来说,标本在 2～8℃可稳定 7 天,-20℃可稳定 6 个月。

4. 试剂与仪器

试剂组成一般如下:包被抗原板、底物 A 液、底物 B 液、阳性对照、洗涤液、阴性对照、终止液、HDV Ag、HRP 酶标记物、TMB 显色液,采用仪器为酶标比色仪。

5. 操作步骤（具体操作参照试剂说明书或所在科室制定的 SOP）

5.1·用生理盐水按照 1∶10 比例稀释待测血清。

5.2·加样:已包被的反应板平衡至室温后,每孔加入已稀释的待测血清 50 μl。设阳性对照和阴性对照各 1 孔,空白对照 1 孔(加入 50 μl 洗涤液),其余每孔 50 μl(或 1 滴),每孔再加入 HDV Ag1 滴。震荡后置于 37℃水浴 30 min。

5.3·洗涤:弃去孔内液体,用洗涤液洗涤 5 次,拍干。

5.4·每孔加入酶标记物 50 μl(空白孔不加),震荡后于 37℃水浴 30 min。

5.5·弃去孔内液体,用洗涤液洗涤 5 次,拍干。

5.6·加底物液:每孔先加 A 液 1 滴(或 50 μl),再加 B 液 1 滴(或 50 μl)。室温避光显色 10 min。

5.7·加终止液:每孔加入 1 滴终止液,终止反应后 10 min 内测定,空白孔调零,测定波长为 450 nm,进行相应的比色测定。

6. 校正

应按照试剂说明书对阳性对照和阴性对照进行检测,保证这些阴性和阳性对照值在范围内,如果这些对照值异常,应采取相应措施。

7. 质控

检测样本时可采用第三方质控品进行质量控制,如出现质控值落在范围以外,应采取相应措施。

8. 结果判断

终止后测 OD 值。样品 OD 值≥2.1×N(阴性对照 OD 值)为阳性,<2.1×N 为阴性。(N<0.05 时,按 0.05 计算)。

9. 生物参考区间

正常生物参考区间:阴性。

10. 性能参数

具体参见相应的试剂说明书。

11. 临床意义

HDV 是一种有缺陷的病毒,表面被包膜蛋白包裹。HDV 的致病性依赖于 HBV,可与 HBV 重叠感染或共同感染。HDV 感染与暴发型肝炎、重症肝炎及肝硬变密切相关。HDV 感染的常用血清学检测法为测定抗 HDV‐IgM 和抗 HDV‐IgG。前者阳性一般认为是近期感染,在早期即可被检测到,于恢复期消失,后者阳性一般认为是既往感染。

参考文献

[1] BisceglieA M, Negro F. Diagnosis of hepatitis delta virus infection[J]. Hepatology, 1989, 10(6):1014‐1016.

[2] Modahl L E, Lai M M C. Hepatitis delta virus:the molecular basis of laboratory diagnosis[J]. Critical reviews in clinical laboratory sciences,2000,37(1):45‐92.

[3] Pascarella S, Negro F. Hepatitis D virus:an update[J]. Liver International,2011,31(1):7‐21.

(周 琳 王 皓 吴洪坤)

戊型肝炎病毒抗体检测标准操作规程

××医院检验科临床免疫室作业指导书	文件编号：××-JYK-MY-××××
版本： 生效日期：	共 页 第 页

1. 目的

建立检测血清中戊型肝炎病毒抗体含量的标准操作规程,保证实验结果的精确性及正确性。

2. 原理（以抗 IgM 为例）

采用酶联免疫吸附实验(enzyme linked immunosorbent assay,ELISA)进行检测：采用捕获法进行检测 IgM 抗体,将抗人 IgM 抗体连接在固相载体上,形成固相抗人 IgM;血清中 IgM 抗体被固相抗体捕获,再加入特异性抗原使之与结合在固相上的抗原反应结合。然后,加入针对特异抗原的酶标抗体使之与结合在固相上的抗原反应结合,洗涤除去未结合的游离酶,以四甲联苯胺(TMB)为底物,显色测定。

3. 标本要求

根据试剂盒说明书要求收集存储样本,血清标本采集用标准样本试管或含分离胶的试管,血浆样本采集使用肝素(Li-,Na-)或 K3-EDTA,一般来说,标本在 2~8℃ 可稳定 7天,-20℃ 可稳定 6 个月。

4. 试剂与仪器

试剂组成一般如下：包被抗原板、底物 A 液、底物 B 液、阳性对照、洗涤液、阴性对照、终止液、HRP 酶结合物、TMB 显色液,采用仪器为酶标比色仪。

5. 操作步骤（具体操作参照试剂说明书或所在科室制定的 SOP）

5.1·用生理盐水按照 1∶10 比例稀释待测血清。

5.2·加样：已包被的反应板平衡至室温后,每孔加入已稀释的待测血清 50 μl。设阳性对照和阴性对照各 1 孔,空白对照 1 孔(加入 50 μl 洗涤液),其余每孔 50 μl(或 1 滴),每孔再加入 HDV 抗原 1 滴。震荡后置于 37℃ 水浴 30 min。

5.3·洗涤：弃去孔内液体,用洗涤液洗涤 5 次,拍干。

5.4·每孔加入 HEV Ag-HRP 酶标记物 50 μl(空白孔不加),震荡封板后于 37℃ 水浴 30 min。

5.5·弃去孔内液体,用洗涤液洗涤 5 次,拍干。

5.6·加底物液：每孔先加 A 液 1 滴(或 50 μl),再加 B 液 1 滴(或 50 μl)。室温避光显色 10 min。

5.7·加终止液：每孔加入 1 滴终止液,终止反应后 10 min 内测定,空白孔调零,测定波长为 450 nm,进行相应的比色测定。

6. 校正

应按照试剂说明书对阳性对照和阴性对照进行检测,保证这些阴性和阳性对照值在范围内,如果这些对照值异常,应采取相应措施。

7. 质控

检测样本时可采用第三方质控品进行质量控制,如出现质控值落在范围以外,应采取相应措施。

8. 结果判断

终止后测定 OD 值。样品 OD 值 S/CO≥1.0 者为阳性,样品 OD 值 S/CO<1.0 者为阴性。CO=阴性对照平均 OD×2.1 倍。注:阴性对照平均 OD≥0.05 时,按实际 OD 计算,阴性对照平均 OD<0.05 时,按 0.05 计。

9. 生物参考区间

阴性。

10. 性能参数

具体参见相应的试剂说明书。

11. 临床意义

HEV 经粪-口途径传播,潜伏期 2~6 个月,黄疸型多见,可散发或暴发流行。为自限性良性过程,一般不变成慢性、重型肝炎(肝坏死)或病死(罕见)。IgM 抗体阳性提示 HEV 急性感染,用于肝炎鉴别诊断,在发病早期出现,2~3 周达高峰,3~6 个月后消退。IgG 抗体是免疫性抗体,在 IgM 抗体后出现,3~4 个月达高峰,并长期持续,人群抗体检出率为 50%~80%,其中多数为无症状感染或亚临床感染。

参考文献

[1] Banks M, Heath GS, Grierson SS, et al. Evidence for the presence of hepatitis E virus in pigs in the United Kingdom [J]. The Veterinary Record, 2004, 154(8): 223.

[2] Chaussade H, Rigaud E, Allix A, et al. Hepatitis E virus seroprevalence and risk factors for individuals in working contact with animals[J]. Journal of clinical virology, 2013, 58(3): 504-508.

(周　琳　王　皓　吴洪坤)

庚型肝炎病毒抗体检测标准操作规程

××医院检验科临床免疫室作业指导书	文件编号：××-JYK-MY-××××
版本： 生效日期：	共 页 第 页

1. 目的

建立检测血清中庚型肝炎病毒（HGV）抗体含量的标准操作规程，保证实验结果的精确性及正确性。

2. 原理（以抗 IgG 为例）

采用酶联免疫吸附实验（enzyme linked immunosorbent assay，ELISA）进行检测：采用双抗体夹心法进行检测，以三段不同区域的合成 HGV 多肽为固相抗原，检测待测血清中的特异性 HGV-IgG 抗体；如待测血清中有 HGV-IgG 抗体，即与固相抗原特异性结合；洗去未结合抗体后，加入抗人 IgG 酶结合物复合物，加入 TMB 底物使之显色测定。

3. 标本要求

根据试剂盒说明书要求收集存储样本，血清标本采集用标准样本试管或含分离胶的试管，血浆样本采集使用肝素（Li-，Na-）或 K3-EDTA，一般来说，标本在 2～8℃可稳定 7 天，-20℃可稳定 6 个月。

4. 试剂与仪器

试剂组成一般如下：包被抗原板、底物 A 液、底物 B 液、阳性对照、洗涤液、阴性对照、终止液、抗人 IgG-HRP（酶标二抗）、TMB 显色液，采用仪器为酶标比色仪。

5. 操作步骤（具体操作参照试剂说明书或所在科室制定的 SOP）

5.1·加样：测定孔每孔加样品稀释液 2 滴（100 μl）和待检血清 5 μl，混匀。每板设阳性对照 1 孔，阴性对照 2 孔，空白对照（只加底物及终止液），其余对照各加对照品 2 滴（或 100 μl），封板后置 37℃水浴 60 min。

5.2·洗涤：弃去孔内液体，用洗涤液洗涤 5 次，拍干。

5.3·加酶结合物：每孔加 2 滴（100 μl）抗人 IgG-HRP。封板后 37℃水浴 20 min。

5.4·温育后，弃去孔内液体，用洗涤液洗涤 5 次，拍干。

5.5·加底物液：每孔先加 A 液 1 滴（或 50 μl），再加 B 液 1 滴（或 50 μl）。室温避光显色 10 min。

5.6·加终止液，每孔加入 1 滴终止液，终止反应后 10 min 内测定，空白孔调零，测定波长为 450 nm，进行相应的比色测定。

6. 校正

应按照试剂说明书对阳性对照和阴性对照进行检测，保证这些阴性和阳性对照值在范围内，如果这些对照值异常，应采取相应措施。

7. 质控

检测样本时可采用第三方质控品进行质量控制,如出现质控值落在范围以外,应采取相应措施。

8. 结果判断(具体操作参照试剂说明书或科室制定的 SOP)

终止后测定 OD 值。临界值＝0.15＋阴性对照平均 OD 值(当阴性平均 OD＜0.05 时,按 0.05 计算,当阴性平均 OD≥0.05 时,按实际值计算)。

9. 生物参考区间

阴性。

10. 性能参数

具体参见相应的试剂说明书。

11. 临床意义

庚型肝炎病毒(HGV)是 1995 年发现的一种新型嗜肝病毒,可引起与丙型肝炎相类似的病变,HGV 可经血液传播,可与艾滋病毒合并感染,因此对血源进行 HGV 检测是很有必要的。

参考文献

[1] Linnen J, Wages J, Zhang Keck ZY, et al. Molecular Cloning and disease association of hepatitis G virus: A transfusion-transmissible agent[J]. Science, 1996, 271(5248): 505 – 508.

[2] Wiwanitkit V. Hepatitis G virus RNA positivity among the voluntary blood donors: a summary[J]. Ann Hepatol, 2005, 4(1): 43 – 46.

[3] Chivero ET, Stapleton JT. Tropism of human pegivirus (formerly known as GB virus C/hepatitis G virus) and host immunomodulation: insights into a highly successful viral infection[J]. J Gen Virol, 2015, 96(7): 1521 – 1532.

(周 琳 王 皓 吴洪坤)

抗单纯疱疹病毒Ⅰ型抗体检测标准操作规程

××医院检验科临床免疫室作业指导书	文件编号：××-JYK-MY-××××
版本： 生效日期：	共　页　第　页

1. 目的

建立检测血清中抗单纯疱疹病毒Ⅰ型抗体含量的标准操作规程,保证实验结果的精确性及准确性。

2. 原理

采用酶联免疫吸附实验(enzyme linked immunosorbent assay,ELISA)进行检测：用天然纯化的 HSVⅠ抗原包被微孔,将待检稀释血清标本加入微孔；若其中含抗 HSVⅠ IgM,则结合在微孔上；洗去未结合的物质,在微孔中加入辣根过氧化物酶标记的抗人 IgM 抗体,其先与微孔中的标本血清中的抗 HSVⅠ IgM 结合,再与加入的酶底物反应,使微孔液呈蓝色,之后加入的终止液使微孔液呈黄色。由分光光度计测得的吸光值便可定性地反映标本抗 HSVⅠ IgM 的浓度。

3. 标本要求

根据试剂盒说明书要求收集存储样本,血清标本采集用标准样本试管或含分离胶的试管,血浆样本采集使用肝素(Li-,Na-)或 K3-EDTA,一般来说,标本在 2~8℃可稳定 7 天,-20℃可稳定 6 个月。

4. 试剂与仪器

包被抗原板(96T)、校正液 1 瓶、阳性对照 1 瓶、阴性对照 1 瓶、血清稀释液 2 瓶、洗涤液 1 瓶、HRP 标记的山羊抗人 IgM、TMB 显色液 1 瓶、终止液 1 瓶,采用仪器为酶标比色仪。

5. 操作步骤

5.1·加样：加样前,以 1：81 用血清稀释液稀释(10 μl 标本＋800 μl 血清稀释液)血清、质控和临界质控,然后每孔加 100 μl 稀释后样品。每板设阳性对照 1 孔,阴性对照 1 孔,另设空白对照(只加 100 μl 血清稀释剂)。胶片封口置 37℃水浴 30 min。

5.2·洗涤：温育后,弃去孔内液体,用洗涤液重复洗涤 5 次,拍干。

5.3·加酶结合物：取出 HRP 标记的抗人 IgM,充分混匀后,每孔加 100 μl。胶片封口 37℃,水浴 20 min。

5.4·温育后,弃去孔内液体,用洗涤液重复洗涤 5 次,拍干。

5.5·加底物液：每孔加入底物液 100 μl,室温避光显色 10 min。加终止液每孔 100 μl,于 450 nm 测 OD 值。

6. 校正

应按照试剂说明书对校准液、阳性对照和阴性对照进行检测,保证这些校准品、阴性和阳性对照值在范围内,如果这些对照值异常,应采取相应措施。

7. 质控

检测样本时可采用第三方质控品进行质量控制,如出现质控值落在范围以外,应采取相应措施。

8. 结果判断

8.1·终止后 10 min 内测定,波长 450 nm,空白孔调零,测 OD 值。

8.2·校正液质控平均吸光度值＝各校正液质控吸光度值之和除以 2;校正因子(用于临界由于室温和孵育时间的波动等引起的实验误差):见瓶标;临界值＝校正液质控平均吸光度值×校正因子。ISR 值＝标本吸光度值/临界值,如:校正液质控 OD＝0.38、0.40、0.42;平均校正液质控 OD＝0.40、校正因子＝0.50、临界值＝0.50×0.40＝0.20、患者血清标本 OD＝0.60、ISR 值＝0.60/0.20＝3.00。具体检测结果解释见表 10-1-1

表 10-1-1　单纯疱疹病毒抗体Ⅰ型抗体检测结果解释

ISR 值	结　果	解　释
＜0.90	阴性	未检测到 HSVⅠ IgM
0.91～1.09	未能确定	应重检测
＞1.10	阳性	可检测到一定浓度的 HSVⅠ IgM,提示新近感染

注:阴性质控应＜0.250;临界质控应≥0.300;阳性质控应≥0.250。阴性质控及阳性质控吸光值应在瓶外所标范围内。

9. 生物参考区间

阴性。

10. 性能参数

具体参见相应的试剂说明书。

11. 临床意义

单纯疱疹病毒Ⅰ型 IgM 抗体测定结果阳性,提示临床可能为Ⅰ型单纯疱疹近期感染。

参考文献

[1] 尚红,王毓三,申子瑜.全国临床检验操作规程[M].4 版.北京:人民卫生出版社,2015.

[2] Everett RD. HSV-1 biology and life cycle[J]. Methods Mol Biol, 2014, 1144:1-17.

[3] Schmidt-Chanasit J, Bialonski A, Heinemann P, Ulrich RG, Günther S, RabenauHF, Doerr HW. A 10-year molecular survey of herpes simplex virus type 1 in Germany demonstrates a stable and high prevalence of genotypes A and B[J]. J ClinVirol, 2009, 44(3):235-237.

（周　琳　王　皓　吴洪坤）

抗单纯疱疹病毒Ⅱ型抗体检测标准操作规程

××医院检验科临床免疫室作业指导书	文件编号：××-JYK-MY-××××
版本： 生效日期：	共 页 第 页

1. 目的

建立检测血清中抗单纯疱疹病毒Ⅱ型抗体含量的标准操作规程,保证实验结果的精确性及准确性。

2. 原理

采用酶联免疫吸附实验(enzyme linked immunosorbent assay,ELISA)进行检测：用天然纯化的 HSV Ⅱ抗原包被微孔,将待检稀释血清标本加入微孔,若其中含抗 HSV Ⅱ IgM,则结合在微孔上;洗去未结合的物质,在微孔中加入辣根过氧化物酶标记的抗人 IgM 抗体,其先与微孔中的标本血清中的抗 HSVⅡIgM 结合,再与加入的酶底物反应,使微孔液呈蓝色,之后加入的终止液使微孔液呈黄色。由分光光度计测得的吸光值便定性地反映标本抗 HSVⅡ IgM 的浓度。

3. 标本要求

根据试剂盒说明书要求收集存储样本,血清标本采集用标准样本试管或含分离胶的试管,血浆样本采集使用肝素(Li-,Na-)或 K3 - EDTA,一般来说,标本在 2～8℃可稳定 7 天,－20℃可稳定 6 个月。

4. 试剂与仪器

包被抗原板(96T)、校正液 1 瓶、阳性对照 1 瓶、阴性对照 1 瓶、血清稀释液 2 瓶、洗涤液 1 瓶、HRP 标记的山羊抗人 IgM、TMB 显色液 1 瓶、终止液 1 瓶、采用仪器为酶标比色仪。

5. 操作步骤

5.1·加样：加样前,以 1∶81 用血清稀释液稀释(10 μl 标本＋800 μl 血清稀释液)血清、质控和临界质控,然后每孔加 100 μl 稀释后样品。每板设阳性对照 1 孔,阴性对照 1 孔,另设空白对照(只加 100 μl 血清稀释剂)。胶片封口置 37℃水浴 30 min。

5.2·洗涤：温育后,弃去孔内液体,用洗涤液重复洗涤 5 次,拍干。

5.3·加酶结合物：取出 HRP 标记的抗人 IgM,充分混匀后,每孔加 100 μl。胶片封口 37℃,水浴 20 min。

5.4·温育后,弃去孔内液体,用洗涤液重复洗涤 5 次,拍干。

5.5·加底物液：每孔加入底物液 100 μl,室温避光显色 10 min。加终止液每孔 100 μl,于 450 nm 测 OD 值。

6. 校准

应按照试剂说明书对校准液、阳性对照和阴性对照进行检测,保证这些校准品、阴性和阳性对照值在范围内,如果这些对照值异常,应采取相应措施。

7. 质控

检测样本时可采用第三方质控品进行质量控制,如出现质控值落在范围以外,应采取相应措施。

8. 结果判断

8.1·终止后 10 min 内测定,波长 450 nm,空白孔调零,测 OD 值。

8.2·校正液质控平均吸光度值 = 各校正液质控吸光度值之和除以 2;校正因子(用于临界由于室温和孵育时间的波动等引起的实验误差):见瓶标;临界值 = 校正液质控平均吸光度值×校正因子。ISR 值 = 标本吸光度值/临界值,如:校正液质控 OD = 0.38、0.40、0.42;平均校正液质控 OD = 0.40、校正因子 = 0.50、临界值 = 0.50×0.40 = 0.20、患者血清标本 OD = 0.60、ISR 值 = 0.60/0.20 = 3.00。具体检测结果解释见表 10 - 1 - 2。

表 10 - 1 - 2　抗单纯疱疹病毒Ⅱ型抗体检测结果解释表

ISR 值	结　果	解　　释
<0.90	阴性	未检测到 HSVⅡ IgM
0.91~1.09	未能确定	应重新检测
>1.10	阳性	可检测到一定浓度的 HSVⅡ IgM,提示新近感染

注:阴性质控应<0.250;临界质控应≥0.300;阳性质控应≥0.250。阴性质控及阳性质控吸光值应在瓶外所标范围内

9. 生物参考区间

阴性。

10. 性能参数

具体参见相应的试剂说明书。

11. 临床意义

单纯疱疹病毒Ⅱ型 IgM 抗体测定结果阳性,提示临床可能为Ⅱ型单纯疱疹近期感染。

参考文献

[1] 尚红,王毓三,申子瑜.全国临床检验操作规程[M].4 版.北京:人民卫生出版社,2015.

[2] Looker KJ, Elmes JAR, Gottlieb SL, Schiffer JT, Vickerman P, Turner KME, BoilyMC. Effect of HSV - 2 infection on subsequent HIV acquisition: an updated systematic review and meta - analysis[J]. Lancet Infect Dis, 2017, 17(12): 1303 - 1316.

(周　琳　王　皓　吴洪坤)

抗风疹病毒抗体检测标准操作规程

××医院检验科临床免疫室作业指导书	文件编号：××-JYK-MY-××××
版本： 生效日期：	共 页 第 页

1. 目的

建立检测血清中抗风疹病毒抗体含量的标准操作规程，保证实验结果的精确性及准确性。

2. 原理（以抗风疹病毒抗体 IgG 检测为例）

采用间接化学发光免疫分析法(CLIA)定性检测风疹病毒特异性 IgG 抗体。将风疹病毒抗原包被于顺磁性微粒（固相载体）上，与异鲁米诺衍生物结合小鼠单克隆抗体形成异鲁米诺-抗体示踪物。在第一次温育期间，校准品、样本或质控品中存在的风疹病毒抗体与固相载体结合；第二次温育期间，异鲁米诺-抗体示踪物与已结合在固相载体上的风疹病毒 IgG 发生反应。在每次温育后，未结合的物质均被清洗掉。随后，加入启动试剂，引发闪光化学发光反应，产生光信号；光信号和异鲁米诺-抗体示踪物的数量由光电倍增管测定为相对光单位(RLU)值，从而显示存在于校准品、样本或质控品中风疹病毒 IgG 的浓度。

3. 标本要求

根据试剂盒说明书要求收集存储样本，血清标本采集用标准样本试管或含分离胶的试管，血浆样本采集使用肝素（Li-，Na-）或 K3-EDTA，一般来说，标本在 2~8℃可稳定 7 天，-20℃可稳定 6 个月。

4. 试剂与仪器

磁微粒[灭活的风疹病毒颗粒（HPV 77 品系）的磁微粒]、校准品 1（低浓度风疹病毒 IgG）、校准品 2（高浓度风疹病毒 IgG）、样本稀释液、示踪物（抗人 IgG 小鼠单克隆抗体的异鲁米诺衍生物示踪物），采用仪器为全自动化学发光仪。

5. 操作步骤

5.1·血清样本放入专用样品管，并放入带条形码的试管架。试管架放入轨道。进入仪器软件上的样品信息输入框，输入检测信息。启动仪器，计算机录入病员信息。核对检测信息。

5.2·测定参数：标本量：170 ml(20 ml 标本 + 150 ml 体积)；反应温度：37℃；反应时间：约 30 min。

6. 校正

仪器校准：每批试剂必须用新鲜试剂和校准一次。另外，以下两种情况需要再次校准：校准过期或者根据要求进行标定，如质控结果超出范围时；更换某些试剂时，根据规定进行多次标定。

7. 质控

检测样本时可采用第三方质控品进行质量控制，质控间隔期应适用于各实验室的具体要

求。检测值应落在确定的范围内,如出现质控值落在范围以外,应采取校正措施。

8. 结果判断

对于每一个标本,仪器会自动根据标准曲线计算出抗风疹病毒 IgG 含量,单位是 U/ml。

9. 生物参考区间

正常生物参考区间：<10 U/ml。

10. 性能参数

具体参见相应的试剂说明书。

11. 临床意义

11.1·阴性结果表示尚未获得对此病毒的免疫力,但不能排除急性感染。应强调的是,处于潜伏期和感染早期的患者通常其测试结果为阴性。如果怀疑感染了风疹病毒,即使检测结果为阴性,也需要在至少 1 周或 2 周以后再次采集血样并进行测试。样本由阴性转为阳性的血清转换可提示患者近期感染,或对疫苗应答或接种了免疫球蛋白。

11.2·阳性结果一般表明接触了病原体。然而,对处于 10~15 U/ml 之间的浓度水平应小心。因此,需对患者在 2~3 周之后再次采集样本,并进行检测,从而确定抗体水平是否降低或者升高。提供其他的风疹病毒标志物的检测结果可对结果的临床诊断提供有用的信息。测试结果定性报告为阳性或阴性,用来判断患者是否感染过病原体。然而,对感染性疾病的诊断不能仅仅依赖于单一的检测结果,而需要结合临床表现和其他医学诊断,最终确定是否感染。

参考文献

[1] 尚红,王毓三,申子瑜.全国临床检验操作规程[M].4 版.北京：人民卫生出版社,2015.

[2] Vauloup-Fellous C. Standardization of rubella immunoassays[J]. J Clin Virol, 2018, 102(5)：34 - 38.

[3] Dimech W，Grangeot‐Keros L，Vauloup-Fellous C. Standardization of Assays That Detect Anti-Rubella Virus IgG Antibodies[J]. Clin Microbiol Rev，2016，29(1)：163 - 174.

（周　琳　王　皓　吴洪坤）

抗巨细胞病毒抗体检测标准操作规程

××医院检验科临床免疫室作业指导书	文件编号：××-JYK-MY-××××
版本： 生效日期：	共 页 第 页

1. 目的

建立检测血清中抗巨细胞病毒抗体含量的标准操作规程，保证实验结果的精确性及准确性。

2. 原理（抗巨细胞病毒抗体 IgG 检测为例）

采用间接化学发光免疫分析法（CLIA）定性检测人巨细胞病毒特异性抗体 IgG。将 hCMV 抗原包被于顺磁性微粒（固相载体）上，与异鲁米诺衍生物结合小鼠单克隆抗体形成异鲁米诺-抗体示踪物。在第一次温育期间，校准品、样本或质控品中存在的 hCMV IgG 抗体与固相载体结合；在第二次温育期间，异鲁米诺-抗体示踪物与已结合在固相载体上的 hCMV IgG 发生反应；在每次温育后，未结合的物质均被清洗掉。随后，加入启动试剂，引发化学发光反应，产生光信号；光信号和异鲁米诺-抗体示踪物的数量由光电倍增管测定为相对光单位（RLU）值，从而显示存在于校准品、样本或质控品中 hCMV IgG 的浓度。

3. 标本要求

根据试剂盒说明书要求收集存储样本，血清标本采集用标准样本试管或含分离胶的试管，血浆样本采集使用肝素（Li -，Na -）或 K3 - EDTA，一般来说，标本在 2～8℃可稳定 7 天，- 20℃可稳定 6 个月。

4. 试剂与仪器

磁微粒［灭活的 hCMV 抗原（AD 169 毒株）的磁微粒］、校准品 1（低浓度 hCMV IgG）、校准品 2（高浓度 hCMV IgG）、样本稀释液、示踪物（抗人 IgG 小鼠单克隆抗体的异鲁米诺衍生物示踪物），采用仪器为全自动化学发光仪。

5. 操作步骤

5.1·血清样本放入专用样品管，并放入带条形码的试管架。试管架放入轨道。进入仪器软件上的样品信息输入框，输入检测信息。启动仪器，计算机录入患者信息。核对检测信息。

5.2·测定参数：标本量：170 ml（20 ml 标本 + 150 ml 体积）；反应温度：37℃；反应时间：约 30 min。

6. 校正

仪器校准：每批试剂必须用新鲜试剂和校准一次。另外，以下两种情况需要再次校准：校准过期或者根据要求进行标定，如质控结果超出范围时；更换某些试剂时，根据规定进行多次标定。

7. 质控

检测样本时可采用第三方质控品进行质量控制，质控间隔期应适用于各实验室的具体要

求。检测值应落在确定的范围内,如出现质控值落在范围以外,应采取校正措施。

8. 结果判断

对于每一个标本,仪器会自动根据标准曲线计算出巨细胞病毒 IgG 含量,单位是 U/ml。

9. 生物参考区间

正常生物参考区间:<0.6 U/ml。

10. 性能参数

具体参见相应的试剂说明书。

11. 临床意义

11.1·阴性结果表示尚未获得对此病毒的免疫力,但不能排除急性 hCMV 感染。应强调的是,在感染后第 2 周至第 3 周内测试结果可能为阴性。如果临床怀疑感染 hCMV,即使检测结果为阴性,则需要在至少 1 周或 2 周后再次采集血样并进行测试。样本由阴性转为阳性的血清转换可提示近期感染或接种 hCMV 免疫球蛋白。

11.2·阳性结果一般表明出现了对病原体的近期感染或继往感染。如果 IgG 测试结果和 IgM 测试结果均为阳性,有可能是近期感染。检测其他的 hCMV 血清标志物(例如 IgG 亲和力测试)的血清学数据将有助于对临床结果的解释。每当对 hCMV IgG 抗体的应答进行密切随访时,必须对患者随后连续采集的血样进行平行测定以观察 IgG 水平的变化。

11.3·测试结果定性报告为阳性或阴性,用来判断测试者体内是否存在 hCMV IgG 抗体。然而,对感染性疾病的诊断不能仅仅依赖于单一的检测结果,而需要结合临床表现和其他医学诊断方法,最终确定是否感染。

参考文献

[1] 尚红,王毓三,申子瑜.全国临床检验操作规程[M].4 版.北京:人民卫生出版社,2015.

[2] Saldan A, Forner G, Mengoli C, Gussetti N, Palù G, Abate D. Testing for Cytomegalovirus in Pregnancy[J]. J Clin Microbiol, 2017, 55(3): 693 - 702.

[3] Society for Maternal - Fetal Medicine (SMFM), Hughes BL, Gyamfi-Bannerman C. Diagnosis and antenatal management of congenital cytomegalovirus infection[J]. Am J Obstet Gynecol, 2016, 214(6): B5 - B11.

(周 琳 王 皓 吴洪坤)

抗弓形虫抗体检测标准操作规程

××医院检验科临床免疫室作业指导书	文件编号：××-JYK-MY-××××
版本： 生效日期：	共 页 第 页

1. 目的

建立检测血清中抗弓形虫抗体含量的标准操作规程，保证实验结果的精确性及准确性。

2. 原理（抗弓形虫抗体 IgG 检测为例）

采用间接化学发光免疫分析法（CLIA）定性检测特异性刚地弓形虫 IgG 抗体。将刚地弓形虫包被于磁微粒（固相载体）上，与异鲁米诺衍生物结合小鼠单克隆抗体形成异鲁米诺-抗体复合物。在第一次温育期间，校准品、样本或质控品中存在的弓形虫抗体与固相载体结合；第二次温育期间，异鲁米诺-抗体复合物与已结合在固相载体上的弓形虫 IgG 发生反应；在每次温育后，未结合的物质均被清洗掉。随后加入启动试剂，引发化学发光反应，产生光信号；光信号由光电倍增管测定成 RLU 值，与异鲁米诺-抗体的数量成正比，从而显示存在于校准品、样本或质控品中弓形虫 IgG 抗体的浓度。

3. 标本要求

根据试剂盒说明书要求收集存储样本，血清标本采集用标准样本试管或含分离胶的试管，血浆样本采集使用肝素（Li-，Na-）或 K3-EDTA，一般来说，标本在 2～8℃ 可稳定 7 天，-20℃ 可稳定 6 个月。

4. 试剂与仪器

磁微粒[灭活的刚地弓形虫（RH 种系）的磁微粒]、校准品 1（低浓度弓形虫 IgG）、校准品 2（高浓度弓形虫 IgG）、样本稀释液、示踪物（抗人 IgG 小鼠单克隆抗体的异鲁米诺衍生物示踪物），采用仪器为全自动化学发光仪。

5. 操作步骤

5.1·血清样本放入专用样品管，并放入带条形码的试管架。试管架放入轨道。进入仪器软件上的样品信息输入框，输入检测信息。启动仪器，计算机录入患者信息。核对检测信息。

5.2·测定参数：标本量：170 ml（20 ml 标本 + 150 ml 体积）；反应温度：37℃；反应时间：约 30 min。

6. 校正

仪器校准：每批试剂必须用新鲜试剂和校准一次。另外，以下两种情况需要再次校准：校准过期或者根据要求进行标定，如质控结果超出范围时；更换某些试剂时，根据规定进行多次标定。

7. 质控

检测样本时可采用第三方质控品进行质量控制，质控间隔期应适用于各实验室的具体要

求。检测值应落在确定的范围内,如出现质控值落在范围以外,应采取校正措施。

8. 结果判断

对于每一个标本,仪器会自动根据标准曲线计算出巨细胞病毒 IgG 含量,单位是 U/ml。样本中弓形虫 IgG 的浓度<7.2 U/ml 时,结果定义为阴性。样本中弓形虫 IgG 的浓度介于 7.2~8.8 U/ml,结果定义为可疑。样本中弓形虫 IgG 的浓度≥8.8 U/ml 时,结果定义为阳性。注:测试结果的量值不能代表已存在抗体的数量。

9. 生物参考区间

正常生物参考区间:<8.8 U/ml。

10. 性能参数

具体参见相应的试剂说明书。

11. 临床意义

11.1·阴性结果表示尚未获得对此病毒的免疫力,但不能排除急性感染。应强调的是,处于潜伏期和感染早期的患者通常其测试结果为阴性。如果怀疑感染弓形虫,即使检测结果为阴性,也需要在至少 1 周或 2 周以后再次采集血样并进行测试。

11.2·阳性结果一般表明对病原体的近期感染或继往接触史。然而,如果 IgG 测试结果为阳性,同时伴随 IgM 抗体的存在,则认为是近期感染。从其他弓形虫标志物的检测所获得的血清学数据可对结果的临床解释提供有用的信息。

11.3·根据弓形虫 IgG 是否存在,定性测试结果报告为阳性或阴性。然而,对感染性疾病的诊断不能仅仅依赖于单一的检测结果,而需要结合临床表现和其他诊断方法,最终确定是否感染。

参考文献

[1] 尚红,王毓三,申子瑜.全国临床检验操作规程[M].4 版.北京:人民卫生出版社,2015.

[2] Rijpkema S, Hockley J, Rigsby P, Guy EC; Toxoplasma Study Group. Establishment of replacement International Standard 13/132 for human antibodies to Toxoplasmagondii[J]. Biologicals,2016,44(5):448 - 455.

[3] Konishi E. Annual change in immunoglobulin G and M antibody levels to Toxoplasma gondii in human sera[J]. Microbiol Immunol,1989,33(5):403 - 411.

(周 琳 王 皓 吴洪坤)

抗 EB 病毒衣壳抗体检测标准操作规程

××医院检验科临床免疫室作业指导书	文件编号：××-JYK-MY-××××
版本： 生效日期：	共 页 第 页

1. 目的

建立检测血清中抗 EB 病毒衣壳抗体含量的标准操作规程,保证实验结果的精确性及准确性。

2. 原理

试剂盒中每个微孔板条含有 8 个可拆分的包被有 EBV - CA 的微孔。第一次温育时,稀释后的样本在微孔中反应,如果样本阳性,特异性 IgG 与抗原结合;为了检测结合的抗体,加入酶标抗人 IgG 抗体(酶结合物)进行第二次温育;然后再加入酶底物,发生颜色反应;颜色的深浅与抗 EBV - CA 抗体的浓度成正比。

3. 标本要求

根据试剂盒说明书要求收集存储样本,血清标本采集用标准样本试管或含分离胶的试管,血浆样本采集使用肝素(Li -, Na -)或 K3 - EDTA,一般来说,标本在 2~8℃ 可稳定 7天,- 20℃ 可稳定 6 个月。

4. 试剂与仪器

标准品 1：200 RU/ml(IgG,人)、标准品 2：20 RU/ml(IgG,人)、标准品 3：2 RU/ml(IgG,人)、阳性对照、阴性对照、过氧化物酶标记的抗人 IgG(兔)、样本缓冲液、清洗缓冲液、色原/底物液：TMB/H_2O_2、终止液,采用仪器为酶标仪。

5. 操作步骤

5.1·标本稀释：用标本缓冲液 1：101 稀释待测血清或血浆标本。如,可取 10 μl 血清用1.0 ml 标本缓冲液稀释并用漩涡混匀器充分混匀(不适合用加样枪混匀)。

5.2·加样：按加样方案向相应微孔分别滴加标准品、阳性对照、阴性对照或稀释后的患者标本各 100 μl。

5.3·温育：室温(18~25℃)温育 30 min。

5.4·清洗：倒掉微孔板内液体,用稀释后的清洗缓冲液洗 3 次,每次 300 μl。每次清洗时缓冲液在微孔中至少保留 30~60 s,然后再倒掉。清洗后(包括人工或自动)应将微孔板倒置在吸水纸上甩打,以去除残存的清洗液。注意：清洗后遗留在微孔中的残液(>10 μl)可干扰底物反应而导致低吸光度值偏低。清洗不充分(如清洗少于 3 次、清洗液太少或清洗时间太短)可能导致吸光度值偏高。

5.5·酶结合物温育：滴加 100 μl 酶结合物至每一微孔。室温(18~25℃)温育 30 min。

5.6·清洗：倒掉微孔板内液体,如 5.4 步骤清洗。

5.7·底物温育：滴加 100 μl 色原/底物液至每一微孔,室温(18~25℃)避光温育 15 min。

5.8·终止反应：以与加色原/底物液时相同的速度和顺序滴加 100 μl 终止液至每一微

孔。比色：450 nm 比色，参考波长介于 620～650 nm，加完终止液后 30 min 之内比色，比色前，轻轻摇动微孔板以使液体扩散均匀，约 30 min。

6. 校正

应按照试剂说明书对阳性对照和阴性对照进行检测，保证这些阴性和阳性对照值在范围内，如果这些对照值异常，应采取相应措施。

7. 质控

检测样本时可采用第三方质控品进行质量控制，质控间隔期应适用于各实验室的具体要求。检测值应落在确定的范围内，如出现质控值落在范围以外，应采取校正措施。

8. 结果判断

半定量：按以下公式计算对照血清或患者标本吸光度与标准品吸光度的比值，半定量估计结果：比值 = 对照血清或患者标本的吸光度值/标准品的吸光度值，其中比值<0.8 为阴性；比值 0.8～1.1 为可疑，比值≥1.1 为阳性。注：比值在 0.8～1.1 之间是灰区，建议再取一份患者标本做重复实验。

9. 生物参考区间

正常生物参考区间：S/CO 值<1.1。

10. 性能参数

具体参见相应的试剂说明书。

11. 临床意义

11.1·EB 病毒（EBV），是成人中最普遍存在的病毒。EBV 是传染性单核细胞增多症的病原体。传染性单核细胞增多症是与咽炎和淋巴结病有关的发热性疾病，并且经常伴有肝脾肿大，但很少有出疹。另外还发现 EBV 感染与伯基氏淋巴瘤和鼻咽癌也有关。需区别传染性单核细胞增多症、巨细胞病和弓形体病，在非典型的病例，还需区别艾滋病病毒或其他感染。在孕期 EBV 经胎盘感染胎儿，会损伤胎儿心脏、眼睛和肝脏。EBV 感染还会造成从显微镜性血尿至急性肾功能衰竭等不同程度的肾脏疾患。

11.2·抗 EBV - CA（EB 病毒壳抗原）IgG 抗体提示有 EBV 感染。EBV 感染早期的特征是 IgG 抗体的滴度至少升高 2 倍，同时抗 EBNA - 1 抗体阴性。在感染初期可能出现（非必然）其他嗜异性抗体、抗 EBV - CA - IgM 抗体和抗 EBV - EA 抗体。抗 EBNA 抗体最初出现在 EBV 感染晚期。

参考文献

[1] 尚红，王毓三，申子瑜.全国临床检验操作规程[M].4 版.北京：人民卫生出版社，2015.

[2] Ji MF, Guo YQ, Liang JS, Zheng SA, Cheng WM, Yu BH, Ou XT, Wang DK. A dynamic study on titer of EB virus VCA/IgA and EA/IgA in nasopharygeal carcinomapatients[J]. Zhonghua Zhong Liu Za Zhi, 2003, 25（3）: 243 - 245.

[3] Li SJ, Yuan H, Gao XK, Zhou HY, Su CL, Liu YH, Lin DC. An approach todiscovering patients with nasopharyngeal carcinoma by detection of EB virusVCA - IgA antibody[J]. Hua Xi Yi Ke Da XueXue Bao, 1988, 19（2）: 161 - 163.

（周 琳 王 皓 吴洪坤）

抗 EB 病毒早期抗体检测标准操作规程

××医院检验科临床免疫室作业指导书	文件编号：××-JYK-MY-××××
版本： 生效日期：	共 页 第 页

1. 目的

建立检测血清中抗 EB 病毒早期抗体含量的标准操作规程，保证实验结果的精确性及准确性。

2. 原理

试剂盒中每个微孔板条含有 8 个可拆分的包被有 EBV‐EA‐D 的微孔。第一次温育时，稀释后的样本在微孔中反应，如果样本阳性，特异性 IgG 与抗原结合；为了检测结合的抗体，再加入酶标抗人 IgG 抗体(酶结合物)进行第二次温育；然后加入酶底物，发生颜色反应；颜色的深浅与抗 EBV‐CA 抗体的浓度成正比。

3. 标本要求

根据试剂盒说明书要求收集存储样本，血清标本采集用标准样本试管或含分离胶的试管，血浆样本采集使用肝素(Li‐, Na‐)或 K3‐EDTA，一般来说，标本在 2～8℃ 可稳定 7 天，－20℃ 可稳定 6 个月。

4. 试剂与仪器

标准品 1：200 RU/ml(IgG,人)、标准品 2：20 RU/ml(IgG,人)、标准品 3：2 RU/ml(IgG,人)、阳性对照、阴性对照、过氧化物酶标记的抗人 IgG(兔)、样本缓冲液、清洗缓冲液、色原/底物液：TMB/H_2O_2、终止液，采用仪器为酶标仪。

5. 操作步骤

5.1·标本稀释：用标本缓冲液 1：101 稀释待测血清或血浆标本。如，可取 10 μl 血清用 1.0 ml 标本缓冲液稀释并用漩涡混匀器充分混匀(不适合用加样枪混匀)。

5.2·加样：按加样方案向相应微孔分别滴加标准品、阳性对照、阴性对照或稀释后的患者标本各 100 μl。

5.3·温育：室温(18～25℃)温育 30 min。

5.4·清洗：倒掉微孔板内液体，用稀释后的清洗缓冲液洗 3 次，每次 300 μl。每次清洗时缓冲液在微孔中至少保留 30～60 s，然后再倒掉。清洗后(包括人工或自动)应将微孔板倒置在吸水纸上甩打，以去除残存的清洗液。注意：清洗后遗留在微孔中的残液(＞10 μl)可干扰底物反应而导致低吸光度值偏低。清洗不充分(如清洗少于 3 次、清洗液太少或清洗时间太短)可能导致吸光度值偏高。

5.5·酶结合物温育：滴加 100 μl 酶结合物至每一微孔。室温(18～25℃)温育 30 min。

5.6·清洗：倒掉微孔板内液体，如 5.4 步骤清洗。

5.7·底物温育：滴加 100 μl 色原/底物液至每一微孔，室温(18～25℃)避光温育 15 min。

5.8·终止反应：以与加色原/底物液时相同的速度和顺序滴加 100 μl 终止液至每一微孔。比色：450 nm 比色，参考波长介于 620～650 nm，加完终止液后 30 min 之内比色，比色前，轻轻摇动微孔板以使液体扩散均匀，约 30 min。

6. 校正

应按照试剂说明书对阳性对照和阴性对照进行检测，保证这些阴性和阳性对照值在范围内，如果这些对照值异常，应采取相应措施。

7. 质控

检测样本时可采用第三方质控品进行质量控制，质控间隔期应适用于各实验室的具体要求。检测值应落在确定的范围内，如出现质控值落在范围以外，应采取校正措施。

8. 结果判断

半定量：按以下公式计算对照血清或患者标本吸光度与标准品吸光度的比值，半定量估计结果：比值＝对照血清或患者标本的吸光度值/标准品的吸光度值，其中比值＜0.8 为阴性；比值 0.8～1.1 为可疑，比值≥1.1 为阳性。注：比值在 0.8～1.1 之间是灰区，建议再取一份患者标本做重复实验。

9. 生物参考区间

正常生物参考区间：S/CO 值＜1.1。

10. 性能参数

具体参见相应的试剂说明书。

11. 临床意义

11.1·EB 病毒（EBV），是成人中最普遍存在的病毒。EBV 是传染性单核细胞增多症的病原体。传染性单核细胞增多症是与咽炎和淋巴结病有关的发热性疾病，并且经常伴有肝脾肿大，但很少有出疹。另外还发现 EBV 感染与伯基氏淋巴瘤和鼻咽癌也有关。需区别传染性单核细胞增多症、巨细胞病和弓形体病，在非典型的病例，还需区别艾滋病病毒或其他感染。在孕期 EBV 经胎盘感染胎儿，会损伤胎儿心脏、眼睛和肝脏。EBV 感染还会造成从显微镜性血尿至急性肾功能衰竭等不同程度的肾脏疾患。

11.2·EBV 感染早期的特征是 IgG 抗体的滴度至少升高 2 倍，同时抗 EBNA - 1 抗体阴性。在感染初期可能出现（非必然）其他嗜异性抗体、抗 EBV - CA - IgM 抗体和抗 EBV - EA 抗体。抗 EBNA 抗体最初出现在 EBV 感染晚期。从最初感染症状出现后的 10 天内，可在 90％的 EBV 感染早期患者血清中检测到抗 EBV - CA 低亲和力 IgG 抗体，30 天后降至 50％。原发性感染和复发感染很少出现抗早期 EB 病毒蛋白的 IgA 抗体。在 70％～80％的传染性单核细胞增多症急性期患者中可暂时性出现抗 EBV - EA 抗体。抗 EBV - EA 抗体的高滴度则提示慢性感染或感染后复发。同时该抗体与伯基氏淋巴瘤和鼻咽癌也有关。

11.3·EBNA 抗原 1～6 的合成要早于其他 EB 病毒抗原（EBV - CA 和 EBV - EA），但是只有在 B 细胞被破坏后才能提呈 EBNA，因此感染 EBV 后，抗 EBV - CA 和 EBV - EA 抗体要比抗 EBNA 抗体出现得要早。不是总能从血清学上区分 EBV 原发性感染和感染后复发。若抗 EBV - EA 抗体为阳性而抗 EBV - CA 或 EBNA 抗体为阴性，提示处于感染初期。如果同时检出抗 EBNA 抗体则提示为感染后复发。

参考文献

[1] 尚红,王毓三,申子瑜.全国临床检验操作规程[M].4 版.北京:人民卫生出版社,2015.

[2] Sun Y, Sun C, Zhang E. Expression of Serum Sialic Acid, Early Antigen‐IgA, and Viral Capsid Antigen‐IgA in Nasopharynx Cancer Patients: The DiagnosticImplication of Combined Assays[J]. Med Sci Monit, 2015, 21: 4068‐4073.

[3] Joncas J, Lapointe N, Gervais F, et al. Unusual prevalence of Epstein‐Barr virus early antigen (EBV‐EA) antibodies in ataxia telangiectasia[J]. The Journal of Immunology, 1977, 119(5): 1857‐1859.

（周　琳　王　皓　吴洪坤）

抗 EB 病毒核抗体检测标准操作规程

××医院检验科临床免疫室作业指导书	文件编号：××-JYK-MY-××××
版本： 生效日期：	共 页 第 页

1. 目的

建立检测血清中抗 EB 病毒核抗体含量的标准操作规程,保证实验结果的精确性及准确性。

2. 原理

试剂盒中每个微孔板条含有 8 个可拆分的包被有 EBNA-1 的微孔。第一次温育时,稀释后的样本在微孔中反应,如果样本阳性,特异性 IgG 与抗原结合;为了检测结合的抗体,再加入酶标抗人 IgG 抗体(酶结合物)进行第二次温育;然后加入酶底物,发生颜色反应;颜色的深浅与抗 EBV-CA 抗体的浓度成正比。

3. 标本要求

根据试剂盒说明书要求收集存储样本,血清标本采集用标准样本试管或含分离胶的试管,血浆样本采集使用肝素(Li-,Na-)或 K3-EDTA,一般来说,标本在 2～8℃可稳定 7 天、-20℃可稳定 6 个月。

4. 试剂与仪器

标准品 1: 200 RU/ml(IgG,人)、标准品 2: 20 RU/ml(IgG,人)、标准品 3: 2 RU/ml(IgG,人)、阳性对照、阴性对照、过氧化物酶标记的抗人 IgG(兔)、样本缓冲液、清洗缓冲液、色原/底物液: TMB/H_2O_2、终止液,采用仪器为酶标仪。

5. 操作步骤

5.1·标本稀释: 用标本缓冲液 1:101 稀释待测血清或血浆标本。如,可取 10 μl 血清用 1.0 ml 标本缓冲液稀释并用漩涡混匀器充分混匀(不适合用加样枪混匀)。

5.2·加样: 按加样方案向相应微孔分别滴加标准品、阳性对照、阴性对照或稀释后的患者标本各 100 μl。

5.3·温育: 室温(18～25℃)温育 30 min。

5.4·清洗: 倒掉微孔板内液体,用稀释后的清洗缓冲液洗 3 次,每次 300 μl。每次清洗时缓冲液在微孔中至少保留 30～60 s,然后再倒掉。清洗后(包括人工或自动)应将微孔板倒置在吸水纸上甩打,以去除残存的清洗液。注意:清洗后遗留在微孔中的残液(>10 μl)可干扰底物反应而导致低吸光度值偏低。清洗不充分(如清洗少于 3 次、清洗液太少或清洗时间太短)可能导致吸光度值偏高。

5.5·酶结合物温育: 滴加 100 μl 酶结合物至每一微孔。室温(18～25℃)温育 30 min。

5.6·清洗: 倒掉微孔板内液体,如 5.4 步骤清洗。

5.7·底物温育: 滴加 100 μl 色原/底物液至每一微孔,室温(18～25℃)避光温育 15 min。

5.8·**终止反应**：以与加色原/底物液时相同的速度和顺序滴加 100 μl 终止液至每一微孔。比色：450 nm 比色,参考波长介于 620～650 nm,加完终止液后 30 min 之内比色,比色前,轻轻摇动微孔板以使液体扩散均匀。约 30 min。

6. 校准

应按照试剂说明书对阳性对照和阴性对照进行检测,保证这些阴性和阳性对照值在范围内,如果这些对照值异常,应采取相应措施。

7. 质控

检测样本时可采用第三方质控品进行质量控制,质控间隔期应适用于各实验室的具体要求。检测值应落在确定的范围内,如出现质控值落在范围以外,应采取校正措施。

8. 结果判断

半定量：按以下公式计算对照血清或患者标本吸光度与标准品吸光度的比值,半定量估计结果：比值＝对照血清或患者标本的吸光度值/标准品的吸光度值,其中比值＜0.8 为阴性；比值 0.8～1.1 为可疑,比值≥1.1 为阳性。注：比值在 0.8～1.1 之间是灰区,建议再取一份患者标本做重复实验。

9. 生物参考区间

正常生物参考区间：S/CO 值＜1.1。

10. 性能参数

具体参见相应的试剂说明书。

11. 临床意义

11.1·EB 病毒(EBV),是成人中最普遍存在的病毒。EBV 是传染性单核细胞增多症的病原体。传染性单核细胞增多症是与咽炎和淋巴结病有关的发热性疾病,并且经常伴有肝脾肿大,但很少有出疹。另外还发现 EBV 感染与伯基氏淋巴瘤和鼻咽癌也有关。需区别传染性单核细胞增多症、巨细胞病和弓形体病,在非典型的病例,还需区别艾滋病病毒或其他感染。在孕期 EBV 经胎盘感染胎儿,会损伤胎儿心脏、眼睛和肝脏。EBV 感染还会造成从显微镜性血尿至急性肾功能衰竭等不同程度的肾脏疾患。

11.2·EBV 感染的特征是形成抗 EBV－CA(EB 病毒壳抗原)抗体,抗 EBNA(EB 病毒核心抗原)1～6 的抗体以及抗 EBV－EA(EB 病毒早期抗原)抗体。在 90％的 EBV 感染早期患者血清中检测到抗 EBV－CA IgM 抗体,同时采用 ELISA 可检测到 EBV－CA IgG 抗体滴度的升高。EBV 感染早期的特征是 IgG 抗体的滴度至少升高 2 倍,同时抗 EBNA－1 抗体阴性。EBV 感染后机体首先合成的是 EBV 核抗原(EBNA 1～6),然后是 EBV－EA 与 EBV－CA。但是 EBNA 只有在 B 细胞被破坏后才能与免疫系统接触,因此与抗原的产生顺序相反,EBV 感染后较早检出的是抗 EBV－CA 和 EBV－EA 抗体。

11.3·抗 EBV－CA IgM 抗体阳性,同时抗 EBV－CA IgG 抗体滴度的升高能有效提示 EBV 急性感染。可采用 EBV－CA IgG 亲和力检测试剂盒确认 EBV 早期感染。在 EBV 原发性感染中可以检测到抗 EBV－EA IgA 抗体,但在复发中却很少出现。在 70％～80％的传染性单核细胞增多症急性期患者中可暂时性出现抗 EBV－EA IgG 抗体。高滴度的抗 EBV－

CA IgA 抗体以及抗 EBV‐EA IgG 抗体提示伯基氏淋巴瘤或者鼻咽癌,因此这个检测的意义重大。

11.4·鉴于抗 EBV‐EA 抗体有时会出现在急性感染或者不明显的疾病期。因此采用血清学方法往往很难区分 EBV 原发性感染与复发。采用 ELISA 在体外定量检测脑脊液(CSF)中的抗 EBV‐CA IgG 抗体可以检测脑脊液与血清中抗 EBV‐CA 特异性抗体比值 CSQpath.‐spec(IgG)。该比值可提示中枢神经系统中 EBV 抗体的含量,从而对脑部 EBV 感染作出诊断。

参考文献

[1] 尚红,王毓三,申子瑜.全国临床检验操作规程[M].4 版.北京:人民卫生出版社,2015.

[2] Bray PF, Luka J, Bray PF, Culp KW, Schlight JP. Antibodies against Epstein-Barr nuclear antigen (EBNA) in multiple sclerosis CSF, and two pentapeptide sequence identities between EBNA and myelin basic protein[J]. Neurology, 1992, 42(9): 1798-1804.

[3] Dillner J, Sternas L, Kallin B, et al. Antibodies against a synthetic peptide identify the Epstein-Barr virus-determined nuclear antigen[J]. Proceedings of the National Academy of Sciences, 1984, 81(15): 4652-4656.

(周　琳　王　皓　吴洪坤)

抗链球菌溶血素 O 抗体检测标准操作规程

××医院检验科临床免疫室作业指导书	文件编号：××-JYK-MY-××××

版本：	生效日期：	共 页 第 页

1. 目的

建立检测血清中抗链球菌溶血素 O 抗体含量的标准操作规程,保证实验结果的精确性及准确性。

2. 原理

采用免疫比浊法进行检测：包被有链球菌溶血素 O 的聚苯乙烯颗粒与带有抗链球菌溶血素 O 抗体(ASO)的样本混合在一起时会发生凝集;在散射比浊仪中造成的散射光强度取决于样本中的抗链球菌溶血素 O 含量,因此,通过与已知浓度的标准品稀释液进行比较,就可以确定某个样本中的抗链球菌溶血素 O 的含量。该方法学比对世界卫生组织关于抗链球菌溶血素 O 的国际参考品准备进行标准化。

3. 标本要求

根据试剂盒说明书要求收集存储样本,血清标本采集用标准样本试管或含分离胶的试管,血浆样本采集使用肝素(Li-,Na-)或 K3-EDTA,一般来说,标本在 2～8℃ 可稳定 7 天,-20℃ 可稳定 6 个月。

4. 试剂与仪器

R1TRIS 缓冲液、R3Borate 缓冲液,包被有链球菌溶血素 O 抗原的乳胶颗粒。所用仪器为全自动生化分析仪。

5. 操作步骤

开机后仪器自检,自动保养,然后进入"Stand By"状态。仪器准备：每日开机维护及载入试剂、定标和质控。样本检测,结果浏览和复查。日常维护,关机。

6. 校正

仪器校准：每批试剂必须用新鲜试剂盒校准一次。另外,以下两种情况需要再次校准：校准过期：批校准稳定 28 天,盒校准 7 天;根据要求进行标定：如质控结果超出范围时;更换某些试剂时,根据规定进行多次标定。

7. 质控

在每一次建立新的参考曲线后,第一次打开试剂,以及随着每批运行的血清样品,都应检测类风湿质控 1 和 2。质控的测定和评价方式应当与患者样品相同。

8. 结果判断

仪器会自动计算每份样本的分析物浓度。

9. 生物参考区间

正常生物参考区间：成人≤200 U/ml;儿童≤150 U/ml。

10. 性能参数

具体参见相应的试剂说明书。

11. 临床意义

11.1·A群链球菌可导致各种感染：皮肤病或扁桃腺周围脓肿,当上呼吸道感染时,扁桃腺周围脓肿可能会导致肾小球肾炎、急性心内膜炎、sydenham 舞蹈病、急性风湿热。这些感染可导致心脏与肾脏损害。通过早期诊断、有效治疗,与对患者的监测,可降低这些风险。β溶血性链球菌的几种代谢物对人体有毒性,例如：NAD 多糖水解酶、链道酶(ADNase),与可诱导免疫防御反应的透明质酸酶。针对链球菌溶血素 O 、链球菌脱氧核糖核酸酶类,与链球菌透明质酸酶的抗体反应是临床上所发现的最重要的抗体反应。

11.2·特异性抗体的免疫测定可为临床判断链球菌感染程度及病程病期提供有用信息。其中,抗链球菌溶血素 O 抗体(ASO)浓度的测定在临床上应用得最为广泛。85％的急性风湿热患者 ASO 的浓度增高。应当每周进行几次 ASO 浓度测定,以获取有用数据。即使在临床上感染征象已经消失的情况下,抗体滴度的增加可以表明抗生素治疗成功,或者是存在抗原持续刺激。

参考文献

[1] 尚红,王毓三,申子瑜.全国临床检验操作规程[M].4 版.北京：人民卫生出版社,2015.

[2] Kaplan EL，Rothermel CD，Johnson DR. Antistreptolysin O and anti-deoxyribonuclease B titers：normal values for children ages 2 to 12 in the United States[J]. Pediatrics，1998，101(1)：86 – 88.

[3] Rantz LA，Randall E，Rantz HH. Antistreptolysin "O"：A study of this antibody in health and in hemolytic streptococcus respiratory disease in man[J]. The American journal of medicine，1948，5(1)：3 – 23.

（周 琳 王 皓 吴洪坤）

类风湿因子抗体检测标准操作规程

××医院检验科临床免疫室作业指导书	文件编号：××-JYK-MY-××××
版本： 生效日期：	共 页 第 页

1. 目的

建立检测血清中类风湿因子抗体含量的标准操作规程，保证实验结果的精确性及准确性。

2. 原理

采用免疫比浊法进行检测：包被有人球蛋白/羊抗人球蛋白的抗原抗体复合物的聚苯乙烯颗粒与带有类风湿因子的样本混合在一起时会发生凝集。在散射比浊仪中造成的散射光强度取决于样本中类风湿因子的含量，因此，通过与已知浓度的标准品进行比较，就可以确定某个样本中类风湿因子的含量。

3. 标本要求

根据试剂盒说明书要求收集存储样本，血清标本采集用标准样本试管或含分离胶的试管，血浆样本采集使用肝素（Li-，Na-）或 K3-EDTA，一般来说，标本在 2～8℃可稳定 7 天，-20℃可稳定 6 个月。

4. 试剂与仪器

类风湿因子抗原、牛血清白蛋白，采用仪器为全自动生化分析仪。

5. 操作步骤

开机后仪器自检，自动保养，然后进入"Stand By"状态。仪器准备：每日开机维护及载入试剂、定标和质控。样本检测，结果浏览和复查。日常维护，关机。

6. 校准

仪器校准：每批试剂必须用新鲜试剂盒校准一次。另外，以下两种情况需要再次校准：校准过期：批校准稳定 28 天，盒校准 7 天；根据要求进行标定：如质控结果超出范围时；更换某些试剂时，根据规定进行多次标定。

7. 质控

在每一次建立新的参考曲线后，第一次打开试剂，以及随着每批运行的血清样品，都应检测类风湿质控 1 和 2。质控的测定和评价方式应当与患者样品相同。

8. 结果判断

仪器会自动计算每份样本的分析物浓度。

9. 生物参考区间

正常生物参考区间：<14 U/ml。

10. 性能参数

具体参见相应的试剂说明书。

11. 临床意义

11.1 · 类风湿因子是一组针对 IgG 分子抗原决定簇上 Fc 区的异质性自身抗体。它们在诊断类风湿关节炎时发挥重要作用，但也可见于其他炎性风湿性疾病以及许多非风湿性疾病，如肝炎、心内膜炎、寄生性或病毒感染有关。它还可见于超过 60 岁的临床上的正常人群。尽管受制于这些因素，检测类风湿因子仍为美国类风湿学院对类风湿关节炎分级的诊断标准之一。即使常规分析检测 IgM 型类风湿因子的能力还很有限，这些自身抗体仍可发生于所有的免疫球蛋白。

11.2 · 通过与 IgG 致敏的绵羊红细胞或乳胶颗粒相凝集定量检测类风湿因子已成为检测类风湿因子的标准方法。这些半定量测定法存在一些问题，主要有实验室间精密度和可重复性差，以及标准化困难。为此又研发出了一系列新的测定法，如散射测浑法、直射比浊法、酶免疫测定法和放射免疫测定法。

参考文献

［1］ 尚红，王毓三，申子瑜. 全国临床检验操作规程［M］.4 版.北京：人民卫生出版社，2015.

［2］ Johnson PM, Faulk WP. Rheumatoid factor: its nature, specificity, and production in rheumatoid arthritis［J］. Clinical immunology and immunopathology, 1976，6(3)：414－430.

［3］ Rantapää-Dahlqvist S, de Jong BAW, Berglin E, et al. Antibodies against cyclic citrullinated peptide and IgA rheumatoid factor predict the development of rheumatoid arthritis［J］. Arthritis & Rheumatism, 2003，48(10)：2741－2749.

（周 琳 王 皓 吴洪坤）

C 反应蛋白检测标准操作规程

××医院检验科临床免疫室作业指导书	文件编号：××-JYK-MY-××××
版本： 生效日期：	共 页 第 页

1. 目的

建立检测血清中 C 反应蛋白（CRP）含量的标准操作规程，保证实验结果的精确性及准确性。

2. 原理

采用颗粒增强免疫比浊法进行检测：人 CRP 与包覆单克隆抗 CRP 抗体的胶乳粒子发生凝结。在散射比浊仪中造成的散射光强度取决于样本中 CRP 的含量，因此，通过与已知浓度的标准品进行比较，就可以确定某个样本中 CRP 的含量。

3. 标本要求

根据试剂盒说明书要求收集存储样本，血清标本采集用标准样本试管或含分离胶的试管，血浆样本采集使用肝素（Li-，Na-）或 K3-EDTA，一般来说，标本在 2～8℃ 可稳定 7 天，-20℃ 可稳定 6 个月。

4. 试剂与仪器

R1 含牛血清白蛋白的 TRISa 缓冲液、R3 含包覆抗 CRP（鼠）的胶乳粒子的甘氨酸缓冲液；免疫球蛋白（鼠）、CRPL3、NaCl 稀释液，采用仪器为生化分析仪。

5. 操作步骤

开机后仪器自检，自动保养，然后进入"Stand By"状态。仪器准备：每日开机维护及载入试剂、定标和质控。样本检测，结果浏览和复查。日常维护，关机。

6. 校正

仪器校准：每批试剂必须用新鲜试剂盒校准一次。另外，以下两种情况需要再次校准：校准过期或根据要求进行标定：如质控结果超出范围时；更换某些试剂时，根据规定进行多次标定。

7. 质控

用质控品 1 和质控品 2，至少每 24 h 或每一次校准后测定一次。质控间隔期应适用于各实验室的具体要求。检测值应落在确定的范围内，如出现质控值落在范围以外，应采取校正措施。

8. 结果判断

仪器会自动计算每份样本的分析物浓度。

9. 生物参考区间

正常生物参考区间：<5 mg/L（<47.6 nmol/L）。

10. 性能参数

具体参见相应的试剂说明书。

11. 临床意义

11.1·C 反应蛋白是炎症反应中的典型急性时相反应蛋白。CRP 是最为敏感的急相反应标志,在炎性过程中 CRP 浓度快速升高。经结合的 CRP 激活经典补体途径。CRP 升高常先于发烧等临床症状出现。CRP 浓度超过 100 mg/L 与严重的刺激有关,如严重创伤和严重感染(败血症)。CRP 反应在患有肝病的患者中可能不太明显。CRP 检测用于发现系统炎症;评估细菌感染的抗生素治疗;检测早产伴随的羊膜破裂引起的宫内感染;区分并发感染疾病的发作期和静止期,如患有 SLE 或溃疡性结肠炎的患者;在治疗上监控风湿性疾病和评估抗炎治疗;在早期阶段发现术后并发症,如伤口感染、血栓症和肺炎,以及区分感染和骨髓移植排斥。在术后监控患者的 CRP 浓度可帮助识别意外并发症(浓度居高不下或浓度上升)。检测 CRP 浓度改变能为某种疾病的急性及严重程度提供有用的诊断信息,还能对疾病成因作出判断。

11.2·血清 CRP 浓度持续居高不下通常属于严重的预后标志,一般表示存在感染控制不良。

参考文献

[1] 尚红,王毓三,申子瑜.全国临床检验操作规程[M].4 版.北京:人民卫生出版社,2015.

[2] Black S, Kushner I, Samols D. C‑reactive protein[J]. Journal of Biological Chemistry, 2004, 279(47): 48487 - 48490.

[3] Du Clos TW, Mold C. C‑reactive protein[J]. Immunologic research, 2004, 30.

[4] Szalai AJ, Agrawal A, Greenhough TJ, et al. C‑reactive protein[J]. Immunologic research, 1997, 16(2): 127.

(周 琳 王 皓 吴洪坤)

九项呼吸道感染病原体抗体检测标准操作规程

××医院检验科临床免疫室作业指导书	文件编号：××-JYK-MY-××××
版本： 生效日期：	共 页 第 页

1. 目的

建立检测血清中九项呼吸道感染病原体IgM抗体含量的标准操作规程,保证实验结果的精确性及准确性。

2. 原理

采用间接免疫荧光法(IFA),该法是基于待测样本中的抗体与吸附在载玻片上的抗原发生的反应。样本中存在的特异性抗体和抗原反应,未与抗原结合的免疫球蛋白在洗涤步骤中除去。随后,抗原-抗体复合物与荧光素标记的抗人球蛋白反应。再用免疫荧光显微镜观察结果。通过这种方法,可以同时检测人血清中呼吸道感染主要病原体的IgM抗体,可检的病原体包括：嗜肺军团菌血清1型、肺炎支原体、Q热立克次体、肺炎衣原体、腺病毒、呼吸道合胞病毒、甲型流感病毒、乙型流感病毒和副流感病毒1、2和3型。

3. 标本要求

根据试剂盒说明书要求收集存储样本,血清标本采集用标准样本试管或含分离胶的试管,血浆样本采集使用肝素(Li-,Na-)或K3-EDTA,一般来说,标本在2~8℃可稳定7天,-20℃可稳定6个月。

4. 试剂与仪器

载玻片：10片(10孔/片),含有下列抗原：第1孔：嗜肺军团菌血清1型(悬浮于0.5％正常鸡卵黄囊中以增强抗原吸附性和避免细菌聚集);第2孔：McCoy细胞中的肺炎支原体;第3孔：Q热立克次体Ⅱ相(悬浮于0.5％正常鸡卵黄囊中以增强抗原吸附性和避免细菌聚集);第4孔：肺炎衣原体(原生小体);第5孔：HEp-2细胞中的腺病毒;第6孔：HEp-2细胞中的呼吸道合胞病毒;第7孔：LLC-MK2细胞中的甲型流感病毒;第8孔：LLC-MK2细胞中的乙型流感病毒;第9孔：LLC-MK2细胞中副流感病毒1、2和3型;第10孔：质控孔。除了嗜肺军团菌,载玻片中的所有抗原都是从细胞培养物中获得。每一个病毒类病原体孔里都含有1％~15％用甲醛灭活的感染细胞,无感染的细胞用丙酮固定。

PBS 1瓶、阳性对照、阴性对照、FITC结合物、荧光素标记的抗人IgM磷酸缓冲液、封闭介质、吸附剂,采用仪器为荧光显微镜。

5. 操作步骤

5.1·使用前,将所有试剂平衡至室温。载玻片平衡至室温后再打开。

5.2·样本的稀释：按1:1比例稀释血清样本,即25 μl血清加入25 μl PBS2中。阴阳性对照不需要稀释,用抗人IgG吸附剂处理稀释后的血清：将30 μl稀释后的血清加入150 μl吸附剂中,彻底混匀。阴阳性对照不需吸附剂处理。处理后的血清要离心10~15 min除去沉淀,以防干扰检测。在载玻片 1 的每孔中加 15 μl 吸附剂处理过的血清(一份样本对应一个载玻片)。在一个载玻片的每孔中加入 15 μl 不稀释的阳性对照,在另一个载玻片的每孔中加入 15 μl 不稀释的阴性对照。

5.3·将载玻片放入湿盒中,37℃温育 90 min。

5.4·用 PBS 2 的缓慢水流冲洗载玻片 1(避免直接冲入孔内)后,浸泡在 PBS 中并放置在水平摇床上轻轻摇动 10 min。再用蒸馏水缓慢水流冲洗(避免直接冲入孔内)。载玻片 1 自然晾干。

5.5·每孔加入 15 μl 抗人 IgM FITC 结合物溶液 5(不需稀释),将载玻片放入湿盒,37℃温育 30 min。

5.6·重复 5.4 的洗涤步骤。

5.7·加几小滴封闭介质,小心盖上盖玻片。尽快用荧光显微镜在 400 倍放大率下观察结果。如果不能立即观察,可将其避光放置于 2～8℃不超过 24 h。

6. 校正

应按照试剂说明书对阳性对照和阴性对照进行检测,保证这些阴性和阳性对照值在范围内,如果这些对照值异常,应采取相应措施。

7. 质控

检测样本时可采用第三方质控品进行质量控制,如出现质控值落在范围以外,应采取相应措施。

8. 结果判断

观察到的荧光模式应为两种:一是为阳性结果:可以观察到腺病毒、流感病毒、呼吸道合胞病毒或副流感病毒对阳性血清的 1%～15% 细胞的细胞核、胞质或胞膜出现苹果绿色荧光(在副流感病毒和呼吸道合胞病毒中能同时观察到着色的合胞);军团菌、衣原体或立克次体中所有的细菌呈现出苹果绿色荧光;支原体对阳性血清在细胞外围呈现苹果绿色荧光。二是为阴性结果:可观察到军团菌、肺炎衣原体和立克次体无荧光,支原体、腺病毒、甲型和乙型流感病毒、呼吸道合胞病毒和副流感病毒的细胞呈现红色。

9. 生物参考区间

正常生物参考区间:阴性。

10. 性能参数

具体参见相应的试剂说明书。

11. 临床意义

11.1·九种呼吸道病原体 IgM 抗体的检测,用于呼吸道感染疾病的辅助诊断,其中腺病毒、甲型流感病毒、乙型流感病毒和副流感病毒 1、2、3 型 IgM 抗体的检测结果仅供参考,需结合临床实验室其他检测结果进行综合判断。

11.2·嗜肺军团菌:人最易感染的是嗜肺军团菌血清 1 型,非典型性肺炎常伴随有全身症状。10% 的肺炎是由嗜肺军团菌血清 1 型引起的。在血清学诊断中,间接免疫荧光法(IFA)是唯一的标准技术。临床上军团菌感染主要有两种表现形式:肺炎型和庞蒂亚克热型(Pontiac fever)。军团菌肺炎潜伏期为 2～10 天,IgM 抗体在感染后 1 周左右出现,并可持续存在 3～6 个月。

　　11.3·肺炎支原体：肺炎支原体引起的肺炎在儿童和青少年中最为常见，由于很难将其固定在载玻片上，因此先将肺炎支原体抗原固定在细胞中。肺炎支原体可在呼吸道黏膜上皮内潜伏，部分患者无明显症状；但大部分患者为显性感染。在 3 岁以下儿童以上呼吸道感染多见，成人以肺炎表现为主。肺炎支原体肺炎潜伏期 14～21 天，起病缓慢，IgM 抗体一般在感染后 1 周出现，3～4 周达高峰，可持续存在 3～6 个月。

　　11.4·Q 热立克次体：Q 热是由 Q 热立克次体引起的全身疾病，会造成发热、非典型性肺炎、肝炎或心内膜炎。血清学诊断中，IFA 检测是最灵敏和最具指示性的血清学诊断方法。急性感染 Q 热立克次体的潜伏期为 2～38 天，通常为 12～19 天，IgM 抗体一般在感染后 2 周左右出现，4～8 周达高峰，可持续存在 3～4 个月。

　　11.5·肺炎衣原体：肺炎衣原体极易造成呼吸系统感染，特别是支气管炎和肺炎。在老年人中发病率较高，它所引起的肺炎占所有肺炎病例的 10%。微量免疫荧光法（MIF）是最灵敏和最特异的诊断方法。肺炎衣原体感染所致的肺炎，症状和体征无特异性，多数起病缓慢，潜伏期一般为 30 天左右，IgM 抗体在发病 2～3 周出现，一般来说可持续存在 2～6 个月。

　　11.6·腺病毒：腺病毒是一种重要的呼吸道病原体，能引起上呼吸道疾病，伴随有急骤发热和轻度呼吸道感染。腺病毒感染的潜伏期为 2～14 天，IgM 抗体在发病 1 周左右出现，可持续存在 2～3 个月。

　　11.7·呼吸道合胞病毒：呼吸道合胞病毒（RSV）是两岁以下幼儿呼吸道感染的主要病原体，在冬季爆发流行。呼吸道合胞病毒感染的潜伏期为 3～7 天，IgM 抗体在发病 1 周左右出现，可持续存在 2～3 个月。

　　11.8·流感病毒：它是流感的病原体，在具有潜在病理学的患者中会产生严重的并发症。由于它易于与其他呼吸道疾病混淆，所以在流行期临床诊断很困难。因此，实验室诊断就显得非常重要。流感病毒感染的潜伏期为 1～7 天，IgM 抗体在发病 1 周左右出现，可持续存在 2～3 个月。

　　11.9·副流感病毒：副流感病毒 1、2 和 3 型在 2～4 岁儿童中能引起喉气管支气管炎（哮吼）。3 型具有流行性，1 和 2 型具有地域性。副流感病毒感染的潜伏期为 2～7 天，IgM 抗体在发病 1 周左右出现，可持续存在 2～3 个月。

参考文献

[1] 尚红,王毓三,申子瑜.全国临床检验操作规程[M].4 版.北京：人民卫生出版社,2015.

[2] 胡伟,代琼,胡孝彬,等.9 项呼吸道病原体检测在呼吸道感染病因分析中的应用[J].国际检验医学杂志,2013,34(23)：3158-3159.

[3] 詹前美.呼吸道感染 9 项病原体 IgM 抗体检测分析[J].临床和实验医学杂志,2013,12(9)：662-663.

（周　琳　王　皓　吴洪坤）

抗结核抗体检测标准操作规程

××医院检验科临床免疫室作业指导书	文件编号：××-JYK-MY-××××
版本： 生效日期：	共 页 第 页

1. 目的

建立检测血清中抗结核抗体含量的标准操作规程,保证实验结果的精确性及准确性。

2. 原理

采用一步免疫层析法检测活动性结核患者血清、血浆或全血中的结核杆菌抗体。反应原理为用有色标记的抗人免疫球蛋白、高纯度的 BCG 蛋白来特异性地检测抗分枝杆菌抗体。样本加于试剂板的一端后通过层析作用向前流动,样本中的抗结核抗体先与有色物标记的抗人免疫球蛋白结合形成抗原复合物;该复合物再与固定于阳性反应区(T)的 BCG 蛋白结合,产生一条玫瑰色线条。若样本中没有抗结核抗体,T 处没有结核抗体,T 处没有线条出现;反应混合物经 T 流向质控区(C),未结合的有色标记物与固定于(C)处的试剂反应,产生一条玫瑰色线条,表明试剂有效。

3. 标本要求

根据试剂盒说明书要求收集存储样本,血清标本采集用标准样本试管或含分离胶的试管,血浆样本采集使用肝素(Li-,Na-)或 K3-EDTA,一般来说,标本在 2～8℃可稳定 7 天,-20℃可稳定 6 个月。

4. 试剂与仪器

20 块试剂板、1 瓶稀释液、20 支吸管。

5. 操作步骤

测试前将样本与 TB-CHECK-1 板块放于室温,使其恢复至室温。顺袋沿缺口撕开包装袋,取出试剂板。在试剂板上标上患者姓名或编号。用滴管吸取样本(血清或血浆),垂直加一滴(25 μl)至样本孔中。若全血,则加 2 滴(50 μl)至样本孔中。加 4 滴(150 μl)稀释液至样本孔中。10～15 min 观察结果,测定结果应于 15 min 内判定完毕。

6. 校正

应保证 C 处有线条出现,如果无线条出现,则实验无效,应另取试剂板重复实验。

7. 质控

检测样本时可采用第三方质控品进行质量控制,如出现质控值异常,应采取相应措施。

8. 结果判断

阴性结果为 C 处有一根线条;阳性结果为 C 处有一根线条,T 处亦有一条清晰可辨的线条;结果不确定的是 C 处、T 处无明显的线条,此时应重新检测或其他检测方法。

9. 生物参考区间

正常生物参考区间：阴性。

10. 性能参数

具体参见相应的试剂说明书。

11. 临床意义

本法为一种简便、快速检验抗结核抗体的血清学方法。结核的发病率近年来呈上升趋势，新近发展的用特异性抗原的血清学检验方法特异而敏感，对活动性结核具有较高诊断价值，尤其给用传统方法痰涂片和细菌培养检验肺结核和肺外结核的诊断带来方便。

参考文献

[1] 尚红，王毓三，申子瑜.全国临床检验操作规程[J].4版.北京：人民卫生出版社，2015.

[2] McConkey S，Youssef F，Azem E，et al. Evaluation of a rapid-format antibody test and the tuberculin skin test for diagnosis of tuberculosis in two contrasting endemic settings[J]. The International Journal of Tuberculosis and Lung Disease，2002，6(3)：246-252.

[3] Andersen P，Munk M E，Pollock J M，et al. Specific immune-based diagnosis of tuberculosis[J]. The Lancet，2000，356(9235)：1099-1104.

（周　琳　王　皓　吴洪坤）

抗肺炎支原体抗体检测标准操作规程

××医院检验科临床免疫室作业指导书	文件编号：××-JYK-MY-××××
版本： 生效日期：	共 页 第 页

1. 目的

建立检测血清中抗肺炎支原体抗体含量的标准操作规程,保证实验结果的精确性及准确性。

2. 原理

采用间接血凝法检测抗肺炎支原体抗体。反应原理为用绵羊肺炎支原体抗原致敏经戊二醛处理的绵羊红细胞,制备成间接血凝实验抗原,并通过间接血凝法来检测绵羊支原体性肺炎血清抗体。

3. 标本要求

根据试剂盒说明书要求收集存储样本,血清标本采集用标准样本试管或含分离胶的试管,血浆样本采集使用肝素(Li-,Na-)或 K3-EDTA,一般来说,标本在 2～8℃可稳定 7 天,-20℃可稳定 6 个月。

4. 试剂与仪器

稀释液、致敏颗粒(sensitized particles)、非致敏颗粒(unsensitized particles)、阳性对照。

5. 操作步骤

加稀释液：第 1 孔 100 μl,第 2 孔开始每孔加 25 μl。加 25 μl 血清至第 1 孔：开始作倍比稀释至最后孔,最后孔弃去 25 μl。第 2 孔加 25 μl 复溶后非致敏颗粒(红滴管 1 滴)。第 3～8 孔每孔加 25 μl 复溶后致敏颗粒(灰滴管 1 滴)。微量振荡器上低速混匀 30 s 后,室温孵育 3 h。

6. 校正

应保证阳性质控出现阳性结果,否则另取试剂板重复实验。

7. 质控

检测样本时可采用第三方质控品进行质量控制,如出现质控值异常,应采取相应措施。

8. 结果判断

阴性：孔底颗粒凝结紧密且边缘平滑;弱阳性：颗粒形成一小环但边缘整齐。

9. 生物参考区间

正常生物参考区间：阴性。

10. 性能参数

具体参见相应的试剂说明书。

11. 临床意义

肺炎支原体(mycoplasma pneumoniae)是引起肺炎支原体肺炎(mycoplasmal pneumonia)

感染的病原体。此支原体经口、鼻的分泌物在空气中传播,引起散发的呼吸道感染或者小流行。本病约占非细菌性肺炎的 1/3 以上,或各种原因引起的肺炎的 10%。常于秋季发病。病变从上呼吸道开始,有充血、单核细胞浸润,向支气管和肺蔓延,呈间质性肺炎或斑片融合性支气管肺炎。一般起病缓慢,有乏力、咽痛、咳嗽、发热、纳差、肌痛等,可在 3～4 周自行消散。半数病例无症状。患者中儿童和青年人居多,婴儿有间质性肺炎时应考虑支原体肺炎的可能性。儿童可并发鼓膜炎和中耳炎,伴有血液(急性溶血、血小板减少性紫癜)或神经(周围性神经炎、胸膜炎等)等并发症或雷诺现象(受冷时四肢间歇苍白或发绀并感疼痛)时,则病程延长。早期使用适当的抗生素可以减轻症状,缩短病程至 7～10 天。人体感染肺炎支原体后,能产生特异性 IgM 和 IgG 类抗体。IgM 类抗体出现早,一般在感染后 1 周出现,3～4 周达高峰,以后逐渐降低。由于肺炎支原体感染的潜伏期为 2～3 周,当患者出现症状而就诊时,IgM抗体已达到相当高的水平,因此 IgM 抗体阳性可作为急性期感染的诊断指标。如 IgM 抗体阴性,则不能否定肺炎支原体感染,需检测 IgG 抗体。IgG 较 IgM 出现晚,需动态观察,如显著升高提示近期感染,显著降低说明处于感染后期。由此提示 IgG 与 IgM 同时测定,可提高诊断率,达到指导用药、提高疗效之目的。

参考文献

[1] 尚红,王毓三,申子瑜.全国临床检验操作规程[M].4 版.北京:人民卫生出版社,2015.

[2] Waites KB, Talkington DF. Mycoplasma pneumoniae and its role as a human pathogen[J]. Clinical microbiology reviews,2004,17(4):697-728.

[3] Daxboeck F, Krause R, Wenisch C. Laboratory diagnosis of Mycoplasma pneumoniae infection[J]. Clinical Microbiology and Infection,2003,9(4):263-273.

(周 琳 王 皓 吴洪坤)

抗幽门螺杆菌抗体检测标准操作规程

××医院检验科临床免疫室作业指导书	文件编号：××-JYK-MY-××××
版本： 生效日期：	共 页 第 页

1. 目的

建立检测血清中抗幽门螺杆菌(HP)抗体含量的标准操作规程,保证实验结果的精确性及准确性。

2. 原理

采用间接血凝法检测抗幽门螺杆菌抗体。反应原理为先将 HP 抗原用 SDS—聚丙烯酰胺凝胶电泳,按分子量大小不同分开,再将其转移至硝酸纤维膜上;如果被检血清有相应抗体,利用酶联免疫吸附反应,就会在抗原的相应位置出现显色区带,根据阳性区带的分子量不同即可判断 HP 类型。

3. 标本要求

根据试剂盒说明书要求收集存储样本,血清标本采集用标准样本试管或含分离胶的试管,一般来说,标本在 2～8℃可稳定 7 天,-20℃可稳定 6 个月。

4. 试剂与仪器

浓缩洗涤液(10×)、辣根过氧化物酶标记抗人 IgG(效价 1∶50)、显色剂、幽门螺杆菌抗原印迹膜(2×100 mm)、阳性对照、阴性对照、标准带。

5. 操作步骤

5.1·试剂盒用前应置室温平衡 10～15 min,洗涤应用液的配制:在 2～8℃贮存的浓缩洗涤液会有结晶析出,将整瓶(25 ml)浓缩洗涤液用蒸馏水或纯净水稀释至 250 ml,放入试剂瓶中,标签上注明配制时间,保存于 2～8℃,有效期 3 个月,如有絮状物或霉变应废弃。

5.2·在放有印迹膜的反应槽中,加入洗涤应用液 1 ml 和待检血清 10 μl,置摇床上室温(20～37℃)摇动 30 min 或置 37℃温箱 30 min。

5.3·弃去反应槽液体,在吸水纸上拍干,加入洗涤应用液 1 ml,洗涤 1 min 弃去反应槽液体,反复洗涤 3 次,最后在吸水纸上拍干液体。

5.4·在反应槽中加入洗涤应用液 0.5 ml 和酶联试剂 10 μl,置摇床上室温(20～37℃)摇动 30 min 或置 37℃温箱 30 min。

5.5·弃去反应槽液体,在吸水纸上拍干,加入洗涤应用液 1 ml,洗涤 1 min 弃去反应槽液体,反复洗涤 3 次,最后在吸水纸上拍干液体。

5.6·在反应槽中加入显色剂 0.5 ml,在摇床上摇动 5±2 min,显色,待质控带和阳性区带显色清晰后,倒掉槽中液体,用流水(自来水或蒸馏水)冲洗 3 次以终止反应,取出印迹膜条,置吸水纸上,待干后与标准带对照判断结果。

6. 校正

应保证阴性、阳性质控出现相应的阴阳性结果,否则另取试剂板重复实验。

7. 质控

检测样本时可采用第三方质控品进行质量控制,如出现质控值异常,应采取相应措施。

8. 结果判断

8.1·将印迹膜上起始线与标准带起始线对齐,观察阳性显色区带与对应的标准带位置即可判断显色区带是何种抗体。

8.2·质控带未出现:表示本次实验无效。阴性结果:显色区带仅出现质控带,未见任何一条阳性区带,表示被检者血清中无 HP 抗体。Ⅱ型 HP 抗体阳性:仅 UreA 和 UreB 区带中任意一种或同时出现,未见 CagA、VacA 区带。Ⅰ型 HP 抗体阳性:CagA、VacA 区带中任意一种或两种同时出现。

9. 生物参考区间

正常生物参考区间:阴性。

10. 性能参数

具体参见相应的试剂说明书。

11. 临床意义

通过此种方法可以体外定性检测人血清中多种幽门螺杆菌(HP)IgG 抗体,包括细胞毒(CagA)、空泡毒(VacA)和尿素酶亚单位 A 和 B 抗体。该结果适用于人体血清样品对 HP 感染引起的各种胃部疾病(胃炎、胃十二指肠溃疡、胃癌、胃淋巴瘤和非溃疡性消化不良等)进行临床辅助诊断及 HP 感染的流行病学调查。

参考文献

[1] 尚红,王毓三,申子瑜.全国临床检验操作规程[M].4 版.北京:人民卫生出版社,2015.

[2] Parsonnet J,Friedman GD,Vandersteen DP,et al. Helicobacter pylori infection and the risk of gastric carcinoma[J]. New England Journal of Medicine,1991,325(16):1127 – 1131.

[3] Kuipers EJ,Pena AS,Festen HPM,et al. Long-term sequelae of Helicobacter pylori gastritis[J]. The Lancet,1995,345(8964):1525 – 1528.

[4] Parsonnet J,Hansen S,Rodriguez L,et al. Helicobacter pylori infection and gastric lymphoma[J]. New England Journal of Medicine,1994,330(18):1267 – 1271.

(周 琳 王 皓 吴洪坤)

抗核抗体(ANA)检测标准操作规程

××医院检验科临床免疫室作业指导书	文件编号：××-JYK-MY-××××

版本：	生效日期：	共　页　第　页

1. 目的

规范检测血清或血浆中抗核抗体(ANA)的流程,确保检测结果的准确性及重复性。

2. 原理

2.1·间接免疫荧光法(IIF)：将稀释的血清与生物载片(反应区内固定有包被基质的生物薄片)温育,如果样本是阳性,特异性 IgG、IgA 和 IgM 抗体与相应的抗原结合。在第二次温育时,荧光素标记的抗人抗体与结合在生物基质上的抗体反应,形成荧光显微镜下所观察到的特异性荧光模式。

2.2·××化学发光法：预稀释样本中的 ANA 和超顺磁性微粒上包被抗原反应,形成抗原-抗体复合物,在磁场作用下,未结合物质被洗涤液洗去,加入吖啶标记的羊抗人 Ig (GAM),与第一步形成的抗原-抗体复合物反应,形成抗原-抗体-二抗复合物,再次清洗,在反应复合物中加入预激发液和激发液,样本中 ANA 的量和分析仪发光系统监测到的相对发光强度(RLU)成正比。

3. 标本要求

3.1·血清或 EDTA、肝素或柠檬酸盐抗凝的血浆。采血后应立即送检。

3.2·样品收到后立即分离血清,不能及时测定的血清应于 2~8℃保存。

4. 试剂与仪器

4.1·间接免疫荧光法试剂与仪器：生物载片,吐温 20,磷酸盐,封片介质,酶标抗体,阴性和阳性对照,荧光显微镜。

4.2·××化学发光法试剂与仪器：抗核抗体测定试剂盒,××化学发光免疫分析系统。

5. 操作步骤

5.1·间接免疫荧光法

5.1.1　准备：将 1 包磷酸盐溶于 1 L 蒸馏水,加入 2 ml 吐温 20 并充分混匀,配成磷酸盐(PBS)吐温缓冲液,待测血样本用 PBS 吐温缓冲液 1∶100 和 1∶1 000 稀释。

5.1.2　加样：将加样板放在泡沫板上,将 25 μl 稀释后的血清样本加至加样板的每一反应区上,应避免产生气泡。

5.1.3　温育：将生物载片有生物薄片的一面朝下,盖在加样板的凹槽里,室温(18~25℃)温育 30 min。

5.1.4　冲洗：用盛于烧杯内的 PBS 吐温缓冲液冲洗载片,然后立即将生物载片浸入装有 PBS 吐温缓冲液的洗杯中,浸泡至少 5 min。

5.1.5　加样：将 20 μl FITC 标记的抗人 IgG(荧光二抗)加至洁净加样板的反应区上。

5.1.6　温育：从洗杯中取出生物载片,用吸水纸擦去背面和边缘的水分后,立即盖在加样板的凹槽里,室温(18～25℃)温育 30 min。

5.1.7　冲洗：重复 5.1.4。

5.1.8　封片：将盖玻片直接放在泡沫板的凹槽里。滴加封片介质至盖玻片,每一反应区约 10 μl。从洗杯中取出一张生物载片,用吸水纸擦干背面和边缘的水分。将生物载片有生物薄片的一面朝下放在已准备好的盖玻片上。

5.1.9　显微镜下观察荧光模式。

5.2·化学发光法：① 加载试剂;② 加载样本;③ 校准申请;④ 测试申请;⑤ 点击运行。

6. 校准

定期对荧光显微镜、化学发光仪、加样枪进行保养和校准。关键部件更换或者维修后也需校准。

7. 质控

7.1·间接免疫荧光法：每批次的实验应带上阴性和弱阳性(含滴度)质控物。质控规则(含滴度结果)：阴性质控物必须阴性,阳性质控物滴度结果在上下 1 个滴度内。

7.2·化学发光法：质控品至少每 24 h 或每次定标后测试一次;质控品至少包含两个浓度水平的待测定物;质控结果应落在可接受的范围内,否则结果无效。

8. 结果判断

8.1·间接免疫荧光法定性实验(表 10-2-1)。重要的 ANA 荧光模式有：核均质型、核颗粒型、核仁型和着丝点型(尤其在分裂期细胞清晰可见)。通常,荧光模式和核抗原的生化特性相关。

表 10-2-1　ANA IIF 定性结果判读

荧　光　强　度			抗体滴度
1 : 100	1 : 1 000	1 : 10 000	
中	阴性	阴性	1 : 10
强	阴性	阴性	1 : 320
强	弱	阴性	1 : 1 000
强	中	阴性	1 : 3 200
强	强	弱	1 : 10 000

注：以出现阳性核型的最高稀释度作为检测结果。

8.2·化学发光法：测试结果通过校准曲线确定,校准曲线由分析仪通过 3 点定标并根据二维码扫描到分析仪的主曲线校正而来。

9. 生物参考区间

9.1·对于定量实验,实验室应建立自己的参考区间。如用文献或说明书提供的参考区间,使用前应加以验证。

9.2·间接免疫荧光法：健康人血清中 ANA 阴性(不同试剂盒判定阳性的滴度不同,有的为≥1：40；有的定为≥1：80，有的则定为≥1：100）。

9.3·××化学发光法：＜32.0 AU/ml 视为无反应性。介于 32.0～48.0 AU/ml 之间视为可疑。≥48.0 AU/ml 视为有反应性。

10. 性能参数

10.1·间接免疫荧光法

10.1.1 检测范围：起始稀释度为 1：100，可进一步 10 倍稀释，无检测上限。

10.1.2 批内差异：用 2 份特征性血清对同一批号产品进行检测，每份血清检测 10 次，阳性血清的结果特异性荧光强度基本一致，阴性血清结果为阴性。

10.1.3 批间差异：用 2 份特征性血清对 3 个批号的产品进行检测，阳性血清的结果特异性荧光强度基本一致，阴性血清结果为阴性。

10.1.4 干扰因素：溶血、脂血和黄疸血样不影响实验。

10.2·××化学发光法

10.2.1 线性范围：10.0～400.0 AU/ml。

10.2.2 最低检测限：不大于 4.0 AU/ml。

10.2.3 准确度：相对偏差在±10.0％范围内。

10.2.4 重复性：重复性检测的变异系数（CV）不大于 10.0％。

10.2.5 批间差：3 个批号试剂批间变异系数（CV）不大于 15.0％。

11. 临床意义

ANA 可以用来筛选自身免疫性疾病。ANA 在不同的自身免疫性疾病中出现不同组合，可形成各种疾病或疾病亚群的特征性抗体谱。因此总的 ANA 检测在临床诊断与鉴别诊断中是一个极为重要的筛选实验，ANA 阳性者进一步检测各亚类 ANA 抗体对明确诊断、临床分型、病情观察、预后及治疗评价都具有重要意义。核均质型主要见于系统性红斑狼疮，核颗粒型主要见于系统性红斑狼疮和干燥综合征，核仁型多见于多发性肌炎和皮肌炎，着丝点型主要见于局限性硬化病。

参考文献

[1] 尚红,王毓三,申子瑜.全国临床检验操作规程[M].4 版.北京：人民卫生出版社,2015.
[2] 李永哲,胡朝军,周仁芳.自身抗体免疫荧光图谱[M].北京：人民卫生出版社,2014.

（周厚清）

抗双链 DNA 抗体检测标准操作规程

××医院检验科临床免疫室作业指导书	文件编号：××-JYK-MY-××××
版本：　　　　生效日期：	共　页　第　页

1. 目的

规范检测血清或血浆中抗双链 DNA(ds‐DNA)抗体的流程，确保检测结果的准确性及重复性。

2. 原理

2.1·间接免疫荧光法：包被有绿蝇短膜虫的生物薄片和稀释的血清样本温育。如果样本是阳性的，特异性 IgG、IgA 和 IgM 抗体与鞭毛虫抗原结合。在第二次温育时，荧光素标记的抗人抗体与结合在生物基质上的抗体反应，形成荧光显微镜下所观察到的特异性荧光模式。

2.2·酶联免疫吸附实验(ELISA)：血清样品以 1∶100 稀释，在包被了特异性抗原的微孔板中孵育。如果患者样品中有相应抗体，就会与抗原结合。洗去未结合的部分，然后加入 HRP 标记的二抗，使其与微孔板中的抗原抗体复合物反应。洗去未结合的酶标。加入 TMB 底物，产生显色反应，颜色深浅与相应抗体量成正比。

2.3·化学发光法：预稀释样本中的抗 dsDNA 抗体、生物素标记的 dsDNA 抗原和超顺磁性微粒上包被的链霉亲和素(SA)反应，形成反应复合物，在磁场作用下，未结合的物质被洗涤液洗去，加入吖啶标记的鼠抗人 IgG 抗体(二抗)进行反应，与第一步孵育的复合物进行结合，形成抗原‐抗体‐二抗复合物，在反应混合物中加入预激发液和激发液，样本中的抗 dsDNA IgG 的量和分析仪光学系统测定到的相对光单位数(RLU)呈正比。

3. 标本要求

3.1·血清或 EDTA、肝素或柠檬酸盐抗凝的血浆。采血后应立即送检。

3.2·样品收到后立即分离血清，不能及时测定的血清应于 2～8℃保存。

4. 试剂与仪器

4.1·间接免疫荧光法试剂与仪器：生物载片，吐温 20，磷酸盐，封片介质，酶标抗体，阴性和阳性对照，荧光显微镜。

4.2·ELISA 法试剂与仪器：包被板，标准品，阴性和阳性质控物，浓缩洗液，显色剂，底物，洗板机，酶标仪。

4.3·化学发光法试剂与仪器：抗核抗体测定试剂盒，××化学发光免疫分析系统。

5. 操作步骤

5.1·间接免疫荧光法

5.1.1　准备：将 1 包磷酸盐溶于 1 L 蒸馏水，加入 2 ml 吐温 20 并充分混匀，配成磷酸盐(PBS)吐温缓冲液；待测血样本用 PBS 吐温缓冲液 1∶10 稀释。

5.1.2　加样：将加样板放在泡沫板上,将 25 μl 稀释后的血清样本加至加样板的每一反应区上,应避免产生气泡。

5.1.3　温育：将生物载片有生物薄片的一面朝下,盖在加样板的凹槽里,室温(18～25℃)温育 30 min。

5.1.4　冲洗：用盛于烧杯内的 PBS 吐温缓冲液冲洗载片,然后立即将生物载片浸入装有 PBS 吐温缓冲液的洗杯中,浸泡至少 5 min。

5.1.5　加样：将 20 μl FITC 标记的抗人 IgG(荧光二抗)加至洁净加样板的反应区上。

5.1.6　温育：从洗杯中取出生物载片,用吸水纸擦去背面和边缘的水分后,立即盖在加样板的凹槽里,室温(18～25℃)温育 30 min。

5.1.7　冲洗：重复 5.1.4。

5.1.8　封片：将盖玻片直接放在泡沫板的凹槽里。滴加封片介质至盖玻片,每一反应区约 10 μl。从洗杯中取出一张生物载片,用吸水纸擦干背面和边缘的水分。将生物载片有生物薄片的一面朝下放在已准备好的盖玻片上。

5.1.9　显微镜下观察荧光模式。

5.2·酶联免疫吸附实验

5.2.1　样本准备：患者血样本用样本缓冲液 1∶100 稀释。

5.2.2　在指定的孔中加入 100 μl 稀释血清,同时加入 100 μl 标准品或 cut off 对照以及阴性和阳性对照。在室温孵育 30 min。用洗涤缓冲液洗 3 次。每孔加入 100 μl 酶标。室温温育 30 min。用洗涤缓冲液洗 3 次。每孔加入 100 μl TMB 底物。避光室温下温育 30 min。每孔加入 100 μl 终止液,450 nm 读取吸光度。

5.3·××化学发光法：① 加载试剂；② 加载样本；③ 校准申请；④ 测试申请；⑤ 点击运行。

6. 校准

定期对加样枪、洗板机、酶标仪、化学发光仪进行保养和校准。关键部件更换或者维修后也需校准。

7. 质控

7.1·间接免疫荧光法：每批次的实验应带上阴性和弱阳性质控物,滴度结果的在控规则：阴性质控物必须阴性,阳性质控物结果在上下 1 个滴度内。

7.2·ELISA 法：每次实验中,测定不同浓度梯度的标准品,带上阴性和弱阳性质控,采用 L－J 质控图,以 Westgard 多规则质控分析法判断在控或失控。

7.3·××化学发光法：质控品至少每 24 h 或每次定标后测试一次；质控品至少包含两个浓度水平的待测定物；质控结果应落在可接受的范围内,否则结果无效。

8. 结果判断

8.1·间接免疫荧光法：荧光模式(阳性反应)：间接免疫荧光法检测抗 dsDNA 抗体的标准基质是绿蝇短膜虫,绿蝇短膜虫拥有一个只含 dsDNA 而不含其他细胞核抗原的动基体。与动基体反应的抗体必然是抗 dsDNA 抗体。如果样本阳性,则可观察到鞭毛虫动基体均质和部分环形荧光。同时,阳性对照必须显示相同的荧光模式。如果样本阴性,则动基体不显示荧光,仅细胞核、鞭毛基体或细胞质的荧光应判断为阴性(表 10‐2‐2)。

表 10‐2‐2 IIF 检测抗 dsDNA 结果判读

抗体反应性	结　果	结　果　解　释
1∶10 阴性	阴性	血清中未检出抗 dsDNA 抗体
1∶10 阳性	阳性	提示患有系统性红斑狼疮

注:以出现阳性核型的最高稀释度作为检测的结果。

8.2·酶联免疫吸附实验:以抗 dsDNA 抗体标准品浓度为横坐标,相应吸光度值为纵坐标制作标准曲线。待测血清抗 dsDNA 浓度可根据所测吸光度从标准曲线得出。

8.3·化学发光法:测试结果通过校准曲线确定,校准曲线由分析仪通过 3 点定标并根据二维码扫描到分析仪的主曲线校正而来。

9. 生物参考区间

9.1·对定量实验,实验室应建立自己的参考区间。如用文献或说明书提供的参考区间,使用前应加以验证。

9.2·间接免疫荧光法:健康人血清或血浆中抗双链 DNA 抗体为阴性,滴度<1∶10。

9.3·ELISA 法:<16 U/ml 视为无反应性;介于 16~24 U/ml 为可疑;>24 U/ml 为有反应性。

9.4·化学发光法:<24.0 U/ml 视为无反应性;介于 24.0~36.0 U/ml 为可疑;≥36.0 U/ml 视为有反应性。

10. 性能参数

10.1·间接免疫荧光法

10.1.1　检测范围:起始稀释度为 1∶10,可进一步 10 倍稀释,无检测上限。

10.1.2　批内差异:用 2 份特征性血清对同一批号产品进行检测,每份血清检测 10 次,阳性血清的结果特异性荧光强度基本一致,阴性血清结果为阴性。

10.1.3　批间差异:用 2 份特征性血清对不同批号的产品进行检测,阳性血清的结果特异性荧光强度基本一致,阴性血清结果为阴性。

10.1.4　干扰因素:溶血、脂血和黄疸血样不影响实验。

10.2·酶联免疫吸附法(ELISA):灵敏度:1.0 U/ml。特异性:微孔板包被了重组的人双链 DNA,没发现与其他自身抗原有交叉反应。敏感性:85% 的 SLE 患者可检测到双链 DNA。

10.3·××化学发光法

10.3.1　线性范围:2.5~300.0 U/ml。最低检测限:不大于 2.0 U/ml。

10.3.2　准确度:相对偏差在 ±10.0% 范围内。

10.3.3　重复性:重复性检测的变异系数(CV)不大于 10.0%。

10.3.4　批间差:3 个批号试剂批间变异系数(CV)不大于 15.0%。

11. 临床意义

抗 dsDNA 抗体是系统性红斑狼疮（SLE）最重要的标志性自身抗体，美国风湿病学会已将抗 dsDNA 抗体阳性列为 SLE 诊断标准之一。其对 SLE 特异性很高，但抗 dsDNA 阴性并不能排除 SLE 的诊断。抗体滴度和疾病活动度相关，因此抗体滴度的测定为监控治疗提供了有效的依据。抗 dsDNA 抗体高滴度阳性与狼疮性肾炎也密切相关，特别是当血清补体 C3、C4 水平降低时。

参考文献

［1］尚红，王毓三，申子瑜.全国临床检验操作规程［M］.4 版.北京：人民卫生出版社，2015.

［2］李永哲，胡朝军，周仁芳.自身抗体免疫荧光图谱［M］.北京：人民卫生出版社，2014.

（周厚清）

抗 ENA 抗体谱检测标准操作规程

××医院检验科临床免疫室作业指导书		文件编号：××-JYK-MY-××××	
版本：	生效日期：	共 页	第 页

1. 目的

规范检测血清或血浆中抗 ENA 抗体谱的流程,确保检测结果的准确性及重复性。

2. 原理

2.1·核抗原有三个组成部分：组蛋白、DNA、可溶性核抗原。可溶性核抗原是一组可溶于磷酸盐缓冲液（或生理盐水）中的多肽抗原,故名可提取的核抗原（extractable nuclear antigen,ENA）,抗 ENA 抗体是该组抗体总称。本操作规程中抗 ENA 抗体谱主要包含所用免疫印迹法试剂检测到的六种自身抗体：U1-nRNP,Sm,SS-A,SS-B,Scl-70,Jo-1 等。

2.2·免疫印迹法：检测膜条上平行包被了高度纯化的 ENA 抗原。在第一次温育时,已稀释的血清与检测膜条反应。如果样本阳性,特异性的 IgG 与相应抗原结合。为检测已结合的抗体,加入酶标抗人 IgG 进行第二次温育,然后加入酶底物,以产生可观察的颜色反应。

3. 标本要求

3.1·血清或 EDTA、肝素或柠檬酸盐抗凝的血浆。采血后应立即送检。

3.2·样品收到后立即分离血清,不能及时测定的血清应于 2～8℃保存。

4. 试剂与仪器

包被抗原的膜条,磷酸盐,酶标抗体,底物,免疫印迹仪。

5. 操作步骤

5.1·预处理：取出所需的膜条,将其放入温育槽内。膜条上有编号的一面朝上。在温育槽中分别加入 1.5 ml 样本缓冲液,于室温在摇床上温育 5 min,吸去温育槽中的液体。

5.2·血清温育第一次：在温育槽中分别加入 1.5 ml 已稀释血清样本,在摇床上室温温育 30 min。

5.3·清洗：吸去槽内液体,在摇床上用 1.5 ml 清洗缓冲液清洗膜条 3 次,每次 5 min。

5.4·酶结合物温育第二次：在温育槽中加入已稀释的酶结合物,于摇床上室温温育 30 min。

5.5·清洗：重复 5.3。

5.6·底物温育第三次：在温育槽中分别加入 1.5 ml 底物液,于摇床上室温温育 10 min。

5.7·终止：吸去槽内液体,用蒸馏水清洗膜条 3 次,每次 1 min。

5.8·将检测膜条放置在结果判定膜板中,风干后判断结果。

6. 校准

定期对加样枪、免疫印迹仪进行保养和校准。关键部件更换或者维修后也需校准。

7. 质控

每个膜条自带有试剂阳性对照,如果质控带出现强的颜色反应说明实验操作正确。但每批次还需再做一个阴性和一个(六种自身抗体之一)的弱阳性外部质控品。质控规则:阴性质控品结果为阴性,弱阳性质控品为弱阳性显色。

8. 结果判断

质控带出现明显的阳性反应说明实验结果可靠,抗原带着色的深浅与相应抗体的滴度成正相关(表 10 - 2 - 3)。

表 10 - 2 - 3　免疫印迹法检测抗 ENA 抗体结果判读

抗原带着色的深浅	结　果	抗原带着色的深浅	结　果
无色	阴性	着色中到较	阳性
着色非常弱	临界阳性	着色与质控带强度相同	强阳性

9. 生物参考区间

健康人血清或血浆中抗 ENA 抗体均为阴性。

10. 性能参数

10.1 · 干扰:血红蛋白浓度<5 mg/ml 的溶血、三酰甘油浓度<20 mg/ml 的脂血、胆红素浓度<0.4 mg/ml 的黄疸对结果没影响。

10.2 · 批内和批间差异:每一次实验,反应色带的深浅都在额定范围内,具有很好的批内和批间重复性。

10.3 · 灵敏度和特异性:nRNP/Sm 的灵敏度为 100%,特异性为 96%;Sm 的灵敏度和特异性为 100%;SS - A 的灵敏度为 100%,特异性为 95%;SS - B 的灵敏度为 100%,特异性为 97%;Scl - 70 的灵敏度和特异性均为 100%;Jo - 1 的灵敏度为 100%,特异性为 99%。

11. 临床意义

11.1 · 出现高滴度的 U1 - nRNP 抗体是混合性结缔组织病(MCTD,Sharp 综合征)的特征指标,阳性率为 95%～100%,抗体滴度与疾病活动性相关。U1 - nRNP 抗体也可见于 30%～40% 的系统性红斑狼疮患者中,但几乎总伴有 Sm 抗体。

11.2 · 抗 Sm 抗体是系统性红斑狼疮密切相关,与 ds - DNA 一起,是系统性红斑狼疮的特异性指标,但仅见于 20%～40% 患者中。

11.3 · 抗 SS - A 抗体与各类自身免疫病相关,常见于干燥综合征患者(40%～80%),也见于系统性红斑狼疮(30%～40%)、原发性胆汁性肝硬化(20%)患者,偶见于慢性活动性肝炎患者。此外,100% 新生儿红斑狼疮出现 SS - A 抗体,经胎盘传给胎儿,引起炎症反应。其也可导致新生儿先天性心脏传导阻滞。

11.4 · 抗 SS - B 抗体仅见于干燥综合征(40%～80%)和系统性红斑狼疮(10%～20%)的女性患者中。男女比例为 29∶1。干燥综合征常同时出现 SS - A 抗体和 SS - B 抗体。

11.5·抗 Scl-70 抗体见于 25%～75%的进行性系统性硬化症(弥散性)患者中,因实验方法和疾病活动性而异。不出现于局限性硬皮病。

11.6·抗 Jo-1 抗体见于多肌炎,发生率为 25%～35%。常与肺间质纤维化相关。

参考文献

尚红,王毓三,申子瑜.全国临床检验操作规程[M].4 版.北京:人民卫生出版社,2015.

(周厚清)

抗中性粒细胞胞浆抗体(ANCA)检测标准操作规程

××医院检验科临床免疫室作业指导书	文件编号：××-JYK-MY-××××
版本： 生效日期：	共 页 第 页

1. 目的

规范检测血清或血浆中抗中性粒细胞胞浆抗体(ANCA)的流程,确保检测结果的准确性及重复性。

2. 原理

间接免疫荧光法:将稀释的血清与生物载片(反应区内固定有包被基质的生物薄片)温育,如果样本是阳性的,特异性 IgG、IgA 和 IgM 抗体与相应的核抗原结合。在第二次温育时,荧光素标记的抗人抗体与结合在生物基质上的抗体反应,形成荧光显微镜下所观察到的特异性荧光模式。

3. 标本要求

3.1·血清或 EDTA、肝素或柠檬酸盐抗凝的血浆。采血后应立即送检。

3.2·样品收到后立即分离血清,不能及时测定的血清应于 2~8℃保存。

4. 试剂与仪器

生物载片,吐温 20,磷酸盐,封片介质,酶标抗体,阴性对照和阳性对照,荧光显微镜。

5. 操作步骤

5.1·准备:将 1 包磷酸盐溶于 1 L 蒸馏水,加入 2 ml 吐温 20 并充分混匀,配成磷酸盐(PBS)吐温缓冲液;待测血清样本用 PBS 吐温缓冲液 1∶10 稀释。

5.2·加样:将加样板放在泡沫板上,将 25 μl 稀释后的血清样本加至加样板的每一反应区上,应避免产生气泡。

5.3·温育:将生物载片有生物薄片的一面朝下,盖在加样板的凹槽里,室温(18~25℃)温育 30 min。

5.4·冲洗:用盛于烧杯内的 PBS 吐温缓冲液冲洗载片,然后立即将生物载片浸入装有PBS 吐温缓冲液的洗杯中,浸泡至少 5 min。

5.5·加样:将 20 μl FITC 标记的抗人 IgG(荧光二抗)加至洁净加样板的反应区上。

5.6·第二次温育:从洗杯中取出生物载片,用吸水纸擦去背面和边缘的水分后,立即盖在加样板的凹槽里,室温(18~25℃)温育 30 min。

5.7·冲洗:重复 5.4。

5.8·封片:将盖玻片直接放在泡沫板的凹槽里。滴加封片介质至盖玻片,每一反应区约10 μl。从洗杯中取出一张生物载片,用吸水纸擦干背面和边缘的水分。将生物载片有生物薄片的一面朝下放在已准备好的盖玻片上。

5.9·显微镜下观察荧光模式。

6. 校准

定期对加样枪和荧光显微镜进行校准。关键部件更换或者维修后也需校准。

7. 质控

每批次的实验应带上阴性和弱阳性质控物,滴度结果的在控规则:阴性质控物必须阴性,阳性质控物结果在上下 1 个滴度内。

8. 结果判断

荧光模式:乙醇固定的粒细胞可区分出两种相关的 ANCA(表 10-2-4)。胞浆型抗粒细胞胞浆抗体(cANCA)显示均匀分布在整个中性粒细胞浆中的颗粒型荧光,细胞核无荧光。主要靶抗原是中性粒细胞中嗜苯胺蓝颗粒内的蛋白酶 3(PR₃)。而核周型抗粒细胞胞浆抗体(pANCA)在中性粒细胞核周显示光滑的带状荧光。主要靶抗原有髓过氧化物酶(MPO)、粒细胞特异性弹性蛋白酶、乳铁蛋白、溶菌酶等。抗蛋白酶 3 抗体在甲醇和乙醇固定的粒细胞显示相同的特异性荧光模式。通常抗 MPO 抗体在甲醇固定粒细胞上显示弱或无反应。

表 10-2-4 ANCA 结果判读

ANCA 反应性	结　　果
1∶10 无荧光反应	血清中未检出该抗体
滴度 1∶10 或更高	血清中检出该核体

注:以出现阳性核型的最高稀释度作为检测的结果。

9. 生物参考区间

健康人血清或血浆中 ANCA 为阴性,滴度<1∶10。

10. 性能参数

10.1·检测范围:起始稀释度为 1∶10,可进一步 10 倍稀释,无检测上限。

10.2·批内差异:用特征性血清对同一批号的产品进行检测,每份血清检测 10 次,阳性血清检测的结果显示特异性荧光强度基本一致,阴性血清检测的结果为阴性。

10.3·批间差异:用特征性血清对不同批号的产品进行检测,阳性血清检测的结果显示特异性荧光强度基本一致,阴性血清检测结果为阴性。

10.4·干扰因素:溶血、脂血和黄疸血样不影响实验。

11. 临床意义

11.1· ANCA 有三种类型,cANCA、pANCA 和不典型 ANCA。

11.2· cANCA 主要见于韦格纳肉芽肿(WG)。活动性 WG 患者在病变尚未影响到呼吸系统时 cANCA 敏感性是 65%,当患者已出现呼吸系统、肾脏损害时其敏感性达 90% 以上。少数尚未治疗的活动性 WG 患者 cANCA 阴性,但随着病情的发展,cANCA 终将转为阳性。非活动性 WG 仍有 40%cANCA 阳性。其他的坏死性血管炎可出现 pANCA。

11.3· pANCA 在快速进行性血管炎性肾炎、多动脉炎、Churg-Stranss 综合征阳性率 70%,慢性自身免疫性肝炎阳性率 80%。pANCA 主要与多发性微动脉炎相关。pANCA 的效价与疾病的活动性相关。

11.4·溃疡性结肠炎、克罗恩病和原发性硬化性胆管炎患者可见非典型 ANCA，其主要自身抗原是组织蛋白酶-G。此外，自身免疫性肝炎、丙烷基硫尿嘧啶治疗引起的血管炎以及类风湿关节炎患者均可出现 ANCA。

参考文献

[1] 尚红,王毓三,申子瑜.全国临床检验操作规程[M].4 版.北京：人民卫生出版社,2015.
[2] 李永哲,胡朝军,周仁芳.自身抗体免疫荧光图谱[M].北京：人民卫生出版社,2014.

（周厚清）

抗蛋白酶 3 抗体检测标准操作规程

××医院检验科临床免疫室作业指导书	文件编号：××-JYK-MY-××××
版本： 生效日期：	共 页 第 页

1. 目的

规范抗蛋白酶 3(PR_3)抗体的检测流程,确保检测结果的准确性及重复性。

2. 原理

酶联免疫吸附法：试剂盒中每个微孔包被有 PR_3。第一次温育时,稀释后的样本与微孔中包被的抗原反应,如果样本阳性,特异性 IgA、IgG、IgM 与抗原结合。为了检测结合的抗体,加入可发生颜色反应的酶标抗人 IgG 抗体进行第二次温育。然后加入酶底物,发生颜色反应,强度与血清或血浆抗 PR_3 抗体浓度成正比。

3. 标本要求

3.1·血清或 EDTA、肝素或柠檬酸盐抗凝的血浆。采血后应立即送检。

3.2·样品收到后立即分离血清,不能及时测定的血清应于 2～8℃保存。

4. 试剂与仪器

包被板(96 孔),磷酸盐,酶标抗体,底物液,终止液,阴性和阳性对照,标准品,洗板机,酶标仪。

5. 操作步骤

5.1·样本准备：血清或血浆样本用样本缓冲液 1∶101 稀释。

5.2·样本温育：向相应微孔分别加入 100 μl 标准品、阳性对照、阴性对照和稀释后的样本,室温(18～25℃)温育 30 min。

5.3·清洗：用稀释后的清洗缓冲液洗 3 次,拍干。

5.4·酶结合温育：每孔加入 100 μl 酶结合物,室温温育 30 min。

5.5·清洗：重复 5.3。

5.6·底物温育：加入 100 μl 底物,室温避光温育 15 min。

5.7·终止反应：加入 100 μl 终止液,450 nm 比色。

6. 校准

定期对加样枪、洗板机、酶标仪进行保养和校准。关键部件更换或者维修后也需校准。

7. 质控

每次实验中,测定不同浓度梯度的标准品,带上阴性和弱阳性质控,采用 L-J 质控图,以 Westgard 多规则质控分析法判断在控或失控。

8. 结果判断

8.1·定性结果：① 阴性：样品 S/CO 值＜cut off 值。② 阳性：样品 S/CO 值＞cut off 值。

8.2·定量结果：分别以标准血清的浓度（相对单位数）和其吸光度为横、纵坐标（线性/线性）以点对点的方式作标准曲线，并根据标准曲线（点对点）以求出患者样本中的抗体浓度。

9. 生物参考区间

健康人血清或血浆中 PR_3 应为阴性，定量结果<20 RU/ml。

10. 性能参数

10.1·检出限：检出限的定义为阴性样本检测结果的均值加上 3 倍标准差，本检测系统的最低检出限为 0.6 RU/ml。

10.2·线性范围：28～197 RU/ml。

10.3·干扰：血红蛋白浓度为 10 mg/ml 的溶血、三酰甘油浓度为 20 mg/ml 的脂血、胆红素浓度为 0.4 mg/ml 的黄疸对检测结果没有干扰。

10.4·灵敏度：94％。特异性：99％。

11. 临床意义

PR_3 抗体在临床上与活动性肉芽肿性血管炎密切相关，阳性率为 85％。c - ANCA 诊断活动性肉芽肿性血管炎的特异性大于 90％，外加 PR_3 - ANCA 可超过 95％，系韦格纳肉芽肿的特异性抗体。PR_3 - ANCA 对活动性肉芽肿性血管炎的敏感性取决于疾病的活动性和病期阶段，在初发不活动的阳性率只有 50％，而活动性典型的几乎 100％阳性。PR_3 - ANCA 在其他多种原发性血管炎中也可被检测到，如显微镜下多血管炎（MPA）、过敏性肉芽肿性血管炎（CSS）、坏死性新月体肾小球肾炎（NCGN）、结节性多动脉炎（PAN）、少数巨细胞动脉炎、过敏性紫癜、白细胞破碎性皮肤性血管炎和白塞病等。PR_3 - ANCA 在临床上另一重要应用价值在于该抗体效价与病情活动一致，常被作为判断疗效、估计复发的指标，从而指导临床治疗。

参考文献

尚红,王毓三,申子瑜.全国临床检验操作规程[M].4 版.北京：人民卫生出版社,2015.

（周厚清）

抗髓过氧化物酶抗体检测标准操作规程

××医院检验科临床免疫室作业指导书	文件编号：××-JYK-MY-××××
版本： 生效日期：	共 页 第 页

1. 目的

规范抗髓过氧化物酶（MPO）抗体检测流程，确保检测结果的准确性及重复性。

2. 原理

酶联免疫吸附法：试剂盒中每个微孔包被有 MPO，第一次温育时，稀释后的样本与微孔中包被的抗原反应，如果样本阳性，特异性 IgA、IgG、IgM 与抗原结合。为了检测结合的抗体，加入可发生颜色反应的酶标抗人 IgG 抗体进行第二次温育。然后加入酶底物，发生颜色反应，强度与血清或血浆抗 MPO 抗体浓度成正比。

3. 标本要求

3.1·血清或 EDTA、肝素或柠檬酸盐抗凝的血浆。采血后应立即送检。

3.2·样品收到后立即分离血清，不能及时测定的血清应于 2～8℃保存。

4. 试剂与仪器

抗原包被板，磷酸盐，酶标抗体，底物液，终止液，阴性和阳性对照，标准品，洗板机，酶标仪。

5. 操作步骤

5.1·样本准备：血清或血浆样本用样本缓冲液 1∶101 稀释。

5.2·样本温育：向相应微孔分别加入 100 μl 标准品、阳性对照、阴性对照和稀释后的样本，室温（18～25℃）温育 30 min。

5.3·清洗：用稀释后的清洗缓冲液洗 3 次，拍干。

5.4·酶结合温育：每孔加入 100 μl 酶结合物，室温温育 30 min。

5.5·清洗：重复 5.3。

5.6·底物温育：加入 100 μl 底物，室温避光温育 15 min。

5.7·终止反应：加入 100 μl 终止液，450 nm 比色。

6. 校准

定期对加样枪、洗板机、酶标仪进行保养和校准。关键部件更换或者维修后也需校准。

7. 质控

每次实验中，测定不同浓度梯度的标准品，带上阴性和弱阳性质控，采用 L-J 质控图，以 Westgard 多规则质控分析法判断在控或失控。

8. 结果判断

8.1·定性结果：阴性，样品 S/CO 值＜cut off 值；阳性，样品 S/CO 值＞cut off 值。

8.2·定量结果：分别以标准血清的浓度（相对单位数）和其吸光度为横、纵坐标（线性/线性)以点对点的方式作标准曲线,并根据标准曲线(点对点)以求出患者样本中的抗体浓度。

9. 生物参考区间

健康人血清或血浆中 MPO 应为阴性,定量结果<20 RU/ml。

10. 性能参数

10.1·检出限:检出限的定义为阴性样本检测结果的均值加上 3 倍标准差,本检测系统的最低检出限为 1 RU/ml。

10.2·线性范围:2~200 RU/ml。

10.3·干扰:血红蛋白浓度为 10 mg/ml 的溶血、三酰甘油浓度为 20 mg/ml 的脂血、胆红素浓度为 0.4 mg/ml 的黄疸对检测结果没有干扰。

10.4·灵敏度:99.3%。特异性:99.8%。

11. 临床意义

MPO 被确认为 pANCA 的主要靶抗原,pANCA 与微动脉炎、结节性多动脉炎、Churg - Strauss 综合征等疾病均密切相关。靶抗原检测被用作疾病活性和治疗效果有价值的监测。检测 MPO 有利于 ANCA 相关疾病的诊断、鉴别诊断和疗效观察。

参考文献

尚红,王毓三,申子瑜.全国临床检验操作规程[M].4 版.北京:人民卫生出版社,2015.

(周厚清)

抗肾小球基底膜抗体检测标准操作规程

××医院检验科临床免疫室作业指导书	文件编号：××-JYK-MY-××××
版本： 生效日期：	共 页 第 页

1. 目的

规范抗肾小球基底膜(GBM)抗体的检测流程,确保检测结果的准确性及重复性。

2. 原理

间接免疫荧光法:将稀释患者样本与预先经过甘氨酸尿素缓冲液预处理的猴肾冰冻切片温育,如果样本是阳性的,特异性 IgA、IgG 和 IgM 抗体与相应的抗原结合。在第二次温育时,结合的抗体与荧光素标记的抗人抗体反应,然后在荧光显微镜下观察特异性荧光模型。

3. 标本要求

3.1·血清或 EDTA、肝素或柠檬酸盐抗凝的血浆。采血后应立即送检。

3.2·样品收到后立即分离血清,不能及时测定的血清应于 2～8℃保存。

4. 试剂与仪器

生物载片,吐温 20,磷酸盐,封片介质,酶标抗体,甘氨酸尿素,阴性和阳性对照,荧光显微镜。

5. 操作步骤

5.1·准备:将 1 包磷酸盐溶于 1 L 蒸馏水,加入 2 ml 吐温 20 并充分混匀,配成磷酸盐(PBS)吐温缓冲液;待测血清样本用 PBS 吐温缓冲液 1∶10 稀释。

5.2·加样:将加样板放在泡沫板上,按顺序在加样板的每个反应区滴加 25 μl 甘氨酸缓冲液,避免产生气泡。

5.3·温育:将生物载片有生物薄片的一面朝下,盖在加样板的凹槽里,室温(18～25℃)温育 30 min。

5.4·冲洗:用烧杯盛 BPS 吐温缓冲液流水冲洗载片,然后立即将其浸入装有 PBS 吐温缓冲液的洗杯中浸泡至少 15 min。

5.5·加荧光抗体:将 20 μl FITC 标记的抗人 IgG(荧光二抗)加至洁净加样板的反应区上。

5.6·第二次温育:从洗杯中取出生物载片,用吸水纸擦去背面和边缘的水分后,立即盖在加样板的凹槽里,室温(18～25℃)温育 30 min。

5.7·重复 5.4。

5.8·封片:将盖玻片直接放在泡沫板的凹槽里。滴加封片介质至盖玻片,每一反应区约 10 μl。从洗杯中取出一张生物载片,用吸水纸擦干背面和边缘的水分。将生物载片有生物薄片的一面朝下放在已准备好的盖玻片上。

5.9·显微镜下观察荧光模式。

6. 校准

定期对加样枪和荧光显微镜进行校准。关键部件更换或者维修后也需校准。

7. 质控

每批次的实验应带上阴性和弱阳性质控物,滴度结果的在控规则:阴性质控物必须阴性,阳性质控物结果在上下 1 个滴度内。

8. 结果判断

阳性反应时,抗肾小球抗体与肾小球毛细血管的基底膜反应,在肾小球出现一条细线状的荧光模型,荧光模型与阳性对照必须完全一致(表 10 - 2 - 5)。

表 10 - 2 - 5　GBM 定性结果判读

GBM 反应性	结　　果
1∶10 无荧光反应	阴性,未检出抗肾小球基底膜抗体
1∶10 阳性	阳性,可能患有抗肾小球基底膜肾炎,肺出血-肾炎综合征

注:以出现阳性核型的最高稀释度作为检测的结果。

9. 生物参考区间

健康人血清或血浆中抗 GBM 抗体为阴性,滴度<1∶10。

10. 性能参数

10.1·检测范围:起始稀释度为 1∶10,可进一步 10 倍稀释,无检测上限。

10.2·批内差异:用特征性血清对同一批号的产品进行检测,每份血清检测 10 次,阳性血清检测的结果显示特异性荧光强度基本一致,阴性血清检测的结果为阴性。

10.3·批间差异:用特征性血清对不同批号的产品进行检测,阳性血清检测的结果显示特异性荧光强度基本一致,阴性血清检测结果为阴性。

10.4·溶血、脂血和黄疸血样不影响实验。

11. 临床意义

继发性肾小球肾炎与非肾性疾病(如感染、中毒、糖尿病、淀粉样变性病等)有关,而原发性肾小球肾炎属自身免疫疾病。自身免疫性肾小球肾炎中自身抗体的靶抗原是肾小球基底膜。肺出血-肾炎综合征(goodpasture syndrome)是自身免疫性肾小球肾炎的一种特殊形式,症状为肾小球肾炎伴有肺出血,抗体滴度和疾病活动性相关,高滴度抗 GBM 抗体提示疾病的预后不佳。抗体阳性率在肺肾综合征中为 60% 左右。

参考文献

[1] 尚红,王毓三,申子瑜.全国临床检验操作规程[M].4 版.北京:人民卫生出版社,2015.
[2] 李永哲,胡朝军,周仁芳.自身抗体免疫荧光图谱[M].北京:人民卫生出版社,2014.

(周厚清)

抗平滑肌抗体(ASMA)检测标准操作规程

××医院检验科临床免疫室作业指导书	文件编号：××-JYK-MY-××××
版本： 生效日期：	共 页 第 页

1. 目的
规范抗平滑肌抗体(ASMA)的检测流程,确保检测结果的准确性及重复性。

2. 原理
间接免疫荧光法：将稀释的血清与生物载片温育,如果样本是阳性的,特异性 IgA、IgG 和 IgM 抗体与相应的抗原结合。在第二次温育时,结合的抗体与荧光素标记的抗人抗体反应,然后在荧光显微镜下观察特异性荧光模型。

3. 标本要求
3.1·血清或 EDTA、肝素或柠檬酸盐抗凝的血浆。采血后应立即送检。

3.2·样品收到后立即分离血清,不能及时测定的血清应于 2～8℃保存。

4. 试剂与仪器
生物载片,吐温 20,磷酸盐,封片介质,酶标抗体,阴性和阳性对照,荧光显微镜。

5. 操作步骤
5.1·准备：将 1 包磷酸盐溶于 1 L 蒸馏水,加入 2 ml 吐温 20 并充分混匀,配成磷酸盐(PBS)吐温缓冲液；待测血清样本用 PBS 吐温缓冲液 1∶100 稀释。

5.2·加样：将加样板放在泡沫板上,将 25 µl 稀释后的血清样本加至加样板的每一反应区上,应避免产生气泡。

5.3·温育：将生物载片有生物薄片的一面朝下,盖在加样板的凹槽里,室温(18～25℃)温育 30 min。

5.4·冲洗：用盛于烧杯内的 PBS 吐温缓冲液冲洗载片,然后立即将生物载片浸入装有 PBS 吐温缓冲液的洗杯中,浸泡至少 5 min。

5.5·加样：将 20 µl FITC 标记的抗人 IgG(荧光二抗)加至洁净加样板的反应区上。

5.6·第二次温育：从洗杯中取出生物载片,用吸水纸擦去背面和边缘的水分后,立即盖在加样板的凹槽里,室温(18～25℃)温育 30 min。

5.7·冲洗：重复 5.4。

5.8·封片：将盖玻片直接放在泡沫板的凹槽里。滴加封片介质至盖玻片,每一反应区约 10 µl。从洗杯中取出一张生物载片,用吸水纸擦干背面和边缘的水分。将生物载片有生物薄片的一面朝下放在已准备好的盖玻片上。

5.9·显微镜下观察荧光模式。

6. 校准
定期对加样枪和荧光显微镜进行校准。关键部件更换或者维修后也需校准。

7. 质控

每批次的实验应带上阴性和弱阳性质控物,滴度结果的在控规则:阴性质控物必须阴性,阳性质控物结果在上下 1 个滴度内。

8. 结果判断

荧光模式(阳性反应):抗平滑肌抗体在胃肌层、黏膜肌层和肌膜腺体间收缩纤维呈现明显的细胞浆荧光。本检测系统起始稀释度为 1∶100,待检样本可进一步 10 倍稀释,以出现阳性核型的最高稀释度作为检测的结果。

9. 生物参考区间

健康人血清或血浆中 ASMA 为阴性,滴度<1∶100。

10. 性能参数

10.1·检测范围:起始稀释度为 1∶100,可进一步 10 倍稀释,无检测上限。

10.2·批内差异:用特征性血清对同一批号的产品进行检测,每份血清检测 10 次,阳性血清检测的结果显示特异性荧光强度基本一致,阴性血清检测的结果为阴性。

10.3·批间差异:用特征性血清对不同批号的产品进行检测,阳性血清检测的结果显示特异性荧光强度基本一致,阴性血清检测结果为阴性。

10.4·溶血、脂血和黄疸血样不影响实验。

11. 临床意义

ASMA 抗平滑肌抗体为自身免疫性肝炎 Ⅰ 型的血清学标志抗体。在自身免疫性肝病患者中该抗体的检出率相当高(至少 90%)。高滴度的 ASMA(>1∶1 000)对自身免疫性肝炎的特异性几乎达到 100%。

参考文献

[1] 尚红,王毓三,申子瑜.全国临床检验操作规程[M].4 版.北京:人民卫生出版社,2015.
[2] 李永哲,胡朝军,周仁芳.自身抗体免疫荧光图谱[M].北京:人民卫生出版社,2014.

(周厚清)

抗线粒体抗体(AMA)检测标准操作规程

××医院检验科临床免疫室作业指导书	文件编号：××-JYK-MY-××××
版本： 生效日期：	共 页 第 页

1. 目的

规范抗线粒体抗体(AMA)的检测流程,确保检测结果的准确性及重复性。

2. 原理

间接免疫荧光法：将稀释的血清与生物载片温育,如果样本是阳性的,特异性 IgA、IgG 和 IgM 抗体与相应的抗原结合。在第二次温育时,结合的抗体与荧光素标记的抗人抗体反应,然后在荧光显微镜下观察特异性荧光模型。

3. 标本要求

3.1·血清或 EDTA、肝素或柠檬酸盐抗凝的血浆。采血后应立即送检。

3.2·样品收到后立即分离血清,不能及时测定的血清应于 2～8℃保存。

4. 试剂与仪器

生物载片,吐温 20,磷酸盐,封片介质,酶标抗体,阴性和阳性对照,荧光显微镜。

5. 操作步骤

5.1·准备：将 1 包磷酸盐溶于 1 L 蒸馏水,加入 2 ml 吐温 20 并充分混匀;配成磷酸盐 (PBS)吐温缓冲液;待测血清样本用 PBS 吐温缓冲液 1：100 稀释。

5.2·加样：将加样板放在泡沫板上,将 25 μl 稀释后的血清样本加至加样板的每一反应 区上,应避免产生气泡。

5.3·温育：将生物载片有生物薄片的一面朝下,盖在加样板的凹槽里,室温(18～25℃) 温育 30 min。

5.4·冲洗：用盛于烧杯内的 PBS 吐温缓冲液冲洗载片,然后立即将生物载片浸入装有 PBS 吐温缓冲液的洗杯中,浸泡至少 5 min。

5.5·加样：将 20 μl FITC 标记的抗人 IgG(荧光二抗)加至洁净加样板的反应区上。

5.6·第二次温育：从洗杯中取出生物载片,用吸水纸擦去背面和边缘的水分后,立即盖 在加样板的凹槽里,室温(18～25℃)温育 30 min。

5.7·冲洗：重复 5.4。

5.8·封片：将盖玻片直接放在泡沫板的凹槽里。滴加封片介质至盖玻片,每一反应区约 10 μl。从洗杯中取出一张生物载片,用吸水纸擦干背面和边缘的水分。将生物载片有生物薄 片的一面朝下放在已准备好的盖玻片上。

5.9·显微镜下观察荧光模式。

6. 校准

定期对加样枪和荧光显微镜进行校准。关键部件更换或者维修后也需校准。

7. 质控

每批次的实验应带上阴性和弱阳性质控物,滴度结果的在控规则:阴性质控物必须阴性,阳性质控物结果在上下 1 个滴度内。

8. 结果判断

荧光模式(阳性反应):肾是确认 AMA 的标准基质。近端和远端肾小管细胞浆显示明显颗粒状荧光,肾小球显示微弱荧光。本检测系统起始稀释度为 1∶100,待检样本可进一步 10 倍稀释,以出现阳性核型的最高稀释度作为检测的结果。

9. 生物参考区间

健康人中 AMA 为阴性,滴度<1∶100。

10. 性能参数

10.1·检测范围:起始稀释度为 1∶100,可进一步 10 倍稀释,无检测上限。

10.2·批内差异:用特征性血清对同一批号的产品进行检测,每份血清检测 10 次,阳性血清检测的结果显示特异性荧光强度基本一致,阴性血清检测的结果为阴性。

10.3·批间差异:用特征性血清对不同批号的产品进行检测,阳性血清检测的结果显示特异性荧光强度基本一致,阴性血清检测结果为阴性。

10.4·溶血、脂血和黄疸血样不影响实验。

11. 临床意义

11.1·多种疾病可见 AMA 阳性,常伴随其他抗体(如 ANA)。9 种抗线粒体抗体(M1～M9)具有诊断自身免疫性疾病的意义。检测 AMA 对诊断原发性胆汁性肝硬化(PBC)有特别意义。AMA 滴定>1∶100 时,提示 SLE、进行性系统性硬化症、急性心源性心肌病、梅毒和其他类型肝病。原发性胆汁性肝硬化(PBC)常出现 ANA/AMA 阳性。AMA 是 PBC 的血清学指标,当 M2 效价>1∶80 时,对 PBC 的特异性达 97%,敏感性达 98%,M4 和 M8 常常与 M2 同时出现。药物引起的自身免疫病患者的 AMA 与 PBC 不同,通常为 M3 和 M6。

11.2·与 AMA 型相关性疾病如下。AMA - M1:梅毒,干燥综合征。AMA - M2:原发性胆汁性肝硬化(PBC)。AMA - M3:药物性 SLE。AMA - M4:PBC、慢性活动性肝炎。AMA - M5:SLE、自身免疫性溶血性贫血。AMA - M6:药物性肝炎。AMA - M8:PBC。

参考文献

[1] 尚红,王毓三,申子瑜.全国临床检验操作规程[M].4 版.北京:人民卫生出版社,2015.
[2] 李永哲,胡朝军,周仁芳.自身抗体免疫荧光图谱[M].北京:人民卫生出版社,2014.

(周厚清)

自身免疫性肝病抗体谱检测标准操作规程

××医院检验科临床免疫室作业指导书	文件编号：××-JYK-MY-××××
版本： 生效日期：	共 页 第 页

1. 目的

规范自身免疫性肝病抗体谱（AMA-M2、LMK-1、LC-1、SLA/LP）的检测流程，确保检测结果的准确性及重复性。

2. 原理

免疫印迹法：检测膜条上平行包被了高度纯化的抗原。在第一次温育时，已稀释的血清与检测膜条反应。如果样本阳性，特异性的 IgG 与相应抗原结合。为检测已结合的抗体，加入酶标抗人 IgG 进行第二次温育，然后加入酶底物，以产生可观察的颜色反应。

3. 标本要求

3.1·血清或 EDTA、肝素或柠檬酸盐抗凝的血浆。采血后应立即送检。

3.2·样品收到后立即分离血清，不能及时测定的血清应于 2~8℃ 保存。

4. 试剂与仪器

包被抗原的膜条，磷酸盐，酶标抗体，底物，免疫印迹仪。

5. 操作步骤

5.1·样本准备：患者血样本用样本缓冲液 1∶100 稀释。

5.2·预处理：取出膜条，将其放入温育槽内。膜条上有编号的一面朝上。在温育槽中分别加入 1.5 ml 样本缓冲液，于室温在摇床上温育 5 min 后，吸去温育槽中的液体。

5.3·温育：在温育槽中分别入加 1.5 ml 已稀释的血清样本，在摇床上室温（18~25℃）温育 30 min。

5.4·清洗：吸去槽内液体，在摇床上用 1.5 ml 清洗缓冲液清洗膜条 3 次，每次 5 min。

5.5·酶结合温育：在温育槽中加入 1.5 ml 已稀释的酶结合物于摇床上室温温育 30 min。

5.6·清洗：重复 5.4。

5.7·温育：在温育槽中分别加入 1.5 ml 底物液，于摇床上室温温育 10 min。

5.8·终止：吸去槽内液体，用蒸馏水清洗膜条 3 次，每次 1 min。

5.9·将检测膜条放置在结果判定模板中，风干后判断结果。

6. 校准

定期对加样枪、免疫印迹仪进行保养和校准。关键部件更换或者维修后也需校准。

7. 质控

每个膜条自带有阳性对照，如果质控带出现强的颜色反应说明实验操作正确。但每批次还需再做一个阴性和一个（六种自身抗体之一）弱阳性外部质控品。质控规则：阴性质控品结果为阴性，弱阳性质控品为弱阳性显色。

8. 结果判断

质控带出现明显的阳性反应说明实验结果可靠,抗原带着色的深浅与相应抗体的滴度相关(表 10 - 2 - 6)。

表 10 - 2 - 6　自身免疫性肝病谱结果判读

抗原带着色的深浅	结　果	抗原带着色的深浅	结　果
无色	阴性	着色中到较强	阳性
着色非常弱	临界阳性	着色与质控带强度相同	强阳性

9. 生物参考区间

健康人自身免疫性肝病谱中各抗体为阴性,滴度<1∶100。

10. 性能参数

10.1 · 交叉反应: 未发现与其他自身抗体产生交叉反应。

10.2 · 干扰: 血红蛋白浓度<5 mg/ml 的溶血、三酰甘油浓度<20 mg/ml 的脂血、胆红素浓度<0.4 mg/ml 的黄疸对结果没影响。

10.3 · 批内和批间差异: 每一次实验,反应色带的深浅都在额定范围内,具有很好的批内和批间重复性。

10.4 · 敏感性和特异性: AMA - M2 对 PBC 的敏感性 94%,特异性为 99%;抗 LC - 1 和 SLA/LP 抗体对自身免疫性肝炎(AIH)的特异性为 100%。

11. 临床意义

11.1 · AMA 是原发性胆汁性肝硬化(PBC)的主要血清学标志之一,但在很多疾病,如慢性活动性肝炎、药物损害、心肌病、SLE 以及一些感染(如结核、乙肝、丙肝等)均可出现 AMA。AMA 有 9 种亚型,其中 M2 抗体对 PBC 有高度特异性,高效价的 M2 抗体对 PBC 的诊断灵敏度高达 98%,是 PBC 极为有效的诊断标准。

11.2 · 可溶性肝抗原(SLA)抗体为自身免疫性肝炎Ⅲ型的血清学标志。但对此至今仍有疑义。SLA 对于自身免疫性肝炎的诊断和鉴别诊断均具有重要价值,大约 25% 的自身免疫性肝炎仅该抗体阳性。区分是否为自身免疫性肝炎的显著临床意义还在于指导临床治疗,因为免疫抑制疗法对自身免疫性肝炎有较好疗效。自身免疫性肝炎还可见 ANA、AMA、抗 dsDNA 抗体和 pANCA 阳性。区分自身免疫性肝炎和病毒性肝炎应同时检测适宜的病毒指标。

11.3 · 自身免疫性肝炎属多种病因性疾病,归类为特发性自身免疫性肝炎。循环自身抗体明显的升高是各型自身免疫性肝炎的诊断指标。可出现显著的非特异性症状,如呕吐、黄疸、上腹部疼痛、搔痒、厌食和发烧。多种慢性肝炎可出现抗肝肾微粒体抗体(LKM)。靶抗原为细胞色素 P450(LKM - 1)的抗肝肾微粒体抗体是 Ⅱ 型自身免疫性肝炎的标记抗体。

11.4 · 抗肝细胞胞浆抗原 1 型抗体(LC - 1)为 AIHⅡ型的另外一个特异性抗体,其阳性率大于30％,在Ⅱ型 AIH 血清中可与 LKM-1 同时存在,也可单独作为诊断指标存在。该抗体的滴度与Ⅱ型 AIH 的疾病活动具有相关性,为 AIH 的疾病活动标志及预后指标。

参考文献

尚红,王毓三,申子瑜.全国临床检验操作规程[M].4 版.北京:人民卫生出版社,2015.

(周厚清)

抗环瓜氨酸肽抗体检测标准操作规程

××医院检验科临床免疫室作业指导书	文件编号：××-JYK-MY-××××
版本： 生效日期：	共 页 第 页

1. 目的

规范检测抗环瓜氨酸肽抗体(抗 CCP 抗体)流程,确保检测结果的准确性及重复性。

2. 原理

2.1·酶联免疫吸附法(ELISA)：血清样品以 1∶100 稀释,在包被了特异性抗原的微孔板中孵育。如果患者样品中有相应抗体,就会与抗原结合。洗去没结合的部分,然后加入 HRP 标记的二抗,使其与微孔板中的抗原抗体复合物反应。洗去未结合的酶标。加入 TMB 底物,产生显色反应,颜色深浅与相应抗体浓度成正比。

2.2·××化学发光法：将化学发光系统和免疫反应相结合,用化学发光相关的物质标记抗体或抗原,与待测的抗原或抗体反应后,经过分离游离态的化学发光标记物,加入化学发光系统的其他相关物质产生化学发光,进行抗原或抗体的定量检测,发光强度与待测物浓度相关。

3. 标本要求

3.1·血清或 EDTA、肝素或柠檬酸盐抗凝的血浆。采血后应立即送检。

3.2·样品收到后立即分离血清,不能及时测定的血清应于 2~8℃保存。

4. 试剂与仪器

4.1·酶联免疫吸附法试剂与仪器：抗原包被板,磷酸盐,酶标抗体,底物液,终止液,阴性和阳性对照,标准品,洗板机,酶标仪。

4.2·化学发光法试剂与仪器：化学发光用抗 CCP 试剂盒,××化学发光免疫分析系统。

5. 操作步骤

5.1·酶联免疫吸附法

5.1.1　样本准备：患者血样本用样本缓冲液 1∶100 稀释。

5.1.2　在指定的孔中加入 100 μl 稀释血清,同时加入 100 μl 标准品或 cut off 对照以及阴性和阳性对照。在室温孵育 30 min。用洗涤缓冲液洗 3 次。每孔加入 100 μl 酶标。室温温育 30 min。用洗涤缓冲液洗 3 次。每孔加入 100 μl TMB 底物。避光室温下温育 30 min。每孔加入 100 μl 终止液,450 nm 读取吸光度。

5.2·××化学发光法：① 加载试剂;② 加载样本;③ 校准申请;④ 测试申请;⑤ 点击运行。

6. 校准

定期对加样枪、洗板机、酶标仪和化学发光仪进行保养和校准。关键部件更换或者维修后也需校准。

7. 质控

7.1·ELISA 法：每次实验中，测定不同浓度梯度的标准品，带上阴性和弱阳性质控，采用 L－J 质控图，以 Westgard 多规则质控分析法判断在控或失控。

7.2·××化学发光法：质控品至少每 24 h 或每次更换试剂盒或定标后测试一次；质控品至少包含两个浓度水平的待测定物；质控结果应落在可接受的范围内，否则结果无效。

8. 结果判断

8.1·ELISA 法：定量分析：以抗 CCP 抗体标准品浓度为横坐标，相应吸光度值为纵坐标制作标准曲线。待测血清抗 CCP 抗体浓度可根据所测吸光度从标准曲线得出。

8.2·化学发光法：通过检测仪的定标曲线得到最后的检测结果。

9. 生物参考区间

9.1·实验室应建立自己的参考区间。如用文献或说明书提供的参考区间，使用前应加以验证。

9.2·ELISA 法：健康人血清或血浆中抗 CCP 抗体<12 U/ml。

9.3·化学发光法：健康人血清或血浆中抗 CCP 抗体<17 U/ml。

10. 性能参数

10.1·ELISA 法：灵敏度：1.0 U/ml。交叉反应：没发现与其他自身抗原有交叉反应。敏感性：68％。特异性：92％。黄疸血、高脂血、溶血对实验结果有影响。

10.2·化学发光法

10.2.1 检测范围：7～500 U/ml。最低检测限：8 U/ml。

10.2.2 干扰：检测结果不受黄疸(胆红素<25 mg/dl)、溶血(血红蛋白<0.5 g/dl)、脂血(三酰甘油<1 500 mg/dl)和生物素(生红素<30 ng/ml)的影响。

10.2.3 重复性：重复性检测的变异系数<2.5％。

10.2.4 灵敏度和特异性：诊断灵敏度为 67.4％，特异性为 97.0％。

11. 临床意义

抗 CCP 抗体是类风湿关节炎(RA)的一个高特异性的指标。抗 CCP 抗体主要为 IgG 类抗体，对 RA 的特异性为 96％，在疾病的很早期阶段就可出现阳性，并且具有很高的阳性预告值：抗 CCP 抗体阳性患者比抗 CCP 抗体阴性患者更容易发展成可通过放射性方法检测到的关节损害。抗 CCP 抗体与 RF 具有相同的敏感性(抗 CCP 抗体：80％，RF：79％)，但特异性更高(抗 CCP 抗体：96％，RF：63％)，在 79％的早期患者中可检出抗 CCP 抗体。

参考文献

尚红，王毓三，申子瑜.全国临床检验操作规程[M].4 版.北京：人民卫生出版社，2015.

(周厚清)

抗角质蛋白抗体(AKA)检测标准操作规程

××医院检验科临床免疫室作业指导书		文件编号：××-JYK-MY-××××	
版本：	生效日期：	共　页　第　页	

1. 目的

规范检测抗角质蛋白抗体(AKA)的流程,确保检测结果的准确性及重复性。

2. 原理

间接免疫荧光法：将稀释的血清与生物载片(反应区内固定有包被基质的生物薄片)温育,如果样本是阳性的,特异性 IgG、IgA 和 IgM 抗体与相应的抗原结合。在第二次温育时,荧光素标记的抗人抗体与结合在生物基质上的抗体反应,形成荧光显微镜下所观察到的特异性荧光模式。

3. 标本要求

3.1 · 血清或 EDTA、肝素或柠檬酸盐抗凝的血浆。采血后应立即送检。

3.2 · 样品收到后立即分离血清,不能及时测定的血清应于 2～8℃保存。

4. 试剂与仪器

生物载片,吐温 20,磷酸盐,封片介质,酶标抗体,阴性和阳性对照,荧光显微镜。

5. 操作步骤

5.1 · 实验准备：将 1 包磷酸盐溶于 1 L 蒸馏水,加入 2 ml 吐温 20 并充分混匀,配成磷酸盐(PBS)吐温缓冲液。

5.2 · 样本准备：待检血清样本用 PBS 吐温缓冲液 1∶10 稀释。例如：将 11.1 μl 血清样本加入 100 μl PBS 吐温缓冲液中并充分混匀。

5.3 · 加样：将加样板放在泡沫板上,将 25 μl 稀释后的血清样本加至加样板的每一反应区上,应避免产生气泡。

5.4 · 温育：将生物载片有生物薄片的一面朝下,盖在加样板的凹槽里,反应立即开始。应确保每一样本均与生物薄片接触且样本间互不接触。室温(18～25℃)温育 30 min。

5.5 · 冲洗：用盛于烧杯内的 PBS 吐温缓冲液冲洗载片,然后立即将生物载片浸入装有 PBS 吐温缓冲液的洗杯中,浸泡至少 5 min。有条件可使用旋转摇床进行振荡。

5.6 · 加样：将 20 μl FITC 标记的荧光二抗加至洁净加样板的反应区上,待加完所有的荧光二抗后开始温育。

5.7 · 第二次温育：从洗杯中取出一张生物载片,用吸水纸擦去背面和边缘的水分后,立即盖在加样板的凹槽里。室温(18～25℃)温育 30 min。

5.8 · 冲洗：重复 5.5。

5.9 · 封片：将盖玻片直接放在泡沫板的凹槽里。滴加甘油/PBS 至盖玻片：每一反应区约 10 μl。从洗杯中取出生物载片,用吸水纸擦干背面和边缘的水分,将生物载片有生物薄片的一面朝下放在已准备好的盖玻片上。

5.10·显微镜下观察荧光模式。

6. 校准

定期对加样枪和荧光显微镜进行校准。关键部件更换或者维修后也需校准。

7. 质控

每批次的实验应带上阴性和弱阳性质控物,滴度结果的在控规则:阴性质控物必须阴性,阳性质控物结果在上下 1 个滴度内。

8. 结果判断

8.1·荧光模式(阳性反应):AKA 与大鼠食管冰冻切片反应,形成围绕角质层细胞的线性荧光。荧光模式与阳性对照血清所显示的基本一致。在大鼠食管其他部位产生的荧光都判断为阴性反应。如果所有的细胞核或细胞浆染色,则存在 ANA、AMA 或其他细胞抗体(表 10-2-7)。

表 10-2-7 AKA 结果判断

AKA 反应性	结　　果
1:10 无荧光反应	阴性,血清标本中未检出 AKA
滴度 1:10 或更高	阳性,提示 RA

8.2·可根据表 10-2-8 判断抗体滴度。

表 10-2-8 AKA 滴度判读

在以下稀释度可观察到的荧光强度				抗体滴度
1:10	1:100	1:1000	1:10000	
弱	阴性	阴性	阴性	1:10
中	阴性	阴性	阴性	1:32
强	弱	阴性	阴性	1:100
强	中	阴性	阴性	1:320
强	强	弱	阴性	1:1000
强	强	中	阴性	1:3200
强	强	强	弱	1:10000
…	…	…	…	…

注:以出现阳性核型的最高稀释度作为检测的结果。

9. 生物参考区间

健康人血清或血浆中 AKA 为阴性,滴度<1:10。

10. 性能参数

10.1·检测范围:起始稀释度为 1:10,可进一步 10 倍稀释,无检测上限。

10.2·批内差异:用 2 份特征性血清对同一批号产品进行检测,每份血清检测 10 次,阳性血清的结果特异性荧光强度基本一致,阴性血清结果为阴性。

10.3·批间差异：用2份特征性血清对不同批号的产品进行检测，阳性血清的结果特异性荧光强度基本一致，阴性血清结果为阴性。

10.4·灵敏度和特异性：灵敏度为92％，特异性为97％。

10.5·干扰因素：溶血、脂血和黄疸血样不影响实验。

11. 临床意义

RA患者中可检测到不同的循环抗体，血清学检测通常仅包括RF。AKA与该病的相关性已经明确。约50％RA患者可检测到AKA（敏感性36％～39％），并可在疾病早期被检测到。约30％的RF阴性患者AKA阳性。很多研究表明RA早期检测到AKA为疾病临床进展的标志，抗体滴度与疾病活动性相关，高滴度对RA有确诊价值。检测AKA提高了RA可疑患者的血清学检测敏感性，在疾病早期有预后价值。AKA偶尔也可在其他风湿性疾病中检测到，如SLE、系统性硬化症和强直性脊柱炎患者。

参考文献

［1］尚红，王毓三，申子瑜.全国临床检验操作规程［M］.4版.北京：人民卫生出版社，2015.

［2］李永哲，胡朝军，周仁芳.自身抗体免疫荧光图谱［M］.北京：人民卫生出版社，2014.

（周厚清）

抗甲状腺球蛋白抗体(TGAb)检测标准操作规程

××医院检验科临床免疫室作业指导书	文件编号：××-JYK-MY-××××
版本： 生效日期：	共 页 第 页

1. 目的

规范检测抗甲状腺球蛋白抗体(TGAb)的流程,确保检测结果的准确性及重复性。

2. 原理

2.1·间接免疫荧光法：使用灵长类甲状腺作为检测基质,将稀释的血清与生物载片(反应区内固定有包被基质的生物薄片)温育,如果样本是阳性的,特异性 IgG、IgA 和 IgM 抗体与相应的抗原结合。在第二次温育时,荧光素标记的抗人抗体与结合在生物基质上的抗体反应,形成荧光显微镜下所观察到的特异性荧光模式。

2.2·××化学发光法：将化学发光系统和免疫反应相结合,用化学发光相关的物质标记抗体或抗原,与待测的抗原或抗体反应后,经过分离游离态的化学发光标记物,加入化学发光系统的其他相关物质产生化学发光,进行抗原或抗体的定量检测,发光强度与待测物浓度相关。

3. 标本要求

3.1·血清或 EDTA、肝素或柠檬酸盐抗凝的血浆。采血后应立即送检。

3.2·样品收到后立即分离血清,不能及时测定的血清应于 2～8℃保存。

4. 试剂与仪器

4.1·间接免疫荧光法试剂与仪器：生物载片,吐温 20,磷酸盐,封片介质,酶标抗体,阴性和阳性对照,荧光显微镜。

4.2·××化学发光法试剂与仪器：化学发光试剂盒,××化学发光免疫分析系统。

5. 操作步骤

5.1·间接免疫荧光法

5.1.1 实验准备：将 1 包磷酸盐溶于 1 L 蒸馏水,加入 2 ml 吐温 20 并充分混匀,配成磷酸盐(PBS)吐温缓冲液。

5.1.2 样本准备：待检血清样本用 PBS 吐温缓冲液 1∶10 稀释。例如：将 11.1 μl 血清样本加入 100 μl PBS 吐温缓冲液中并充分混匀。

5.1.3 加样：将加样板放在泡沫板上,将 25 μl 稀释后的血清样本加至加样板的每一反应区上,应避免产生气泡。

5.1.4 温育：将生物载片有生物薄片的一面朝下,盖在加样板的凹槽里,反应立即开始。应确保每一样本均与生物薄片接触且样本间互不接触。室温(18～25℃)温育 30 min。

5.1.5 冲洗：用盛于烧杯内的 PBS 吐温缓冲液冲洗载片,然后立即将生物载片浸入装有 PBS 吐温缓冲液的洗杯中,浸泡至少 5 min。有条件可使用旋转摇床进行振荡。

5.1.6 加样：将 20 μl FITC 标记的荧光二抗加至洁净加样板的反应区上,待加完所有的荧光二抗后开始温育。

5.1.7　第二次温育：从洗杯中取出一张生物载片，用吸水纸擦去背面和边缘的水分后，立即盖在加样板的凹槽里。室温（18～25℃）温育 30 min。

5.1.8　冲洗：重复 5.1.5。

5.1.9　封片：将盖玻片直接放在泡沫板的凹槽里。滴加甘油/PBS 至盖玻片；每一反应区约 10 μl。从洗杯中取出生物载片，用吸水纸擦干背面和边缘的水分，将生物载片有生物薄片的一面朝下放在已准备好的盖玻片上。

5.1.10　显微镜下观察荧光模式。

5.2·××化学发光法：① 加载试剂；② 加载样本；③ 校准申请；④ 测试申请；⑤ 点击运行。

6. 校准

定期对加样枪、荧光显微镜和化学发光仪进行保养和校准。关键部件更换或者维修后也需校准。

7. 质控

7.1·间接免疫荧光法：每批次的实验应带上阴性和弱阳性质控物，滴度结果的在控规则：阴性质控物必须阴性，阳性质控物结果在上下 1 个滴度内。

7.2·××化学发光法：质控品至少每 24 h 或每次更换试剂盒或定标后测试一次；质控品至少包含两个浓度水平的待测定物；质控结果应落在可接受的范围内，否则结果无效。

8. 结果判断

8.1·间接免疫荧光法

8.1.1　荧光模式（阳性反应）：抗 TGAb 可与甲状腺组织的所有滤泡反应，产生网状荧光。如果只是散在滤泡中的胶质出现荧光，不应判断为阳性。为了有效区分阴阳性结果，质控血清和一些正常血清须与患者样本同时实验以作为比较（表 10 - 2 - 9）。

表 10 - 2 - 9　抗 TGAb 结果判读

抗 TGAb 反应性	结　果　判　断
1：10 无反应	阴性，血清样本中未检出抗 TGAb
1：10 阳性	阳性，提示患有自身免疫性甲状腺疾病

8.1.2　定量判断：滴度的定义为与相同稀释倍数的阴性血清相比，刚好能观察到特异性荧光时样本的最高稀释倍数。可根据表 10 - 2 - 10 进行判断抗体滴度。

表 10 - 2 - 10　抗 TGAb 滴度判读

在以下稀释度可观察到的荧光强度				抗体滴度
1：10	1：100	1：1 000	1：10 000	
弱	阴性	阴性	阴性	1：10
中	阴性	阴性	阴性	1：32

(续表)

在以下稀释度可观察到的荧光强度				抗体滴度
1：10	1：100	1：1 000	1：10 000	
强	弱	阴性	阴性	1：100
强	中	阴性	阴性	1：320
强	强	弱	阴性	1：1 000
强	强	中	阴性	1：3 200
强	强	强	弱	1：10 000
…	…	…	…	…

注：以出现阳性核型的最高稀释度作为检测的结果。

8.2·化学发光法：通过检测仪的定标曲线得到最后的检测结果。

9. 生物参考区间

9.1·对定量实验，实验室应建立自己的参考区间。如用文献或说明书提供的参考区间，使用前应加以验证。

9.2·间接免疫荧光法：健康人血清或血浆中抗 TGAb 为阴性，滴度<1：10。

9.3·化学发光法：健康人血清或血浆中抗 TGAb<115 U/ml。

10. 性能参数

10.1·间接免疫荧光法

10.1.1　检测范围：起始稀释度为 1：10，可进一步 10 倍稀释，无检测上限。

10.1.2　批内差异：用 2 份特征性血清对同一批号产品进行检测，每份血清检测 10 次，阳性血清的结果特异性荧光强度基本一致，阴性血清结果为阴性。

10.1.3　批间差异：用 2 份特征性血清对不同批号的产品进行检测，阳性血清的结果特异性荧光强度基本一致，阴性血清结果为阴性。

10.1.4　干扰因素：溶血、脂血和黄疸血样不影响实验。

10.2·化学发光法

10.2.1　检测范围：10～4 000 U/ml。最低检测限：10 U/ml。

10.2.2　干扰：检测结果不受黄疸（胆红素<66 mg/dl）、溶血（血红蛋白<1.69 g/dl）、脂血（三酰甘油<2 000 mg/dl）和生物素（生红素<60 ng/ml）的影响。

10.2.3　重复性：重复性检测的变异系数<6.0%。

11. 临床意义

11.1·自身免疫性甲状腺疾病为特殊免疫防御失调所引起的慢性炎症性的甲状腺疾病。通常出现在病毒性感染或者亚急性甲状腺炎后。在自身免疫病变过程中可形成以下三种抗体中的任何一种或几种：抗甲状腺过氧化物酶（TPO）抗体、抗 TGAb 和 TSH 受体抗体（TRAb）。抗 TRAb 的生物学效应是促进或者阻断 TSH 受体、促进甲状腺的发育、抑制 TSH 与 TSH 受体结合，即使同一患者的 TRAb 的生物学效应也会随病情发展而改变。检测 TRAb 主要在怀疑患有 Graves 病时进行。

11.2·20％～50％Graves 患者出现抗 TGAb,也可能检测到其他自身抗体。桥本甲状腺炎是人类最常见的自身免疫疾病之一,同时也是原发性甲状腺功能减退的最常见原因。桥本甲状腺炎有遗传倾向。患者中女性明显多于男性。压力、严重的病毒感染、肾上腺皮质功能障碍或碘过剩等都有可能诱发桥本甲状腺炎。从血清学的角度来看,抗 TPO 抗体的阳性率为 60％～70％,而 90％～100％患者在患病初期出现抗甲状腺球蛋白抗体的水平升高。

参考文献

[1] 尚红,王毓三,申子瑜.全国临床检验操作规程[M].4 版.北京:人民卫生出版社,2015.
[2] 李永哲,胡朝军,周仁芳.自身抗体免疫荧光图谱[M].北京:人民卫生出版社,2014.

(周厚清)

抗甲状腺微粒体抗体(TMAb)检测标准操作规程

××医院检验科临床免疫室作业指导书	文件编号：××-JYK-MY-××××
版本： 生效日期：	共 页 第 页

1. 目的
规范检测抗甲状腺微粒体抗体(TMAb)的流程,确保检测结果的准确性及重复性。

2. 原理
2.1·间接免疫荧光法：使用灵长类甲状腺作为检测基质,将稀释的血清与生物载片(反应区内固定有包被基质的生物薄片)温育,如果样本是阳性的,特异性 IgG、IgA 和 IgM 抗体与相应的抗原结合。在第二次温育时,荧光素标记的抗人抗体与结合在生物基质上的抗体反应,形成荧光显微镜下所观察到的特异性荧光模式。

2.2·××化学发光法：将化学发光系统和免疫反应相结合,用化学发光相关的物质标记抗体或抗原,与待测的抗原或抗体反应后,经过分离游离态的化学发光标记物,加入化学发光系统的其他相关物质产生化学发光,进行抗原或抗体的定量检测,发光强度与待测物浓度相关。

3. 标本要求
3.1·血清或 EDTA、肝素或柠檬酸盐抗凝的血浆。采血后应立即送检。

3.2·样品收到后立即分离血清,不能及时测定的血清应于 2~8℃保存。

4. 试剂与仪器
4.1·间接免疫荧光试剂与仪器：生物载片,吐温 20,磷酸盐,封片介质,酶标抗体,阴性和阳性对照,荧光显微镜。

4.2·××化学发光法试剂与仪器：化学发光试剂盒,××化学发光免疫分析系统。

5. 操作步骤
5.1·间接免疫荧光法

5.1.1 实验准备：将 1 包磷酸盐溶于 1 L 蒸馏水,加入 2 ml 吐温 20 并充分混匀,配成磷酸盐(PBS)吐温缓冲液。

5.1.2 样本准备：待检血清样本用 PBS 吐温缓冲液 1∶10 稀释。例如：将 11.1 μl 血清样本加入 100 μl PBS 吐温缓冲液中并充分混匀。

5.1.3 加样：将加样板放在泡沫板上,将 25 μl 稀释后的血清样本加至加样板的每一反应区上,应避免产生气泡。

5.1.4 温育：将生物载片有生物薄片的一面朝下,盖在加样板的凹槽里,反应立即开始。应确保每一样本均与生物薄片接触且样本间互不接触。室温(18~25℃)温育 30 min。

5.1.5 冲洗：用盛于烧杯内的 PBS 吐温缓冲液冲洗载片,然后立即将生物载片浸入装有 PBS 吐温缓冲液的洗杯中,浸泡至少 5 min。有条件可使用旋转摇床进行振荡。

5.1.6 加样：将 20μl FITC 标记的荧光二抗加至洁净加样板的反应区上,待加完所有的荧光二抗后开始温育。

5.1.7　第二次温育：从洗杯中取出一张生物载片，用吸水纸擦去背面和边缘的水分后，立即盖在加样板的凹槽里。室温(18~25℃)温育 30 min。

5.1.8　冲洗：重复 5.1.5。

5.1.9　封片：将盖玻片直接放在泡沫板的凹槽里。滴加甘油/PBS 至盖玻片：每一反应区约 10 μl。从洗杯中取出生物载片，用吸水纸擦干背面和边缘的水分，将生物载片有生物薄片的一面朝下放在已准备好的盖玻片上。

5.1.10　显微镜下观察荧光模式。

5.2·××化学发光法：① 加载试剂；② 加载样本；③ 校准申请；④ 测试申请；⑤ 点击运行。

6. 校准

定期对加样枪、荧光显微镜和化学发光仪进行保养和校准。关键部件更换或者维修后也需校准。

7. 质控

7.1·间接免疫荧光法：每批次的实验应带上阴性和弱阳性质控物，滴度结果的在控规则：阴性质控物必须阴性，阳性质控物结果在上下 1 个滴度内。

7.2·××化学发光法：质控品至少每 24 h 或每次更换试剂盒或定标后测试一次；质控品至少包含两个浓度水平的待测定物；质控结果应落在可接受的范围内，否则结果无效。

8. 结果判断

8.1·间接免疫荧光法

8.1.1　荧光模型(阳性反应)：抗 TMAb 可与标准检测基质猴甲状腺组织反应，在滤泡上皮细胞浆中产生颗粒型荧光，其靶抗原为甲状腺过氧化物酶，所显示的荧光模型应与阳性对照一致。

8.1.2　定性实验结果判断(表 10 - 2 - 11)。

表 10 - 2 - 11　抗 TMAb 结果判读

TMAb 反应性	结 果 判 断
1∶10 无反应	阴性，血清样本中未检出抗 TMAb
1∶10 阳性	阳性，提示患有自身免疫性甲状腺疾病

8.1.3　定量判断：滴度的定义为与相同稀释倍数的阴性血清相比，刚好能观察到特异性荧光时样本的最高稀释倍数(表 10 - 2 - 12)。

表 10 - 2 - 12　抗 TMAb 滴度判读

在以下稀释度可观察到的荧光强度				抗体滴度
1∶10	1∶100	1∶1 000	1∶10 000	
弱	阴性	阴性	阴性	1∶10
中	阴性	阴性	阴性	1∶32

（续表）

在以下稀释度可观察到的荧光强度				抗体滴度
1：10	1：100	1：1 000	1：10 000	
强	弱	阴性	阴性	1：100
强	中	阴性	阴性	1：320
强	强	弱	阴性	1：1 000
强	强	中	阴性	1：3 200
强	强	强	弱	1：10 000
…	…	…	…	

8.2·化学发光法：通过检测仪的定标曲线得到最后的检测结果。

9. 生物参考区间

9.1·对定量实验，实验室应建立自己的参考区间。如用文献或说明书提供的参考区间，使用前应加以验证。

9.2·间接免疫荧光法：健康人血清或血浆中抗 TMAb 为阴性，滴度＜1：10。

9.3·化学发光法：抗 TMAb＜10 U/ml。

10. 性能参数

10.1·间接免疫荧光法

10.1.1　检测范围：起始稀释度为 1：10，可进一步 10 倍稀释，无检测上限。

10.1.2　批内差异：用 2 份特征性血清对同一批号产品进行检测，每份血清检测 10 次，阳性血清的结果特异性荧光强度基本一致，阴性血清结果为阴性。

10.1.3　批间差异：用 2 份特征性血清对不同批号的产品进行检测，阳性血清的结果特异性荧光强度基本一致，阴性血清结果为阴性。

10.1.4　干扰因素：溶血、脂血和黄疸血样不影响实验。

10.2·化学发光法

10.2.1　检测范围：0.6～1 000 U/ml。最低检测限：0.6 U/ml。

10.2.2　干扰：检测结果不受黄疸（胆红素＜66 mg/dl）、溶血（血红蛋白＜1.5 g/dl）、脂血（三酰甘油＜2 100 mg/dl）和生物素（生红素＜10 ng/ml）的影响。

10.2.3　重复性：变异系数≤5.5％。

11. 临床意义

自身免疫性甲状腺疾病为特殊免疫防御失调所引起的慢性炎症性的甲状腺疾病。抗 TMAb 是鉴别自身免疫性甲状腺疾病的主要依据，是慢性淋巴细胞性甲状腺炎的特异性诊断指标，常显著升高。其他甲状腺疾病及健康人群血中亦可检出，但滴度较低。抗 TMAb 阳性检出率：桥本甲状腺炎为 50％～100％；甲状腺功能减低症为 88.9％；甲状腺肿瘤为 13.1％；单纯性甲状腺肿为 8.6％；亚急性甲状腺炎为 17.2％～25％；SLE 为 15.4％～44.7％；其他风湿病为 30％。正常人也有 8.4％的阳性率。特别指出，抗 TGAb 与抗 TMAb 应同时检测，以提高自身免疫性甲腺疾病的阳性检出率。

参考文献

[1] 尚红,王毓三,申子瑜.全国临床检验操作规程[M].4 版.北京:人民卫生出版社,2015.

[2] 李永哲,胡朝军,周仁芳.自身抗体免疫荧光图谱[M].北京:人民卫生出版社,2014.

（周厚清）

抗心磷脂抗体(ACA)检测标准操作规程

××医院检验科临床免疫室作业指导书	文件编号:××-JYK-MY-××××
版本: 生效日期:	共 页 第 页

1. 目的
规范检测抗心磷脂抗体(ACA)的流程,确保检测结果的准确性及重复性。

2. 原理
酶联免疫吸附法:第一次温育时,稀释后的样本与微孔中包被的心磷脂反应。ACA识别抗原需要血浆蛋白(β_2-糖蛋白1)作为辅助因子,为此反应体系必须含有这一辅助因子。如果样本阳性,特异性IgA、IgG、IgM与抗原结合。为了检测结合的抗体,加入可发生颜色反应的酶标抗人IgG抗体进行第二次温育。然后加入酶底物,发生颜色反应,强度与血清或血浆ACA浓度成正比。

3. 标本要求
3.1·血清或EDTA、肝素或柠檬酸盐抗凝的血浆。采血后应立即送检。

3.2·样品收到后立即分离血清,不能及时测定的血清应于2~8℃保存。

4. 试剂与仪器
抗原包被板(96孔),清洗液,酶标抗体,底物液,终止液,阴性和阳性对照,样本缓冲液,标准品,洗板机,酶标仪。

5. 操作步骤
5.1·样本准备:血清或血浆样本用样本缓冲液1:201稀释。

5.2·样本温育:向相应微孔分别加入100 μl标准品、阳性对照、阴性对照和稀释后的样本,室温(18~25℃)温育30 min。

5.3·清洗:用稀释后的清洗缓冲液洗3次,拍干。

5.4·酶结合温育:每孔加入100 μl酶结合物,室温温育30 min。

5.5·清洗:用稀释后的清洗缓冲液洗3次,拍干。

5.6·底物温育:加入100 μl底物,室温避光温育15 min。

5.7·终止反应:加入100 μl终止液,450 nm比色。

6. 校准
定期对加样枪、洗板机、酶标仪进行保养和校准。关键部件更换或者维修后也需校准。

7. 质控
每批次实验,测定不同浓度梯度的标准品,带上阴性和弱阳性质控,采用L-J质控图,以Westgard多规则质控分析法判断在控或失控。

8. 结果判断
8.1·定性检测:阴性:样品S/CO值<cut off值;阳性:样品S/CO值>cut off值。

8.2·定量检测：分别以标准 ACA 浓度和其吸光度为横、纵坐标以点对点的方式作标准曲线，并根据标准曲线点以求出患者血清中的抗体浓度。

9. 生物参考区间

9.1·对定量实验，实验室应建立自己的参考区间。如用文献或说明书提供的参考区间，使用前应加以验证。

9.2·定性检测：健康人血清或血浆中 ACA 为阴性。

9.3·定量法检测：<12 U/ml。

10. 性能参数

10.1·干扰：血红蛋白浓度为 10 mg/ml 的溶血、三酰甘油浓度为 20 mg/ml 的脂血、胆红素浓度为 0.4 mg/ml 的黄疸对检测结果没有干扰。

10.2·线性范围为 2～120 U/ml。

10.3·最低检出限：0.8 U/ml。

11. 临床意义

与 ACA 相关的临床并发症统称为抗磷脂综合征：静脉和动脉血栓形成、血小板减少症、自发性流产、死胎和早产、中枢神经系统症状等。ACA 见于 50％的 SLE 患者和 5％～40％的其他系统性自身免疫异常患者（RA、硬皮病、SS、夏普综合征等）。抗心磷脂抗体有 IgA、IgG、IgM，诊断价值最高的是高浓度的 IgG 抗体。

参考文献

尚红，王毓三，申子瑜.全国临床检验操作规程[M].4 版.北京：人民卫生出版社，2015.

（周厚清）

抗精子抗体(ASAB)检测标准操作规程

××医院检验科临床免疫室作业指导书	文件编号：××-JYK-MY-××××
版本： 生效日期：	共 页 第 页

1. 目的

规范检测抗精子抗体(ASAB)的流程,确保检测结果的准确性及重复性。

2. 原理

2.1·间接免疫荧光法：将稀释患者样本与载片反应区中生物薄片上的精子涂片反应。如果样本是阳性的,特异性 IgA、IgG 和 IgM 抗体与相应的抗原结合。在第二次温育时,结合的抗体与荧光素标记的抗人抗体反应,然后在荧光显微镜下观察特异性荧光模型。

2.2·酶联免疫吸附实验(ELISA)：以特异性精子可溶性膜抗原包被反应板微孔,待测血清中如存在 ASAB 可与之结合,再加入酶标记抗人 IgG 抗体和酶底物/色原溶液,出现呈色反应。呈色强度可反映 ASAB 水平。

3. 标本要求

3.1·血清或 EDTA、肝素或柠檬酸盐抗凝的血浆。采血后应立即送检。

3.2·样品收到后立即分离血清,不能及时测定的血清应于 2~8℃保存。

4. 试剂与仪器

4.1·间接免疫荧光法试剂与仪器：生物载片,吐温 20,磷酸盐,封片介质,酶标抗体,阴性和阳性对照,荧光显微镜。

4.2·ELISA 法试剂与仪器：抗原包被板,清洗液,酶结合物,显色液 A 和 B,终止液,阴性和阳性对照,洗板机,酶标仪。

5. 操作步骤

5.1·间接免疫荧光法

5.1.1 准备：将 1 包磷酸盐溶于 1 L 蒸馏水,加入 2 ml 吐温 20 并充分混匀,配成磷酸盐(PBS)吐温缓冲液；待测血清样本用 PBS 吐温缓冲液按说明书稀释。

5.1.2 加样：将加样板放在泡沫板上,将 25 μl 稀释后的血清样本加至加样板的每一反应区上,应避免产生气泡。

5.1.3 温育：将生物载片有生物薄片的一面朝下,盖在加样板的凹槽里,室温(18~25℃)温育 30 min。

5.1.4 冲洗：用盛于烧杯内的 PBS 吐温缓冲液冲洗载片,然后立即将生物载片浸入装有 PBS 吐温缓冲液的洗杯中,浸泡至少 5 min。

5.1.5 加样：将 20 μl FITC 标记的抗人 IgG(荧光二抗)加至洁净加样板的反应区上。

5.1.6 第二次温育：从洗杯中取出生物载片,用吸水纸擦去背面和边缘的水分后,立即盖在加样板的凹槽里,室温(18~25℃)温育 30 min。

5.1.7 冲洗：重复 5.1.4。

5.1.8 封片：将盖玻片直接放在泡沫板的凹槽里。滴加封片介质至盖玻片，每一反应区约 10 μl。从洗杯中取出一张生物载片，用吸水纸擦干背面和边缘的水分。将生物载片有生物薄片的一面朝下放在已准备好的盖玻片上。

5.1.9 显微镜下观察荧光模式。

5.2 · 酶联免疫吸附实验

5.2.1 将试剂盒自冷藏处取出，恢复到室温。取出已包被精子抗原的微孔反应板条，用洗涤液洗 1 次。

5.2.2 将待测血清按样本稀释液（500 + 25）μl 稀释，再把稀释后的样本、阴性与阳性对照加至相应孔中，每孔 100 μl。37℃ 40 min。洗 3 次，在吸水纸上拍干。

5.2.3 每孔加酶标结合物 100 μl，37℃ 30 min。洗 3 次，拍干。

5.2.4 每孔加显色液 A、B 各 50 μl，混匀后避光反应 10 min 呈色。加终止液 50 μl，用酶标仪适当波长测吸光度值。

6. 校准

定期对加样枪、洗板机、酶标仪进行保养和校准。关键部件更换或者维修后也需校准。

7. 质控

7.1 · 间接免疫荧光法：每批次的实验应带上阴性和弱阳性质控物，滴度（稀释度）结果的在控规则：阴性质控物必须阴性，阳性质控物结果在上下 1 个滴度（稀释度）内。

7.2 · ELISA 法：每次实验中，带上阴性和弱阳性质控，采用 L-J 质控图，以 Westgard 多规则质控分析法判断在控或失控。

8. 结果判断

8.1 · 间接免疫荧光法：荧光模型（阳性反应）：ASAB 可与精子的各个部位结合，最常见的结合部位在精子的尾部，但在精子的头部和中间部位也可出现阳性反应。视野中所有精子都出现清晰可见的阳性反应，才能判为阳性，荧光模型与阳性对照必须基本一致。

8.2 · ELISA 法：定性判断，超过 cut off 值，判为阳性，否则为阴性。

9. 生物参考区间

健康人血清或血浆中 ASAB 为阴性。

10. 性能参数

10.1 · 间接免疫荧光法

10.1.1 检测范围：起始稀释度为 1∶10，可进一步 10 倍稀释，无检测上限。

10.1.2 批内差异：用 2 份特征性血清对同一批号产品进行检测，每份血清检测 10 次，阳性血清的结果特异性荧光强度基本一致，阴性血清结果为阴性。

10.1.3 批间差异：用 2 份特征性血清对不同批号的产品进行检测，阳性血清的结果特异性荧光强度基本一致，阴性血清结果为阴性。

10.1.4 干扰因素：溶血、脂血和黄疸血样不影响实验。

10.2 · ELISA 法

10.2.1 阴性符合率：100％。阳性符合率：100％。重复性：CV≤10％。

10.2.2 批间差重复性：取 3 个不同批号的试剂盒，用阴性和阳性血清来测试，结果分别为阴性和阳性。

11. 临床意义

在免疫性不孕不育时，可在精液、宫颈液和血清中检出 ASAB。在输精管切除术后或泌尿生殖感染时，ASAB 也可出现阳性。在不孕时，男性和女性中均可出现抗精子抗体，在不孕的男性中，ASAB 的阳性率约为 10％。间接免疫荧光法检测 ASAB 采用人精子作为检测基质。当怀疑患有自身免疫性生育障碍时，检测 ASAB 有助于疾病的诊断。

参考文献

[1] 尚红，王毓三，申子瑜.全国临床检验操作规程[M].4 版.北京：人民卫生出版社，2015.
[2] 李永哲，胡朝军，周仁芳.自身抗体免疫荧光图谱[M].北京：人民卫生出版社，2014.

（周厚清）

抗卵巢抗体(AOA)检测标准操作规程

××医院检验科临床免疫室作业指导书	文件编号：××-JYK-MY-××××
版本： 生效日期：	共 页 第 页

1. 目的

规范检测血清或血浆中抗卵巢抗体(AOA)的流程,确保检测结果的准确性及重复性。

2. 原理

2.1 · 间接免疫荧光法：使用灵长类卵巢作为检测基质,其中透明带靶抗原被覆在卵细胞周围的一层嗜酸性的明胶样基质；而卵泡膜细胞靶抗原位于卵巢颗粒细胞、卵母细胞、黄体细胞和间质细胞内。将稀释的血清与生物载片(反应区内固定有包被基质的生物薄片)温育,如果样本是阳性的,特异性 IgG、IgA 和 IgM 抗体与相应的抗原结合。在第二次温育时,荧光素标记的抗人抗体与结合在生物基质上的抗体反应,形成特异性荧光模式。

2.2 · 酶联免疫吸附实验(ELISA)：用纯化的卵巢细胞抗原包被微孔板,待测血清中的 AOA 与之结合,并与随后加入的酶标记抗人 IgG 或葡萄球菌 A 蛋白(SPA)反应,再加入酶底物/色原溶液呈色,呈色强度与样本中的 AOA 水平成正比。

3. 标本要求

3.1 · 人血清或 EDTA、肝素或柠檬酸盐抗凝的血浆。采血后应立即送检。

3.2 · 样品收到后立即分离血清,不能及时测定的血清应于 2~8℃保存。

4. 试剂与仪器

4.1 · 间接免疫荧光法试剂与仪器：生物载片,吐温 20,磷酸盐,封片介质,酶标抗体,阴性和阳性对照,荧光显微镜。

4.2 · ELISA 法试剂与仪器：抗原包被板,清洗液,酶标抗体,底物,终止液,阴性和阳性对照,洗板机,酶标仪。

5. 操作步骤

5.1 · 间接免疫荧光法

5.1.1 实验准备：将 1 包磷酸盐溶于 1 L 蒸馏水,加入 2 ml 吐温 20 并充分混匀,配成磷酸盐(PBS)吐温缓冲液。

5.1.2 样本准备：待检血清样本用 PBS 吐温缓冲液 1∶10 稀释。例如：将 11.1 μl 血清样本加入 100 μl PBS 吐温缓冲液中并充分混匀。

5.1.3 加样：将加样板放在泡沫板上,按顺序分别滴加 30 μl 稀释后样本至加样板的每一反应区,避免产生气泡。

5.1.4 温育：将载片覆有生物薄片的一面朝下,盖在加样板的凹槽里,反应立即开始。确保每一样品均与生物薄片接触且样品间互不接触。室温(18~25℃)温育 30 min。

5.1.5 冲洗：用烧杯盛 PBS 吐温缓冲液流水冲洗载片,然后立即将其浸入装有 PBS 吐温缓冲液的洗杯中浸泡至少 5 min。有条件的情况下可用旋转摇床进行震荡。

5.1.6 加样：滴加 25 μl FITC 标记的抗人球蛋白（荧光二抗）至洁净加样板的反应区，完全加完所有的荧光二抗方可进行下一步温育。建议使用连续加样器。FITC 标记的二抗使用前需混匀。为节约时间，可在第一次温育的同时滴加二抗至另一个加样板的反应区。

5.1.7 第二次温育：从洗杯中取出生物载片，用吸水纸擦去背面和边缘的水分后，立即盖在加样板的凹槽里。室温（18～25℃）温育 30 min。

5.1.8 冲洗：重 5.1.5。

5.1.9 封片：将盖玻片直接放在泡沫板的凹槽里。滴加甘油/PBS 至盖玻片：每一反应区约 10 μl。从洗杯中取出生物载片，用吸水纸擦干背面和边缘的水分，将生物载片有生物薄片的一面朝下放在已准备好的盖玻片上。

5.1.10 显微镜下观察荧光模式。

5.2·酶联免疫吸附实验

5.2.1 自冷藏处取出试剂盒，恢复到室温（18～25℃），配制试剂，稀释待测血清，将所需的已包被卵巢抗原的反应板微孔用洗液洗 1 次。

5.2.2 在反应板微孔中分别加入已稀释的待测血清、不同浓度的 AOA 标准品、阳性与阴性对照，每孔 100 μl，于 37℃温育 1 h。

5.2.3 甩尽孔内液体，每孔用至少 300 μl 洗涤液洗 3 次，在吸水纸上拍干。

5.2.4 每孔加入 100 μl 工作浓度的酶标记抗人 IgG 或酶标记 SPA。箔纸封板，37℃温育 30 min，同上洗板。

5.2.5 每孔加入 100 μl 酶底物/色原溶液，室温下避光温育 5～10 min。

5.2.6 每孔加入 100 μl 的终止液（2 mol/L H_2SO_4），空白（稀释液）调零，在 30 min 内用酶标仪于 450 nm 波长测定吸光度值。

6. 校准

定期对加样枪、荧光显微镜、洗板机、酶标仪进行保养和校准。关键部件更换或者维修后也需校准。

7. 质控

7.1·间接免疫荧光法：每批次的实验应带上阴性和弱阳性质控物，滴度（稀释度）结果的在控规则：阴性质控物必须阴性，阳性质控物结果在上下 1 个滴度内。

7.2·ELISA 法：每次实验中，带上阴性和弱阳性质控，采用 L-J 质控图，以 Westgard 多规则质控分析法判断在控或失控。

8. 结果判断

8.1·间接免疫荧光法：荧光模式（阳性反应）：AOA 与包被在载片上的灵长类卵巢冰冻切片反应。阳性反应时，抗透明带抗体在成熟卵细胞透明带周围呈现特征性均质荧光；抗卵泡膜细胞抗体在卵泡膜细胞胞浆出现颗粒荧光。颗粒细胞也有特异性荧光。检测该抗体必须与 AMA 有所区分。在卵巢透明带或者其他部分也可出现荧光。如果所有细胞的细胞核或细胞浆出现荧光，则表明有抗核抗体或抗线粒体抗体（表 10-2-13）。

表 10 - 2 - 13　AOA 定性实验结果判断

IgG 反应性	结 果 判 断
1∶10 无反应阴性	患者样本中未检出 AOA
1∶10 或更高阳性	如果出现相应的症状,提示有原发性卵巢功能不足或免疫性不孕症

8.2·酶联免疫吸附实验:定性实验:若显色程度低于 cut off 值为阴性,若高于 cut off 值则为阳性。

9. 生物参考区间

9.1·荧光法:健康人血清或血浆中 AOA 为阴性,滴度<1∶10。

9.2·ELISA 法:定性判断,健康女性 AOA 为阴性。

10. 性能参数

10.1·间接免疫荧光法

10.1.1　检测范围:起始稀释度为 1∶10,可进一步 10 倍稀释,无检测上限。

10.1.2　批内差异:用 2 份特征性血清对同一批号产品进行检测,每份血清检测 10 次,阳性血清的结果特异性荧光强度基本一致,阴性血清结果为阴性。

10.1.3　批间差异:用 2 份特征性血清对不同批号的产品进行检测,阳性血清的结果特异性荧光强度基本一致,阴性血清结果为阴性。

10.1.4　干扰因素:溶血、脂血和黄疸血样不影响实验。

10.2·ELISA 法

10.2.1　阴性符合率:100%。阳性符合率:100%。

10.2.2　重复性:CV≤10%。批间差:CV≤15%。

11. 临床意义

AOA 阳性见于卵巢早衰、早绝经者。在不育和流产患者中,AOA 阳性率(42%~52%)显著高于健康孕妇的阳性率(3.2%),由于卵巢损伤、感染、炎症等原因造成卵巢抗原的外溢,在免疫功能存在某种紊乱的个体,诱导产生 AOA,进一步加重卵巢的损伤,并导致子宫、胎盘的功能不健全,引起不孕和流产。由于 AOA 的靶抗原本质和生理功能尚不清楚,对 AOA 阳性结果的意义应结合临床其他检查综合考虑。

参考文献

[1] 尚红,王毓三,申子瑜.全国临床检验操作规程[M].4 版.北京:人民卫生出版社,2015.
[2] 李永哲,胡朝军,周仁芳.自身抗体免疫荧光图谱[M].北京:人民卫生出版社,2014.

(周厚清)

抗子宫内膜抗体(EmAb)检测标准操作规程

××医院检验科临床免疫室作业指导书	文件编号：××-JYK-MY-××××
版本： 生效日期：	共 页 第 页

1. 目的

规范检测血清或血浆或宫颈黏液中抗子宫内膜抗体(EmAb)的流程,确保检测结果的准确性及重复性。

2. 原理

2.1·间接免疫荧光法：使用灵长类子宫作为检测基质,将稀释的血清与生物载片(反应区内固定有包被基质的生物薄片)温育,如果样本是阳性的,特异性 IgG、IgA 和 IgM 抗体与相应的抗原结合。在第二次温育时,荧光素标记的抗人抗体与结合在生物基质上的抗体反应,形成荧光显微镜下所观察到的特异性荧光模式。

2.2·酶联免疫吸附实验(ELISA)：用纯化的人子宫内膜抗原包被聚苯乙烯微孔板,待测血清或宫颈黏液中的 EmAb 与之结合后再依次与酶标记抗人 IgG,酶底物/色原溶液反应,呈色强度反映 EmAb 水平。

3. 标本要求

3.1·血清或 EDTA、肝素或柠檬酸盐抗凝的血浆。采血后应立即送检。

3.2·样品收到后立即分离血清,不能及时测定的血清应于 2～8℃ 保存。

3.3·宫颈黏液：使用无菌棉拭子取宫颈黏液,加 0.5～1.0 ml 生理盐水振荡洗涤拭子,挤干拭子,洗涤液于 1 000 g 离心 10 min,即刻用于检测,不能立即检测的样本应于 −20℃ 保存。

4. 试剂与仪器

4.1·间接免疫荧光法试剂与仪器：生物载片,吐温 20,磷酸盐,封片介质,酶标抗体,阴性和阳性对照,荧光显微镜。

4.2·ELISA 法试剂与仪器：包被板,浓缩洗涤液,酶结合物,显色液 A 和 B,样本稀释液,终止液,阴性和阳性对照,洗板机,酶标仪。

5. 操作步骤

5.1·间接免疫荧光法

5.1.1 实验准备：将 1 包磷酸盐溶于 1 L 蒸馏水,加入 2 ml 吐温 20 并充分混匀,配成磷酸盐(PBS)吐温缓冲液。

5.1.2 样本准备：待检血清样本用 PBS 吐温缓冲液 1∶10 稀释。例如：将 11.1 μl 血清样本加入到 100 μl PBS 吐温缓冲液中并充分混匀。

5.1.3 加样：将加样板放在泡沫板上,按顺序分别滴加 30 μl 稀释后样本至加样板的每一反应区,避免产生气泡。

5.1.4 温育：将载片覆有生物薄片的一面朝下,盖在加样板的凹槽里,反应立即开始。

确保每一样品均与生物薄片接触且样品间互不接触。室温(18～25℃)温育 30 min。

5.1.5　冲洗:用烧杯盛 PBS 吐温缓冲液流水冲洗载片,然后立即将其浸入装有 PBS 吐温缓冲液的洗杯中浸泡至少 5 min。有条件的情况下可用旋转摇床进行震荡。

5.1.6　加样:滴加 25 μl FITC 标记的抗人球蛋白(荧光二抗)至洁净加样板的反应区。

5.1.7　第二次温育:从洗杯中取出一张生物载片,用吸水纸擦去背面和边缘的水分后,立即盖在加样板的凹槽里。室温(18～25℃)温育 30 min。

5.1.8　冲洗:重复 5.1.5。

5.1.9　封片:将盖玻片直接放在泡沫板的凹槽里。滴加甘油/PBS 至盖玻片:每一反应区约 10 μl。从洗杯中取出生物载片,用吸水纸擦干背面和边缘的水分,将生物载片有生物薄片的一面朝下放在已准备好的盖玻片上。

5.1.10　显微镜下观察荧光模式。

5.2·酶联免疫吸附实验

5.2.1　取浓缩洗涤液 1 瓶,用蒸馏水稀释至 200 ml。

5.2.2　每批设空白对照、阳性与阴性对照,除阴性对照和阳性对照外,每孔各加样品稀释液 2 滴和待检血清 5 μl。检验宫颈黏液时,每孔加样品稀释液 1 滴,宫颈黏液稀释液 50 μl。阴、阳性对照孔分别加阴、阳性对照液 100 μl,混匀后,用封膜覆盖反应板,于 37℃温育 40 min,用洗涤液洗 3 次,在吸水纸上拍干。

5.2.3　每孔加入酶结合物 2 滴,充分混匀后,用封膜覆盖,37℃温育 30 min,同上洗板。

5.2.4　每孔加显色液 A、B 各 1 滴,混匀后避光反应 10 min。每孔加入终止液 1 滴,以空白调零,用酶标仪于 450 nm 波长测定吸光度值。

6. 校准

定期对加样枪、洗板机、酶标仪进行保养和校准。关键部件更换或者维修后也需校准。

7. 质控

7.1·间接免疫荧光法:每批次的实验应带上阴性和弱阳性质控物,滴度结果的在控规则:阴性质控物必须阴性,阳性质控物结果在上下 1 个滴度内。

7.2·ELISA 法:每次实验中,带上阳性和弱阳性质控,采用 L-J 质控图,以 Westgard 多规则质控分析法判断在控或失控。

8. 结果判断

8.1·间接免疫荧光法。荧光模式(阳性反应):抗 EmAb 是一种以子宫内膜为靶抗原的自身抗体,靶抗原主要存在于子宫内膜腺上皮细胞,是一种孕激素依赖蛋白。其荧光模式表现为子宫内膜腺上皮细胞胞质呈颗粒样荧光(表 10-2-14)。

表 10-2-14　抗 EmAb 定性结果判断

IgG 反应性	结 果 判 断
1:10 无反应阴性	患者样本中未检出抗 EmAb
1:10 或更高阳性	如果出现相应的症状,提示有子宫内膜异位或免疫性不孕症

8.2·酶联免疫吸附实验。阳性：$S/N \geq 2.1$（S 为样本的 OD 值，N 为阴性对照的 OD 值）；阴性：$S/N < 2.1$。

9. 生物参考区间

9.1·荧光法：健康人血清或血浆中抗 EmAb 为阴性，滴度 $< 1 : 10$。

9.2·ELISA 法：定性判断，健康女性为阴性。

10. 性能参数

10.1·间接免疫荧光法

10.1.1 检测范围：起始稀释度为 $1 : 10$，可进一步 10 倍稀释，无检测上限。

10.1.2 批内差异：用 2 份特征性血清对同一批号产品进行检测，每份血清检测 10 次，阳性血清的结果特异性荧光强度基本一致，阴性血清结果为阴性。

10.1.3 批间差异：用 2 份特征性血清对不同批号的产品进行检测，阳性血清的结果特异性荧光强度基本一致，阴性血清结果为阴性。

10.1.4 干扰因素：溶血、脂血和黄疸血样不影响实验。

10.2·ELISA 法

10.2.1 阴性符合率：100%。阳性符合率：100%。

10.2.2 检测限：在 450 nm，检测限参考品 S/N 应 ≥ 2.1。

10.2.3 重复性：$CV \leq 10\%$。批间差：$CV \leq 15\%$。

11. 临床意义

抗 EmAb 是子宫内膜异位症的标志抗体，主要见于子宫内膜异位症、不孕与流产患者中，阳性率可达 37%～50%；在一些原因不明的不孕患者中，抗 EmAb 检出率高达 73.9%。由于 EmAb 靶抗原的本质和生理功能仍不清楚，对抗 EmAb 临床意义的评价应结合患者临床情况和其他检查综合考虑。

参考文献

[1] 尚红，王毓三，申子瑜.全国临床检验操作规程[M].4 版.北京：人民卫生出版社，2015.

[2] 李永哲，胡朝军，周仁芳.自身抗体免疫荧光图谱[M].北京：人民卫生出版社，2014.

[3] 陆金春.现代男科实验室诊断[M].上海：第二军医大学出版社，2009.

（周厚清）

血清甲胎蛋白(AFP)定量检测标准操作规程

××医院检验科临床免疫室作业指导书	文件编号：××-JYK-MY-××××
版本： 生效日期：	共 页 第 页

1. 目的

规范操作流程,保证血清甲胎蛋白(AFP)定量检测的准确性和可靠性。

2. 原理

采用双抗体夹心法原理,整个过程 18 min 完成。

2.1·第 1 步孵育:10 μl 标本、生物素化的单克隆 AFP 特异抗体和钌(Ru)标记的单克隆 AFP 特异抗体混匀,形成夹心复合物。

2.2·第 2 步孵育:加入链霉亲和素包被的微粒,让上述形成的复合物通过生物素与链霉亲和素间的反应结合到微粒上。

2.3·第 3 步:反应混合液吸到测量池中,微粒通过磁铁吸附到电极表面上,未结合的物质被清洗液洗去,电极加电压后产生化学发光,通过光电倍增管进行测定。检测结果由机器自动从标准曲线上查出。此曲线由仪器通过 2 点定标校正,由从试剂条形码扫描入仪器的原版标准曲线而得。

3. 标本要求

3.1·标本只有按照下列方法收集,检测结果才能被接受。

3.1.1　血清标本采集用标准样本试管或含分离胶的试管。标本在 2～8℃ 可稳定 7 天,−20℃ 可稳定 3 个月。含沉淀的标本使用前需离心。

3.1.2　确保患者样本、定标物、质控物在测试前温度达到室温 20～25℃。为减小挥发的影响,放在分析仪上的样本、定标物、质控物应在 2 h 内测试完。

3.2·标本的准备:新鲜样本、冻后脂血样品、预处理的样本或冷冻样品变混浊,必须离心(大约 15 000 g,10 min 或 2 000～3 500 r/min,5～10 min)澄清,方可进行检测。

3.3·患者准备的一般要求:患者在采血前 24 h 内应避免运动和饮酒,不宜改变饮食习惯和睡眠习惯。一般主张在禁食 12 h 后空腹取血,门诊患者提倡静坐 15 min 后再采血。

4. 试剂与仪器

4.1·仪器:×× 全自动电化学发光免疫分析系统。

4.2·试剂使用:试剂盒中的试剂是一个整体,打开后可立即使用,不能被分开。正确操作需要的所有信息可通过相应的试剂条码读取。

4.3·试剂组成

4.3.1　M:链霉亲和素包被的微粒(透明瓶盖),1 瓶,6.5 ml。粒子浓度 0.72 mg/ml,生物素结合能力:470 ng 生物素/mg 粒子。含防腐剂。

4.3.2　R1:生物素化的抗 AFP 单克隆抗体(灰色瓶盖),1 瓶,10 ml。浓度 4.5 mg/L,磷酸缓冲液 0.1 mol/L，pH6.0。含防腐剂。

4.3.3　R2：Ru（bpy）32 + 标记的抗 AFP 单克隆抗体（黑色瓶盖），1 瓶，10 ml。浓度 12.0 mg/L，磷酸缓冲液 0.1 mol/L，pH6.0。含防腐剂。

4.4·其他材料：AFP 定标液（CalSet）、肿瘤标志物质控品（PreciControl Tumor Marker）1 和 2、分析杯和 Elecsys 分析吸头（移液管吸头加样枪头）、通用稀释液、ProCell 系统缓冲液、CleanCell 检测池洗液、SysWash（附加洗液）、SysClean 系统清洗、ProCell M 系统缓冲液、ProbeWash M 清洗液、废物袋。

4.5·储存及稳定性

4.5.1　存放在 2～8℃。为了确保使用前自动混匀期间提供足够量的磁性微粒，甲胎蛋白试剂盒储存时，切莫倒置。

4.5.2　稳定性：未开封 2～8℃，可稳定至标明的保质期；开封后 2～8℃，12 周；放置在仪器上，8 周（交替贮存在冰箱内和仪器上，室温 20～25℃，开瓶使用时间累计约 20 h）。

5. 操作步骤

5.1·试剂准备

5.1.1　在使用前分析仪自动使微粒处于悬浮状态。通过各试剂条形码可读取其详细实验参数。在少数情况下，分析仪无法自动读取信息时，请输入标签上的 15 位数字序列。

5.1.2　将各试剂降温至 20℃左右，放到分析仪的试剂盘（20℃）上，避免泡沫产生。分析仪将自动调节反应温度及各试剂瓶瓶盖的开关状态。

5.2·检测操作：按仪器的标准操作规程进行。

6. 校准

6.1·溯源性：本测定方法可溯源至第 1 代 IRP WHO 参考标准 72/225。每个 AFP 试剂组带有一个含有各批试剂定标具体信息的条码标签。使用 AFP 定标液 CalSet 使预定义的主曲线适用于分析仪。

6.2·定标频率：必须使用新鲜试剂对每个试剂批进行一次定标（即试剂盒上机登入后的 24 h 内）。下列情况建议重新定标：使用同一批试剂的 1 个月后（28 天）；7 天后（在分析仪上使用同一试剂盒）；根据需要：质控结果超出范围时，比如质控结果在规定的限值外；若两水平质控均在控，则定标曲线可延至试剂及质控批号更换。

6.3·定标验证：不需要。分析仪软件自动检查曲线的有效性，注意任何偏差。

7. 质控

该测试适用的质控液 PreciControlpro Tumor 1 和 2；也可以用其他合适的质控液，如××Lyphochek Tumor Marker Plus Control。在以下情况建议进行质控检测：每 24 h 进行一次检测；每一个新批号试剂盒；每一次定标以后。所获值应在限定内，如果超出限定值，实验室应及时采取纠正措施。

8. 结果判断

8.1·结果计算：分析仪自动计算每份标本的测定浓度，单位为 U/ml 或 ng/ml。1 ng/ml AFP 相当于 1.21 U/ml；1 U/ml AFP 相当于 0.83 ng/ml。

8.2·检测范围：0.500～1 000 U/ml 或 0.605～1 210 ng/ml(由 master 定标曲线的最低检测限与最高检测限决定)。如果测定值低于最低检测限,报告为＜0.500 U/ml 或0.605 ng/ml。如果测定值高于检测范围,报告为＞1 000 U/ml 或 1 210 ng/ml(结果达到 50 000 U/ml 或 60 500 ng/ml样本应作 50 倍稀释)。

8.3·稀释：高于检测范围的标本可用通用稀释液稀释。建议 1∶50 稀释。稀释后的标本 AFP 含量必须高于 20 U/ml(24 ng/ml)。如用手工稀释,结果应乘上稀释倍数。

8.4·检测结果的不确定度：依据本科室不确定度评估程序性文件计算不确定度,并将年度不同水平质控值进行评估,评估结果以表格的形式附于 SOP 文件内,计算公式如下：

$$\mu_A = S \quad \mu_B = \mu_{校准品} = U_{厂家}/K \quad U = 2U_C \quad Urel = U/X_{均值}$$
$$Uc = \sqrt{u_A^2 + u_B^2}$$

9. 生物参考区间

本实验室血清 AFP 生物参考区间为≤5.8 U/ml 或≤7.0 ng/ml。

10. 性能参数

10.1·精密度：在低值质控品 TM1 批内 CV 为 2.2%(均值为 11.3 ng/ml),总 CV 为 2.8%(均值为 11.0 ng/ml)；在中值质控品 TM2(均值为 126 ng/ml)批内 CV 为 2.4%(均值为 125 ng/ml),总 CV 为 2.5%(均值为 104 ng/ml)。

10.2·最低检测限：0.500 U/ml(0.61 ng/ml)。

10.3·干扰因素：该方法不受黄疸(胆红素＜66 mg/dl)、溶血(血红蛋白＜2.2 g/dl)、脂血(脂质＜1 500 mg/dl)和生物素＜60 ng/ml 等干扰。不受类风湿因子干扰(1 500 U/ml)。37 种常用药物经试验对本测定无干扰。接受高剂量生物素(＞5 mg/d)治疗的患者,至少要等最后一次摄入生物素 8 h 后才能采血。不受类风湿因子干扰(1 500 U/ml)。AFP 浓度高达 $1×10^6$ U/ml($1.21×10^6$ ng/ml)也不出现钩状效应。接受过小鼠单抗治疗或诊断的患者会出现假阳性反应。

11. 临床意义

11.1·AFP 来源于卵黄囊、未分化肝细胞和胎儿胃肠道。70%～95%的原发性肝癌患者的 AFP 升高,越是晚期,AFP 含量越高。但尚未发现 AFP 含量与肿瘤大小、恶性程度等有关系。AFP 含量显著升高一般提示原发性肝细胞癌。在转移性肝癌中,AFP 一般低于 350～400 U/ml。AFP 中度升高也常见于酒精性肝硬化、急性肝炎以及 HBsAg 携带者。

11.2·不推荐将 AFP 用于普通人群的癌症筛查。孕妇血清或羊水 AFP 升高提示胎儿脊柱裂、无脑症、食管 atresia 或多胎,AFP 降低(结合孕妇年龄)提示未出生的婴儿有唐氏综合征的危险性。

11.3·原发性肝细胞癌血清中 AFP 明显升高,约有 75%的患者 AFP＞500 ng/ml,但也有 18%～25%患者可无 AFP 升高,值得注意。病毒性肝炎、肝硬化 AFP 有不同程度的升高,但其水平常＜500 ng/ml,个别慢性活动性肝炎患者在活动期其水平可达 800～1 000 ng/ml,应结合影像学综合分析,并定期动态监测。实际上大部分患者＜100 ng/ml。AFP 升高的原因,主要是由于受损伤的肝细胞再生而幼稚化时,肝细胞便重新具有产生 AFP 的能力,随着受损肝细胞的修复 AFP 逐渐恢复正常。生殖腺胚胎性肿瘤血清中 AFP 可见升高。

11.4·妊娠 3 个月后,血清 AFP 开始升高,7~8 个月时达到高峰,一般含量在 400 ng/ml 以下,分娩后 3 周恢复正常。孕妇血清中 AFP 异常升高,应考虑有胎儿神经管缺损畸形的可能性。

参考文献

尚红,王毓三,申子瑜.全国临床检验操作规程[M].4 版.北京:人民卫生出版社,2015.

（彭道荣　马越云）

血清癌胚抗原(CEA)定量检测标准操作规程

××医院检验科临床免疫室作业指导书	文件编号：××-JYK-MY-××××
版本： 生效日期：	共 页 第 页

1. 目的

规范操作流程,保证血清癌胚抗原(CEA)定量的准确性和可靠性。

2. 原理

采用双抗体夹心法原理,整个过程 18 min 完成。

2.1·第 1 步孵育：10 μl 标本、生物素化的单克隆 CEA 特异抗体和钌(Ru)标记的单克隆 CEA 特异抗体混匀,形成夹心复合物。

2.2·第 2 步孵育：加入链霉亲和素包被的微粒,让上述形成的复合物通过生物素与链霉亲和素间的反应结合到微粒上。

2.3·第 3 步：反应混合液吸到测量池中,微粒通过磁铁吸附到电极表面上,未结合的物质被清洗液洗去,电极加电压后产生化学发光,通过光电倍增管进行测定。检测结果由机器自动从标准曲线上查出。此曲线由仪器通过 2 点定标校正,由从试剂条形码扫描入仪器的原版标准曲线而得。

3. 标本要求

3.1·标本只有按照下列方法收集,检测结果才能被接受。

3.1.1 血清标本采集用标准样本试管或含分离胶的试管。标本在 2～8℃可稳定 7 天,－20℃可稳定 3 个月。含沉淀的标本使用前需离心。

3.1.2 确保患者样本、定标物、质控物在测试前温度达到室温 20～25℃。为减小挥发的影响,放在分析仪上的样本、定标物、质控物应在 2 h 内测试完。

3.2·标本的准备：新鲜样本、冻后脂血样品、预处理的样本或冷冻样品变混浊,必须离心(大约 15 000 g,10 min 或 2 000～3 500 r/min,5～10 min)澄清,方可进行检测。

3.3·患者准备的一般要求：患者在采血前 24 h 内应避免运动和饮酒,不宜改变饮食习惯和睡眠习惯。一般主张在禁食 12 h 后空腹取血,门诊患者提倡静坐 15 min 后再采血。

4. 试剂与仪器

4.1·仪器：××全自动电化学发光免疫分析系统。

4.2·试剂使用：试剂盒中的试剂是一个整体,打开后可立即使用,不能被分开。正确操作需要的所有信息可通过相应的试剂条码读取。

4.3·试剂组成

4.3.1 M：链霉亲和素包被的微粒(透明瓶盖),1 瓶,6.5 ml。粒子浓度 0.72 mg/ml,生物素结合能力：470 ng 生物素/mg 粒子。含防腐剂。

4.3.2 R1：生物素化的抗 CEA 单克隆抗体(灰色瓶盖),1 瓶,8 ml。浓度 7.5 mg/L,磷酸缓冲液 100 mmol/L,pH6.0。含防腐剂。

4.3.3 R2：Ru(bpy)32 + 标记的抗 CEA 单克隆抗体(黑色瓶盖),1 瓶,8 ml。浓度 4.0 mg/L,磷酸缓冲液 100 mmol/L,pH6.5。含防腐剂。

4.3.4 CEA 定标液(CalSet),4×1 ml。

4.3.5 肿瘤标志物质控品(PreciControl Tumor Marker)1 和 2,每个 2×3 ml。

4.4 · 其他材料：分析杯和 Elecsys 分析吸头(移液管吸头加样枪头)、通用稀释液、ProCell 系统缓冲液、CleanCell 检测池洗液、SysWash(附加洗液)、SysClean 系统清洗、ProCell M 系统缓冲液、ProbeWash M 清洗液、废物袋。

4.5 · 储存及稳定性

4.5.1 存放在 2~8℃。为了确保使用前自动混匀期间提供足够量的磁性微粒,试剂盒储存时,切莫倒置。

4.5.2 稳定性：未开封 2~8℃,可稳定至标明的保质期;开封后 2~8℃,12 周;放置在仪器上,8 周(交替贮存在冰箱内和仪器上,室温 20~25℃,开瓶使用时间累计约 20 h)。

5. 操作步骤

5.1 · 试剂准备

5.1.1 在使用前分析仪自动使微粒处于悬浮状态。通过各试剂条形码可读取其详细实验参数。在少数情况下,分析仪无法自动读取信息时,请输入标签上的 15 位数字序列。

5.1.2 将各试剂降温至 20℃左右,放到分析仪的试剂盘(20℃)上,避免泡沫产生。分析仪将自动调节反应温度及各试剂瓶瓶盖的开关状态。

5.2 · 检测操作：按仪器的标准操作规程进行。

6. 校准

6.1 · 溯源性：本测定方法可溯源至第 1 代 IRP WHO 参考标准 73/601。每个 Elecsys CEA 试剂组带一个含有各批试剂定标具体信息的条码标签。预先确定的主曲线适用于用 CEACalSet 试剂盒进行测定的分析仪。

6.2 · 定标频率：必须使用新鲜试剂对每个试剂批进行一次定标(即试剂盒上机登入后的 24 h 内)。下列情况建议重新定标：使用同一批试剂的 1 个月后(28 天);7 天后(在分析仪上使用同一试剂盒);根据需要：质控结果超出范围时,比如质控结果在规定的限值外;若两水平质控均在控,则定标曲线可延至试剂及质控批号更换。

6.3 · 定标验证：不需要。分析仪软件自动检查曲线的有效性,注意任何偏差。

7. 质控

该测试适用的质控液 PreciControl Tumor Marker 1 和 2;也可以用其他合适的质控液,如××Lyphochek Tumor Marker Plus Control。在以下情况建议进行质控检测：每 24 h 进行一次检测;每一个新批号试剂盒;每一次定标以后。所获值应在限定内。如果超出限定值,实验室应及时采取纠正措施。

8. 结果判断

8.1 · 结果计算：对每一个标本,仪器会自动计算 CEA 含量,单位是 ng/ml。1 ng/ml

CEA 相当于 16.9 mU/ml。

8.2·检测范围：0.200～1 000 ng/ml(由 master 定标曲线的最低检测限与最高检测限决定)。如果测定值低于最低检测限,报告为<0.200 ng/ml。如果测定值高于检测范围,报告为>1 000 ng/ml(结果达到 50 000 ng/ml 样本应作 50 倍稀释)。

8.3·稀释：CEA 浓度高于检测范围的标本可用通用稀释液稀释。建议 1∶50 稀释(既可以自动稀释也可以手工稀释)。稀释后的标本 CEA 含量必须高于 20 ng/ml。如用手工稀释,结果应乘上稀释倍数。如果是机器自动稀释,软件会自动计算结果。

8.4·检测结果的不确定度：具体参见 AFP 标准操作规程的相关内容。

9. 生物参考区间

本实验室血清 CEA 生物参考区间为<5 ng/ml。

10. 性能参数

10.1·精密度：在低值质控品 TM1 批内 CV 为 2.5%(均值为 4.38 ng/ml),总 CV 为 5.1%(均值为 4.74 ng/ml);在中值质控品 TM2 批内 CV 为 2.0%(均值为 33.8 ng/ml),总 CV 为 4.9%(均值为 34.9 ng/ml)。

10.2·分析灵敏度(最低检测限)：0.20 ng/ml。

10.3·干扰因素：黄疸(胆红素<1 129 μmol/L 或<66 mg/dl)、溶血(Hb<1.4 mmol/L 或<2.2 g/dl)、脂血(脂肪乳剂<1 500 mg/dl)和生物素(<491 nmol/L 或<120 ng/ml)时检测结果不受干扰。接受高剂量生物素(>5 mg/d)治疗的患者,至少要等最后一次摄入生物素 8 h 后才能采血。不受类风湿因子干扰(1 500 U/ml)。CEA 浓度高达 200 000 ng/ml 也不出现钩状效应。试剂含有鼠单克隆抗体,接受过小鼠单抗治疗或诊断的患者会出现错误报告。与 AFP 和 α1 -酸性糖蛋白没有交叉反应。

11. 临床意义

11.1·CEA 主要来源于胎儿的胃、肠道和血液。在正常成人的肠道、胰腺和肝组织中也有少量存在。出生后,CEA 的形成被抑制,因此,在正常成人的血液中 CEA 很难测出。

11.2·患有结肠腺癌的患者,CEA 含量通常很高。而在 20%～50% 的良性消化系统、胰腺、肝脏及肺部疾患中(肝硬化、慢性肝炎、胰腺炎、Crohn's 病、溃疡性大肠炎、肺气肿),CEA 含量通常不超过 10 ng/ml。吸烟者也常见 CEA 升高。CEA 测定主要用于指导结肠癌治疗及追踪。CEA 测定不适用于普通人群的癌症筛查。因为 CEA 正常不能排除恶性疾病的存在。

参考文献

尚红,王毓三,申子瑜.全国临床检验操作规程[M].4 版.北京：人民卫生出版社,2015.

(彭道荣　马越云)

血清糖链抗原 125(CA125)定量检测标准操作规程

××医院检验科临床免疫室作业指导书	文件编号：××-JYK-MY-××××
版本： 生效日期：	共 页 第 页

1. 目的

规范操作流程,保证血清糖链抗原 125(CA125)定量检测的准确性和可靠性。

2. 原理

采用双抗体夹心法原理,整个过程 18 min 完成。

2.1·第 1 步孵育：20 μl 标本、生物素化的单克隆 CA125 特异抗体和钌(Ru)标记的单克隆 CA125 特异抗体混匀,形成夹心复合物。

2.2·第 2 步孵育：加入链霉亲和素包被的微粒,让上述形成的复合物通过生物素与链霉亲和素间的反应结合到微粒上。

2.3·第 3 步：反应混合液吸到测量池中,微粒通过磁铁吸附到电极表面上,未结合的物质被清洗液洗去,电极加电压后产生化学发光,通过光电倍增管进行测定。检测结果由机器自动从标准曲线上查出。此曲线由仪器通过 2 点定标校正,由从试剂条形码扫描入仪器的原版标准曲线而得。

3. 标本要求

3.1·标本只有按照下列方法收集,检测结果才能被接受。

3.1.1 血清标本采集用标准样本试管或含分离胶的试管。标本在 2~8℃可稳定 7 天,−20℃可稳定 3 个月。含沉淀的标本使用前需离心。

3.1.2 确保患者样本、定标物、质控物在测试前温度达到室温 20~25℃。为减小挥发的影响,放在分析仪上的样本、定标物、质控物应在 2 h 内测试完。

3.2·标本的准备：新鲜样本、冻后脂血样品、预处理的样本或冷冻样品变混浊,必须离心(大约 15 000 g,10 min 或 2 000~3 500 r/min,5~10 min)澄清,方可进行检测。

3.3·患者准备的一般要求：患者在采血前 24 h 内应避免运动和饮酒,不宜改变饮食习惯和睡眠习惯。一般主张在禁食 12 h 后空腹取血,门诊患者提倡静坐 15 min 后再采血。

4. 试剂与仪器

4.1·仪器：××全自动电化学发光免疫分析系统。

4.2·试剂使用：试剂盒中的试剂是一个整体,打开后可立即使用,不能被分开。正确操作需要的所有信息可通过相应的试剂条码读取。

4.3·试剂组成

4.3.1 M：链霉亲和素包被的微粒(透明瓶盖),1 瓶,6.5 ml。粒子浓度 0.72 mg/ml,生物素结合能力：470 ng 生物素/mg 粒子。含防腐剂。

4.3.2 R1：生物素化的抗 CA125 单克隆抗体(灰色瓶盖),1 瓶,9 ml。浓度 1 mg/L,磷酸缓冲液 100 mmol/L,pH7.4。含防腐剂。

4.3.3　R2：Ru(bpy)32 + 标记的抗 CA125 单克隆抗体(黑色瓶盖),1 瓶,9 ml,浓度 1.0 mg/L,磷酸缓冲液 100 mmol/L,pH7.4。含防腐剂。

4.4·其他材料：CA125 定标液、肿瘤标志物质控品(PreciControl Tumor Marker)1 和 2、分析杯和 Elecsys 分析吸头(移液管吸头加样枪头)、通用稀释液、ProCell 系统缓冲液、CleanCell 检测池洗液、SysWash(附加洗液)、SysClean 系统清洗、ProCell M 系统缓冲液、ProbeWash M 清洗液、废物袋。

4.5·储存及稳定性

4.5.1　存放在 2～8℃。为了确保使用前自动混匀期间提供足够量的磁性微粒,试剂盒储存时,切莫倒置。

4.5.2　稳定性：未开封 2～8℃,可稳定至标明的保质期；开封后 2～8℃,12 周；放置在仪器上,8 周(交替贮存在冰箱内和仪器上,室温 20～25℃,开瓶使用时间累计约 20 h)。

5. 操作步骤

5.1·试剂准备

5.1.1　在使用前分析仪自动使微粒处于悬浮状态。通过各试剂条形码可读取其详细实验参数。在少数情况下,分析仪无法自动读取信息时,请输入标签上的 15 位数字序列。

5.1.2　将各试剂降温至 20℃左右,放到分析仪的试剂盘(20℃)上,避免泡沫产生。分析仪将自动调节反应温度及各试剂瓶瓶盖的开关状态。

5.2·检测操作：按仪器的标准操作规程进行。

6. 校准

6.1·溯源性：该检测方法可溯源至酶免 CA125Ⅱ方法。并依次溯源至 Fujirebio Diagnostics 的 CA125Ⅱ RIA。每批 Elecsys 试剂套装都有条形码标签,条形码含有特定批次试剂对应的特定定标信息。预先确定的一级定标曲线适用于采用相关定标液试剂盒进行测定的分析仪。

6.2·定标频率：必须使用新鲜试剂对每个试剂批进行一次定标(即试剂盒上机登入后的 24 h 内)。下列情况建议重新定标：使用同一批试剂的 1 个月后(28 天)；7 天后(在分析仪上使用同一试剂盒)；根据需要：质控结果超出范围时,比如质控结果在规定的限值外；若两水平质控均在控,则定标曲线可延至试剂及质控批号更换。

6.3·定标验证：分析仪的软件会自动检查定标曲线的有效性及任何偏离。

7. 质控

肿瘤标志物质控品(PreciControl Tumor Marker)1 和 2 以及其他合适的质控品。各浓度区域的质控至少每 24 h 或每一次定标后测定一次。检测值应落在确定的范围内,如果出现质控值落在范围以外,每个实验室应该采取纠正措施。

8. 结果判断

8.1·结果计算：对每一个标本,××分析仪会自动计算 CA125 含量,单位是 U/ml 或 U/L 或 kU/L。

8.2·检测范围：0.600～5 000 U/ml(由 master 定标曲线的最低检测限与最高检测限决

定）。如果测定值低于最低检测限,报告为<0.600 U/ml,如果测定值高于检测范围,报告为>5 000 U/ml(结果达到 25 000 U/ml 样本应作 50 倍稀释)。

8.3 · 检测结果的不确定度：具体参见 AFP 标准操作规程的相关内容。

9. 生物参考区间

本实验室血清 CA125 生物参考区间为≤35 U/ml。

10. 性能参数

10.1 · 精密度：低值质控品 TM1 批内 CV 为 0.9%(均值为 51.1 U/ml),总 CV 为 1.6%(均值为 50.1 U/ml);在中值质控品 TM2 批内 CV 为 1.1%(均值为 115 U/ml),总 CV 为 1.5%(均值为 116 U/ml)。

10.2 · 分析灵敏度(最低检测限)：0.600 U/ml。

10.3 · 干扰因素：在黄疸(胆红素<1 129 μmol/L 或<66 mg/dl)、溶血(Hb<2.0 mmol/L 或<3.2 g/dl)、脂血(脂肪乳剂<2 000 mg/dl)以及生物素(<143 nmol/L 或<35 ng/ml)时,测定不受干扰。对于接受高剂量生物素治疗的患者(即>5 mg/d),必须在末次生物素治疗后至少 8 h 采集样本。类风湿因子低于 1 200 U/ml 时,检测结果不受影响。CA125 浓度低于 50 000 U/ml 时无高剂量钩状效应。体外对 27 种常用药物进行试验。未发现有药物影响检测结果。少数病例中针对分析物特异性抗体、链霉亲和素或钌抗体的极高滴度抗体会影响检测结果。通过适当的实验设计可将影响因素降到最低。

11. 临床意义

11.1 · CA125 发现存在于羊膜和体腔上皮中,这些组织是存在于胎儿的器官中。成人器官组织中,发现 CA125 存在于输卵管上皮、子宫内膜、子宫颈内。

11.2 · 检测值升高有时可见于多种良性妇科疾病(如卵巢囊肿、卵巢变性、内膜炎、子宫肌瘤、宫颈炎)。轻度升高可发生于妊娠早期和多种良性疾病(如急性和慢性胰腺炎、胃肠道疾病、肾功能衰竭、自身免疫病等)。明显升高也可见于肝硬化、肝炎。各种恶性肿瘤引起的腹水也可见 CA125 升高。CA125 升高可见于卵巢癌患者外,还可见于子宫内膜癌、乳腺癌、胃肠道癌和其他恶性肿瘤。尽管 CA125 是非特异的指标,却是迄今为止用于监测卵巢癌患者治疗效果、观察疾病发展最重要的指标。在最初诊断中,CA125 的敏感性依赖于 FIGO 分期。高肿瘤分期与高 CA125 水平相关。

11.3 · CA125 检测的敏感性和特异性通过比较诊断为卵巢癌(FIGO 分期 I～IV)的患者和良性妇科肿瘤的患者进行评估。cut off 值为 65 U/ml,××CA125 II 的敏感性是 79%,特异性是 82%。如果要求的特异性高则 cut off 值应升高。理想的临床值为 150 U/ml(敏感性是 69%,特异性是 93%)。如果 cut off 值设定特异性为 95%,则敏感性为 63%。

参考文献

尚红,王毓三,申子瑜.全国临床检验操作规程[M].4 版.北京：人民卫生出版社,2015.

(彭道荣　马越云)

血清糖链抗原 19 - 9(CA19 - 9)定量检测标准操作规程

××医院检验科临床免疫室作业指导书	文件编号：××-JYK-MY-××××
版本： 生效日期：	共 页 第 页

1. 目的
规范操作流程，保证血清糖链抗原 19 - 9(CA19 - 9)定量的准确性和可靠性。

2. 原理
采用双抗体夹心法原理，整个过程 18 min 完成。

2.1·第 1 步孵育：10 μl 标本、生物素化的单克隆 CA19 - 9 特异抗体和钌(Ru)标记的单克隆 CA19 - 9 特异抗体混匀，形成夹心复合物。

2.2·第 2 步孵育：加入链霉亲和素包被的微粒，让上述形成的复合物通过生物素与链霉亲和素间的反应结合到微粒上。

2.3·第 3 步：反应混合液吸到测量池中，微粒通过磁铁吸附到电极表面上，未结合的物质被清洗液洗去，电极加电压后产生化学发光，通过光电倍增管进行测定。检测结果由机器自动从标准曲线上查出。此曲线由仪器通过 2 点定标校正，由从试剂条形码扫描入仪器的原版标准曲线而得。

3. 标本要求
3.1·标本只有按照下列方法收集，检测结果才能被接受。

3.1.1 血清标本采集用标准样本试管或含分离胶的试管。标本在 2～8℃可稳定 7 天，－20℃可稳定 3 个月。含沉淀的标本使用前需离心。

3.1.2 确保患者样本、定标物、质控物在测试前温度达到室温 20～25℃。为减小挥发的影响，放在分析仪上的样本、定标物、质控物应在 2 h 内测试完。

3.2·标本的准备：新鲜样本、冻后脂血样品、预处理的样本或冷冻样品变混浊，必须离心（大约 15 000 g，10 min 或 2 000～3 500 r/min，5～10 min）澄清，方可进行检测。

3.3·患者准备的一般要求：患者在采血前 24 h 内应避免运动和饮酒，不宜改变饮食习惯和睡眠习惯。一般主张在禁食 12 h 后空腹取血，门诊患者提倡静坐 15 min 后再采血。

4. 试剂与仪器
4.1·仪器：××全自动电化学发光免疫分析系统。

4.2·试剂使用：试剂盒中的试剂是一个整体，打开后可立即使用，不能被分开。正确操作需要的所有信息可通过相应的试剂条码读取。

4.3·试剂组成

4.3.1 M：链霉亲和素包被的微粒(透明瓶盖)，1 瓶，6.5 ml。粒子浓度 0.72 mg/ml，生物素结合能力：470 ng 生物素/mg 粒子。含防腐剂。

4.3.2 R1：生物素化的抗 CA19 - 9 单克隆抗体(灰色瓶盖)，1 瓶，10 ml。浓度 3 mg/L，

磷酸缓冲液 100 mmol/L,pH6.5。含防腐剂。

4.3.3　R2：Ru(bpy)32＋标记的抗 CA19‐9 单克隆抗体(黑色瓶盖),1 瓶,10 ml,浓度 4 mg/L,磷酸缓冲液 100 mmol/L,pH6.5。含防腐剂。

4.4·其他材料：CA19‐9 定标液、肿瘤标志物质控品(PreciControl Tumor Marker)1 和 2、分析杯和 Elecsys 分析吸头(移液管吸头加样枪头)、通用稀释液、ProCell 系统缓冲液、CleanCell 检测池洗液、SysWash(附加洗液)、SysClean 系统清洗、ProCell M 系统缓冲液、ProbeWash M 清洗液、废物袋。

4.5·储存及稳定性

4.5.1　存放在 2～8℃。为了确保使用前自动混匀期间提供足够量的磁性微粒,试剂盒储存时,切莫倒置。

4.5.2　稳定性：未开封 2～8℃,可稳定至标明的保质期;开封后 2～8℃,12 周;放置在仪器上,8 周(交替贮存在冰箱内和仪器上,室温 20～25℃,开瓶使用时间累计约 20 h)。

5. 操作步骤

5.1·试剂准备

5.1.1　在使用前分析仪自动使微粒处于悬浮状态。通过各试剂条形码可读取其详细实验参数。在少数情况下,分析仪无法自动读取信息时,请输入标签上的 15 位数字序列。

5.1.2　将各试剂降温至 20℃左右,放到分析仪的试剂盘(20℃)上,避免泡沫产生。分析仪将自动调节反应温度及各试剂瓶瓶盖的开关状态。

5.2·检测操作：按仪器的标准操作规程进行。

6. 校准

6.1·溯源性：该检测方法可溯源至酶检测 CA 19‐9 方法。每个 Elecsys CA 19‐9 试剂都有一个条形码,包含了各批号试剂定标的具体信息。预先确定的主曲线适用于用 Elecsys CA 19‐9 CalSet 试剂盒进行测定的分析仪。

6.2·定标频率：必须使用新鲜试剂对每个试剂批进行一次定标(即试剂盒上机登入后的 24 h 内)。下列情况建议重新定标：使用同一批试剂的 1 个月后(28 天);7 天后(在分析仪上使用同一试剂盒);根据需要：质控结果超出范围时,比如质控结果在规定的限值外;若两水平质控均在控,则定标曲线可延至试剂及质控批号更换。

6.3·定标验证：分析仪软件自动检查曲线的有效性,注意任何偏差。

7. 质控

该测试适用的质控液 PreciControl Tumor Marker 1 和 2;也可以用其他合适的质控液,如××Lyphochek Tumor Marker Plus Control。在以下情况建议进行质控检测：每 24 h 进行一次检测;每一个新批号试剂盒;每一次定标以后;所获值应在限定内,如果超出限定值,实验室应及时采取纠正措施。

8. 结果判断

8.1·结果计算：对每一个标本,仪器会自动计算 CA19‐9 含量,单位是 U/ml 或 KU/L。

8.2·检测范围：0.600～1 000 U/ml(由 master 定标曲线的最低检测限与最高检测限决

定）。如果测定值低于最低检测限，报告为＜0.600 U/ml。如果测定值高于检测范围，报告为＞1 000 U/ml（结果达到 10 000 U/ml 样本应作 50 倍稀释）。

8.3·稀释：CA19-9 高于检测范围的标本可用通用稀释液稀释。建议 1∶10 稀释（既可以自动稀释也可以手工稀释）。稀释后的标本 CA19-9 含量必须高于 50 U/ml。如用手工稀释，结果应乘上稀释倍数。如果是机器自动稀释，软件会自动计算结果。

8.4·检测结果的不确定度：具体参见 AFP 标准操作规程的相关内容。

9. 生物参考区间

本实验室血清 CA19-9 生物参考区间为≤27 U/ml。

10. 性能参数

10.1·精密度：低值质控品 TM1 批内 CV 为 1.2％（均值为 20.3 U/ml），总 CV 为 4.2％（均值为 21.4 U/ml）；在中值质控品 TM2 批内 CV 为 1.2％（均值为 76.6 U/ml），总 CV 为 1.9％（均值为 76.3 U/ml）。

10.2·分析灵敏度（最低检测限）：0.60 U/ml。

10.3·干扰因素：检测结果不受黄疸（胆红素＜1 129 μmol/L 或＜66 mg/dl）、溶血（血红蛋白＜1.4 mmol/L 或＜2.2 g/dl）、脂血（脂肪乳剂＜1 500 mg/dl）和生物素（＜100 ng/ml 或＜409 nmol/L）的影响。对于接受高剂量生物素治疗的患者（＞5 mg/d），必须在末次生物素治疗 8 h 后采集样本。检测结果不受类风湿因子影响（RF 不超过 1 500 U/ml）。CA19-9 浓度最高达到 500 000 U/ml 时无高剂量钩状效应。针对 27 种常用药物进行了体外检测。未发现有药物影响检测结果。少数病例中极高浓度的分析物特异性抗体、链霉亲和素或钌抗体会影响检测结果。通过适宜性的实验设计可将影响因素降到最低。

11. 临床意义

11.1·CA19-9 测定有助于胰腺癌（敏感性 70％～87％）的鉴别诊断和病情监测：测定值高低与肿瘤大小无关，但是血清 CA19-9 水平高于 10 000 U/ml 时，几乎均存在外周转移。CA19-9 测定不能用于胰腺癌的早期发现。

11.2·对于肝胆管癌，CA19-9 测定值提供 50％～75％诊断敏感性。对于胃癌，建议做 CA72-4 和 CEA 联合检测。对于结、直肠癌，只做 CEA 检测已足够，少数 CEA 阴性病例，CA19-9 检测能起作用。由于黏蛋白主要从肝脏清除，某些患者轻微的胆汁郁积便可导致血清 CA19-9 水平明显升高。CA19-9 升高也见于胃肠道和肝的多种良性和炎症病变，以及囊肿性纤维化。

参考文献

尚红,王毓三,申子瑜.全国临床检验操作规程[M].4 版.北京：人民卫生出版社,2015.

（彭道荣　马越云）

血清糖链抗原 15-3(CA15-3)定量检测标准操作规程

××医院检验科临床免疫室作业指导书	文件编号：××-JYK-MY-××××
版本： 生效日期：	共 页 第 页

1. 目的

规范操作流程,保证血清糖链抗原15-3(CA15-3)定量检测的准确性和可靠性。

2. 原理

采用双抗体夹心法原理,整个过程18 min完成。

2.1·第1步孵育：20 μl标本、生物素化的单克隆CA15-3特异抗体和钌(Ru)标记的单克隆CA15-3特异抗体混匀,形成夹心复合物。

2.2·第2步孵育：加入链霉亲和素包被的微粒,让上述形成的复合物通过生物素与链霉亲和素间的反应结合到微粒上。

2.3·第3步：反应混合液吸到测量池中,微粒通过磁铁吸附到电极表面上,未结合的物质被清洗液洗去,电极加电压后产生化学发光,通过光电倍增管进行测定。检测结果由机器自动从标准曲线上查出。此曲线由仪器通过2点定标校正,由从试剂条形码扫描入仪器的原版标准曲线而得。

3. 标本要求

3.1·标本只有按照下列方法收集,检测结果才能被接受。

3.1.1 血清标本采集用标准样本试管或含分离胶的试管。标本在2~8℃可稳定7天,-20℃可稳定3个月。含沉淀的标本使用前需离心。

3.1.2 确保患者样本、定标物、质控物在测试前温度达到室温20~25℃。为减小挥发的影响,放在分析仪上的样本、定标物、质控物应在2 h内测试完。

3.2·标本的准备：新鲜样本、冻后脂血样品、预处理的样本或冷冻样品变混浊,必须离心(大约15 000 g,10 min或2 000~3 500 r/min,5~10 min)澄清,方可进行检测。

3.3·患者准备的一般要求：患者在采血前24 h内应避免运动和饮酒,不宜改变饮食习惯和睡眠习惯。一般主张在禁食12 h后空腹取血,门诊患者提倡静坐15 min后再采血。

4. 试剂与仪器

4.1·仪器：××全自动电化学发光免疫分析系统。

4.2·试剂使用：试剂盒中的试剂是一个整体,打开后可立即使用,不能被分开。正确操作需要的所有信息可通过相应的试剂条码读取。

4.3·试剂组成

4.3.1 M：链霉亲和素包被的微粒(透明瓶盖),1瓶,6.5 ml。粒子浓度0.72 mg/ml,生物素结合能力：470 ng生物素/mg粒子。含防腐剂。

4.3.2 R1：生物素化的抗CA15-3单克隆抗体(灰色瓶盖),1瓶,10 ml。浓度1.75 mg/L,

磷酸缓冲液 20 mmol/L,pH6.0。含防腐剂。

4.3.3　R2:Ru(bpy)32＋标记的抗 CA15-3 单克隆抗体(黑色瓶盖),1 瓶,10 ml,浓度 10 mg/L,磷酸缓冲液 100 mmol/L,pH7.0。含防腐剂。

4.3.4　CA15-3 定标液和 CA15-3 质控品 1 和 2 水平。

4.4·其他材料:分析杯和 Elecsys 分析吸头(移液管吸头加样枪头)、通用稀释液、ProCell 系统缓冲液、CleanCell 检测池洗液、SysWash(附加洗液)、SysClean 系统清洗、ProCell M 系统缓冲液、ProbeWash M 清洗液、废物袋。

4.5·储存及稳定性

4.5.1　存放在 2～8℃。为了确保使用前自动混匀期间提供足够量的磁性微粒,试剂盒储存时,切莫倒置。

4.5.2　稳定性:未开封 2～8℃,可稳定至标明的保质期;开封后 2～8℃,12 周;放置在××仪器上,8 周(交替贮存在冰箱内和仪器上,室温 20～25℃,开瓶使用时间累计约 20 h)。

5. 操作步骤

5.1·试剂准备

5.1.1　在使用前分析仪自动使微粒处于悬浮状态。通过各试剂条形码可读取其详细实验参数。在少数情况下,分析仪无法自动读取信息时,请输入标签上的 15 位数字序列。

5.1.2　将各试剂降温至 20℃左右,放到分析仪的试剂盘(20℃)上,避免泡沫产生。分析仪将自动调节反应温度及各试剂瓶瓶盖的开关状态。

5.2·检测操作:按仪器的标准操作规程进行。

6. 校准

6.1·溯源性:Elecsys CA 15-3 Ⅱ检测已溯源至 Elecsys CA 15-3 检测。而 Elecsys CA 15-3 检测又可溯源至酶免 CA 15-3 检测法和 Fujirebio Diagnostics 的 CA 15-3 RIA。每批 CA15-3Ⅱ试剂有一条形码标签,含有该批试剂定标所需的特殊信息。应用 CA15-3Ⅱ CalSet 定标液定标校正母定标曲线。

6.2·定标频率:须使用新鲜试剂对每个试剂批进行一次定标(即试剂盒上机登入后的 24 h 内)。下列情况建议重新定标:使用同一批试剂的 1 个月后(28 天);7 天后(在分析仪上使用同一试剂盒);根据需要:质控结果超出范围时,比如质控结果在规定的限值外;若两水平质控均在控,则定标曲线可延至试剂及质控批号更换。

6.3·定标验证:分析仪的软件会自动检查定标曲线的有效性及任何偏离。

7. 质控

该测试适用的质控液 PreciControl Tumor Marker 1 和 2;也可以用其他合适的质控液,如×× Lyphochek Tumor Marker Plus Control。各浓度区域的质控至少每 24 h、每一个新批号试剂盒或每一次定标后测定一次。质控间隔期应适用于各实验室的具体要求。检测值应落在确定的范围内,如果出现质控值落在范围以外,应采取纠正措施。

8. 结果判断

8.1·结果计算:对每一个标本,免疫分析仪会自动计算 CA15-3 含量,单位是 U/ml

或 kU/L。

8.2·检测范围：1.00～300 U/ml(由 master 定标曲线的最低检测限与最高检测限决定)。如果测定值低于最低检测限，报告为＜1.00 U/ml。如果测定值高于检测范围，报告为＞300 U/ml(结果达到 3 000 U/ml 样本应作 10 倍稀释)。

8.3·稀释：利用 Elecsys 通用稀释液对样本自动预稀释。如果 CA15 - 3 Ⅱ高于检测范围的标本可用通用稀释液手工进行 1∶10 稀释。稀释后的标本 CA15 - 3 Ⅱ含量必须高于30 U/ml。如用手工稀释结果应乘上稀释倍数。如果是机器自动稀释，机器会自动计算结果。

8.4·检测结果的不确定度：具体参见 AFP 标准操作规程的相关内容。

9. 生物参考区间

本实验室血清 CA15 - 3 生物参考区间≤25 U/ml。

10. 性能参数

10.1·精密度：低值质控品 TM1 批内 CV 为 1.6％(均值为 21.1 U/ml)，总 CV 为 2.6％(均值为 21.3 U/ml)；在中值质控品 TM2 批内 CV 为 1.5％(均值为 47.6 U/ml)，总 CV 为3.7％(均值为 49.6 U/ml)。

10.2·分析灵敏度(最低检测限)：1.00 U/ml。

10.3·干扰因素：检测结果不受黄疸(胆红素＜1 112 μmol/L 或＜65 mg/dl)、溶血(血红蛋白＜1.9 mmol/L 或＜3.0 g/dl)、脂血(脂肪乳剂＜1 500 mg/dl)和生物素(＜409 nmol/L或＜100 ng/ml)的影响。对于接受高剂量生物素治疗的患者(＞5 mg/d)，必须在末次生物素治疗 8 h 后采集样本。检测结果不受类风湿因子影响(RF 不超过 1 500 IU/ml)。通常，当 CA15 - 3 浓度低于 20 000 U/ml 时不会出现高剂量钩状效应。然而，由于 CA 15 - 3 的异源性质，因此低于该值的高剂量钩状效应并能完全避免。如果出现不合理的过低结果，就应当以 1∶10 稀释样本后重新检测。针对 28 种常用药物进行了体外检测。未发现有药物影响检测结果。少数病例中极高浓度的分析物特异性抗体、链霉亲和素或钌抗体会影响检测结果。通过适宜性的实验设计可将影响因素降到最低。

11. 临床意义

体外免疫学方法定量检测人类血清和血浆中 CA 15 - 3，以帮助治疗乳腺癌患者。结合其他临床和诊断过程，采用该方法的序列检测有助于早期检测先前曾治疗过的Ⅱ期和Ⅲ期乳腺癌患者的复发和监测转移性乳腺癌患者对治疗的响应性。

参考文献

尚红，王毓三，申子瑜.全国临床检验操作规程[M].4 版.北京：人民卫生出版社，2015.

(彭道荣　马越云)

血清总前列腺特异性抗原(tPSA)定量检测标准操作规程

××医院检验科临床免疫室作业指导书	文件编号：××-JYK-MY-××××
版本： 　　　生效日期：	共 页 第 页

1. 目的

规范操作流程,保证血清总前列腺特异性抗原(tPSA)定量的准确性和可靠性。

2. 原理

采用双抗体夹心法原理,整个过程 18 min 完成。

2.1·第 1 步孵育：20 μl 标本、生物素化的单克隆 tPSA 特异抗体和钌(Ru)标记的单克隆 tPSA 特异抗体混匀,形成夹心复合物。

2.2·第 2 步孵育：加入链霉亲和素包被的微粒,让上述形成的复合物通过生物素与链霉亲和素间的反应结合到微粒上。

2.3·第 3 步：反应混合液吸到测量池中,微粒通过磁铁吸附到电极表面上,未结合的物质被清洗液洗去,电极加电压后产生化学发光,通过光电倍增管进行测定。检测结果由机器自动从标准曲线上查出。此曲线由仪器通过 2 点定标校正,由从试剂条形码扫描入仪器的原版标准曲线而得。

3. 标本要求

3.1·标本只有按照下列方法收集,检测结果才能被接受。

3.1.1　血清标本采集用标准样本试管或含分离胶的试管。标本在 2～8℃ 可稳定 7 天,−20℃ 可稳定 3 个月。含沉淀的标本使用前需离心。

3.1.2　确保患者样本、定标物、质控物在测试前温度达到室温 20～25℃。为减小挥发的影响,放在分析仪上的样本、定标物、质控物应在 2 h 内测试完。

3.2·标本的准备：新鲜样本、冻后脂血样品、预处理的样本或冷冻样品变混浊,必须离心(大约 15 000 g,10 min 或 2 000～3 500 r/min,5～10 min)澄清,方可进行检测。

3.3·患者准备的一般要求：患者在采血前 24 h 内应避免运动和饮酒,不宜改变饮食习惯和睡眠习惯。一般主张在禁食 12 h 后空腹取血,门诊患者提倡静坐 15 min 后再采血。

4. 试剂与仪器

4.1·仪器：××全自动电化学发光免疫分析系统。

4.2·试剂使用：试剂盒中的试剂是一个整体,打开后可立即使用,不能被分开。正确操作需要的所有信息可通过相应的试剂条码读取。

4.3·试剂组成

4.3.1　M：链霉亲和素包被的微粒(透明瓶盖),1 瓶,6.5 ml。粒子浓度 0.72 mg/ml,生物素结合能力：470 ng 生物素/mg 粒子。含防腐剂。

4.3.2　R1：生物素化的抗 PSA 单克隆抗体(灰色瓶盖),1 瓶,10 ml。生物素化的抗 PSA

单克隆抗体(鼠):浓度 1.5 mg/l,磷酸缓冲液 100 mmol/L,pH6.0,含防腐剂。

4.3.3 R2:Ru(bpy)32 + 标记的抗 PSA 单克隆抗体(黑色瓶盖),1 瓶,10 ml。Ru(bpy)32 + 标记的抗 PSA 单克隆抗体(鼠):浓度 1.0 mg/L,磷酸缓冲液 100 mmol/L,pH6.0,含防腐剂。

4.4・其他材料:总 PSA 定标液(tPSACalSet)、肿瘤标志物质控品(PreciControl Tumor Marker)1 和 2、分析杯和 Elecsys 分析吸头(移液管吸头加样枪头)、通用稀释液、ProCell 系统缓冲液、CleanCell 检测池洗液、SysWash(附加洗液)、SysClean 系统清洗、ProCell M 系统缓冲液、ProbeWash M 清洗液、废物袋。

4.5・储存及稳定性

4.5.1 存放在 2～8℃。为了确保使用前自动混匀期间提供足够量的磁性微粒,试剂盒储存时,切莫倒置。

4.5.2 稳定性:未开封 2～8℃,可稳定至标明的保质期;开封后 2～8℃,12 周;放置在仪器上,8 周(交替贮存在冰箱内和仪器上,室温 20～25℃,开瓶使用时间累计约 20 h)。

5. 操作步骤

5.1・按仪器操作说明进行操作。检查试剂与消耗品是否充足。使用前自动混匀微粒。仪器通过扫描试剂盒条形码自动输入测试所需的特异性参数,不需手工输入。如果特殊情况下仪器无法阅读条形码,可以手工输入 15 位数字。将冷藏试剂预温到 20℃后放置于仪器的试剂盘上,避免产生泡沫。仪器自动控制试剂温度和开/关试剂瓶盖。

5.2・检测程序:从主菜单进入测试申请屏幕。对每个样品,设置一个样品架上的位置,输入样品信息和需检测的测试名称。将样品管(杯)放入样品架中已设定的位置。按下运行键(Run)开始检测。仪器会提醒操作者运行所需的定标。系统会自动计算检测结果。

6. 校准

6.1・溯源性:这种方法可溯源至 Stanford 参考标准/WHO 96/670(90% PSA‐ACT + 10%游离 PSA)。每批 Elecsys 试剂套装都有条形码标签,条形码含有特定批次试剂对应的特定定标信息。预先确定的一级定标曲线适用于采用相关定标液试剂盒进行测定的分析仪。

6.2・定标频率:必须使用新鲜试剂对每个试剂批进行一次定标(即试剂盒上机登入后的 24 h 内)。下列情况建议重新定标:使用同一批试剂的 1 个月后(28 天);7 天后(在分析仪上使用同一试剂盒);根据需要:质控结果超出范围时,比如质控结果在规定的限值外;若两水平质控均在控,则定标曲线可延至试剂及质控批号更换。

6.3・定标验证:分析仪的软件会自动检查定标曲线的有效性及任何偏离。

7. 质控

该测试适用的质控液 PreciControl Tumor Marker 1 和 2;也可以用其他合适的质控液,如×× Lyphochek Tumor Marker Plus Control。在以下情况建议进行质控检测:每 24 h 进行一次检测、每一个新批号试剂盒、每一次定标以后。质控间隔期应适用于各实验室的具体要求。检测值应落在确定的范围内,如果出现质控值落在范围以外,每个实验室应采取纠正措施。

8. 结果判断

8.1・结果计算:对每一个标本,××分析仪会自动计算 tPSA 含量,单位是 ng/ml 或 μg/L。

8.2·检测范围：0.003～100 ng/ml(由 master 定标曲线的最低检测限与最高检测限决定的)。如果测定值低于最低检测限，报告为＜0.003 ng/ml。如果测定值高于检测范围，报告为＞100 ng/ml(结果达到 5 000 ng/ml 样本应作 50 倍稀释)。

8.3·稀释：高于检测范围的标本可用通用稀释液稀释。建议 1∶50 稀释(既可以自动稀释也可以手工稀释)。稀释后的标本 tPSA 含量必须高于 2 ng/ml。如用手工稀释，结果应乘上稀释倍数。如果是机器自动稀释，软件会自动计算结果。

8.4·检测结果的不确定度：具体参见 AFP 标准操作规程的相关内容。

9. 生物参考区间

9.1·本实验室男性血清 tPSA 生物参考区间如下：40 岁以下时≤1.4 ng/ml；40～50 岁时≤2.0 ng/ml；50～60 岁时≤3.1 ng/ml；60～70 岁时≤4.1 ng/ml；70 岁以上时≤4.4 ng/ml。

9.2·各实验室应对各自地区人群的 tPSA 正常值波动范围进行调查，如有必要应自己测定一个参考值范围。

10. 性能参数

10.1·精密度：低值质控品 TM1 批内 CV 为 1.3%(均值为 3.27 ng/ml)，总 CV 为 1.4%(均值为 3.25 ng/ml)；在中值质控品 TM2 批内 CV 为 1.4%(均值为 23.2 ng/ml)，总 CV 为 1.6%(均值为 22.9 ng/ml)。

10.2·分析灵敏度(最低检测限)：0.003 ng/ml。

10.3·干扰因素：检测结果不受黄疸(胆红素＜1 112 μmol/L 或＜65 mg/dl)、溶血(血红蛋白＜1.4 mmol/L 或＜2.2 g/dl)、脂血(脂肪乳剂＜1 500 mg/dl)以及生物素(＜246 nmol/L 或＜60 ng/ml)的影响。对于接受高剂量生物素治疗的患者(即＞5 mg/d)，必须在末次生物素治疗后至少 8 h 采集样本。类风湿因子浓度≤1 500 U/ml 时无明显干扰。tPSA 浓度≤17 000 ng/ml 时无高剂量钩状效应。体外对 28 种常用药物进行检测，未发现有药物影响检测结果。少数病例中针对分析物特异性抗体、链霉亲和素或钌抗体的极高滴度抗体会影响检测结果。通过适当的实验设计可将影响因素降到最低。

11. 临床意义

血清 tPSA 升高一般提示前列腺存在病变(前列腺炎、良性增生或癌症)。由于 PSA 也存在于尿道旁和肛门旁腺体，以及乳腺组织或乳腺癌，因此，女性血清中也可测出低水平的 PSA。前列腺切除后仍可测出 PSA。PSA 测定主要用于监测前列腺癌患者或接受激素治疗患者的病情及疗效。放疗、激素治疗或外科手术切除前列腺后，PSA 快速下降到可测水平以下，提示疗效好。前列腺炎或前列腺创伤(例如尿潴留、直肠检查后、膀胱镜、结肠镜、经尿路活检、激光处理等)可导致 PSA 不同程度、持续时间不等的升高。

参考文献

尚红,王毓三,申子瑜.全国临床检验操作规程[M].4 版.北京：人民卫生出版社,2015.

(彭道荣 马越云)

血清游离前列腺特异性抗原(fPSA)定量检测标准操作规程

××医院检验科临床免疫室作业指导书	文件编号：××-JYK-MY-××××
版本：　　　　　　生效日期：	共　页　第　页

1. 目的

规范操作流程,保证血清游离前列腺特异性抗原(fPSA)定量的准确性和可靠性。

2. 原理

采用双抗体夹心法原理,整个过程 18 min 完成。

2.1·第 1 步孵育:20 μl 标本、生物素化的单克隆 fPSA 特异抗体和钌(Ru)标记的单克隆 fPSA 特异抗体混匀,形成夹心复合物。

2.2·第 2 步孵育:加入链霉亲和素包被的微粒,让上述形成的复合物通过生物素与链霉亲和素间的反应结合到微粒上。

2.3·第 3 步:反应混合液吸到测量池中,微粒通过磁铁吸附到电极表面上,未结合的物质被清洗液洗去,电极加电压后产生化学发光,通过光电倍增管进行测定。检测结果由机器自动从标准曲线上查出。此曲线由仪器通过 2 点定标校正,由从试剂条形码扫描入仪器的原版标准曲线而得。

3. 标本要求

3.1·标本只有按照下列方法收集,检测结果才能被接受。

3.1.1 血清标本采集用标准样本试管或含分离胶的试管。标本在 2~8℃可稳定 7 天,−20℃可稳定 3 个月。含沉淀的标本使用前需离心。

3.1.2 确保患者样本、定标物、质控物在测试前温度达到室温 20~25℃。为减小挥发的影响,放在分析仪上的样本、定标物、质控物应在 2 h 内测试完。

3.2·标本的准备:新鲜样本、冻后脂血样品、预处理的样本或冷冻样品变混浊,必须离心(大约 15 000 g,10 min 或 2 000~3 500 r/min,5~10 min)澄清,方可进行检测。

3.3·患者准备的一般要求:患者在采血前 24 h 内应避免运动和饮酒,不宜改变饮食习惯和睡眠习惯。一般主张在禁食 12 h 后空腹取血,门诊患者提倡静坐 15 min 后再采血。

4. 试剂与仪器

4.1·仪器:××全自动电化学发光免疫分析系统。

4.2·试剂使用:试剂盒中的试剂是一个整体,打开后可立即使用,不能被分开。正确操作需要的所有信息可通过相应的试剂条码读取。

4.3·试剂组成

4.3.1 M:链霉亲和素包被的微粒(透明瓶盖),1 瓶,6.5 ml。粒子浓度 0.72 mg/ml,生物素结合能力:470 ng 生物素/mg 粒子。含防腐剂。

4.3.2 R1:生物素化的抗 fPSA 单克隆抗体(灰色瓶盖),1 瓶,10 ml。生物素化的抗

PSA 单克隆抗体(鼠):浓度 1.5 mg/L,磷酸缓冲液 100 mmol/L,pH6.0,含防腐剂。

4.3.3 R2：Ru(bpy)32＋标记的抗 fPSA 单克隆抗体(黑色瓶盖),1 瓶,10 ml。Ru(bpy)32＋标记的抗 PSA 单克隆抗体(鼠):浓度 1.0 mg/L,磷酸缓冲液 100 mmol/L,pH6.0,含防腐剂。

4.4·其他试剂：游离 PSA 定标液(fPSACalSet)、肿瘤标志物质控品(PreciControl Tumor Marker)1 和 2、分析杯和 Elecsys 分析吸头(移液管吸头加样枪头)、通用稀释液、ProCell 系统缓冲液、CleanCell 检测池洗液、SysWash(附加洗液)、SysClean 系统清洗、ProCell M 系统缓冲液、ProbeWash M 清洗液、废物袋。

4.5·储存及稳定性

4.5.1 存放在 2～8℃。为了确保使用前自动混匀期间提供足够量的磁性微粒,试剂盒储存时,切莫倒置。

4.5.2 稳定性：未开封 2～8℃,可稳定至标明的保质期;开封后 2～8℃,12 周;放置在仪器上,8 周(交替贮存在冰箱内和仪器上,室温 20～25℃,开瓶使用时间累计约 20 h)。

5. 操作步骤

5.1·按仪器操作说明进行操作。检查试剂与消耗品是否充足。使用前自动混匀微粒。仪器通过扫描试剂盒条形码自动输入测试所需的特异性参数,不需手工输入。如果特殊情况下仪器无法阅读条形码,可以手工输入 15 位数字。

5.2·检测程序：从主菜单进入测试要求屏幕。对每个样品,设置一个样品架上的位置,输入样品信息和需检测的测试名称。将样品管(杯)放入样品架中已设定的位置。按下运行键(Run)开始检测。仪器会提醒操作者运行所需的定标。系统会自动计算检测结果。

6. 校准

6.1·溯源性：这种方法可溯源至 WHO 96/668(100％游离 PSA)。每批 Elecsys 试剂套装都有条形码标签,条形码含有特定批次试剂对应的特定定标信息。预先确定的一级定标曲线适用于采用相关定标液试剂盒进行测定的分析仪。

6.2·定标频率：必须使用新鲜试剂对每个试剂批进行一次定标(即试剂盒上机登入后的 24 h 内)。下列情况建议重新定标：使用同一批试剂的 1 个月后(28 天);7 天后(在分析仪上使用同一试剂盒);根据需要：质控结果超出范围时,比如质控结果在规定的限值外;若两水平质控均在控,则定标曲线可延至试剂及质控批号更换。

6.3·定标验证：分析仪的软件会自动检查定标曲线的有效性及任何偏离。

7. 质控

该测试适用的质控液 PreciControl Tumor Marker 1 和 2;也可以用其他合适的质控液,如×× Lyphochek Tumor Marker Plus Control。在以下情况建议进行质控检测：每 24 h 进行一次检测、每一个新批号试剂盒、每一次定标以后。质控间隔期应适用于各实验室的具体要求。检测值应落在确定的范围内,如果出现质控值落在范围以外,每个实验室应采取纠正措施。

8. 结果判断

8.1·结果计算：对每一个标本,分析仪自动计算 fPSA 含量,单位是 ng/ml 或 μg/L。

8.2·检测范围：0.010～50.00 ng/ml。低于检测下限时报告为＜0.010 ng/ml。高于测量范围的数值报告为＞50.00 ng/ml。

8.3·稀释：检测范围较宽，样本不需要稀释。

8.4·检测结果的不确定度：具体参见 AFP 标准操作规程的相关内容。

9. 生物参考区间

本实验室男性血清 fPSA 生物参考区间为 0～0.934 ng/ml。

10. 性能参数

10.1·精密度：低值质控品 TM1 批内 CV 为 2.2%（均值为 2.28 ng/ml），总 CV 为 4.3%（均值为 1.92 ng/ml）；在中值质控品 TM2 批内 CV 为 1.5%（均值为 15.5 ng/ml），总 CV 为 5.3%（均值为 12.6 ng/ml）。

10.2·分析灵敏度（最低检测限）：0.01 ng/ml。

10.3·干扰因素：检测结果不受黄疸（胆红素＜1 112 μmol/L 或＜65 mg/dl）、溶血（血红蛋白＜0.621 mmol/L 或＜1.0 g/dl）、脂血（脂肪乳剂＜1 500 mg/dl）和生物素（＜123 nmol/L 或＜30 ng/ml）的影响。对于接受高剂量生物素治疗的患者（即＞5 mg/d），必须在末次生物素治疗后至少 8 h 采集样本。类风湿因子浓度≤1 500 U/ml 时无明显干扰。fPSA 浓度≤15 000 ng/ml 时无高剂量钩状效应。体外对 28 种常用药物进行检测。只有氟硝丁酰胺在每日药物剂量时会导致 fPSA 值轻微下降。少数病例中针对分析物特异性抗体、链霉亲和素或钌抗体的极高滴度抗体会影响检测结果。通过适当的实验设计可将影响因素降到最低。

11. 临床意义

11.1·fPSA 是血液中小部分以游离形式存在，未与 α1 糜蛋白结合的 PSA 片段。正常人约 80% 的 tPSA 以结合形式存在，fPSA 约占 20%。

11.2·当 tPSA 的浓度在 2～20 ng/ml 之间时，总 PSA 水平升高对于恶性的前列腺肿瘤和良性的前列腺疾病的鉴别能力并不是很好，所以同时检测游离的 PSA 的水平，对于两种疾病的鉴别非常重要。

11.3·患者样本 fPSA 测定值的高低因采用的检测方法而异。因此实验室的检测报告应注明所采用的检测方法。患者样本 fPSA 的测定值主要取决于采用不同的检测方法，因此两种方法测出的含量不能相互直接比较，以免引起出现错误的医学解释。

参考文献

尚红,王毓三,申子瑜.全国临床检验操作规程[M].4 版.北京：人民卫生出版社,2015.

（彭道荣 马越云）

血清人绒毛膜促性腺激素 β(β-HCG)定量检测标准操作规程

××医院检验科临床免疫室作业指导书	文件编号：××-JYK-MY-××××

版本：	生效日期：	共　页　第　页

1. 目的

规范操作流程,保证血清人绒毛膜促性腺激素 β(β-HCG)定量的准确性和可靠性。

2. 原理

采用双抗体夹心法原理,整个过程 18 min 完成。

2.1·第 1 步孵育:30 µl 标本、生物素化的单克隆 β-HCG 特异抗体和钌(Ru)标记的单克隆 β-HCG 特异抗体混匀,形成夹心复合物。

2.2·第 2 步孵育:加入链霉亲和素包被的微粒,让上述形成的复合物通过生物素与链霉亲和素间的反应结合到微粒上。

2.3·第 3 步:反应混合液吸到测量池中,微粒通过磁铁吸附到电极表面上,未结合的物质被清洗液洗去,电极加电压后产生化学发光,通过光电倍增管进行测定。检测结果由机器自动从标准曲线上查出。此曲线由仪器通过 2 点定标校正,由从试剂条形码扫描入仪器的原版标准曲线而得。

3. 标本要求

3.1·标本只有按照下列方法收集,检测结果才能被接受。

3.1.1　血清标本采集用标准样本试管或含分离胶的试管。标本在 2~8℃ 可稳定 7 天,-20℃ 可稳定 3 个月。含沉淀的标本使用前需离心。

3.1.2　确保患者样本、定标物、质控物在测试前温度达到室温 20~25℃。为减小挥发的影响,放在分析仪上的样本、定标物、质控物应在 2 h 内测试完。

3.2·标本的准备:新鲜样本、冻后脂血样品、预处理的样本或冷冻样品变混浊,必须离心(大约 15 000 g,10 min 或 2 000~3 500 r/min,5~10 min)澄清,方可进行检测。

3.3·患者准备的一般要求:患者在采血前 24 h 内应避免运动和饮酒,不宜改变饮食习惯和睡眠习惯。一般主张在禁食 12 h 后空腹取血,门诊患者提倡静坐 15 min 后再采血。

4. 试剂与仪器

4.1·仪器:××全自动电化学发光免疫分析系统。

4.2·试剂使用:试剂盒中的试剂是一个整体,打开后可立即使用,不能被分开。正确操作需要的所有信息可通过相应的试剂条码读取。

4.3·试剂组成

4.3.1　M:链霉亲和素包被的微粒(透明瓶盖),粒子浓度 0.72 mg/ml,生物素结合能力:470 ng 生物素/mg 粒子。含防腐剂。

4.3.2　R1:生物素化的抗 HCG 单克隆抗体(灰色瓶盖),浓度 6.3 mg/L,磷酸缓冲液

0.04 mol/L,pH7.5。含防腐剂。

4.3.3　R2：Ru(bpy)32＋标记的抗 HCG 单克隆抗体(黑色瓶盖),1 瓶,10 ml。浓度 4.6 mg/L磷酸缓冲液 0.04 mol/L,pH6.5。含防腐剂。

4.4·其他试剂：β-HCG 定标液(β-HCG CalSet)、肿瘤标志物质控品(PreciControl Tumor Marker)1 和 2、分析杯和 Elecsys 分析吸头(移液管吸头加样枪头)、通用稀释液、ProCell 系统缓冲液、CleanCell 检测池洗液、SysWash(附加洗液)、SysClean 系统清洗、ProCell M 系统缓冲液、ProbeWash M 清洗液、废物袋。

4.5·储存及稳定性

4.5.1　存放在 2～8℃。为了确保使用前自动混匀期间提供足够量的磁性微粒,试剂盒储存时,切莫倒置。

4.5.2　稳定性：未开封 2～8℃,可稳定至标明的保质期;开封后 2～8℃,12 周;放置在仪器上,8 周(交替贮存在冰箱内和仪器上,室温 20～25℃,开瓶使用时间累计约 20 h)。

5. 操作步骤

5.1·检查试剂与消耗品是否充足,使用前自动混匀微粒。仪器通过扫描试剂盒条形码自动输入测试所需的特异性参数,不需手工输入。如果特殊情况下仪器无法阅读条形码,可以手工输入 15 位数字。将冷藏试剂预温到 20℃后放置于仪器的试剂盘上,避免产生泡沫。仪器自动控制试剂温度和开/关试剂瓶盖。

5.2·检测程序：从主菜单进入测试要求屏幕。对每个样品,设置一个样品架上的位置,输入样品信息和需要检测的测试名称。将样品管(杯)放入样品架中已设定的位置。按下运行键(Run)开始检测。仪器会提醒操作者运行所需的定标。系统会自动计算检测结果。

6. 校准

6.1·溯源性：该检测方法可溯源至国家生物标准品及质控品研究所(NIBSC)第 4 个绒毛膜促性腺激素国际标准品,编码 75/589。每批 Elecsys HCG＋β 试剂的试剂盒上都有条形码记录各批号试剂特异的定标信息。使用 HCG＋β CalSet 使预定义的主曲线适用于分析仪。

6.2·定标频率：必须使用新鲜试剂对每个试剂批进行一次定标(即试剂盒上机登入后的 24 h 内)。下列情况建议重新定标：使用同一批试剂的 1 个月后(28 天);7 天后(在分析仪上使用同一试剂盒);根据需要：质控结果超出范围时,比如质控结果在规定的限值外;若两水平质控均在控,则定标曲线可延至试剂及质控批号更换。

6.3·定标验证：分析仪的软件会自动检查定标曲线的有效性及任何偏离。

7. 质控

该测试适用的质控液 PreciControl Tumor Marker 1 和 2;也可以用其他合适的质控液,如××Lyphochek Tumor Marker Plus Control。在以下情况建议进行质控检测：每 24 h 进行一次检测、每一个新批号试剂盒、每一次定标以后。质控间隔期应适用于各实验室的具体要求。检测值应落在确定的范围内,如果出现质控值落在范围以外,每个实验室应采取纠正措施。

8. 结果判断

8.1·结果计算：对每一个标本,分析仪会自动计算 β-HCG 含量,单位是 mU/ml。

8.2·检测范围：0.100～10 000 mU/ml。

8.3·稀释：高于检测范围的标本可用通用稀释液稀释。建议 1∶20 稀释。稀释后的标本 HCG+β 含量必须高于 100 mU/ml。如用手工稀释,结果应乘上稀释倍数。如果是机器自动稀释,机器会自动计算结果。

8.4·检测结果的不确定度：具体参见 AFP 标准操作规程的相关内容。

9. 生物参考区间

非怀孕妇女≤2 mU/ml；绝经后女性≤6 mU/ml；男性≤2 mU/ml。

10. 性能参数

10.1·精密度：低值质控品 TM1 批内 CV 为 1.8%（均值为 21.4 mU/ml）,总 CV 为 4.6%（均值为 24.2 mU/ml）；在中值质控品 TM2 批内 CV 为 2.3%（均值为 2 012 mU/ml）,总 CV 为 3.6%（均值为 2 316 mU/ml）。

10.2·分析灵敏度（最低检测限）：0.1 mU/ml。

10.3·干扰因素：当黄疸（胆红素＜410 μmol/L 或＜24 mg/dl）、溶血（血红蛋白＜0.621 mmol/L 或＜1.0 g/dl）、脂血（脂肪乳剂＜1 400 mg/dl）以及生物素（＜327 nmol/L 或＜80 ng/ml）时,测定不受干扰。对于接受高剂量生物素治疗的患者（＞5 mg/d）,必须在末次生物素治疗 8 h 后采集样本。类风湿因子浓度最高达到 3 400 U/ml 以及使用透析患者的样本时未发现干扰。浓度＜750 000 mU/ml 的 hCG 不产生高剂量钩状效应的影响。针对 15 种常用药物进行了体外检测。未发现有药物影响检测结果。少数病例中极高浓度的分析物特异性抗体、链霉亲和素或钌抗体会影响检测结果。通过适宜性的实验设计可将影响因素降到最低。

11. 临床意义

11.1·与 FSH、TSH 和 LH 一样,HCG 也是糖蛋白,由二种亚单位（α 和 β）组成。这 4 种激素中,α 链是完全相同的,而 β 链具特异性,负责特定激素功能。

11.2·怀孕时 HCG 由卵巢产生。HCG 由许多的亚激素组成,他们具有相同的生理活性,分子量不同。人类绒毛膜促性腺激素的生理功能是维持妊娠黄体及影响类固醇产生。怀孕妇女中的 HGC 主要是完整的 HCG。检测 HCG 浓度可在受孕一周后诊断怀孕,在妊娠前 3 个月测定 HCG 特别重要,此期间 HCG 升高提示绒毛膜癌、葡萄胎、多胎妊娠。HCG 升高还可见于生殖细胞、卵巢、膀胱、胰腺、胃、肺和肝脏肿瘤患者。含量降低提示流产、宫外孕、妊毒症、死胎。本试剂所用的特异性单克隆抗体可识别完整的 HCG、HCG 的槽型结构、β 核的片段和 β 亚单位。钌标记的抗体和生物素化的抗体针对 HCG 分子的不同的抗原决定簇。

参考文献

尚红,王毓三,申子瑜.全国临床检验操作规程[M].4 版.北京：人民卫生出版社,2015.

（彭道荣 马越云）

血清鳞状上皮细胞癌相关抗原(SCC)定量检测标准操作规程

××医院检验科临床免疫室作业指导书	文件编号：××-JYK-MY-××××
版本： 生效日期：	共 页 第 页

1. 目的

规范操作流程,保证鳞状上皮细胞癌抗原(SCC)定量的准确性和可靠性。

2. 原理

SCC测试通过两步检测法,对人血清中的SCC抗原进行定量检测。

2.1·第1步：混合样品和抗SCC抗体包被顺磁微粒。样品中的SCC抗原与SCC抗体包被的微粒子结合。冲洗后加入抗SCC抗体吖啶酯标记物结合物。

2.2·第2步：再次冲洗后,向反应混合物中添加预激发液和激发液,测量化学发光反应,以相对发光单位(RLUs)表示。样品中的SCC抗原含量与微粒子化学发光系统探测到的RLUs成正比。由此计算出样品中SCC的含量。

3. 标本要求

3.1·样本要求

3.1.1 血液采样量：3～5 ml。采集应避免溶血。不能使用严重溶血的样本。

3.1.2 处理患者样本时必须小心,避免发生交叉感染。建议使用一次性移液针或者吸头。

3.1.3 为获得最佳效果,检查所有样本有无气泡。分析之前用棉签去除泡沫。同一个棉签只能用于一个样本,以免交叉感染。

3.1.4 为得到最佳测试效果,血清样本应该不含纤维,红细胞或其他微粒物质。

3.1.5 离心前,必须确保血清样品已经彻底凝集。部分样本,特别是从接受了抗凝血剂或溶血栓剂治疗的患者身上获得的样本,可能需要较长的凝集时间。如果样本在完全凝集前进行离心,则其中存在的纤维会导致错误的结果。

3.1.6 如果检测时间超过24 h,则将血清从凝集物、血清分离器或红细胞中取出。检测前,样品在2～8℃最长可以储存7天。如果检测被推迟7天以后,需要把样本冷冻储存在-20℃或更低温度中。

3.1.7 应避免反复冻融样本。样本融化后需要通过离心,充分混合。含有红细胞、颗粒物质或外观混浊、絮状的样本融化后必须进行离心处理,确保结果的一致性。

3.1.8 不要使用受到明显微生物污染的样本。

3.1.9 应保持检测样本类型一致,以保证检测结果的可比性。

3.2·样本运输

3.2.1 运输前,建议把血清从凝块、红细胞或血清分离管中分离出来。

3.2.2 运输样本时,必须按照相应临床样本与传染物质的运输规定包装并添加标签。样本必须储存于干冰中运输。

3.3·标本的准备：新鲜样本、冻后脂血样品、预处理的样本或冷冻样品变混浊，必须离心（大约15 000 g，10 min或2 000～3 500 r/min，5～10 min）澄清，方可进行检测。

3.4·患者准备的一般要求：患者在采血前24 h内应避免运动和饮酒，不宜改变饮食习惯和睡眠习惯。一般主张在禁食12 h后空腹取血，门诊患者提倡静坐15 min后再采血。

4. 试剂与仪器

4.1·仪器：××微粒子化学发光检测系统。

4.2·试剂使用：试剂盒中的试剂是一个整体，打开后可立即使用，不能被分开。需要的确切操作信息，分别通过试剂的条码读取。

4.3·试剂组成

4.3.1 微粒子：1瓶(6.6 ml)抗SCC(小鼠，单克隆)包被微粒，储存于TRIS缓冲液中（含牛蛋白稳定剂）。最低浓度：0.04%固体。防腐剂：ProClin 300。

4.3.2 结合物：1瓶(5.9 ml)吖啶酯标记抗-SCC(小鼠，单克隆)结合物，储存于MES缓冲液中（含牛蛋白稳定剂）。最低浓度：106 ng/ml。防腐剂：ProClin 300。

4.3.3 项目稀释液：1瓶(2.9 ml)SCC项目稀释液，含有TRIS缓冲液。防腐剂：ProClin 300。

4.3.4 多项目手工稀释液：1瓶(100 ml)ARCHITECTi多项目手工稀释液，含有磷酸盐缓冲的盐溶液。防腐剂：抗菌剂。

4.4·其他试剂：预激发液、激发液、浓缩清洗缓冲液。

4.5·储存及稳定性：2～8℃以下为12个月。

4.5.1 SCC试剂盒必须储存于2～8℃，从2～8℃取出后可立即使用。

4.5.2 如按照指导储存和处理试剂盒，试剂盒在保质期内可保持稳定。

4.5.3 SCC试剂盒在ARCHITECT i系统上最长可储存30天。30天后，必须丢弃试剂盒。

4.5.4 试剂可以在系统上储存，也可脱离系统储存。如果从系统上取下试剂，则需将其垂直储存于2～8℃（盖有软盖和替换盖）。建议将不在系统上储存的试剂放于原始的试剂盘和试剂盒中保存，以保持试剂瓶垂直站立。如果微粒瓶在脱离系统储存时没有垂直放置（装有软盖），则必须把该试剂盒丢弃不用。

4.5.5 试剂从系统上取出后，必须进行扫描以更新系统上的稳定性定时器。

4.6·需要的仪器及其他材料：ARCHITECTi系统、ARCHITECT SCC项目文件、SCC校准品、SCC质控品、样本稀释液、预激发液、激发液、浓缩清洗缓冲液、反应杯、样品杯、软盖、替换盖和移液管。

5. 操作步骤

5.1·第一次将SCC测定试剂盒装机前，需要翻转试剂瓶，使运输过程中沉淀的微粒子重新悬浮。第一次将微粒子试剂瓶装机后，无须再对其进行混匀。翻转微粒子试剂瓶30次。观察试剂瓶，检查微粒子是否重新悬浮。如果微粒子仍附着在瓶子上，则继续翻转瓶子直到微粒子完全悬浮为止。如果微粒子没有重新悬浮，则不能使用。请与当地厂家代表处联系。

微粒子重新悬浮后,给试剂瓶加盖软盖。

5.2·把 SCC 测定试剂盒装载到 ARCHITECTi 系统上,确保该检测所需试剂齐全,所有试剂瓶都有软盖,必要时申请校准。

5.3·申请检测项目:有关设定患者样本,质控品以及常规操作说明的信息,参见××系统操作规程。

5.4·系统会计算出样品杯的最小样本量,并打印在申请报告中。每个样品杯可重复取样的次数不得超过 10 次。为了最大程度降低蒸发的影响,运行检测前,要加上足够的样本量。

6. 校准

6.1·进行 SCC 校准时,需要对校准品 A、B、C、D、E 和 F 进行重复检测。必须通过检测 SCC 质控品所有水平的单一样本评估测试校准情况。确保检测质控值都在质控品包装说明书所规定的范围之内。校准品优先进样。

6.2·校准范围:0.1~70 ng/ml。

6.3·系统接受并保存 SCC 的校准后,无须进一步校准即可检测随后的样本,除非使用新批号的试剂盒或质控品数值超过范围。若质控在控,则定标曲线可延长至试剂及质控品批号改变。

7. 质控

SCC 建议质控要求为,每 24 h(使用中)、每一个新批号试剂盒使用时或每一次定标以后将所有水平的质控品各检测一次。SCC 的质控值必须在规定的范围内。如果质控值超出了规定范围,那么相关检测结果无效,必须重新检测样本。必要时需要重新校准。

8. 结果判断

8.1·结果计算:SCC 测定是通过 4 参数 logistic 曲线拟合(4PLC,Y-加权)数据约简法生成一条校准曲线来计算浓度。

8.2·检测范围:0.1~70 ng/ml。

8.3·稀释:系统检测出 SCC 值超过 70 ng/ml 的样本会被标记">70 ng/ml",可对其进行手工稀释。SCC 建议的稀释比例为 1∶10。进行 1∶10 稀释时,向 180 μl SCC 校准品 A 中添加 20 μl 患者样品。为避免污染校准品 A,吸液前应将数滴校准品 A 滴入清洁的试管中。操作人员必须在患者或质控品申请屏幕中输入稀释系数。稀释前,系统通过该稀释系数自动计算样品浓度并报告结果。结果应该大于 70 ng/ml。

8.4·检测结果的不确定度:具体参见 AFP 标准操作规程的相关内容。

9. 生物参考区间

本实验室血清 SCC 生物参考区间为≤1.5 ng/ml。

10. 性能参数

10.1·精密度:低值质控品(均值为 1.97 ng/ml)批内 CV 为 4.3%,总 CV 为 5.1%,中值质控品(均值为 9.90 ng/ml)批内 CV 为 3.8%,总 CV 为 5.0%,高值质控品(均值为 49.23 ng/ml)批内 CV 为 4.7%,总 CV 为 5.3%。

10.2·分析灵敏度：0.1 ng/ml。

10.3· 干扰因素：20 mg/dl 胆红素、500 mg/dl 血红蛋白、12 g/dl 总蛋白和 3 000 mg/dl 三酰甘油对检验结果无显著影响。

11. 临床意义

11.1·协助诊断鳞状上皮细胞癌的一种参考指标。不能作为癌症筛查试验使用。

11.2·采自同一个体的血清和血浆样本得到的检测结果可能不同,血清样本结果可能低于血浆样本,应当在结果报告中说明样本类型。使用连续鳞状上皮细胞癌抗原样本监控治疗反应或检测疾病进展状况时,必须使用相同类型的样本。

11.3·已经观察到肾功能不全患者会出现血清 SCC 浓度升高的情况。肾功能不全患者的血清 SCC 水平与血清肌酐浓度之间存在着明显的关系。如果病例中的高水平血清 SCC 与患者诊断结果和临床表现不一致,那么应当考虑对血清肌酐水平进行评估。

11.4·接受过小鼠单克隆抗体制剂诊断或治疗的患者,其样本中可能含有人抗小鼠抗体（HAMA）。使用通过小鼠单克隆抗体制备的试剂盒（如 ARCHITECT 鳞状上皮细胞癌抗原）检测含有 HAMA 的样本时,可能产生异常值。

11.5·人血清中的异嗜性抗体会与试剂免疫球蛋白反应,干扰体外免疫的测定。经常接触动物或动物血清制品的患者容易受到干扰,使检测结果出现异常值。需要其他信息才能明确诊断。

11.6·SCC 水平（无论高低）不应作为判断是否患有恶性疾病的绝对证据。诊断和治疗怀疑患有或已有癌症的患者时,必须考虑进行其他测试。

11.7·使用不同生产商生产的测试项目以测定给定样本中的 SCC 浓度时,会由于测试方法、校准和试剂特异性上的差异而得到不同的结果。

参考文献

尚红,王毓三,申子瑜.全国临床检验操作规程[M].4 版.北京：人民卫生出版社,2015.

（彭道荣 马越云）

血清神经元特异性烯醇化酶(NSE)定量检测标准操作规程

××医院检验科临床免疫室作业指导书	文件编号：××-JYK-MY-××××
版本： 生效日期：	共 页 第 页

1. 目的

规范操作流程,保证血清神经元特异性烯醇化酶(NSE)定量检测的准确性和可靠性。

2. 原理

采用电化学发光法原理。

2.1·第1步：$20\ \mu l$ 标本、生物素化的抗 NSE 单克隆抗体和钌(Ru)标记的抗 NSE 单克隆抗体混匀,形成夹心复合物。

2.2·第2步：加入链霉亲和素包被的微粒,让上述形成的复合物通过生物素与链霉亲和素间的反应结合到微粒上。

2.3·第3步：反应混合液吸到测量池中,微粒通过磁铁吸附到电极上,未结合的物质被清洗液洗去,电极加电压后产生化学发光,通过光电倍增管进行测定。检测结果由机器自动从标准曲线上查出。此曲线由仪器通过2点定标校正,由从试剂条形码扫描入仪器的原版标准曲线而得。

3. 标本要求

3.1·标本只有按照下列方法收集,检测结果才能被接受。

3.1.1 血清标本采集用标准样本试管或含分离胶的试管。标本在 $2\sim8℃$ 可稳定 7 天,$-20℃$ 可稳定 3 个月。含沉淀的标本使用前需离心。

3.1.2 确保患者样本、定标物、质控物在测试前温度达到室温 $20\sim25℃$。为减小挥发的影响,放在分析仪上的样本、定标物、质控物应在 2 h 内测试完。

3.2·标本的准备：新鲜样本、冻后脂血样品、预处理的样本或冷冻样品变混浊,必须离心(大约 15 000 g,10 min 或 2 000$\sim$3 500 r/min,5$\sim$10 min)澄清,方可进行检测。

3.3·患者准备的一般要求：患者在采血前 24 h 内应避免运动和饮酒,不宜改变饮食习惯和睡眠习惯。一般主张在禁食 12 h 后空腹取血,门诊患者提倡静坐 15 min 后再采血。

4. 试剂与仪器

4.1·仪器：××电化学发光免疫分析仪。

4.2·试剂使用：试剂盒中的试剂是一个整体,打开后可立即使用,不能被分开。正确操作需要的所有信息可通过相应的试剂条码读取。

4.3·试剂组成

4.3.1 M：链霉亲和素包被的微粒(透明瓶盖),1 瓶,6.5 ml。粒子浓度 0.72 mg/ml,生物素结合能力：470 ng 生物素/mg 粒子。含防腐剂。

4.3.2 R1：生物素化的抗 NSE 单克隆抗体(灰色瓶盖),1 瓶,10 ml。浓度 1.0mg/L,磷酸缓冲液 0.05 mol/L,pH7.2。含防腐剂。

4.3.3 R2：Ru(bpy)32 + 标记的抗 NSE 单克隆抗体(黑色瓶盖)，1 瓶，10 ml，浓度 1.0 mg/L，磷酸缓冲液 0.05 mol/L，pH7.2。含防腐剂。

4.3.4 Elecsys NSE 定标液(CalSet)和 Elecsys 肿瘤标志物质控品(PreciControl Tumor Marker)1 和 2，两水平。

4.4· 其他材料：分析杯和 Elecsys 分吸吸头(移液管吸头加样枪头)、通用稀释液、ProCell 系统缓冲液、CleanCell 检测池洗液、SysWash(附加洗液)、SysClean 系统清洗、ProCell M 系统缓冲液、ProbeWash M 清洗液、废物袋。

4.5· 储存及稳定性

4.5.1 存放在 2～8℃。为了确保使用前自动混匀期间提供足够量的磁性微粒，试剂盒储存时，切莫倒置。

4.5.2 稳定性：未开封 2～8℃，可稳定至标明的保质期；开封后 2～8℃，12 周；放置在仪器上，8 周(交替贮存在冰箱内和仪器上，室温 20～25℃，开瓶使用时间累计约 20 h)。

5. 操作步骤

5.1· 试剂准备

5.1.1 在使用前分析仪自动使微粒处于悬浮状态。通过各试剂条形码可读取其详细实验参数。在少数情况下，分析仪无法自动读取信息时，请输入标签上的 15 位数字序列。

5.1.2 将各试剂平衡至 20℃左右，放到分析仪的试剂盘(20℃)上，避免泡沫产生。分析仪将自动调节反应温度及各试剂瓶瓶盖的开关状态。

5.2· 检测操作：按仪器的标准操作规程进行。分析仪自动计算得出每份标本的测定浓度(单位可为 μg/L 或 ng/ml)。

6. 校准

6.1· 溯源性：该检测方法可溯源至 NSE 的酶学检测方法。每批 Elecsys 试剂套装都有条形码标签，条形码含有特定批次试剂对应的特定定标信息。预先确定的一级定标曲线适用于采用相关定标液试剂盒进行测定的分析仪。

6.2· 定标频率：必须使用新鲜试剂对每个试剂批进行一次定标(即试剂盒上机登入后的 24 h 内)。下列情况建议重新定标：使用同一批试剂的 1 个月后(28 天)；7 天后(在分析仪上使用同一试剂盒)；根据需要：质控结果超出范围时，比如质控结果在规定的限值外；若两水平质控均在控，则定标曲线可延至试剂及质控批号更换。

6.3· 定标验证：分析仪的软件会自动检查定标曲线的有效性及任何偏离。

7. 质控

肿瘤标志物质控品(PreciControl Tumor Marker)1 和 2 以及其他合适的质控。在以下情况建议进行质控检测：每 24 h 进行一次检测、每一个试剂盒、每一次定标以后。所获值应在限定内。如果超出限定值，实验室应及时采取纠正措施。

8. 结果判断

8.1· 线性范围：0.050～370 ng/ml。

8.2· 稀释

8.2.1 高于检测范围的标本可用 NSE 稀释液稀释。建议 1∶2 稀释。稀释后的标本 NSE 含量必须高于 50 ng/ml。

8.2.2 人工稀释：如用手工稀释，结果应乘上稀释倍数。如果是机器自动稀释，机器会自动计算结果。

8.3·检测结果的不确定度：具体参见 AFP 标准操作规程的相关内容。

9. 生物参考区间

本实验室血清 NSE 生物参考区间为≤16.3 ng/ml。

10. 性能参数

10.1·灵敏度：在低值质控品 TM1 批内 CV 为 1.0%（均值为 10.2 ng/ml），总 CV 为 1.8%（均值为 9.87 ng/ml）；在中值质控品 TM2 批内 CV 为 0.6%（均值为 69.8 ng/ml），总 CV 为 1.6%（均值为 67.3 ng/ml）。

10.2·干扰因素：检测结果不受黄疸（胆红素<1 231 μmol/L 或<72 mg/dl）、脂血（脂肪乳剂<22.8 mmol/L 或<2 000 mg/dl）和生物素（<409 nmol/L 或<100 ng/ml）的影响。因红细胞中有 NSE，故溶血会影响测定结果。对于接受高剂量生物素治疗的患者（即>5 mg/d），必须在末次生物素治疗后至少 8 h 采集样本。类风湿因子浓度低于 1 500 U/ml 时无明显干扰。NSE 浓度低于 100 000 ng/ml 时无高剂量钩状效应。体外对 21 种常用药物进行检测。未发现有药物影响检测结果。少数病例中针对分析物特异性抗体、链霉亲和素或钌抗体的极高滴度抗体会影响检测结果。通过适当的实验设计可将影响因素降到最低。

11. 临床意义

11.1·神经母细胞瘤：62%患病的儿童血清 NSE 水平高于 30 ng/ml。病理性 NSE 升高水平与疾病的临床分期有显著的相关性。反之，NSE 升高不明显，则预后好。

11.2·胺前体摄取脱羧细胞瘤（APU‐Doma）：有 34%的患者血清 NSE 升高（>12.5 ng/ml）。精原细胞瘤：有 68%～73%的患者血清 NSE 水平明显升高。含量与病程有关系。

11.3·其他肿瘤：22%的非肺源性恶性疾病患者 NSE 高于 25 ng/ml。脑肿瘤，如神经胶质瘤、脑膜瘤、神经纤维瘤和神经鞘瘤等，偶尔可伴有 NSE 升高。原发性脑瘤或脑转移性瘤、恶性黑素瘤和褐色素细胞瘤，CNS 中 NSE 升高。有报道 14%的原位性和 46%的转移性肾肿瘤患者中，NSE 升高，并与病变程度有关系。

11.4·良性病变：血清 NSE 升高（<12 ng/ml）见于良性肺病和中枢系统疾病。主要在 CSF 中升高者可见于脑血管脑膜炎、弥散性脑炎、脊髓小脑退化、脑缺血、脑梗死、脑内血肿、蛛网膜下出血、头部损伤、炎症性脑疾病、器质性癫痫、精神分裂症和克罗伊茨费尔特-雅各布综合征等。

参考文献

尚红，王毓三，申子瑜.全国临床检验操作规程[M].4 版.北京：人民卫生出版社,2015.

（彭道荣 马越云）

血清 CYFRA21 - 1 定量检测标准操作规程

××医院检验科临床免疫室作业指导书	文件编号：××-JYK-MY-××××
版本： 生效日期：	共 页 第 页

1. 目的

规范操作流程，保证血清 CYFRA21 - 1 定量的准确性和可靠性。

2. 原理

采用双抗体夹心法原理，整个过程 18 min 完成。

2.1·第 1 步孵育：20 μl 标本、生物素化的抗细胞角蛋白 19 单克隆抗体和钌(Ru)标记的抗细胞角蛋白 19 单克隆抗体混匀，形成夹心复合物。

2.2·第 2 步孵育：加入链霉亲和素包被的微粒，让上述形成的复合物通过生物素与链霉亲和素间的反应结合到微粒上。

2.3·第 3 步：反应混合液吸到测量池中，微粒通过磁铁吸附到电极上，未结合的物质被清洗液洗去，电极加电压后产生化学发光，通过光电倍增管进行测定。检测结果由机器自动从标准曲线上查出。此曲线由仪器通过 2 点定标校正，由从试剂条形码扫描入仪器的原版标准曲线而得。

3. 标本要求

3.1·标本只有按照下列方法收集，检测结果才能被接受。

3.1.1 血清标本采集用标准样本试管或含分离胶的试管。标本在 2～8℃ 可稳定 7 天，－20℃ 可稳定 3 个月。含沉淀的标本使用前需离心。

3.1.2 确保患者样本、定标物、质控物在测试前温度达到室温 20～25℃。为防止挥发的影响，放在分析仪上的样本、定标物、质控物应在 2 h 内测试完。

3.2·标本的准备：新鲜样本、冻后脂血样品、预处理的样本或冷冻样品变混浊，必须离心(大约 15 000 g，10 min 或 2 000～3 500 r/min，5～10 min)澄清，方可进行检测。

3.3·患者准备的一般要求：患者在采血前 24 h 内应避免运动和饮酒，不宜改变饮食习惯和睡眠习惯。一般主张在禁食 12 h 后空腹取血，门诊患者提倡静坐 15 min 后再采血。

4. 试剂与仪器

4.1·仪器：×× 全自动电化学发光分析仪。

4.2·试剂使用：试剂盒中的试剂是一个整体，打开后可立即使用，不能被分开。正确操作需要的所有信息可通过相应的试剂条码读取。

4.3·试剂组成

4.3.1 M：链霉亲和素包被的微粒(透明瓶盖)，1 瓶，6.5 ml。粒子浓度 0.72 mg/ml，生物素结合能力：470 ng 生物素/mg 粒子。含防腐剂。

4.3.2 R1：生物素化的抗细胞角蛋白 19 单克隆抗体(灰色瓶盖)，1 瓶，10 ml。浓度

1.5 mg/L,磷酸缓冲液 100 mmol/L,pH7.2。含防腐剂。

4.3.3 R2：Ru(bpy)32＋标记的抗细胞角蛋白 19 单克隆抗体(黑色瓶盖),1 瓶,10 ml。浓度 2 mg/L,磷酸缓冲液 100 mmol/L,pH7.2。含防腐剂。

4.4·储存及稳定性

4.4.1 存放在 2~8℃。为了确保使用前自动混匀期间提供足够量的磁性微粒,试剂盒储存时,切莫倒置。

4.4.2 稳定性：未开封 2~8℃,可稳定至标明的保质期；开封后 2~8℃,12 周；放置在仪器上,8 周(交替贮存在冰箱内和仪器上,室温 20~25℃,开瓶使用时间累计约 20 h)。

5. 操作步骤

5.1·检查试剂与消耗品是否充足。使用前自动混匀微粒。仪器通过扫描试剂盒条形码自动输入测试所需的特异性参数,不需手工输入。如果特殊情况下仪器无法阅读条形码,可以手工输入 15 位数字。

5.2·检测步骤：从主菜单进入测试要求屏幕。对每个样品,设置一个样品架上的位置,输入样品信息和需检测的测试名称。将样品管(杯)放入样品架中已设定的位置。按下运行键(Run)开始检测。仪器会提醒操作者运行所需的定标。系统会自动计算检测结果。

6. 校准

6.1·溯源性：该检测方法可溯源至酶检测 CYFRA 21-1 的方法。每批 Elecsys 试剂套装都有条形码标记,条形码含有特定批次试剂对应的特定定标信息。预先确定的主曲线适用于采用相关 CalSet 试剂盒进行测定的分析仪。

6.2·定标频率：使用同一批试剂的 1 个月后(28 天)；7 天后(在分析仪上使用同一试剂盒)；根据需要：质控结果超出范围时,比如质控结果在规定的限值外；若两水平质控均在控,则定标曲线可延至试剂及质控批号更换。

6.3·定标验证：分析仪的软件会自动检查定标曲线的有效性及任何偏离。

7. 质控

该测试适用的质控液 PreciControl Tumor Marker 1 和 2；也可以用其他合适的质控液,如××Lyphochek Tumor Marker Plus Control。在以下情况建议进行质控检测：每 24 h 进行一次检测、每一个新批号试剂盒、每一次定标以后。质控间期和限值应依每个实验室要求而定。所获值应在限定内。如果超出限定值,实验室应及时采取纠正措施。

8. 结果判断

8.1·检验结果可报告区间：0.100~500 ng/ml。

8.2·稀释：高于检测范围的标本可用通用稀释液稀释。建议 1:2 稀释。稀释后的标本 CYFRA21-1 含量必须高于 250 ng/ml。如用手工稀释,结果应乘上稀释倍数。如果是机器自动稀释,软件会自动计算结果。

8.3·检测结果的不确定度：具体参见 AFP 标准操作规程的相关内容。

9. 生物参考区间

本实验室血清 CYFRA21-1 生物参考区间＜3.3 ng/ml。

10. 性能参数

10.1 · 精密度：在低值质控品 TM1 批内 CV 为 2.1%（均值为 5.06 ng/ml），总 CV 为 2.6%（均值为 5.12 ng/ml）；在中值质控品 TM2 批内 CV 为 1.6%（均值为 33.4 ng/ml），总 CV 为 1.9%（均值为 33.9 ng/ml）。

10.2 · 分析灵敏度（最低检测限）：0.10 ng/ml。

10.3 · 干扰因素：测定结果不受黄疸（胆红素 < 1 112 μmol/L 或者 < 65 mg/dl）、溶血（Hb < 0.93 mmol/L 或者 < 0.5 g/dl）、脂血（脂肪乳剂 < 1 500 mg/dl）和生物素（< 205 nmol/ml 或 < 50 ng/ml）的影响。判断标准：回收率在初始值 ± 10% 之内。对于接受高剂量生物素治疗的患者（> 5 mg/d），必须在末次生物素治疗 8 h 后采集样本。检测结果不受类风湿因子影响（RF 不超过 1 500 U/ml）。CYFRA 21 - 1 浓度最高达到 2 000 ng/ml 时无高剂量钩状效应。针对 28 种常用药物进行了体外检测。未发现有药物影响检测结果。少数病例中极高浓度的分析物特异性抗体、链霉亲和素或钌抗体会影响检测结果。通过适宜性的实验设计可将影响因素降到最低。

11. 临床意义

11.1 · CYFRA21 - 1 主要用于监测非小细胞肺癌（NSCLC）的病程。CYFRA21 - 1 也可用于监测横纹肌浸润性膀胱癌的病程。

11.2 · CYFRA21 - 1 用于与良性肺部疾病（肺炎、结核、慢性支气管炎、支气管哮喘、肺气肿）的鉴别，特异性比较好。

11.3 · 在良性的肝病和肾功能衰竭患者中偶见 CYFRA21 - 1 轻微升高（约 10 ng/ml）。CYFRA21 - 1 的含量与性别、年龄、吸烟没有任何相关性。怀孕对 CYFRA21 - 1 的值也没有任何影响。

11.4 · 肺癌的最初诊断要以临床的全部症状、影像学检查、内窥镜检查、外科手术结果为基础。肺部有不明的阴影，CYFRA21 - 1 > 30 ng/ml 提示存在原发性支气管癌的可能性。血中 CYFRA21 - 1 水平显著升高提示肿瘤已晚期或预后差。但 CYFRA21 - 1 正常或轻微升高，不能排除肿瘤的存在。治疗效果好，CYFRA21 - 1 的水平会很快下降或恢复到正常水平，如果 CYFRA21 - 1 值不变或轻度减低提示肿瘤没有完全去除或有多发性肿块存在。在疾病的发展过程中，CYFRA21 - 1 值的变化常常早于临床症状和影像检查。

参考文献

尚红,王毓三,申子瑜.全国临床检验操作规程[M].4 版.北京：人民卫生出版社,2015.

（彭道荣　马越云）

血清胃泌素释放肽前体(ProGRP)定量检测标准操作规程

××医院检验科临床免疫室作业指导书　　　　　　　文件编号：××-JYK-MY-××××

版本：	生效日期：	共　页　第　页

1. 目的

规范操作流程,保证血清胃泌素释放肽前体(ProGRP)检测的准确性和可靠性。

2. 原理

胃泌素释放肽前体是一种两步免疫检测,运用化学发光微粒子免疫检测(CMIA)技术、通过灵活的 Chemiflex 检测法,对人血清中的 ProGRP 片段(31-98)进行定量检测。

2.1·第 1 步：混合样品、项目稀释液和抗-ProGRP 抗体包被的顺磁微粒。样品中的 ProGRP 与抗-ProGRP 抗体包被的微粒相结合。

2.2·第 2 步：冲洗后,在第 2 步添加吖啶酯标记的抗-ProGRP 结合物,形成反应混合液。再次冲洗后,向反应混合液中添加预激发液和激发液。通过相对发光单位(RLUs)对产生的化学发光反应进行测量。样品中的 ProGRP 量和 ARCHITEC i 光学系统检测到的 RLUs 呈比例关系。由此测定 ProGRP 的含量。

3. 标本要求

3.1·样本要求：在凝血过程中产生的内源性蛋白酶可能降解血清中的 ProGRP,处理血清样本时要特别小心。

3.2·样本类型：人血清(包括在血清分离管中采集的血清),但不能使用含有基于凝血酶促凝剂的血清采集管,因为该制剂会造成 ProGRP 降解。

3.3·样本处理

3.3.1　按照生产商的指导说明使用血清采集管。重力分离法不能满足样本制备的需要。

3.3.2　样本复融后要颠倒混匀 10 次或用低速旋涡振荡器充分混匀。用肉眼观察样本,如果发现分层,则继续混合样本直至达到均质状态。

3.3.3　为了保证检测结果的一致性,含有纤维蛋白、红细胞或其他颗粒物质的样本,需要复检的样本或者冻融的样本必须在检测前转移至离心管,在≥10 000 RCF(相对离心力)的条件下离心 10 min,将澄清样本转移至样品杯以备检测。

3.3.4　如果离心后的样本上覆盖着脂质层,那么必须分离血清至样品杯。要注意的是,只吸取血清,而不要吸取脂质层。

3.4·样本运输

3.4.1　运输前,建议把血清从凝块、红细胞或血清分离管中分离出来。

3.4.2　样本必须储存于干冰中运输。

3.5·样本储存

3.5.1　血清样本凝固后应立即处理或移至 2~8℃下储存。

3.5.2 为了避免 ProGRP 的降解,2～8℃及室温储存血清标本时间不能超过 3 h,如果会超过 3 h,应将血清从凝块、红细胞或分离胶中分离并冷冻储存于－15℃以下。冷冻的样本应当在 7 天内检测。如果样本需要长期储存,应将其置于－70℃下。经检测,样本在－70℃下储存 12 个月后,浓度没有变化。血清标本的在机时间不能超过 1 h。血清标本只能冻融一次。

3.6·标本的准备:新鲜样本、冻后脂血样品、预处理的样本或冷冻样品变混浊,必须离心(大约 15 000 g,10 min 或 2 000～3 500 r/min,5～10 min)澄清,方可进行检测。

3.7·患者准备的一般要求:患者在采血前 24 h 内应避免运动和饮酒,不宜改变饮食习惯和睡眠习惯。一般主张在禁食 12 h 后空腹取血,门诊患者提倡静坐 15 min 后再采血。

4. 试剂与仪器

4.1·仪器:××微粒子化学发光分析仪。

4.2·试剂使用:试剂盒中的试剂是一个整体,打开后可立即使用,不能被分开。需要的确切操作信息,分别通过试剂的条码读取。

4.3·试剂组成

4.3.1 ProGRP 测定试剂盒

4.3.1.1 微粒子:1 瓶(6.6 ml)抗 ProGRP(小鼠,单克隆)包被微粒,储存于 TRIS 缓冲液中(含牛蛋白稳定剂)。最低浓度:0.04％固体。防腐剂:ProClin 300。

4.3.1.2 结合物:1 瓶(5.9 ml)吖啶酯标记抗 ProGRP(小鼠,单克隆)结合物,储存于 MES 缓冲液中(含牛蛋白稳定剂)。最低浓度:106 ng/ml。防腐剂:ProClin 300。

4.3.1.3 项目稀释液:1 瓶(2.9 ml)ProGRP 项目稀释液,含有 TRIS 缓冲液。防腐剂:ProClin 300。

4.3.2 样本稀释液:1 瓶(100 ml)样本稀释液,含有磷酸盐缓冲的盐溶液。防腐剂:抗菌剂。

4.3.3 其他试剂:预激发液、激发液、浓缩清洗缓冲液。

4.4·储存及稳定性

4.4.1 ProGRP 测定试剂盒必须直立储存于 2～8℃,取出后可以立即使用。

4.4.2 按照指导储存和操作时,试剂盒在效期内可保持稳定。

4.4.3 ProGRP 测定试剂盒在系统上最长可以储存 30 天。30 天后,必须丢弃该试剂盒。

4.4.4 试剂可以在 ARCHITECT i 系统上储存,也可离机储存。从机上卸载试剂后,需立即将其竖直储存于 2～8℃(盖有软盖和替换盖)。从系统上取出试剂后,建议将其放回原始托架和包装盒中以保证直立储存。如果微粒子试剂盒在离机储存时没有直立放置(盖有软盖),必须丢弃该试剂盒。

4.5·其他材料:ARCHITECT i 系统、ARCHITECT ProGRP 项目文件、ProGRP 校准品、ProGRP 质控品、样本稀释液、预激发液、激发液、浓缩清洗缓冲液、反应杯、样品杯、软盖、替换盖和移液管。

5. 操作步骤

5.1·第一次将 ProGRP 测定试剂盒装机前,需要翻转试剂瓶,使运输过程中沉淀的微子重新悬浮。第一次将微粒子试剂瓶装机后,无须再对其进行混匀。翻转微粒子试剂瓶 30 次。观察试剂瓶,检查微粒子是否重新悬浮。如果微粒子仍附着在瓶子上,则继续翻转瓶子直到微粒子完全悬浮为止。如果微粒子没有重新悬浮,则不能使用。请与当地该仪器代理商联系。微粒子重新悬浮后,给试剂瓶加盖软盖。

5.2・把 ProGRP 测定试剂盒装载到 ARCHITECTi 系统上,确保该检测所需试剂齐全,所有试剂瓶都有软盖,必要时进行校准。

5.3・申请检测项目:有关设定患者样本、质控品以及常规操作说明的信息,参见××系统操作规程。

5.4・系统会计算出样品杯的最小样本量,并打印在申请报告中。每个样品杯可重复取样的次数不得超过 10 次。为了最大程度降低蒸发的影响,运行检测前,要加上足够的样本量。

6. 校准

6.1・运行 ProGRP 项目的校准时,需要对校准品 A、B、C、D、E、F 重复检测 2 次。评估校准情况时,必须对所有水平的 ProGRP 质控品进行一次检测。确保质控值在质控说明书所规定的范围内。校准品优先进样。

6.2・校准范围:0～5 000 pg/ml。

6.3・系统接受并保存 ProGRP 的校准后,无须进一步校准即可检测随后的样本,除非使用新批号的试剂盒或质控品数值超过范围。若质控在控,则定标曲线可延长至试剂及质控品批号改变。

7. 质控

ProGRP 项目的建议质控要求为,每 24 h(使用中)、每一个新批号试剂盒使用时或每一次定标以后将所有水平的质控品各检测一次。ProGRP 的质控值必须在规定的范围内。如果质控值超出了规定范围,那么相关检测结果无效,必须重新检测样本。必要时需要重新校准。

8. 结果判断

8.1・结果计算:ProGRP 测定是通过 4 参数 logistic 曲线拟合(4PLC,Y-加权)数据约简法生成一条校准曲线来计算浓度。

8.2・检测范围:3～5 000 pg/ml。患者样本中的胃泌素释放肽前体浓度超过5 000 pg/ml时,见以下稀释程序。

8.3・稀释:样本中的 ProGRP 浓度>5 000 pg/ml 时将被添加">5 000 pg/ml"的标识。可通过自动稀释模式或手工稀释程序进行稀释。如果选择了自动稀释程序,系统会按照 1∶10 的比例稀释样本,自动计算出稀释前样本的浓度并且报告结果。如果选择手工稀释程序,建议稀释比例不要超过 1∶10。执行 1∶10 倍稀释时,添加 50 μl 患者样本至 4 50 μl ARCHITECT i 多项目手工稀释液中。操作人员必须在患者样本或质控品申请屏幕中输入稀释系数。系统会根据该稀释因子自动计算出稀释前的样本浓度并报告结果。在应用稀释系数前,结果应大于 50 pg/ml。

8.4・检测结果的不确定度:具体参见 AFP 标准操作规程的相关内容。

9. 生物参考区间

本实验室血清 ProGRP 生物参考区间为≤63 pg/ml。

10. 性能参数

10.1·精密度：在检测 ProGRP 浓度范围为 25～5 000 pg/ml 的样本时，其精密度为总 CV≤10％。在低值质控品(均值为 36.6 pg/ml)批内和总 CV 均为 4％，在中值质控品(均值为 151.4 pg/ml)批内和总 CV 均为 4％，在高值质控品(均值为 2 591.7 pg/ml)批内 CV 为 3％，总 CV 为 4％。

10.2·分析灵敏度(最低检测限)：0.50 pg/ml。

10.3·分析特异性：在检测胃泌素释放肽(GRP)浓度为 100 ng/ml 时的交叉反应率≤10％。

10.4·干扰因素

10.4.1　血红蛋白(500 mg/dl)、胆红素(20 mg/dl)、三酰甘油(3 000 mg/dl)、红细胞(0.4％)或总蛋白(12 g/dl)引起的潜在干扰率≤10％。

10.4.2　其他干扰物：HAMA 和类风湿因子(RF)在引起的潜在干扰率≤10％。

11. 临床意义

该项目与其他临床方法联合可以辅助肺癌的鉴别诊断，用于对小细胞肺癌患者的治疗疗效观察。

参考文献

尚红,王毓三,申子瑜.全国临床检验操作规程[M].4 版.北京：人民卫生出版社,2015.

(彭道荣　马越云)

HLA‐B27 筛查检测标准操作规程

××医院检验科临床免疫室作业指导书	文件编号：××‐JYK‐MY‐××××
版本： 生效日期：	共 页 第 页

1. 目的

规范 HLA‐B27 检测的操作程序，保证项目的正常开展，使得测量数据和检测结果具有良好的溯源性、准确性和可靠性。

2. 原理

HLA‐B27 是 I 型人类主要组织相容性抗原，在外周血主要表达在淋巴细胞表面。在流式细胞仪中，血液细胞在鞘液的包围和约束下，形成单细胞悬液高速由流动室喷嘴喷出，受激发光照射产生前向散射光（FSC）、侧向散射光（SSC）和荧光信号。前向角散射光与被测细胞直径的平方密切相关，反映细胞体积的大小。侧向角散射光对细胞膜、胞质及核膜的折射率更为敏感，可提供有关细胞内精细结构和颗粒性质的信息。而通过对荧光信号的检测和定量分析，可得到细胞表面 HLA‐B27 表达情况，从而判断全血样本 HLA‐B27 阴阳性结果。常见的几种试剂品牌采用的原理如下。

2.1·品牌 A：双色直接免疫荧光法。将 HLA‐B27‐FITC/B7‐PE 单克隆抗体加入全血中，与白细胞膜上相应的抗原结合，经过溶血、洗涤（和固定）等步骤后，在流式细胞仪上进行分析，测定 HLA‐B7 阴性而 HLA‐B27 阳性细胞的平均荧光强度和所占的百分比。

2.2·品牌 B：当抗 HLA‐B27 异硫氰酸荧光素（FITC）/CD3 藻红蛋白（PE）单克隆抗体试剂加入人类全血样本中时，荧光素标记的抗体将特异地和白细胞表面的抗原结合。经染色的样本先 BD FACS™溶血素处理，溶解样本中的红细胞，然后进行洗涤和固定，最后进行流式细胞仪分析。

2.3·品牌 C：向全血中加入检测试剂后，试剂中荧光标记抗体特异性地和 HLA‐B27、CD3 表面抗原结合，CD3 抗体主要用于识别 T 淋巴细胞群，用于 T 淋巴细胞的圈门使用；Purified HLA‐B7 抗体主要用于封闭细胞表面 HLA‐B7 抗原，降低假阳性。

2.4·品牌 D：HLA‐B27 的检测使用 HLA‐B27‐FITC/HLA‐B7‐PE 双色试剂（流式细胞法）和 IgG2a‐FITC/IgG1‐PE 双色同型对照（流式细胞法）两种试剂，后者使用与前者相应单克隆抗体亚型一致的免疫球蛋白，和样本反应时，与前者有着相同的非特异性结合水平，但是与相应抗原无特异性的反应。作为对照试剂，可以排除前者试剂中单克隆抗体与样本的非特异性反应，从而提高检测的准确度。

3. 标本要求

3.1·抗凝剂：EDTA（紫盖管）或肝素（绿盖管）。

3.2·标本量：不少于 1 ml。

3.3·标本处理：标本应无溶血、无凝血，标本采集后应尽快处理，冷冻的标本不能使用。

室温保存的抗凝全血,可稳定 48 h;染色固定后的样本在 2～8℃条件下可稳定 24 h。

3.4·患者准备:无须特殊准备,检查对象生活饮食处于日常状态,空腹为宜,静脉采血。

4. 试剂与仪器

4.1·仪器品牌 A

4.1.1 试剂:见表 10‐4‐1。

表 10‐4‐1 流式细胞仪 HLA‐B27 检测试剂一览表(品牌 A)

试 剂 名 称		品 牌	剂型	规格	内 含 物	保存条件
单克隆抗体	HLA‐B27/B7	品牌 A	液体	1 ml	荧光抗体、0.1％叠氮化钠 2 mg/ml BSA 的 PBS	2～8℃
溶血剂	A:甲酸	自配试剂	液体	70 ml	1.2％甲酸	室温
	B:碳酸钠等	自配试剂	液体	32 ml	碳酸钠等	室温
	C:多聚甲醛	自配试剂	液体	14 ml	多聚甲醛	室温
	鞘液	品牌 A	液体	10 L	——	室温
	清洗液	品牌 A	液体	5 L	——	室温
	荧光微球	品牌 A	液体	10 ml	——	2～8℃

4.1.2 仪器:品牌 A 配套流式细胞仪。

4.2·仪器品牌 B

4.2.1 试剂

4.2.1.1 试剂 A:1 瓶 Anti‐HLA‐B27 FITC/CD3PE 组合抗体,1.5 ml,2～8℃保存。

4.2.1.2 试剂 B:1 瓶 10×FACS 溶血素,30 ml;将 10×溶血素用试剂级水室温 1∶10 稀释为 1×溶血素,室温下可以稳定 1 个月。

4.2.1.3 试剂 C:1 瓶 HLA‐B27 校准微球,1.5 ml,2～8℃保存。

备注:具体成分详见表 10‐4‐2 流式细胞仪 HLA‐B27 检测试剂一览表。

表 10‐4‐2 流式细胞仪 HLA‐B27 检测试剂一览表(品牌 B)

试剂 A: 抗‐HLA‐B27 FITC/CD3 PE	试剂 B: 10×FACS 溶血素	试剂 C: HLA‐B27 校准微球
可用于 50 次检测,置于 1.5 ml 含有明胶和 0.1％叠氮化钠的缓冲盐溶液中。含有 FITC 标记的抗 HLA‐B27,克隆 GS 145.2 (IgG1,kappa),用于 HLA‐B27 抗原的检测。PE 标记的 CD3,克隆 SK7(IgG1,kappa),用于 T 淋巴细胞的检测。2～8℃下保存。	含有少于 50％二甘醇和少于 15％甲醛的 10×BD FACS 溶血素。在 2～25℃下保存。使用时,用室温(20～25℃)的试剂级水进行 1∶10 稀释。稀释后的试剂如果使用玻璃容器保存于室温下,稳定期为 1 个月。	可用于 10 次校准,存放于 1.5 ml 的含有 Tween® 20,明胶和 0.1％叠氮化钠的缓冲盐溶液中。微球用于设定 HLA‐B27 检测的细胞计数仪。在 2～8℃下保存。

4.2.2 仪器:品牌 B 配套流式细胞仪。

4.3·仪器品牌 C

4.3.1 试剂

4.3.1.1 试剂名称：HLA－B27/CD3(流式细胞仪法－FITC/PerCP)检测试剂盒。

4.3.1.2 试剂规格：50测试/瓶。

4.3.1.3 主要组成：包括 HLA－B27－FITC/CD3－PerCP 双色抗体试剂和溶血素(10×)。

4.3.2 仪器：品牌 C 配套流式细胞仪。

4.4·仪器品牌 D

4.4.1 试剂：IgG2a－FITC/IgG1－PE 双色试剂(流式细胞法)、HLA－B27－FITC/HLA－B7－PE 双色试剂(流式细胞法)、流式溶血剂(使用前用蒸馏水做 10 倍稀释,即溶血剂：蒸馏水＝1：9)、磷酸盐缓冲液。

4.4.2 仪器：品牌 D 配套流式细胞仪。

5. 操作步骤

5.1·品牌 A

5.1.1 按照检测要求,分别向已编好号的试管中加入 20 µl 单克隆抗体和同型对照(IgG2a－FITC/IgG1－PE)。分别向试管中加入混匀的 100 µl 抗凝血。混匀,避光,室温孵育20～30 min。

5.1.2 溶血：使用仪器/手工对样本使用 A/B/C 液进行溶血裂解,若使用裂解仪裂解在溶血前确认 A/B/C 管路充满并能打出液体。上机测样(测 B27 一定要至少洗一遍方可上机检测)。

5.2·品牌 B

5.2.1 对应于每一个样本,在 12 mm×75 mm 试管上作好样本识别编码。在试管内加入30 µl 试剂 A。

5.2.2 对每个样本管,使用新的微量移液器枪头往每个试管底部小心加入 50 µl 混合均匀的抗凝全血样本;推荐的 WBC 浓度为 $(3.5\sim9.4)\times10^3$ WBC/µl。以低速彻底旋动 3 s。在室温下(20～25℃)在暗处孵育 15～20 min。

注意：在孵育过程中避免样本被阳光直接曝晒。在加样的过程中应认真操作以避免样本粘到试管壁上。如果全血样本粘在试管壁上,那么将无法被试剂染色。

5.2.3 将 10×FACS 溶解液稀释为 1×;往每个试管内加入 2 ml 室温的 1×FACS 溶解液。立即低速充分旋动 3 s,室温下在暗处孵育 10～12 min。孵育时间不得超过 12 min。

注意：避免细胞和溶解液过长时间的接触,否则会造成白细胞的破坏。

5.2.4 孵育后,立即在室温下将试管以 300 g 离心 5 min。吸取上清液,试管内保留大约50 µl 的残留液以避免打散沉淀物。低速充分涡旋试管使残留液内的沉淀物重新悬浮。

5.2.5 向每一个试管中加入 2 ml 含有 0.1％叠氮化钠的 PBS,或者 Cell Wash 溶液。低速充分旋动 3 s。在室温下以 200 g 离心 5 min;吸取上清液,试管内保留大约 50 µl 的残留液以避免打散沉淀物。低速充分涡旋试管使残留液内的沉淀物重新悬浮。

5.2.6 在每个试管内加入 0.25 ml 的 1％多聚甲醛溶液。低速充分旋动 3 s;确保细胞和固定液已经充分混匀;在采样前,样本已固定 30 min。此时细胞可以在流式细胞仪上进行分析了。在流式分析前,将试管帽盖上或这覆盖试管,在 2～8℃避光保存。固定的细胞应该在染色 24 h 之内进行分析。在使用流式仪分析之前,低速充分旋动细胞以减少细胞的聚集。

5.3·品牌 C

5.3.1 溶血素稀释:取出 2～8℃保存的 10×溶血素,放置恢复至室温。用室温纯化水进行 10 倍稀释至 1×浓度,配制好的溶液在室温条件下储存,可稳定 1 个月。

5.3.2 样本染色

5.3.2.1 按照实验需求摆放血样和流式管,标记流式管编号对应血样编号。

5.3.2.2 在室温下,取 20 μl HLA-B27/CD3 检测试剂盒(流式细胞仪法-FITC/PerCP)中的抗体试剂于已做好标记的流式管管底。将 100 μl 已充分混匀的抗凝人外周全血加入试管底部。注意:避免操作中碰触流式管壁,管壁上的血液样本无法进行染色,会影响实验结果。

5.3.2.3 漩涡混合器上轻轻振荡 5 s,室温(18～25℃)避光静置孵育 15 min。加入 2 ml 室温放置的 1×溶血素。漩涡混合器上轻轻振荡 5 s,室温(18～25℃)避光静置孵育 15 min。室温下 300 g 离心 5 min,弃去上清。漩涡混合器上轻轻振荡 5 s,加入 2 ml PBS 溶液。室温下 300 g 离心 5 min,弃去上清。漩涡混合器上轻轻振荡 5 s,加入 0.5 ml PBS,2 h 内完成检测。

5.3.3 上机检测:在样本检测前,在配套软件"设置"中输入 HLA-B27/CD3 检测试剂瓶和仪器质控微球的批号信息。并在配套软件中完成仪器和 HLA-B27 校准,待仪器和 HLA-B27 校准通过后,方可开始样本检测。

5.3.3.1 使用本试剂盒对人外周血样本进行染色(在配套软件中直接调取 HLA-B27 检测模板)。

5.3.3.2 在 CD3PerCP(X 轴)vsSSC(Y 轴)散点图上圈出 T 淋巴细胞群(CD3+),如图 10-4-1 所示;再做 HLA-B27-H 柱状图中,读取 T 淋巴细胞群(CD3+),显示 HLA-B27 的表达情况,如图 10-4-2 所示。

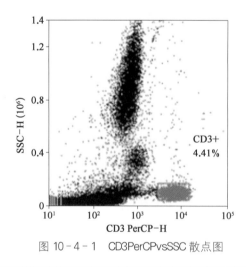

图 10-4-1 CD3PerCPvsSSC 散点图

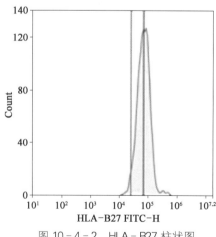

图 10-4-2 HLA-B27 柱状图

5.3.3.3 获取 T 淋巴细胞群(CD3＋)门内 HLA－B27－FITC 荧光强度。

5.4·品牌 D

5.4.1 样本处理

5.4.1.1 取两支试管,其中 1 支试管中加入 20 μl IgG2a－FITC/IgG1－PE 双色同型对照,标记为 1 号。另一支试管中加入 20 μl HLA－B27－FITC/HLA－B7－PE 双色试剂,标记为 2 号。

5.4.1.2 各吸取 100 μl EDTA 抗凝静脉血分别加入 1 号和 2 号试管底部(避免将血样沾到试管壁上)。

5.4.1.3 试管在涡旋混匀器上轻旋混匀,室温避光孵育 15 min。

5.4.1.4 每管各加入 2 ml 1× 溶血素,在涡旋混匀器上轻旋混匀,室温避光孵育 10 min(避免细胞和溶血素过长时间接触,否则会造成白细胞的破坏)。

5.4.1.5 300 g 离心 5 min,弃去上清(使用移液器小心吸取上清,使剩余液体为 50～100 μl,避免将管底的细胞沉淀悬起),加入 2 ml 磷酸盐缓冲液,轻旋混匀,使管底细胞重新悬起,300 g 离心 5 min,弃去上清(使用移液器小心吸取上清,使剩余液体为 50～100 μl,避免将管底的细胞沉淀悬起)。

5.4.1.6 加入适量的磷酸盐缓冲液(样本在 2 h 内进行检测)或多聚甲醛溶液(样本放置超过 2 h 后检测)。

5.4.2 上机检测

5.4.2.1 单击"▣"按钮新增样本。输入样本编号。单击"检验项目"框下拉列表,从中选择"HLA－B27－Auto"模板。

5.4.2.2 双击待测样本 Isotype 试管的"位置"框,弹出样本盘示意图,单击盘号两侧的左/右箭头按钮,切换到欲选择的盘号,单击孔位选择 Isotype 在样本盘上的位置。

5.4.2.3 双击待测样本 B27 试管的"位置"框,弹出样本盘示意图,单击孔位选择 B27 试管在样本盘上的位置(样本下的所有试管的盘号自动保持一致,更换任何试管的盘号,该样本下其他试管会自动更改为与其一致的盘号)。

5.4.2.4 在"样本"界面"样本信息"区中可录入样本及患者信息。

5.4.2.5 将准备好的样本放入与工作单一致的样本盘及试管位,正确安装样本盘。选中工作单列表中待测样本的起始试管 Isotype 试管(非常重要,自动测试只识别工作单中起始试管以下的样本)。

5.4.2.6 单击"仪器控制"中的"●"启动自动进样按钮,仪器自动从设定的起始位置处开始依次执行样本测定。

5.4.2.7 所有试管测定完成后,自动进样停止,仪器状态指示灯恢复为绿色长亮,样本盘转回至 1 号位朝外,此时可安全打开仓门,取出试管或卸下样本盘。

5.4.2.8 两管样本都测试完成后,软件自动分析测试结果,并可在报告预览中出具检测报告。同时也可根据需要,调整报告中的设门位置,统计结果随之更新。

6. 校准

常用方式为使用试剂/仪器对应的质控微球溶液对仪器系统校准和电压标定。

7. 质控

开机前使用 HLA－B27 标准校准微球校准仪器，对于无厂家或第三方质控品的项目可在不同仪器之间进行比对。

8. 结果判断

一般结果判断的流程都是通过设门圈定（T）淋巴细胞，然后根据门内抗 HLA－B27 的平均荧光强度，并与判别界值相比较，大于或等于则判定为 HLA－B27 阳性，小于则为 HLA－B27 阴性。

9. 注意事项

9.1·反应过程应避光，防止荧光物质的猝灭。

9.2·溶血过程反应时间不应超过 15 min，过长会破坏白细胞膜表面的抗原结构。

9.3·试剂须避光保存，使用时试剂应尽可能短地暴露于光线下，建议将试剂恢复至室温（20～25℃）。注意试剂盒上标注的失效日期，过期后请勿再使用。

9.4·HLA－B27 抗体和其他若干种 HLA－B 抗原发生交叉反应，最常见的是和 HLA－B7 抗原反应。HLA－B7 阳性样本在 FITC 检测器中的 LMF 值，因此可能落在 HLA－B27 阳性样本的范围内，导致假阳性的结果。

9.5·结果必须和其他临床信息结合起来综合考虑。

10. 临床意义

HLA 复合体位于第 6 号染色体的短臂上，该区 DNA 片段长度为 3 000～4 000 kb，占人体整个基因的 1/3 000，HLA－B27 是 HLA－Ⅰ类基因中 B 位点上的一个等位基因，与多种疾病具有相关性，尤其是强直性脊柱炎（ankylosing spondylitis，AS），90％的强直性脊柱炎患者其 HLA－B27 抗原表达阳性，普通人群中仅有 5％～10％为阳性。因此检测外周血淋巴细胞中 HLA－B27 抗原的表达，可用于强直性脊柱炎等疾病的辅助诊断。此外，在其他疾病中，如赖特尔病（Reiter's 综合征）、关节炎性牛皮癣和葡萄膜炎等疾病的诊断中，HLA－B27 的检测也是非常有价值的指标。

参考文献

［1］尚红，王毓三，申子瑜.全国临床检验操作规程［M］.4 版.北京：人民卫生出版社，2015.

［2］刘艳荣.实用流式细胞术（血液病篇）［M］.北京：北京大学医学出版社，2010.

［3］Seipp MT，Erali M，Wies RL，Wittwer C. HLA－B27 typing：evaluation of an allele－specific PCR melting assay and two flow cytometric antigen assays［J］. Cytometry，2005，63B：10－15.

［4］高云凤.HLA－B27 检测应用于强直性脊柱炎的临床意义［J］.吉林医学，2012，33（6）：1164.

［5］吴娟.检测强直性脊柱炎人白细胞分化抗原 B27 的临床意义［J］.检验医学与临床，2013，10（6）：663.

［6］刘毓刚，李琳，吴丽娟，等.流式细胞法检测人类白细胞分化抗原 B27/B7 表达在诊断强直性脊柱炎中的价值［J］.国际检验医学杂志，2012，33（2）：138.

［7］孙芳.人白细胞分化抗原-B27 检测在临床诊断强直性脊柱炎中的应用价值［J］.国际检验医学杂志，2010，31（11）：1301.

［8］邹玲莉，贾妙兴，常志娟，等.流式细胞术检测 4 272 例人类白细胞抗原-B27 表达的临床意义［J］.浙江中医药大学学报，

2012，36(3)：258.

［9］ Wilfried H.B.M. Levering，Rene van den Beemd，Jeroen G. te Marvelde，Wil A.M. vanBeers，Herbert Hooijkaas，Kees Sintnicolaas，and Jan W. Gratama. External Quality Assessment of Flow Cytometric HLA‐B27 Typing［J］. Cytometry (Communications in Clinical Cytometry)，2000，42：95‐105.

［10］ Levering WH，Wind H，Sintnicolaas K，Hooijkaas H，Gratama JW. Flow cytometric HLA‐B27 screening：cross‐reactivity patterns of commercially available anti‐HLA‐B27monoclonal antibodies with other HLA‐B antigens ［J］. Cytometry B Clin Cytom，2003，54B：28‐38.

［11］ 王建中.临床流式细胞分析［M］.上海：科学技术出版社，2005.

（李　莉）

淋巴细胞亚群检测标准操作规程

××医院检验科临床免疫室作业指导书	文件编号：××-JYK-MY-××××
版本： 生效日期：	共　页　第　页

1. 目的

规范淋巴细胞亚群检测的操作程序,保证项目的正常开展,使得测量数据和检测结果具有良好的溯源性、准确性和可靠性。

2. 原理

荧光素标记的各种单克隆抗体加入全血中,与白细胞膜上相应的抗原结合,经过溶血、洗涤(和固定)等步骤后,在流式细胞仪上进行分析,从而得到淋巴细胞亚群的百分数。淋巴细胞表面抗原分布如下：T 淋巴细胞：CD3＋;B 淋巴细胞：CD19＋;辅助性 T 淋巴细胞：CD3＋CD4＋;抑制性 T 淋巴细胞：CD3＋CD8＋;NK 细胞：CD3－CD16＋56＋等。根据淋巴细胞膜上 CD 分子表达的不同,流式细胞仪可以分辨出淋巴细胞及其各种不同的亚群,利用计算机软件计算出淋巴细胞亚群的百分数。

3. 标本要求

3.1·抗凝剂：EDTA(紫盖管)或肝素(绿盖管)。

3.2·标本量：不少于 1 ml。

3.3·标本处理：标本应无溶血、无凝血,标本采集后应尽快处理,冷冻的标本不能使用。室温保存的抗凝全血,可稳定 48 h;染色固定后的样本在 2～8℃条件下可稳定 24 h。

3.4·患者准备：无须特殊准备,检查对象生活饮食处于日常状态,空腹为宜,静脉采血。

4. 试剂与仪器

4.1·品牌 A

4.1.1　试剂：详见表 10-4-3 淋巴细胞亚群试剂一览表

表 10-4-3　淋巴细胞亚群试剂一览表

试 剂 名 称		品　牌	剂型	规格	内 含 物	保存条件
单克隆抗体	CD3/NK	品牌 A	液体	1 ml	荧光抗体、0.1%叠氮化钠	2～8℃
	CD4/CD8	品牌 A	液体	1 ml		2～8℃
	CD19	品牌 A	液体	2 ml	2 mg/ml BSA 的 PBS	2～8℃
溶血剂	A：甲酸	自配试剂	液体	70 ml	1.2%甲酸	室温
	B：碳酸钠等	自配试剂	液体	32 ml	碳酸钠等	室温
	C：多聚甲醛	自配试剂	液体	14 ml	多聚甲醛	室温
	鞘液	品牌 A	液体	10 L	—	室温
	清洗液	品牌 A	液体	5 L	—	室温
	荧光微球	品牌 A	液体	10 ml	—	2～8℃

4.1.2　仪器：品牌 A 配套流式细胞仪。

4.2·品牌 B

4.2.1　试剂：可分为四色和六色两种组合试剂。

4.2.1.1　四色淋巴细胞亚群试剂：① 规格组分：裂解液：5 ml×1；② Multitest™ CD3 - FITC/CD8 - PE/CD45 - PerCP/CD4 - APC：1 ml×1；③ Multitest™ CD3 - FITC/CD16 + 56 - PE/CD45 - PerCP/CD19 - APC：1 ml×1。

4.2.1.2　六色淋巴细胞亚群试剂：① 规格组分：1 瓶 CD45PerCP/CD3FITC/CD4PE - Cy7/CD8APC - Cy7/CD19APC/CD16&CD56PE 组合抗体，1 ml，2～8℃ 保存。② 其他试剂：Trucount tube(内含数量已知的 Beads)；FACS Lysing Solution(溶血素)(10×，使用前用蒸馏水稀释成 1×)。

4.2.2　仪器：品牌 B 配套流式细胞仪。

4.3·品牌 C

4.3.1　试剂：① CD3 FITC/CD8 PE/CD45 PerCP/CD4 APC　100Test 试剂盒，内含血细胞分析用溶血剂；② CD3 FITC/CD16 + 56 PE/CD45 PerCP/CD19 APC　100Test 试剂盒，内含血细胞分析用溶血剂。

4.3.2　仪器：品牌 C 配套流式细胞仪[适用 2 激光 4 通道(FITC/PE/PerCP/APC)及以上]。

4.4·品牌 D

4.4.1　试剂：① CD3 - FITC/CD8 - PE/CD45 - PerCP/CD4 - APC 四色试剂(流式细胞法)；② CD3 - FITC/CD16 + 56 - PE/CD45 - PerCP/CD19 - APC 四色试剂(流式细胞法)；③ 流式溶血剂(使用前用蒸馏水做 10 倍稀释，即溶血剂：蒸馏水 = 1：9)。

4.4.2　仪器：品牌 D 配套流式细胞仪。

5. 操作步骤

5.1·品牌 A

5.1.1　按照检测要求，分别向已编好号的试管中加入 20 μl 单克隆抗体和同型对照。分别向试管中加入混匀的 100 μl 抗凝血。混匀，避光，室温孵育 20～30 min。

5.1.2　溶血：可利用仪器/手工使用 A/B/C 裂解液进行裂解(注：溶血前确认 A/B/C 管路充满并能打出液体)。

5.1.3　上机测样(可根据样本情况选择洗或不洗上样)。

5.2·品牌 B

5.2.1　四色淋巴细胞亚群试剂

5.2.1.1　对于每个患者样本，使用样本识别号标记两支 12 mm×75 mm 管；使用字母(如 A 和 B)区分这两支管。

5.2.1.2　对于绝对计数，标记两支 Trucount 管，而非 12 mm×75 mm 管。

注意：使用前，确认 Trucount 微球处于管底部的金属网下。否则，丢弃该 Trucount 管，并用另一支替换。不要将微球转移到另外一支管中。

5.2.1.3　将 20 μl 的 Multitest CD3/CD8/CD45/CD4 试剂移取到标记为 A 的管的底部。将 20 μl 的 Multitest CD3/CD16 + CD56/CD45/CD19 试剂移取到标记为 B 的管的底部。如果使用 Trucount 管,确保移液液面刚好高于不锈钢网。不要接触微球。

5.2.1.4　将 50 μl 充分混匀的抗凝全血移取到各管的底部。

注意:① 避免让血液污染管壁。如果全血残留在管壁,则不能被试剂染色并且会影响结果。使用 Trucount 管时,精确移液非常重要。② 使用反向移液技术将样本移取到管壁,使其刚好高于不锈钢网。反向移液时,将按钮按至第二个刻度点。释放按钮时,过量样本将被吸入吸头中。将按钮按至第一个刻度点排出精确体积的样本,将过量样本留在吸头中。

5.2.1.5　盖上管盖并轻轻混匀振荡进行混匀。在室温(20～25℃)环境下避光孵育 15 min。

5.2.1.6　向各管中添加 450 μl 的 1×Multitest 溶血素。注意:小心保护样本管,免受直射光照射。于室温下(20～25℃)进行此程序操作。

5.2.1.7　盖上管盖并轻轻混匀振荡进行混匀。室温(20～25℃)环境下避光孵育 15 min。上机检测。

5.2.2　六色淋巴细胞亚群试剂

5.2.2.1　取一支 TruCount Tube。用反向加样法加入 50 μl 充分混匀的抗凝全血。注意:血不要碰到试管底部的微球(Beads)。

5.2.2.2　取 20 μl CD3/CD8/CD4/CD16 + 56/CD45/CD19 加入绝对计数管中。注意:不要碰到血。涡旋混匀,室温避光放置 15 min。

5.2.2.3　取出加入 450 μl 1×FACS 溶血素,充分混匀,避光放置 10 min。24 h 内上机用 FACSCanto Clinical 软件获取 2 500 个淋巴细胞进行检测,上机前应充分混匀。

5.3·品牌 C

5.3.1　按照实验需求摆放血样和流式管,标记流式管编号对应血样编号(例:1 T,1 BNK;2 T,2 BNK)。

5.3.2　取 20 μl CD3/CD8/CD45/CD4 抗体加入 T 管底部,取 20 μl CD3/CD16 + 56/CD45/CD19 加入 BNK 管底部。漩涡震荡 3 s 混匀或手动颠倒 10 次全血标本,用反向加样法分别取 50 μl 全血分别加入 T、BNK 管底部。漩涡震荡器上,每个样本管轻轻混匀 3 s,室温静置避光孵育 15 min。

5.3.3　将血细胞分析用溶血剂稀释成 1×备用(1 体积原液：9 体积蒸馏水)。每个样本管各加 450 μl 稀释好的溶血剂。漩涡震荡器上,样本管轻轻混匀 3 s,室温静置避光孵育 15 min。上机检测(混匀一个,检测一个)。

5.4·品牌 D

5.4.1　取两支试管,其中 1 支试管中加入 20 μl CD3 - FITC/CD8 - PE/CD45 - PerCP/CD4 - APC 四色试剂,标记为 T,另一支试管中加入 20 μl CD3 - FITC/CD16 + 56 - PE/CD45 - PerCP/CD19 - APC 四色试剂,标记为 BNK。

5.4.2　各吸取 50 μl EDTA 抗凝静脉血分别加入 T 管和 BNK 管底部(避免将血样沾到试

管壁上)。试管在涡旋混匀器上轻旋混匀,室温(20～25℃)避光孵育 15 min。

5.4.3 分别向两个试管中加入 450 μl 1×溶血素,在涡旋混匀器上轻旋混匀,室温(20～25℃)避光孵育 15 min。上机检测。

注意:以上各品牌上机后操作步骤详见仪器操作标准操作规程。

6. 校准

常用方式为使用试剂/仪器对应的质控微球溶液对仪器系统校准和电压标定。

7. 质控

7.1·质控品:可使用临检中心质控品/试剂自带质控品。

7.2·保存条件:未开瓶的试剂于 2～8℃保存,可在有效期内保持稳定,稀释的试剂于 2～8℃可稳定 2 周。

7.3·质控频率:每天开机后标本测试前;仪器维修或保养后。

7.4·检测方法:检测方法同日常标本。

7.5·结果判断:将质控结果输入质控软件。与靶值比较,定期评估结果稳定性。

7.6·备注:新到批号的质控品需按照日常标本的检测方法连续检测 20 次,确定本实验室的靶值及质控可接受范围。每次使用与样本同样抗体组合,平行染色,查对可允许范围,确定是否可以接受,并检查染色模式和细胞分群情况。

8. 结果判断

根据淋巴细胞膜上 CD 分子表达的不同,流式细胞仪可以根据不同荧光标识分辨出淋巴细胞及其各种不同的亚群,利用计算机软件计算出淋巴细胞亚群的百分数。还可通过加入荧光微球计算出亚群细胞的数量。

9. 注意事项

9.1·吸取血样之前应充分混匀血样,否则会导致错误的百分比计数结果。

9.2·实验操作中提到要用漩涡震荡器混匀的步骤一定要充分混匀。

9.3·反应过程应避光,防止荧光物质的猝灭。

9.4·溶血过程反应时间不应超过 15 min,过长会破坏白细胞膜表面的抗原结构。

9.5·上机检测前一定要充分混匀样本。

9.6·如果试剂外观发生变化,不得继续使用。试剂的沉淀和变色意味着试剂不稳定或者变性。请勿使用过期的试剂;试剂请勿冻存;试剂须避光保存,使用时试剂应尽可能短的暴露于光线下,建议使用前将试剂恢复至室温。

10. 临床意义

10.1·淋巴细胞亚群的检测是检测机体细胞免疫和体液免疫功能的重要指标,它可以辅助诊断某些疾病(如自身免疫病、免疫缺陷病、恶性肿瘤、血液病、变态反应性疾病等),分析发病机制,对观察疗效及监测预后有重要意义。

10.2·T 淋巴细胞在免疫应答过程中起抗原识别、细胞免疫和免疫调节的作用,其缺陷或功能不良会引起细胞免疫功能异常,而且也会影响其调节 B 细胞的功能,导致抗体缺陷,患者经常表现一系列临床症状,如容易反复感染、自身免疫病或恶性肿瘤的发病率增加等。它包括 CD4 和 CD8 两个亚群,两个亚群之间有着相互制约和相互辅助的关系,任何一方的增多和减少都会造成机体免疫功能的紊乱。

10.2.1　CD4 淋巴细胞(辅助/诱导性 T 细胞)在恶性肿瘤、遗传性免疫缺陷病、AIDS、应用免疫抑制剂(如环孢素 A)等患者皆可降低。自身免疫病时可增高。

10.2.2　CD8 淋巴细胞(抑制/细胞毒性 T 细胞)增高可见于各种病毒感染;降低见于自身免疫病,如 SLE 活动期、慢性活动性肝炎及各种严重的免疫缺陷病。

10.2.3　CD4/CD8 比值在 AIDS 时显著降低,此外还可用 CD4/CD8 比值来监测器官移植的排斥反应,若移植后 CD4/CD8 的比值较移植前明显增高,则预后可能发生排斥反应;比值倒置一般认为是病毒感染的重要指征。

10.3 · B 淋巴细胞参与抗原识别和体液免疫。其降低见于体液免疫功能抑制者,如联合免疫缺陷病、无丙球蛋白血症或使用化疗或免疫抑制剂等;增高见于慢性淋巴细胞性白血病、急性淋巴细胞性白血病(B 细胞型)、毛细胞性白血病。

10.4 · NK 细胞(CD16＋56)自然杀伤细胞主要功能是细胞毒性,免疫调节。是机体抗肿瘤和抗病毒感染的重要指征。其增高见于机体抗肿瘤、寄生虫、病毒感染及 Ⅱ 型变态反应等。

参考文献

[1] 尚红,王毓三,申子瑜.全国临床检验操作规程[M].4 版.北京:人民卫生出版社,2015.

[2] 刘艳荣.实用流式细胞术(血液病篇)[M].北京:北京大学医学出版社,2010.

[3] Michelle L. Hermiston, Zheng Xu, Arthur Weiss. CD45:A critical regulator of signaling thresholds in immune cells. Annu[J]. Rev. Immunol, 2003, 21:107－137.

[4] Jun Zhang, Viktor Roschke, Kevin P. Baker et al. Cutting edge:A role for B lymphocytestimulator in systemic lupus erythematosus[J]. The journal of Immunology, 2001, 166:6－10.

[5] Sazini Nzula, James J.Going, David I.Stott. The role of B lymphocytes in breast cancer:a review and current status[J]. Cancer Therapy, 2003, (1):353－362.

[6] Pierre Youinou, Sophie Hillion, Christophe Jamin, et al. B lymphocytes on the front line of autoimmunity[J]. Autoimmunity Reviews, 2006, (5):215－221.

[7] Tucker W.Lebien, Thomas F.Tedder. B lymphocytes:how they develop and function[J], Blood, 2008, 112:1570－80.

[8] Mark J.Smyth, Erika Cretney, Janice M.Kelly, et al. Activation of NK cell cytotoxicity[J]. Molecular Immunology, 2005, (42):501－510.

[9] Anna Lünemann, Jan D Lünemann, Christian Münz. Regulatory NK－cell functions in inflammation and autoimmunity[J]. MOL MED, 2009, 15(9－10):352－358.

[10] 王建中. 临床流式细胞分析[M].上海:科学技术出版社,2005.

(李　莉)

CD34＋细胞绝对计数标准操作规程

××医院检验科临床免疫室作业指导书	文件编号：××-JYK-MY-××××

版本：	生效日期：	共 页 第 页

1. 目的

规范流式细胞检测操作程序,保证全血、骨髓或单采造血干细胞悬液造血干细胞的测定项目的正常开展,使得测量数据和检测结果具有良好的溯源性、准确性和可靠性。

2. 原理

在样本中加入适量的试剂后,试剂中荧光标记的单克隆抗体与细胞表面的抗原特异性结合,核酸染料标记所有有核细胞的 DNA 和 RNA,同时加入已知数目的荧光微球。在分析时,用采集的 CD34 细胞的数目除以采集的荧光微球的数目,再乘以荧光微球的浓度即可计算出样本中 CD34＋细胞的绝对数目。

3. 标本要求

标本主要为单采的干细胞,样本采集后立刻送检。

4. 试剂与仪器

4.1·品牌 A

4.1.1 试剂:详见 10-4-4 CD34＋细胞绝对计数试剂一览表(品牌 A)

表 10-4-4 CD34＋细胞绝对计数试剂一览表

试 剂 名 称		品 牌	剂型	规格	内 含 物	保存条件
单克隆	CD34-PE	品牌 A	液体	2 ml	荧光抗体、0.1％叠氮化钠	2～8℃
抗体	CD45-PC5	品牌 A	液体	1 ml	2 mg/ml BSA 的 PBS	2～8℃
氯化铵溶血剂		自配试剂	液体	500 ml	氯化铵	室温
鞘液		品牌 A	液体	10 L	—	室温
清洗液		品牌 A	液体	5 L	—	室温
荧光微球		品牌 A	液体	10 ml	—	2～8℃

4.1.2 仪器:品牌 A 配套流式细胞仪。

4.2·品牌 B

4.2.1 试剂

4.2.1.1 主要试剂:CD34/CD45/核酸计数试剂盒。① 试剂 A(1 瓶):CD34 检测试剂包含核酸染料、CD34PE、CD45PerCP 组合抗体;② 试剂 B(1 瓶):对照试剂包含核酸染料、KLHPE、CD45PerCP 组合抗体,2～8℃保存。

4.2.1.2 其他试剂:FACS lysing solution(10×)溶血素:将 10×溶血素用去离子水室温1：10 稀释为 1×溶血素,室温下可以稳定 1 个月。

4.2.2   仪器：品牌 B 配套流式细胞仪。

5. 操作步骤

5.1·品牌 A

5.1.1   细胞膜表面抗原

5.1.1.1   按照检测要求，分别向已编号的测试管中加入单克隆抗体 CD45 - PC5 和 CD34 - PE 各 10 μl，对照管加入 CD45 - PC5 10 μl 和 IgG - PE 10 μl。

5.1.1.2   分别向试管中加入混匀的 100 μl 抗凝血。混匀，避光，室温孵育 15～20 min。

5.1.1.3   分别加入氯化铵溶血剂 2 ml，混匀，室温避光放置 10 min，分别加入 500 μl PBS，再放置 5 min。

5.1.1.4   需要做绝对计数时每管中加入 100 μl Flow - Count。上机选择 CD34 - STEM 方案（ISHAGE 方案）采样分析。

5.1.2   数据采集和结果分析（CXP2.0 分析软件分析结果）：ISHAGE 方案设门有着严格的要求，其图例，见图 10 - 4 - 3。

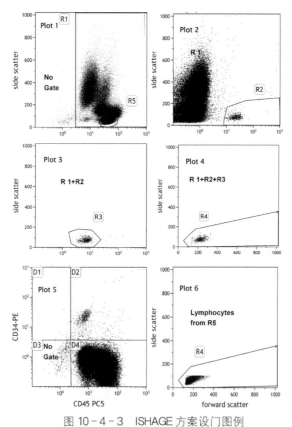

图 10 - 4 - 3   ISHAGE 方案设门图例

5.1.3   ISHAGE 设门策略图例详细说明。

5.1.3.1   CD45/SS，含红细胞、碎片在内的所有细胞。R1 包括所有有 CD45 表达的细胞，包括 dimCD45。R5 为淋巴细胞。

5.1.3.2 CD34/SS。Gated from R1。R2 包括所有 CD34 + 细胞,从低 SS 到中等 SS 强度。

5.1.3.3 CD45/SS。Gated from R1 + R2。R3 确认 CD34 阳性细胞位于弱 CD45 与低 SS 区域,为真正 CD34 + 细胞。

5.1.3.4 FS/SS,Gated from R1 + R2 + R3。R4 用于去除细胞碎片、聚集血小板的影响,R4 来自 R3。

5.1.3.5 CD45/CD34。用于确认所有的 CD45 阳性细胞,确定 R1 的左边界 CD45 下限。

5.1.3.6 FS/SS。Gated from R5。R6 包括了淋巴细胞,用于确定 R4 的 FS 下限。

5.2·品牌 B

5.2.1 样本制备

5.2.1.1 每个检测样本首先计数白细胞,超过 50×10^3 WBC/ml,样本要稀释。标记两只 Trucount 绝对计数管,CD34 检测管和对照管,同时在每一管上要同时标记样本的编码。

5.2.1.2 吸取 20 μl CD34 检测试剂到 CD34 检测管,20 μl CD34 对照试剂到对照管,吸取的试剂放到绝对计数管金属网架上面的管壁上,不要碰到管底的颗粒。

5.2.1.3 反向加样技术吸取 50 μl 混匀的样本到每一个绝对计数管中。盖上绝对计数管的盖子,轻轻混匀,室温避光孵育 15 min。

5.2.1.4 每管加 450 μl 1×FACS 溶血素。盖上盖子轻轻混匀,室温避光孵育 15 min。上机检测。

5.2.2 样本检测及分析

5.2.2.1 使用"FACS Diva"临床软件进行数据获取,完成标准开机检查程序后以 7 色荧光微球检查仪器的光路、流路及补偿。

5.2.2.2 打开"Diva"软件,在"Browser"窗口中选择 CD34 实验模板。选择最近一次的"Specimen",右键菜单中点击"Duplicate without data",展开新出现的"Specimen",激活第一管样本前的箭头。如有必要,右键点击所有"Specimen"顶端的"Cytometer Settings",选择"Link setup",选择最近一次"Lyse No Wash"条件。

5.2.2.3 以 FL1 设阈值,CD34 测定管,调节淋巴细胞在 x 轴 200~600 道数之间,高速获取至少 60 000 个细胞,获取对照管细胞至少 60 000 个细胞。用对照管来评价非特异性染色。

5.2.2.4 将每个患者的样本按顺序从 Loader 的 1 号位开始排列(最多 40 个上样管)。关上防护门。在"Diva"软件的"Carousel"菜单中选择"CarouselSetup",选择 Loader 的 ID,设定混匀次数及获取延迟时间后,选择"OK"。

5.2.2.5 在获取面板点击"RunCarousel",在跳出的对话框中选择要检测的样本。确认后开始检测样本。

5.2.2.6 所有样本检测完毕后,仪器会发出结束警铃提示。

5.2.2.7 观察检测报告。若所有样本顺利检测完毕,则可结束检测,开始分析并记录实验数据。若存在问题样本,检查出错原因(观察上样管有无裂缝等)。将 Loader 归位后在获取面板点击"RunCarousel"，在跳出的对话框中选择要重新检测的样本。确认后开始检测样本。

6. 校准

常用方式为使用试剂/仪器对应的质控微球溶液对仪器系统校准和电压标定。

7. 质控

开机前先使用标准校准微球校准仪器，对于无厂家或第三方质控品的项目可在不同仪器之间进行比对。

8. 结果判断

根据获取的绝对计数微球数及 CD34 阳性造血干细胞，代入公式：CD34 cells/μl = (CD34 cells/beads)×(BPT/V)，计算 CD34 绝对值。其中，BPT 是指每个 Trucount 管中微球总数，V 是指加入血样的体积，单位 μl。

9. 注意事项

9.1·干细胞送检后立即检测。

9.2·样本要充分混匀后加样；最后计算前加微球时一定要混匀，取样及微球的均匀程度将直接影响检测结果；建议做复管取均值。

9.3·对于任何包含绝对计数的实验，采集细胞数的多少会影响结果。至少采集 60 000 个细胞和 1 000 个微球。

9.4·成分白细胞样本必须在采集 6 h 内染色，并在染色后 24 h 内上机分析。外周血和动员后的血标本要在采集后 24 h 内染色，并在染色后 24 h 内上机分析。其他类型的样本要在采集后 6 h 内染色，并在染色后 6 h 内上机分析。

10. 临床意义

CD34 是 20 世纪 80 年代中期发现的一种细胞表面黏附分子，表达在骨髓和外周血的造血干/祖细胞及具有造血潜能的各种集落形成细胞上，包括多能及定向造血祖细胞。CD34＋细胞在正常骨髓中占 1%～4%，正常人外周血中＜0.01%。动物体内及人类临床实践均证明输入一定数量的 CD34＋细胞可在体内长期重建造血。利用流式细胞术计数 CD34＋细胞，具有快速定量及可同时测定 CD34＋亚群的特点，被广泛采用，方便造血干细胞移植，采集造血干细胞。

参考文献

[1] 尚红，王毓三，申子瑜.全国临床检验操作规程[M].4 版.北京：人民卫生出版社，2015.

[2] 刘艳荣.实用流式细胞术（血液病篇）[M].北京：北京大学医学出版社，2010.

[3] Tavian M, Robin C, Coulombel L, et al. The human embryo, but not its yolk sac, generates lympho-myeloid stem cells: mapping multipotent hematopoietic cell fate in intraembryonic mesoderm[J]. Immunity, 2001, 15: 487 - 495.

[4] Pahal GS, Jauniaux E, Kinnon c. et al. Normal development of human fetal hematopoiesis between eight and seventeen weeks' gestation[J]. Am J Obstet Gynecol, 2000, 183: 1029 - 1034.

（李　莉）

免疫球蛋白 A 检测标准操作规程

××医院检验科临床免疫室作业指导书	文件编号：××-JYK-MY-××××
版本： 生效日期：	共 页 第 页

1. 目的

建立检测血清免疫球蛋白 A 含量的标准操作规程,保证实验结果的精确性及准确性。

2. 原理

2.1·免疫散射比浊法。

2.2·在免疫化学反应中,人体液中含有的蛋白会与特异性抗体形成免疫复合物。这些复合物会使穿过样本的光束发生散射。散射光的强度与样本中相关蛋白的浓度成比例。与已知的标准浓度对比就可得出结果。

3. 标本要求

3.1·抽取干燥管(无抗凝)静脉血 3.0 ml,3 000 r/min 离心 10 min,取血清检测。溶血或严重脂血影响检测结果时,需重新抽血。

3.2·标本的稳定性：分离血清室温 8 h 内检测,超过时间放 2～8℃,保存 24 h。

4. 试剂与仪器

4.1·试剂组成：N 抗血清人免疫球蛋白 A 试剂、配套校准物——N 蛋白标准品 SL。

4.2·仪器：×××特定蛋白分析仪。

5. 操作步骤（具体参照仪器标准操作规程）

5.1·开机前准备检查浸泡在缓冲液瓶的吸嘴(带有水平传感器)是否带有沉淀,如果有沉淀,需要清洗干净吸嘴。

5.2·检查供应瓶的液量水平,必须保证足够的系统液进行仪器初始化。

5.3·开机后仪器自检,点击"BNII"图标,登录,在"User"栏选择用户名,输入密码,仪器自动进入初始化,初始化过程大概需要 10～15 min。

5.4·样本检测,结果审核。

5.5·做好每日维护,关机。

6. 校准

仪器校准：① 每月校准一次;② 试剂批号更换时;③ 由质控及标本检测结果决定,如质控结果超出范围时。

7. 质控

用质控品 1 和质控品 2,至少每 24 h 或每一次校准后测定一次。质控间隔期应适用于各实验室的具体要求。检测值应落在确定的范围内,如出现质控值落在范围以外,应采取校正措施。

8. 结果判断

散射光的强度与复合物的含量成正比,即待测抗原越多,形成的复合物也越多,散射光也

越强。检测样本时,仪器根据项目校准曲线自动计算待测标本浓度。

9. 生物参考区间

2.01～2.69 g/L。

10. 性能参数

具体参见试剂说明书,按照相关要求对方法学进行验证。

11. 临床意义

11.1·IgA 约占血浆中免疫球蛋白的 13％,它的作用是保护皮肤及黏膜免受微生物的感染,并且能够结合毒素以及与溶酶体一起起到抗病毒及细菌感染的功能。分泌型的 IgA 免疫球蛋白,主要由唾液腺、泪腺及肠腺分泌。分泌型的 IgA 对于防止局部感染有重要作用。在血清中,IgA 以单体、二聚体及三聚体等形式存在,而分泌型的 IgA 主要以二聚体形式存在,并结合有另外的一条具有分泌功能的链。

11.2·在慢性肝炎、慢性感染及自身免疫性疾病时,会出现多克隆的 IgA 水平升高,而骨髓瘤时会出现单克隆 IgA 水平升高。

11.3·IgA 的合成降低可以见于获得性或先天性免疫缺陷疾病,如先天性无丙种球蛋白血症。另外烧伤等蛋白的缺失也可以造成水平降低。

11.4·应用特异性抗体定量检测血清中的球蛋白已经成为非常具有价值的诊断指标。

参考文献

王兰兰,许化溪.临床免疫学检验[M].5 版.北京:人民卫生出版社,2012.

（丁海明）

免疫球蛋白 M 检测标准操作规程

××医院检验科临床免疫室作业指导书	文件编号：××-JYK-MY-××××
版本： 生效日期：	共 页 第 页

1. 目的
建立检测血清免疫球蛋白 M 含量的标准操作规程，保证实验结果的精确性及准确性。

2. 原理
2.1·免疫散射比浊法。

2.2·在免疫化学反应中，人体液中含有的蛋白会与特异性抗体形成免疫复合物。这些复合物会使穿过样本的光束发生散射。散射光的强度与样本中相关蛋白的浓度成比例。与已知的标准浓度对比就可得出结果。

3. 标本要求
3.1·抽取干燥管（无抗凝）静脉血 3.0 ml，3 000 r/min 离心 10 min，取血清检测。溶血或严重脂血影响检测结果时，需重新抽血。

3.2·标本的稳定性：分离血清室温 8 h 内检测，超过时间放 2~8℃，保存 24 h。

4. 试剂与仪器
4.1·试剂组成：N 抗血清人免疫球蛋白 M 试剂、配套校准物——N 蛋白标准品 SL。

4.2·仪器：×××特定蛋白分析仪。

5. 操作步骤（具体参照仪器标准操作规程）
5.1·开机前准备检查浸泡在缓冲液瓶的吸嘴（带有水平传感器）是否带有沉淀，如果有沉淀，需要清洗干净吸嘴。

5.2·检查供应瓶的液量水平，必须保证足够的系统液进行仪器初始化。

5.3·开机后仪器自检，点击"BNII"图标，登录，在"User"栏选择用户名，输入密码，仪器自动进入初始化，初始化过程大概需要 10~15 min。

5.4·样本检测，结果审核。

5.5·做好每日维护，关机。

6. 校准
仪器校准：① 每月校准一次；② 试剂批号更换时；③ 由质控及标本检测结果决定，如质控结果超出范围时。

7. 质控
用质控品 1 和质控品 2，至少每 24 h 或每一次校准后测定一次。质控间隔期应适用于各实验室的具体要求。检测值应落在确定的范围内，如出现质控值落在范围以外，应采取校正措施。

8. 结果判断
散射光的强度与复合物的含量成正比，即待测抗原越多，形成的复合物也越多，散射光也越强。检测样本时,仪器根据项目校准曲线自动计算待测标本浓度。

9. 生物参考区间

$0.84 \sim 1.32$ g/L。

10. 性能参数

具体参见试剂说明书,按照相关要求对方法学进行验证。

11. 临床意义

11.1·IgM 的分子结构含有 10 条重链(μ 链)和 10 条轻链(κ、λ 链)。通过 J 链将所有的 μ 链连接在一起。简单地说:与 IgG 相比,IgM 具有五聚体的结构。IgM 的分子量在免疫球蛋白中最大,但其只占血浆中免疫球蛋白的 6%。

11.2·在感染后,IgM 是最早出现的特异性抗体,并且能激活补体系统来杀灭细菌,但是很快 IgM 水平就会降低而代之以 IgG。所以临床上应用 IgG 及 IgM 的滴度来鉴别急性与慢性感染。如果免疫球蛋白以 IgM 为主,则是急性感染;如果以 IgG 为主,则为慢性感染。

11.3·在细菌、病毒性感染及胰腺炎、肝炎、类风湿关节炎等均会造成多克隆 IgM 水平的升高,单克隆 IgM 水平的升高多见于巨球蛋白血症。

11.4·IgM 的合成降低见于获得性及先天性免疫缺陷综合征。

11.5·应用特异性抗体定量检测血清中的球蛋白已经成为非常具有价值的诊断指标。

参考文献

王兰兰,许化溪.临床免疫学检验[M].5 版.北京:人民卫生出版社,2012.

(丁海明)

免疫球蛋白 G 检测标准操作规程

××医院检验科临床免疫室作业指导书	文件编号：××-JYK-MY-××××
版本：　　　　　生效日期：	共　页　第　页

1. 目的

建立检测血清免疫球蛋白 G 含量的标准操作规程,保证实验结果的精确性及准确性。

2. 原理

2.1·免疫散射比浊法。

2.2·在免疫化学反应中,人体液中含有的蛋白会与特异性抗体形成免疫复合物。这些复合物会使穿过样本的光束发生散射。散射光的强度与样本中相关蛋白的浓度成比例。与已知的标准浓度对比就可得出结果。

3. 标本要求

3.1·抽取干燥管(无抗凝)静脉血 3.0 ml,3 000 r/min 离心 10 min,取血清检测。溶血或严重脂血影响检测结果时,需重新抽血。

3.2·标本的稳定性:分离血清室温 8 h 内检测,超过时间放 2~8℃,保存 24 h。

4. 试剂与仪器

4.1·试剂组成:N 抗血清人免疫球蛋白 G 试剂、配套校准物——N 蛋白标准品 SL。

4.2·仪器:×××特定蛋白分析仪。

5. 操作步骤（具体参照仪器标准操作规程）

5.1·开机前准备检查浸泡在缓冲液瓶的吸嘴(带有水平传感器)是否带有沉淀,如果有沉淀,需要清洗干净吸嘴。

5.2·检查供应瓶的液量水平,必须保证足够的系统液进行仪器初始化。

5.3·开机后仪器自检,点击"BNII"图标,登录,在"User"栏选择用户名,输入密码,仪器自动进入初始化,初始化过程大概需要 10~15 min。

5.4·样本检测,结果审核。

5.5·做好每日维护,关机。

6. 校准

仪器校准:① 每月校准一次;② 试剂批号更换时;③ 由质控及标本检测结果决定,如质控结果超出范围时。

7. 质控

用质控品 1 和质控品 2,至少每 24 h 或每一次校准后测定一次。质控间隔期应适用于各实验室的具体要求。检测值应落在确定的范围内,如出现质控值落在范围以外,应采取校正措施。

8. 结果判断

散射光的强度与复合物的含量成正比,即待测抗原越多,形成的复合物也越多,散射光也

越强。检测样本时,仪器根据项目校准曲线自动计算待测标本浓度。

9. 生物参考区间

$11.5 \sim 14.22 \, g/L$。

10. 性能参数

具体参见试剂说明书,按照相关要求对方法学进行验证。

11. 临床意义

11.1·IgG 的分子结构含有 2 条重链(γ 链)和 2 条轻链(κ 或 λ 链)。IgG 占血浆中免疫球蛋白的 80%。

11.2·IgG 是再次免疫应答的主要抗体,具有吞噬调理作用、中和毒素作用、中和病毒作用及激活补体经典途径。IgG 是唯一可以通过胎盘的免疫球蛋白,并且对胎儿及新生儿有保护作用。婴儿在 6 个月左右建立免疫系统,在 18 个月左右达到成人水平。

11.3·多克隆 IgG 水平的升高见于系统性红斑狼疮、慢性肝炎及传染性疾病中。单克隆 IgG 水平的升高见于骨髓瘤。

11.4·IgG 的合成降低见于获得性及先天性免疫缺陷综合征。

11.5·应用特异性抗体定量检测血清中的球蛋白已经成为非常具有价值的诊断指标。

参考文献

王兰兰,许化溪.临床免疫学检验[M].5 版.北京:人民卫生出版社,2012.

（丁海明）

补体 3 检测标准操作规程

××医院检验科临床免疫室作业指导书	文件编号：××-JYK-MY-××××
版本： 生效日期：	共 页 第 页

1. 目的

建立检测血清补体 C3 含量的标准操作规程,保证实验结果的精确性及准确性。

2. 原理

2.1·免疫散射比浊法。

2.2·在免疫化学反应中,人体液中含有的蛋白会与特异性抗体形成免疫复合物。这些复合物会使穿过样本的光束发生散射。散射光的强度与样本中相关蛋白的浓度成比例。与已知的标准浓度对比就可得出结果。

3. 标本要求

3.1·抽取干燥管(无抗凝)静脉血 3.0 ml,3 000 r/min 离心 10 min,取血清检测。溶血或严重脂血影响检测结果时,需重新抽血。

3.2·标本的稳定性：分离血清室温 8 h 内检测,超过时间放 2~8℃,保存 24 h。

4. 试剂与仪器

4.1·试剂组成：N 抗血清人 C3 试剂、配套校准物——N 蛋白标准品 SL。

4.2·仪器：×××特定蛋白分析仪。

5. 操作步骤（具体参照仪器标准操作规程）

5.1·开机前准备检查浸泡在缓冲液瓶的吸嘴(带有水平传感器)是否带有沉淀,如果有沉淀,需要清洗干净吸嘴。

5.2·检查供应瓶的液量水平,必须保证足够的系统液进行仪器初始化。

5.3·开机后仪器自检,点击"BNII"图标,登录,在"User"栏选择用户名,输入密码,仪器自动进入初始化,初始化过程大概需要 10~15 min。

5.4·样本检测,结果审核。

5.5·做好每日维护,关机。

6. 校准

仪器校准：① 每月校准一次；② 试剂批号更换时；③ 由质控及标本检测结果决定,如质控结果超出范围时。

7. 质控

用质控品 1 和质控品 2,至少每 24 h 或每一次校准后测定一次。质控间隔期应适用于各实验室的具体要求。检测值应落在确定的范围内,如出现质控值落在范围以外,应采取校正措施。

8. 结果判断

散射光的强度与复合物的含量成正比,即待测抗原越多,形成的复合物也越多,散射光也

越强。检测样本时,仪器根据项目校准曲线自动计算待测标本浓度。

9. 生物参考区间

$0.79 \sim 1.52$ g/L。

10. 性能参数

具体参见试剂说明书,按照相关要求对方法学进行验证。

11. 临床意义

11.1·人体可以通过经典及旁路途径激活补体系统。两条途径具有相同的末端部分。而补体 C3 是两条途径共需的因子,补体 C3 的浓度可以作为评估补体系统活动性的参数。较低的补体 C3 浓度代表了补体系统的激活状态,另外,鉴别是哪条途径时,可以参看补体 C4 的浓度。如果 C4 浓度正常,则可能激活的是旁路途径。补体 C3 浓度的测定也可以指导不同的炎症性的功能紊乱的诊断及治疗,例如肾小球肾炎、类风湿关节炎及细菌性感染等。

11.2·C3 升高:见于急性炎症、感染、组织损伤(如风湿热的急性期、结节性动脉周围炎、皮肌炎、伤寒、Reiter 综合征和各种类型的多发性关节炎等)、癌肿、骨髓瘤等。作为急性期蛋白,在炎症过程中,C3 的产生会增加。另外在系统性感染、非感染性慢性炎症及一些生理情况(如怀孕)时也会造成 C3 浓度的增高,但是增高的幅度很少会达到正常值的 2 倍,并且在常规消耗的情况下会掩饰浓度的升高。

11.3·C3 下降:多见于急性肾小球肾炎、膜增殖性肾小球肾炎、全身性红斑狼疮活动期、类风湿关节炎、亚急性细菌性心内膜炎、急性乙肝、慢性肝病和遗传性血管神经性水肿、寄生虫感染及脓毒血症等。补体 C3 浓度的重度降低可见于脂肪代谢障碍及膜增生性肾小球肾炎等疾病的患者。

参考文献

王兰兰,许化溪.临床免疫学检验[M].5 版.北京:人民卫生出版社,2012.

(丁海明)

补体 4 检测标准操作规程

××医院检验科临床免疫室作业指导书	文件编号：××-JYK-MY-××××
版本： 生效日期：	共 页 第 页

1. 目的
建立检测血清补体 C4 含量的标准操作规程，保证实验结果的精确性及准确性。

2. 原理
2.1·免疫散射比浊法。

2.2·在免疫化学反应中，人体液中含有的蛋白会与特异性抗体形成免疫复合物。这些复合物会使穿过样本的光束发生散射。散射光的强度与样本中相关蛋白的浓度成比例。与已知的标准浓度对比就可得出结果。

3. 标本要求
3.1·抽取干燥管（无抗凝）静脉血 3.0 ml，3 000 r/min 离心 10 min，取血清检测。溶血或严重脂血影响检测结果时，需重新抽血。

3.2·标本的稳定性：分离血清室温 8 h 内检测，超过时间放 2～8℃，保存 24 h。

4. 试剂与仪器
4.1·试剂组成：N 抗血清人 C4 试剂、配套校准物——N 蛋白标准品 SL。

4.2·仪器：×××特定蛋白分析仪。

5. 操作步骤（具体参照仪器标准操作规程）
5.1·开机前准备检查浸泡在缓冲液瓶的吸嘴（带有水平传感器）是否带有沉淀，如果有沉淀，需要清洗干净吸嘴。

5.2·检查供应瓶的液量水平，必须保证足够的系统液进行仪器初始化。

5.3·开机后仪器自检，点击"BNII"图标，登录，在"User"栏选择用户名，输入密码，仪器自动进入初始化，初始化过程大概需要 10～15 min。

5.4·样本检测，结果审核。

5.5·做好每日维护，关机。

6. 校准
仪器校准：① 每月校准一次；② 试剂批号更换时；③ 由质控及标本检测结果决定，如质控结果超出范围时。

7. 质控
用质控品 1 和质控品 2，至少每 24 h 或每一次校准后测定一次。质控间隔期应适用于各实验室的具体要求。检测值应落在确定的范围内，如出现质控值落在范围以外，应采取校正措施。

8. 结果判断
散射光的强度与复合物的含量成正比，即待测抗原越多，形成的复合物也越多，散射光也越强。检测样本时,仪器根据项目校准曲线自动计算待测标本浓度。

9. 生物参考区间

0.1~0.4 g/L。

10. 性能参数

具体参见试剂说明书,按照相关要求对方法学进行验证。

11. 临床意义

11.1· 人体可以通过经典及旁路途径激活补体系统。两条途径具有相同的末端部分。补体 C4 参与的是经典途径。鉴别激活的是哪条途径时,可以参看补体 C3 浓度。如果 C4 浓度正常,而 C3 浓度降低,则可能激活的是旁路途径。测定补体 C4 的浓度主要用于评估补体激活的过程。

11.2· C4 含量升高:常见于风湿热的急性期、结节性动脉周围炎、皮肌炎、心肌梗死、Reiter 综合征和各种类型的多发性关节炎等。作为急性期反应蛋白,在炎症过程中 C4 水平也会升高。在系统性感染、非感染性慢性炎症以及一些其他的生理情况(如怀孕),也会升高。但是很少会超出正常值的 2 倍,并且也可能会遮盖当前消耗造成的水平的降低。

11.3· C4 含量降低:补体 C4 浓度的降低较为普遍,而完全缺失则较为少见。常见于自身免疫性疾病,如慢性活动性肝炎、SLE、多发性硬化症、类风湿关节炎、IgA 肾病、亚急性硬化性全脑炎等。在 SLE,C4 的降低常早于其他补体成分,但是这种降低的程度较为温和,但缓解时较其他成分回升迟。狼疮性肾炎较非狼疮性肾炎 C4 值显著低下。另外一些细菌或病毒性感染可以造成 C4 水平的降低。

参考文献

王兰兰,许化溪.临床免疫学检验[M].5 版.北京:人民卫生出版社,2012.

(丁海明)

变应原检测推荐程序

××医院检验科临床免疫室作业指导书　　　　　文件编号：××-JYK-MY-××××

版本：	生效日期：	共　页　第　页

1. 目的
建立规范化过敏性疾病检验申请程序，协助临床诊断或排除诊断是否有过敏反应。

2. 范围
适用于免疫组过敏原检测工作人员和检验科相关咨询服务人员。

3. 职责
3.1·免疫组组长负责过敏性疾病检验申请的主动咨询服务，定期培训临床医护人员相关知识。

3.2·检验科咨询服务人员负责临床医护人员和患者提出的过敏性疾病诊断相关问题的解答，做好相关被动咨询服务。

4. 程序
4.1·定义：变态反应又称超敏反应，是机体受同一抗原再次刺激后所发生的一种表现为组织损伤或生理功能紊乱的特异性免疫反应。也可以说，变态反应是异常的、有害的、病理性的免疫反应。

4.2·变态反应分类：引起变态反应的抗原物质称为变应原（allergen）。变态反应发生的原因和表现十分复杂，对其分类曾有不同的观点。但目前大多按照造成免疫病理的机制，将变态反应分为四类：Ⅰ型（速发型）、Ⅱ型（细胞毒型）、Ⅲ型（免疫复合物型）、Ⅳ型（迟发型）。

4.3·变态反应可进行的试验

4.3.1　变态反应的体内试验

4.3.1.1　皮肤试验：① 皮内试验；② 点刺试验；③ 被动转移试验；④ 斑贴试验。

4.3.1.2　激发试验：① 鼻黏膜激发试验；② 支气管激发试验；③ 食物和药物激发试验；④ 现场激发试验。

4.3.2　变态反应病的体外检测：① Total IgE 测定。② SIgE 测定（specific IgE）。③ 吸入物超敏原过筛试验（Phadiatop 筛选）。④ 嗜酸性粒细胞阳离子蛋白（eosinophil cationic protein，ECP）。

4.4·我室推荐的变应原检查程序：依据我国国情，变应原检查应该是体内与体外试验的互补。具体程序见图 10-6-1。解释为：① 临床病史非常严重、典型，不宜皮试时，直接做 SIgE 检查。如一吃腰果即喉水肿，或一闻牛奶味即哮喘、休克患者，为保安全，直接做 SIgE 检查。② 不宜皮试患者，如体质差、皮肤严重受损、严重皮肤划痕症、正在服抗组胺药或激素者、婴幼儿等，可先做过筛或直接做 SIgE 检查。③ 脱敏治疗的患者若以前未做过 SIgE 检查，可测 SIgE 浓度来修正原来的脱敏方案。④ 绝大多数患者，采集病史后应做常规的吸入物皮试 CIST 或食物皮试 CFST。若阳性,即可选几种可疑的变应原做 SIgE。若病史、皮试、SIgE 三者相符可确定变应原。⑤ 若均阴性或不明显,可依病情做总 IgE、phadiatop、fx5E 等检查,如均阴性,可初步排除 IgE 介导性疾病。

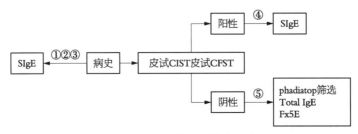

图 10 - 6 - 1 变应原检查程序

4.5 · 过敏原检测适应人群推荐:皮肤、呼吸系统、消化系统有过敏反应或有过敏反应家族史,以及排除诊断或鉴别诊断过敏性疾病(过敏性疾病的诊断是个综合判断,是基于临床病史、临床表现、皮肤试验或体外过敏原 sIgE 测定结果综合判定的。WHO 提出的最佳治疗方案是:正确诊断及避免接触过敏原、采用标准化特异性免疫治疗、良好的患者教育、适当使用对症药物。因此,检测过敏原特异性 IgE 对诊断引起变态反应的物质及选择合适免疫治疗具有重要的价值)。

参考文献

[1] World Allergy Organization. Guidelines for the Assessment and Management of Anaphylaxis 2011[M]. J Allergy Clin Immunol,2011.

[2] The Diagnosis and management of rhinitis:An updated practice parameter (2015)[J]. Chin J Otorhinolaryngol Head Neck Surg,2015,50(8):699 - 701.

[3] Guidelines from the European Academy of Allergy and Clinical Immunology[M]. Allergy,2014.

[4] 王兰兰,许化溪.临床免疫学检验[M].5 版.北京:人民卫生出版社[M],2012.

[5] 刘光辉,陈安民,徐永健.过敏性疾病诊疗指南[M].北京:科学出版社,2013.

(丁海明)

Total IgE 检测标准操作规程

××医院检验科临床免疫室作业指导书	文件编号：××-JYK-MY-××××
版本： 生效日期：	共 页 第 页

1. 目的
建立检测血清 Total IgE 含量的标准操作规程，保证实验结果的精确性及准确性。

2. 原理
2.1·荧光酶标法。

2.2·荧光酶标法是利用酶标技术、CAP 专利技术和血清中的抗体相结合的测定方法，用酶标二抗（Conjugate）中的酶作为标记物，以内置有多孔性弹性和亲水性的纤维素粒的（CAP）作为固相载体，提供最大的接触反应面积。

3. 标本要求
3.1·抽取干燥管（无抗凝）静脉血 3.0 ml，3 000 r/min 离心 10 min，取血清检测。溶血或严重脂血影响检测结果时，需重新抽血。

3.2·标本的稳定性：分离血清室温 8 h 内检测，超过时间放 2～8℃，保存 24 h。

4. 试剂与仪器
4.1·试剂组成：ImmunoCAP、酶标二抗（β-半乳糖苷酶标记的鼠抗人 IgE 单克隆抗体）、底物（4-甲基伞桂 β-半乳糖苷）、洗液、终止液、标准品、质控品。

4.2·仪器：Phadia××× 全自动体外免疫诊断仪。

5. 操作步骤（具体参照仪器标准操作规程）
5.1·开机

5.1.1 在 Wash 瓶中装入洗液，Rinse 瓶中装入蒸馏水，倒空废液罐内废水。

5.1.2 打开 IDM 电脑并运行 IDM 软件，打开 Phadia 250 设备绿色电源按钮，设备进入待机状态，大约 3 min Phadia250 操作软件 ISW 启动，进入"Stand By"状态。

5.2·装载试剂在 Phadia250 软件上选"Load"按钮，进入试剂"‐ Load ‐"界面。装入一批完整的检测"Assay Run"所用的所有试剂（360 个测试）。在各种试剂相应的 Load 界面，通过条码器扫描试剂标签，将试剂放入对应位置。

5.3·样本检测，结果审核。

5.4·日维护后自动关机。

6. 校准
仪器校准：① 28 天校准一次；② 试剂批号更换时；③ 由质控及标本检测结果决定，如质控结果超出范围时。

7. 质控
用质控品 1（低值质控品）和质控品 2（高值质控品），至少每 24 h 或每一次校准后测定一

次。质控间隔期应适用于各实验室的具体要求。检测值应落在确定的范围内,如出现质控值落在范围以外,应采取校正措施。

8. 结果判断

仪器根据校准曲线和检测标本测得的荧光数值,自动计算检测标本浓度。

9. 生物参考区间

0.1～100 U/ml。

10. 性能参数

具体参见试剂说明书,按照相关要求对方法学进行验证。

11. 临床意义

11.1·IgE 是Ⅰ型变态反应的主要抗体,血清总 IgE 升高,提示有罹患变态反应病的可能。

11.2·有很多影响总 IgE 水平的因素,如有过敏因素和非过敏因素,具体表现如下。

11.2.1 年龄:IgE 不能通过胎盘。脐血应该无 IgE。学龄前儿童接近成人水平、青春期最高,30 岁后下降。老年人总 IgE 较低。可能是 Th 功能低下,Ts 功能较高所致。

11.2.2 性别:男性高于女性,可能与吸烟有关。

11.2.3 种族:不同种族区别很大,可能受遗传因素影响。混血人种比白人高 3～4 倍,黑人更高,黄种人也较高。

11.2.4 寄生虫感染:受寄生虫感染后总 IgE 升高明显。农村人寄生虫感染较高,故总 IgE 水平也升高。

11.3·IgE 是一种不正常抗体,在正常人群中呈偏态分布。低于正常值水平应视为正常。严格地说无 IgE 检出才视为正常。

11.4·总 IgE 测定不能说明对何种变应原过敏,但在鉴别过敏与非过敏时有一定价值。

11.5·国外资料:过敏患者 78％的人总 IgE＞110 kU/L,非过敏性疾病中有 84％＜25 kU/L。20％～30％变态反应患者 SIgE 可能较高,但总 IgE 正常,甚至低于均值。如某患者对牛奶过敏,SIgE 为 18 kUA/L 应该视为 SIgE Ⅳ级,应是相当严重,若除牛奶外无其他任何使 IgE 升高的因素,理论上说,其总 IgE 亦应为 18 kU/L,总 IgE 应视为低值。

11.6·总 IgE 高不一定是过敏;"正常范围"的总 IgE 不能排除特异性过敏。

参考文献

王兰兰,许化溪.临床免疫学检验[M].5 版.北京:人民卫生出版社,2012.

(丁海明)

特异性 IgE 检测标准操作规程

××医院检验科临床免疫室作业指导书		文件编号：××-JYK-MY-××××	
版本：	生效日期：	共 页 第 页	

1. 目的

建立检测血清特异性 IgE 含量的标准操作规程，保证实验结果的精确性及准确性。

2. 原理

2.1·荧光酶标法。

2.2·荧光酶标法是利用酶标技术、CAP 专利技术和血清中的抗体相结合的测定方法，用酶标二抗（Conjugate）中的酶作为标记物，以内置有多孔性弹性和亲水性的纤维素粒的（CAP）作为固相载体，提供最大的接触反应面积。

3. 标本要求

3.1·抽取干燥管（无抗凝）静脉血 3.0 ml，3 000 r/min 离心 10 min，取血清检测。溶血或严重脂血影响检测结果时，需重新抽血。

3.2·标本的稳定性：分离血清室温 8 h 内检测，超过时间放 2～8℃，保存 24 h。

4. 试剂与仪器

4.1·试剂组成：ImmunoCAP、酶标二抗（β-半乳糖苷酶标记的鼠抗人 IgE 单克隆抗体）、底物（4-甲基伞桂 β-半乳糖苷）、洗液、终止液、标准品、质控品。

4.2·仪器：Phadia××× 全自动体外免疫诊断仪。

5. 操作步骤（具体参照仪器标准操作规程）

5.1·开机

5.1.1 在 Wash 瓶中装入洗液，Rinse 瓶中装入蒸馏水，倒空废液罐内废水。

5.1.2 打开 IDM 电脑并运行 IDM 软件，打开 Phadia 250 设备绿色电源按钮，设备进入待机状态，大约 3 min Phadia250 操作软件 ISW 启动，进入"Stand By"状态。

5.2·装载试剂在 Phadia250 软件上选"Load"按钮，进入试剂"- Load -"界面。装入一批完整的检测"Assay Run"所用的所有试剂（360 个测试）。在各种试剂相应的 Load 界面，通过条码器扫描试剂标签，将试剂放入对应位置。

5.3·样本检测，结果审核。

5.4·日维护后自动关机。

6. 校准

仪器校准：① 28 天校准一次；② 试剂批号更换时；③ 由质控及标本检测结果决定，如质控结果超出范围时。

7. 质控

用质控品 1（低值质控品）和质控品 2（高值质控品），至少每 24 h 或每一次校准后测定一

次。质控间隔期应适用于各实验室的具体要求。检测值应落在确定的范围内,如出现质控值落在范围以外,应采取校正措施。

8. 结果判断

仪器会根据校准曲线和检测标本测得的荧光数值,自动计算检测标本浓度。

9. 生物参考区间

$0 \sim 30$ U/ml。

10. 性能参数

具体参见试剂说明书,按照相关要求对方法学进行验证。

11. 临床意义

11.1·特异性 IgE 的测定是利用抗原抗体结合的特异性,测定变应原特异性的循环 IgE 抗体,是机体对致敏变应原的客观测定指标。SIgE 浓度在 1 级以上就表明过敏患者血清中存在着对变应原的特异性 IgE。

11.2·测定特异性 IgE 水平帮助确定致敏变应原,预测未来发展变态反应的危险并指导临床确定致敏变应原。

11.3·预测未来发展的变态反应。

11.4·指导临床方案,提供特异性皮炎的最佳确诊方法。

11.5·变应原虽有 $90\% \sim 100\%$ 特异性,但有明显地域性,须注意生产国变应原与我国的实际情况不完全相符。如国外普遍变应原为豚草,我国常见变应原为葎草;还有同属不同种问题,如我国皮试用产黄青霉,但 SIgE 测定为特异青霉,临床会有可能导致皮试与 SIgE 不一致的情形出现。

参考文献

王兰兰,许化溪.临床免疫学检验[M].5 版.北京:人民卫生出版社,2012.

(丁海明)

嗜酸性粒细胞阳离子蛋白(ECP)检测标准操作规程

××医院检验科临床免疫室作业指导书	文件编号：××-JYK-MY-××××
版本： 生效日期：	共 页 第 页

1. 目的

建立检测血清嗜酸性粒细胞阳离子蛋白(ECP)含量的标准操作规程,保证实验结果的精确性及准确性。

2. 原理

2.1·荧光酶标法。

2.2·荧光酶标法是利用酶标技术、CAP专利技术和血清中的抗体相结合的测定方法,用酶标二抗(Conjugate)中的酶作为标记物,以内置有多孔性弹性和亲水性的纤维素粒的(CAP)作为固相载体,提供最大的接触反应面积。

3. 标本要求

3.1·抽取干燥管(无抗凝)静脉血3.0 ml,3 000 r/min离心10 min,取血清检测。溶血或严重脂血影响检测结果时,需重新抽血。

3.2·标本的稳定性：分离血清室温8 h内检测,超过时间放2~8℃,保存24 h。

4. 试剂与仪器

4.1·试剂组成：ImmunoCAP、酶标二抗(β-半乳糖苷酶标记的鼠抗人IgG单克隆抗体)、底物(4-甲基伞桂β-半乳糖苷)、洗液、终止液、标准品、质控品。

4.2·仪器：Phadia×××全自动体外免疫诊断仪。

5. 操作步骤（具体参照仪器标准操作规程）

5.1·开机

5.1.1 在Wash瓶中装入洗液,Rinse瓶中装入蒸馏水,倒空废液罐内废水。

5.1.2 打开IDM电脑并运行IDM软件,打开Phadia 250设备绿色电源按钮,设备进入待机状态,大约3 min Phadia250操作软件ISW启动,进入"Stand By"状态。

5.2·装载试剂在Phadia250软件上选"Load"按钮,进入试剂"- Load -"界面。装入一批完整的检测"Assay Run"所用的所有试剂(360个测试)。在各种试剂相应的Load界面,通过条码器扫描试剂标签,将试剂放入对应位置。

5.3·样本检测,结果审核。

5.4·日维护后自动关机。

6. 校准

仪器校准：① 28天校准一次；② 试剂批号更换时；③ 由质控及标本检测结果决定,如质控结果超出范围时。

7. 质控

用质控品1(低值质控品)和质控品2(高值质控品),至少每24 h或每一次校准后测定一次。质控间隔期应适用于各实验室的具体要求。检测值应落在确定的范围内,如出现质控值落在范围以外,应采取校正措施。

8. 结果判断

仪器会根据校准曲线和待测标本测得的荧光数值,自动计算待测标本浓度。

9. 生物参考区间

0～0.3 g/L。

10. 性能参数

具体参见试剂说明书,按照相关要求对方法学进行验证。

11. 临床意义

11.1 · 过去人们一直认为嗜酸粒细胞主要功能是保护机体免遭寄生虫等侵犯,近年发现,嗜酸粒细胞颗粒内含有两种主要蛋白:主要碱性蛋白(major basic protein,MBP)和阳离子蛋白(eosinophil cationic protein,ECP)。MBP为蠕虫毒性蛋白,对正常组织亦有损伤。ECP可造成气道上皮损伤脱落,继之可引起气道高反应性。它反映了嗜酸细胞激活程度及其分泌毒性蛋白的能力,是反映气道炎症的重要指标。ECP含量与激活的嗜酸性粒细胞数目呈正相关,并非末梢血中嗜酸性粒细胞全部。故嗜酸性粒细胞直接计数是不能替代ECP检测的,而通气功能只反映气道阻塞的程度。

11.2 · 哮喘患者嗜酸细胞性炎症导致血清和其他体液(如支气管肺泡液和痰液)的ECP水平升高。血清ECP水平客观反映了哮喘患者的嗜酸细胞验证程度,高水平提示哮喘患者的炎症状态。哮喘治疗包括抑制慢性持续性的气道炎症,因此分析哮喘患者疾病的严重程度和决定治疗的有效性是极其重要的。测定血清中ECP值是评估气道炎症的严重程度和随访病程发展的直接客观的方法。故血清ECP测定可用于:① 监测哮喘炎症;② 指导哮喘的激素治疗;③ 发现对治疗不依从的患者。

参考文献

王兰兰,许化溪.临床免疫学检验[M].5版.北京:人民卫生出版社,2012.

(丁海明)

Fx5E 检测标准操作规程

××医院检验科临床免疫室作业指导书	文件编号：××-JYK-MY-××××
版本： 生效日期：	共 页 第 页

1. 目的

建立检测血清 Fx5E 含量的标准操作规程，保证实验结果的精确性及准确性。

2. 原理

2.1·荧光酶标法。

2.2·荧光酶标法是利用酶标技术、CAP 专利技术和血清中的抗体相结合的测定方法，用酶标二抗（Conjugate）中的酶作为标记物，以内置有多孔性弹性和亲水性的纤维素粒的（CAP）作为固相载体，提供最大的接触反应面积。

3. 标本要求

3.1·抽取干燥管（无抗凝）静脉血 3.0 ml，3 000 r/min 离心 10 min，取血清检测。溶血或严重脂血影响检测结果时，需重新抽血。

3.2·标本的稳定性：分离血清室温 8 h 内检测，超过时间放 2～8℃，保存 24 h。

4. 试剂与仪器

4.1·试剂组成：ImmunoCAP、酶标二抗（β-半乳糖苷酶标记的鼠抗人 IgG 单克隆抗体）、底物（4-甲基伞桂 β-半乳糖苷）、洗液、终止液、标准品、质控品。

4.2·仪器：Phadia×××全自动体外免疫诊断仪。

5. 操作步骤（具体参照仪器说明书）

5.1·开机

5.1.1　在 Wash 瓶中装入洗液，Rinse 瓶中装入蒸馏水，倒空废液罐内废水。

5.1.2　打开 IDM 电脑并运行 IDM 软件，打开 Phadia250 设备绿色电源按钮，设备进入待机状态，大约 3 min Phadia250 操作软件 ISW 启动，进入"Stand By"状态。

5.2·装载试剂在 Phadia250 软件上选"Load"按钮，进入试剂"-Load-"界面。装入一批完整的检测"Assay Run"所用的所有试剂（360 个测试）。在各种试剂相应的 Load 界面，通过条码器扫描试剂标签，将试剂放入对应位置。

5.3·样本检测，结果审核。

5.4·日维护后自动关机。

6. 校准

仪器校准：① 28 天校准一次；② 试剂批号更换时；③ 由质控及标本检测结果决定，如质控结果超出范围时。

7. 质控

用质控品 1（低值质控品）和质控品 2（高值质控品），至少每 24 h 或每一次校准后测定一

次。质控间隔期应适用于各实验室的具体要求。检测值应落在确定的范围内,如出现质控值落在范围以外,应采取校正措施。

8. 结果判断

仪器会根据校准曲线和待测标本测得的荧光数值,自动计算待测标本浓度。

9. 注意事项

9.1·血液要及时分离,溶血、脂血标本要在化验单上注明。

9.2·检测结果与临床不符合时,应与临床医生联系,分析结果原因,并做好记录。

10. 生物参考区间

阴性。

11. 性能参数

具体参见试剂说明书,按照相关要求对方法学进行验证。

12. 临床意义

12.1·成年人和儿童,Fx5E 检测阳性可确定食物。

12.2·年幼儿童(<3 岁),Fx5E 检测阳性可确定特应性状态。年幼儿童,Fx5E 检测阳性确定对该实验试剂包括的食物变应原是否过敏。在此早期阶段出现的 IgE 抗体常与以后发生变态反应疾病相关。因此,应对该类个体进行随访以发现他们是否出现过敏症状及对其他变应原过敏。

参考文献

王兰兰,许化溪.临床免疫学检验[M].5 版.北京:人民卫生出版社,2012.

(丁海明)

多种呼吸道过敏原筛选检测标准操作规程

××医院检验科临床免疫室作业指导书	文件编号：××-JYK-MY-××××
版本： 生效日期：	共 页 第 页

1. 目的

建立检测血清多种呼吸道过敏原筛选含量的标准操作规程,保证实验结果的精确性及准确性。

2. 原理

2.1·荧光酶标法。

2.2·荧光酶标法是利用酶标技术、CAP专利技术和血清中的抗体相结合的测定方法,用酶标二抗(Conjugate)中的酶作为标记物,以内置有多孔性弹性和亲水性的纤维素粒的(CAP)作为固相载体,提供最大的接触反应面积。

3. 标本要求

3.1·抽取干燥管(无抗凝)静脉血 3.0 ml,3 000 r/min 离心 10 min,取血清检测。溶血或严重脂血影响检测结果时,需重新抽血。

3.2·标本的稳定性：分离血清室温 8 h 内检测,超过时间放 2～8℃,保存 24 h。

4. 试剂与仪器

4.1·试剂组成：ImmunoCAP、酶标二抗(β-半乳糖苷酶标记的鼠抗人 IgG 单克隆抗体)、底物(4-甲基伞桂 β-半乳糖苷)、洗液、终止液、标准品、质控品。

4.2·仪器：×××全自动体外免疫诊断仪。

5. 操作步骤（具体参照仪器标准操作规程）

5.1·开机

5.1.1　在 Wash 瓶中装入洗液,Rinse 瓶中装入蒸馏水,倒空废液罐内废水。

5.1.2　打开 IDM 电脑并运行 IDM 软件,打开×××仪器设备绿色电源按钮,设备进入待机状态,大约 3 min ×××仪器操作软件 ISW 启动,进入"Stand By"状态。

5.2·　装载试剂在软件上选"Load"按钮,进入试剂"-Load-"界面。装入一批完整的检测"Assay Run"所用的所有试剂(360 个测试)。在各种试剂相应的 Load 界面,通过条码器扫描试剂标签,将试剂放入对应位置。

5.3·样本检测,结果审核。

5.4·日维护后自动关机。

6. 校准

仪器校准：① 28 天校准一次;② 试剂批号更换时;③ 由质控及标本检测结果决定,如质控结果超出范围时。

7. 质控

用质控品 1(低值质控品)和质控品 2(高值质控品),至少每 24 h 或每一次校准后测定一次。质控间隔期应适用于各实验室的具体要求。检测值应落在确定的范围内,如出现质控值落在范围以外,应采取校正措施。

8. 结果判断

仪器会根据校准曲线和待测标本测得的荧光数值,自动计算待测标本浓度。

9. 生物参考区间

阴性。

10. 性能参数

具体参见试剂说明书,按照相关要求对方法学进行验证。

11. 临床意义

11.1·呼吸道变态反应性疾病在变态反应科临床工作中占有相当大的比重。有些病很难从临床上区别是否过敏。如过敏性鼻炎和血管运动性鼻炎的临床表现相似;外源性哮喘和内源性哮喘也有共同之处,在临床工作中首先要解决是否属过敏范畴问题。血清总 IgE 作为变态反应病过筛试验有一定的参考价值,然而,正如前面所述,总 IgE 高不一定是过敏;"正常"的总 IgE 也不能排除特异性过敏。过敏与否主要取决于 SIgE 的存在。×××仪器是根据变应原吸附原理,将空气中95%以上最为常见的多种气传变应原吸附在一个 CAP 上,可用于筛检呼吸道变态反应病。患者血清中只要有针对其中之一变应原的 SIgE,即可阳性反应。它是特应性和非特应性疾病的过筛检测,是特应性过敏反应检测第一步。患者血清中的特异性 IgE 抗体与 CAP 结合的相应变应原进行反应。在儿童、青少年和成人检测能准确判断该患者是否是变态反应。

11.2·筛选检测阳性只说明有过敏,提示机体存在特应性过敏反应,但对何种变应原过敏,仍需再进一步做特异性检测来确定。

11.3·筛选检测阴性的结果提示该症状不是由常见环境变应原引起,医生可以探寻其他原因。

11.4·年龄在0~3岁的年幼儿童,变态反应大多数与食物变应原相关,如鸡蛋、牛奶、黄豆和花生,而非吸入性变应原。然而,对吸入性变应原的特异性抗体(如屋尘螨和宠物)也可在幼年出现。结合检测结果,只需很少量的血样即可对小儿的变态反应作出高度准确的诊断。

11.5·筛选检测的结果可视为多种 SIgE 的总和。但未包括葎草花粉和蚕丝,这两种在我国都是重要的变应原,如患者只对葎草花粉和蚕丝过敏,×××检测会阴性;但如果同时还合并有对其他变应原过敏,×××结果仍可阳性。

参考文献

王兰兰,许化溪.临床免疫学检验[M].5 版.北京:人民卫生出版社,2012.

(丁海明)

食物过敏原 10 项检测标准操作规程

××医院检验科临床免疫室作业指导书	文件编号：××-JYK-MY-××××
版本： 生效日期：	共 页 第 页

1. 目的

建立检测血清食物过敏原含量的标准操作规程,保证实验结果的精确性及准确性。

2. 原理

2.1·免疫印迹法。

2.2·标本中过敏原特异性 IgE 抗体与吸附在硝酸纤维素膜上的过敏原发生抗原抗体特异性反应,形成抗原抗体复合物,标记了生物素的抗人 IgE 抗体与抗原抗体复合物反应,结合有碱性磷酸酶的链霉亲和素,生物素结合。碱性磷酸酶与底物 BCIP/NBT 发生特定的酶显色反应。颜色深浅与血清中 sIgE 抗体含量成正比。

3. 标本要求

3.1·抽取干燥管(无抗凝)静脉血 3.0 ml,3 000 r/min 离心 10 min,取血清检测。溶血或严重脂血影响检测结果时,需重新抽血。

3.2·标本的稳定性：分离血清室温 8 h 内检测,超过时间放 2~8℃,保存 24 h。

4. 试剂与仪器

4.1·试剂组成：检测条标记有过敏原的硝酸纤维素膜,置于塑料反应槽中。洗脱液：20 ml,TRIS/NaCl,可稀释成 500 ml 的清洗液,pH = 7.5;抗人 IgE 抗体：4 ml,标记有生物素的,含 0.1%NaN$_3$;链霉亲和素：4 ml,连接有碱性磷酸酶;BCIP/NBT 4 ml。

4.2·仪器：符合 CE 标准的××× 免疫印迹法半自动操作仪。

5. 操作步骤

5.1·检测试剂量,保证试剂量充足,试剂和样本恢复到室温(18~25℃)。

5.2·将所需试剂条标注后固定在试剂条架上,用缓冲液湿润膜条,再把试剂条架固定在支持平板上。(注意：标注的黑色字体不要太靠近膜条,防止读取结果时产生干扰)

5.3·试剂位及清洗缓冲液位置上均放置去离子水。

5.4·开机,系统提示"BeeBlot 准备就绪,按'开始'"。按"Start"键,选择 1 号位程序,按"Start"键开始 A/B 循环清洗管路。

5.5·将试剂及缓冲液放置在对应位置。按"Start"键,设备开始湿润条带。

5.6·湿润结束后仪器提示,取下试剂条架,手动加样,加样完成后,按"Start"键继续。

5.7·实验结束后,从支持平板上取下试剂条架,用吹风机干燥试剂膜,试剂管道放入去离子水中按"Start"键开始 A/B 循环清洗管路。

5.8·剩余试剂放回 4℃冰箱。试剂条在过敏原检测仪上读数。

5.9·仪器结束清洗后,按"Quit"退出程序,再关闭电源。

6. 校准

仪器校准：定期校准仪器震动频率。

7. 质控

7.1·自配适用于各实验室的具体要求(质量目标)的质控品。

7.2·试剂膜条自带质控带(不显色为失控)。

8. 结果判断

8.1·肉眼判读：将已温育的湿的实验膜条置于结果判定模板中的塑料膜上,并与标志对齐。用吸水纸小心吸去水分(完全干后,膜条将黏附于塑料膜上)。将干的实验膜条上出现的与参照膜条上的标志相对应的清晰可见的条带记录在结果判定模板上,在相应抗原的位置出现白色条带为阴性。

8.2·本实验室用×××仪器软件自动判断结果。

8.3·将实验膜条放置在一张特殊的工作单上。实验膜条如需长期保存,可用黏性塑料膜密封。在实验栏选择相应的实验代码,膜条上有质控带,质控带出现强的颜色反应,表明实验结果可靠。

9. 生物参考区间

阴性。

10. 性能参数

具体参见试剂说明书,按照相关要求对方法学进行验证。

11. 临床意义

11.1·过敏反应是一种对异物的超敏反应。这些异物通常无害,但在过敏反应患者中,则产生强烈的反应。除了遗传易感性,其他非遗传因素(如过敏原接触、营养状况、慢性疾病或病毒急性感染)也在过敏反应中具有一定的作用。特应性过敏反应是一种遗传性疾病。最常见的过敏反应为1型过敏反应,其特征是形成特异性IgE抗体,一旦跟过敏原接触很快就会产生诸如发红、水肿以及瘙痒等症状。

11.2·除了空气传播的过敏原(如花粉、灰尘和霉菌)可引起过敏反应外,还有食物也可引起过敏反应。最常见的食物过敏原有花生、大豆、小麦、贝类、鱼、牛奶、蛋类和坚果。食物过敏反应是IgE介导的过敏反应。在摄入食物后的几个小时内可出现相应的症状。可能的症状为唇、舌、喉部灼痛或瘙痒,恶心,腹部痉挛,腹泻和红斑,甚至可出现哮喘、气短、心动加速、恐慌和精神错乱。有时坚果、贝类、鱼和花生甚至能引起全身性过敏反应或者致死性过敏反应。由于保守的植物性过敏原引发的IgE抗体和相关植物制作的食物或者非食物性过敏原发生交叉反应。如对于白桦树花粉过敏的患者可能对苹果、胡萝卜、芹菜、榛果、马铃薯或者猕猴桃过敏。

11.3·许多过敏原是含有低聚糖侧链的糖蛋白类,这些侧链结合在过敏原的蛋白骨架上。有时,患者体内会产生针对这种糖类结构的抗体。CCD是"引起交叉反应的糖类抗原决定簇"的简写,普遍存在于大量植物或动物类过敏原中。由于他们结构的相似性,CCD可引起很强的交叉反应。尽管目前对抗CCD类IgE抗体的重要性还不是十分清楚。但大多数情况下，认为它们与诊断无关，但同时又对体外诊断阳性结果的解释造成影响。因此引入抗 CCD 类的特异性 IgE 检测可能会提供有用的信息。尤其是当 IgE 结果与临床表现不符时，会为我们解释结果提供帮助。

参考文献

王兰兰,许化溪.临床免疫学检验[M].5 版.北京：人民卫生出版社,2012.

（丁海明）

呼吸道过敏原 12 项检测标准操作规程

××医院检验科临床免疫室作业指导书	文件编号：××-JYK-MY-××××
版本： 生效日期：	共 页 第 页

1. 目的
建立检测血清吸入过敏原含量的标准操作规程，保证实验结果的精确性及准确性。

2. 原理
2.1·免疫印迹法。

2.2·标本中过敏原特异性 IgE 抗体与吸附在硝酸纤维素膜上的过敏原发生抗原抗体特异性反应，形成抗原抗体复合物，标记了生物素的抗人 IgE 抗体与抗原抗体复合物反应，结合有碱性磷酸酶的链霉亲和素，生物素结合。碱性磷酸酶与底物 BCIP/NBT 发生特定的酶显色反应。颜色深浅与血清中 sIgE 抗体含量成正比。

3. 标本要求
3.1·抽取干燥管（无抗凝）静脉血 3.0 ml，3 000 r/min 离心 10 min，取血清检测。溶血或严重脂血影响检测结果时，需重新抽血。

3.2·标本的稳定性：分离血清室温 8 h 内检测，超过时间放 2～8℃，保存 24 h。

4. 试剂与仪器
4.1·试剂组成：检测条标记有过敏原的硝酸纤维素膜，置于塑料反应槽中。洗脱液：20 ml，TRIS/NaCl，可稀释成 500 ml 的清洗液，pH＝7.5；抗人 IgE 抗体：4 ml，标记有生物素的，含 0.1％NaN$_3$；链霉亲和素：4 ml，连接有碱性磷酸酶；BCIP/NBT：4 ml。

4.2·仪器：符合 CE 标准的×××免疫印迹法半自动操作仪。

5. 操作步骤
5.1·检测试剂量，保证试剂量充足，试剂和样本恢复到室温（20～22℃）。

5.2·将所需试剂条标注后固定在试剂条架上，用缓冲液湿润膜条，再把试剂条架固定在支持平板上。（注意：标注的黑色字体不要太靠近膜条，防止读取结果时产生干扰）

5.3·试剂位及清洗缓冲液位置上均放置去离子水。

5.4·开机，系统提示"BeeBlot 准备就绪，按'开始'"。按"Start"键，选择 1 号位程序，按"Start"键开始 A/B 循环清洗管路。

5.5·将试剂及缓冲液放置在对应位置。按"Start"键，设备开始湿润条带。

5.6·湿润结束后仪器提示，取下试剂条架，手动加样，加样完成后按"Start"键继续。

5.7·实验结束后，从支持平板上取下试剂条架，用吹风机干燥试剂膜，试剂管道放入去离子水中按"Start"键开始 A/B 循环清洗管路。

5.8·剩余试剂放回 4℃冰箱。试剂条在过敏原检测仪上读数。

5.9·仪器结束清洗后，按"Quit"退出程序，再关闭电源。

6. 校准

仪器校准：定期校准仪器震动频率。

7. 质控

7.1·自配适用于各实验室的具体要求(质量目标)的质控品。

7.2·试剂膜条自带质控带(不显色为失控)。

8. 结果判断

8.1·肉眼判读：将已温育的湿的实验膜条置于结果判定模板中的塑料膜上，并与标志对齐。用吸水纸小心吸去水分(完全干后，膜条将黏附于塑料膜上)。将干的实验膜条上出现的与参照膜条上的标志相对应的清晰可见的条带记录在结果判定模板上，在相应抗原的位置出现白色条带为阴性。

8.2·本实验室用×××仪器软件自动判断结果。

8.3·将实验膜条放置在一张特殊的工作单上。实验膜条如需长期保存，可用黏性塑料膜密封，在实验栏选择相应的实验代码，膜条上有质控带。质控带出现强的颜色反应，表明实验结果可靠。

9. 生物参考区间

阴性。

10. 性能参数

具体参见试剂说明书，按照相关要求对方法学进行验证。

11. 临床意义

11.1·过敏原筛查检测适应人群：过敏原因不明的患者，湿疹、荨麻疹、过敏性鼻炎、哮喘、银屑病等患者都应做一下过敏原检测，这样对预防和治疗疾病都有很大的帮助。

11.2·过敏性疾病的诊断不能仅仅根据实验室检测结果，而应和既往病史及当前临床表现(体内和体外多种试验的结果)一起综合考虑。

11.3·分级的测试结果可以用于判断患者对某一过敏原的过敏程度。测定血清特异性抗体与体内检测(如皮试)同样重要和可行。需要强调的是，体外检测是唯一可频繁使用的确定Ⅰ型变态反应敏感度的方法。

11.4·本系统以特定的过敏原条带显色，指示患者血清中有相关的 IgE 抗体，但这并不说明所有这些患者都会伴有相关的临床症状，因为他们可能只处于致敏状态，而尚未有相关临床表现。

参考文献

王兰兰,许化溪.临床免疫学检验[M].5 版.北京：人民卫生出版社,2012.

(丁海明)

过敏原中国组合 20 项检测标准操作规程

××医院检验科临床免疫室作业指导书	文件编号：××-JYK-MY-××××
版本： 生效日期：	共 页 第 页

1. 目的

建立检测血清过敏原含量的标准操作规程，保证实验结果的精确性及准确性。

2. 原理

2.1·免疫印迹法。

2.2·标本中过敏原特异性 IgE 抗体与吸附在硝酸纤维素膜上的过敏原发生抗原抗体特异性反应，形成抗原抗体复合物，标记了生物素的抗人 IgE 抗体与抗原抗体复合物反应，结合有碱性磷酸酶的链霉亲和素，生物素结合。碱性磷酸酶与底物 BCIP/NBT 发生特定的酶显色反应。颜色深浅与血清中 sIgE 抗体含量成正比。

3. 标本要求

3.1·抽取干燥管（无抗凝）静脉血 3.0 ml，3 000 r/min 离心 10 min，取血清检测。溶血或严重脂血影响检测结果，需重新抽血。

3.2·标本的稳定性：分离血清室温 8 h 内检测，超过时间放 2～8℃，保存 24 h。

4. 试剂与仪器

4.1·试剂组成：检测条标记有过敏原的硝酸纤维素膜，置于塑料反应槽中。

4.1.1 酶结合物（10 倍浓缩）。使用时用干净的吸管从瓶中吸取需要量用标本缓冲液 1 : 10 稀释。如可取 0.15 ml 酶结合物用 1.35 ml 标本缓冲液稀释（一条膜条需要量），稀释的酶结合物应在同一个工作日用完。

4.1.2 清洗缓冲液：10 倍浓缩。使用时用干净的吸管从瓶中吸取需要量用蒸馏水 1 : 10 稀释。如清洗一条膜条，可取 1 ml 浓缩缓冲液用 9 ml 蒸馏水稀释。稀释后的缓冲液应在同一个工作日用完。

4.1.3 抗人 IgE 抗体 10 ml，标记有生物素的，含 0.1‰NaN₃。

4.1.4 BCIP/NBT 10 ml。

4.2·仪器：符合 CE 标准的××× 免疫印迹法半自动操作仪。

5. 操作步骤

5.1·检测试剂量，保证试剂量充足，试剂和样本恢复到室温（20～22℃）。

5.2·将所需试剂条标注后固定在试剂条架上，用缓冲液湿润膜条，再把试剂条架固定在支持平板上。（注意：标注的黑色字体不要太靠近膜条，防止读取结果时产生干扰）

5.3·试剂位及清洗缓冲液位置上均放置去离子水。

5.4·开机，系统提示"BeeBlot 准备就绪，按'开始'"。按"Start"键，选择 1 号位程序，按"Start"键开始 A/B 循环清洗管路。

5.5·将试剂及缓冲液放置在对应位置。按"Start"键,设备开始湿润条带。

5.6·湿润结束后仪器提示,取下试剂条架,手动加样,加样完成后按"Start"键继续。

5.7·实验结束后,从支持平板上取下试剂条架,用吹风机干燥试剂膜,试剂管道放入去离子水中按"Start"键开始 A/B 循环清洗管路。

5.8·剩余试剂放回 4℃ 冰箱。试剂条在过敏原检测仪上读数。

5.9·仪器结束清洗后,按"Quit"退出程序,再关闭电源。

6. 校准

仪器校准:定期校准仪器震动频率。

7. 质控

7.1·自配适用于各实验室的具体要求(质量目标)的质控品。

7.2·试剂膜条自带质控带(不显色为失控)。

8. 结果判断

8.1·肉眼判读:将已温育的湿的实验膜条置于结果判定模板中的塑料膜上,并与标志对齐。用吸水纸小心吸去水分(完全干后,膜条将黏附于塑料膜上)。将干的实验膜条上出现的与参照膜条上的标志相对应的清晰可见的条带记录在结果判定模板上,在相应抗原的位置出现白色条带为阴性。

8.2·本实验室用×××仪器软件自动判断结果。

8.3·将实验膜条放置在一张特殊的工作单上。实验膜条如需长期保存,可用黏性塑料膜密封,在实验栏选择相应的实验代码,膜条上有质控带。质控带出现强的颜色反应,表明实验结果可靠。

9. 生物参考区间

阴性。

10. 性能参数

具体参见试剂说明书,按照相关要求对方法学进行验证。

11. 临床意义

11.1·过敏反应是一种对异物的超敏反应。这些异物通常无害,但在过敏反应患者中,则产生强烈的反应。除了遗传易感性,其他非遗传因素(如过敏原接触、营养状况、慢性疾病或病毒急性感染)也在过敏反应中具有一定的作用。特应性过敏反应是一种遗传性疾病。最常见的过敏反应为 1 型过敏反应,其特征是形成特异性 IgE 抗体,一旦跟过敏原接触很快就会产生诸如发红、水肿以及瘙痒等症状。

11.2·典型的过敏反应有鼻炎、结膜炎和哮喘等。接触过敏原的次数越多,过敏反应就会严重。如果发生系统性过敏反应,可能会出现危及生命的严重反应、全身性过敏反应。吸入性过敏反应可由季节性过敏原(树、草或种子的花粉)引起,也可由常年性过敏原(尘螨、霉菌孢子、宠物的唾液和皮屑)引起。

11.3·除了空气传播的过敏原(如花粉、灰尘和霉菌)可引起过敏反应外,还有食物也可引起过敏反应。最常见的食物过敏原有花生、大豆、小麦、贝类、鱼、牛奶、蛋类和坚果。

11.4·食物过敏反应是 IgE 介导的过敏反应。在摄入食物后的几个小时内可出现相应的症状。可能的症状为唇、舌、喉部灼痛或瘙痒,恶心,腹部痉挛,腹泻和红斑,甚至可出现哮喘、气短、心动加速、恐慌和精神错乱。有时坚果、贝类、鱼和花生甚至能引起全身性过敏反应或者致死性过敏反应。由于保守的植物性过敏原引发的 IgE 抗体和相关植物制作的食物或者非食物性过敏原发生交叉反应。如对于白桦树花粉过敏的患者可能对苹果、胡萝卜、芹菜、榛果、马铃薯或者猕猴桃过敏。

11.5·许多过敏原是含有低聚糖侧链的糖蛋白类,这些侧链结合在过敏原的蛋白骨架上。有时,患者体内会产生针对这种糖类结构的抗体。CCD 是"引起交叉反应的糖类抗原决定簇"的简写,普遍存在于大量植物或动物类过敏原中。由于他们结构的相似性,CCD 可引起很强的交叉反应。尽管目前对抗 CCD 类 IgE 抗体的重要性还不是十分清楚。但大多数情况下,认为它们与诊断无关,但同时又对体外诊断阳性结果的解释造成影响。因此引入抗 CCD 类的特异性 IgE 检测可能会提供有用的信息。尤其是当 IgE 结果与临床表现不符时,会为我们解释结果提供帮助。

参考文献

王兰兰,许化溪.临床免疫学检验[M].5 版.北京:人民卫生出版社,2012.

（丁海明）

HIV 抗体初筛实验室安全管理程序

××医院检验科临床免疫室作业指导书	文件编号：××-JYK-MY-××××
版本：	生效日期：	共　页　第　页

1. 目的

保护艾滋病检测初筛实验室所有工作人员的人身安全，防止实验室内外污染，保护环境。

2. 范围

艾滋病检测初筛实验室。

3. 职责

3.1·开展艾滋病病毒抗体的筛查试验，根据需要可开展其他艾滋病检测工作。

3.2·负责将艾滋病病毒抗体筛查呈阳性反应的样品送当地艾滋病筛查中心实验室或艾滋病检测确认实验室。

3.3·定期汇总艾滋病检测资料，并上报当地艾滋病筛查中心实验室或艾滋病检测确认实验室。

3.4·对自愿咨询检测工作提供技术支持。

4. 程序

4.1·实验室要求

4.1.1　应符合国家对实验室生物安全的有关要求。

4.1.2　在实验室入口处及重点污染区域设有明显的"生物危险"警示标志。

4.1.3　实验室墙面、地面、台面材料耐酸、碱；易清洁消毒、不渗漏液体；室内防蚊、防蝇、防鼠设备完好。

4.1.4　实验室配备生物安全柜、紫外线循环风、紧急洗眼器、感应水龙头、应急药箱、灭火器及各类个人防护用品。

4.1.5　配备足够的一次性手套、口罩、隔离服和防护眼镜，各类防护用品均符合国家安全标准。

4.1.6　个人衣物、用品等要放置清洁区。

4.1.7　室温保持在 20～28℃。

4.2·建立安全制度：实验室主任是实验室安全的第一责任人，对实验室工作和环境的安全负责，负责制定全面的实验室安全管理制度并监督落实。所有工作人员都应无条件遵守实验室安全制度，保护自己和他人的安全。艾滋病检测实验室应建立下列安全制度，每年都有应对安全制度或安全标志操作程序及其落实情况进行检查和修订，并有记录。

4.2.1　制定实验室的安全工作制度及安全标准操作程序（S-SOP）。

4.2.2　意外事故处理预案：主要是生物安全意外事故，内容包括应急处理、登记和报告、调查和处理。

4.2.3　信息安全及保密制度：与 HIV/AIDS 检测相关的所有资料均应严格保密，包括送检单、监测记录、样品登记、报告单及工作人员检测结果等，不得对无关人员透露检测结果。

4.3·培训和管理

4.3.1　实验室应进行全员安全培训并强化"普遍防护原则"安全意识，所有的血液样品均应视为有潜在的传染性，都应按安全的方式进行操作。所有管理和检测人员都应接受省级以上艾滋病检测实验室主持的安全培训，包括上岗前培训和复训，并接受管理人员的监督。

4.3.2　必须对新上岗人员进行安全教育和培训，使他们清楚实验室工作的潜在危险，通过考核等方式确认他们具备安全操作的能力后方可单独工作。

4.3.3　不限对新调入人员、外来合作、进修和学习的人员进行生物安全培训，经实验室主任批准后，方可进入实验室。

4.3.4　生物安全培训和监督应有客观翔实的记录。

4.3.5　实验室主任应详细了解所有工作人员的教育和培训背景、特长、性格特点等。要根据人员特点、工作种类、所设计的生物材料合理安排工作区域，定期对实验室环境进行安全检查。

4.4·个人保健和防护

4.4.1　遇有手部皮肤有开放性伤口及其他不适于工作的情况，应暂停工作。

4.4.2　皮肤的微小伤口、擦伤、皲裂等，应用防水敷料严密覆盖。

4.4.3　应为每位艾滋病实验室工作的人员提供充足的防护服、一次性乳胶手套、口罩、帽子和覆盖足背的工作鞋。应将清洁的防护服和其他个人防护用品置于实验室清洁区内的专用存放处。

4.4.4　实验室应设置应急冲洗眼睛装置。

4.4.5　工作人员上岗前必须进行 HIV 抗体和乙型肝炎病毒、丙型肝炎病毒等肝炎病毒标志物检测，应接种乙肝疫苗。应每年对工作人员采血检测 HIV 抗体，血清应长期保留。

4.4.6　进实验室工作前要摘除首饰，修剪长的指甲，以免刺破手套。

4.4.7　严禁在实验室内进食、饮水、吸烟和化妆。

4.4.8　实验操作时应穿合适的防护服（白大衣、隔离衣或一次性工作服）、戴手套和口罩、穿实验室专用的工作鞋。如接触物的传染性大时，应戴双层手套；含有 HIV 的液体（样品或病毒培养液）有可能喷溅时，应戴防护眼镜，穿防水（如塑料）围裙。工作完毕，先脱去手套再脱去防护服，用肥皂和流动水洗手。穿过的污染的防护服应及时放入污染袋中，消毒后方可洗涤或废弃。操作过程中，如发现防护服被污染时，应立即更换，如手套刺破，应立即丢弃、洗手并换上新手套。不能用戴手套的手触摸暴露的皮肤、口唇、眼睛、耳朵和头发等。不要将手套清洗或消毒后再次使用，因为使用表面活性剂清洗可使手套对水的通透性增加，消毒剂可以引起手套的破损。

4.4.9　禁止使用口腔吸液管，必须使用移液器来操作实验的所有液体。

4.5·安全操作

4.5.1　试剂及样品的管理：应严格要求妥善保存血清及其他体液样品，应按有关规定设立专门储存阳性血清、质控品的血清库,应上锁并指定专人管理。对存放试剂和有毒有害物质的区域应进行监控,冷藏柜、冰箱、培养箱和存放生物试剂、化学危险品、放射性物质的容器,置于工作人员视线之外的地点时应上锁。

4.5.2　实验室的清洁和消毒:工作完毕应对工作台面消毒,推荐用 500 mg/L 的次氯酸溶液消毒;用消毒液清洗后要干燥 20 min 以上;操作过程中,如有样品、检测试剂外溅时,应及时消毒。如有大量高浓度的传染性液体溅出,在清洁之前应先用 1 000 mg/L 的次氯酸钠溶液浸泡,然后戴上手套擦净。

4.5.3　样品的采集和处理:抽取静脉血液(或以其他的方式收集血液样品)时要注意安全,应使用一次性注射器,戴手套,谨慎操作,防止血液污染双手,应小心防止被针头和其他利器刺伤。离心样品时要使用密闭的管和密封头,防止离心时液体溢出或在超/高速离心时形成气溶胶。

4.5.4　样品的带入、带出和操作

4.5.4.1　不得将非实验室物品带入实验室。

4.5.4.2　包装有测试样品的包裹应在实验室的安全柜内打开,不能在收发地点或仓库等地点打开,同时,打开包裹的人员应接受过处理感染源方面的训练并穿戴合适的防护服;实验室应具有处理感染源的设备并准备好可消毒的容器。

4.5.4.3　打开样品容器时要小心,防止内容物泼溅。要核对样品与送检单,检查样品管有无破损和溢漏。如发现溢漏应立即将尚存留的样品移出,对样品管和盛器进行消毒,同时要按照程序报告有关负责人。

4.5.4.4　要检查样品的状况,记录有无严重溶血、微生物污染、血脂过多及黄疸等情况。如果污染过重或者认为样品不能被接受,应将标本安全废弃,并将标本处理情况立即通知送样人。

4.5.4.5　常规处理血液、液体样品可在工作台上进行,如样品有可能溅出,则应戴手套、口罩和防护眼镜,在生物安全柜中操作。

4.5.4.6　将样品转送到其他实验室时,应防止对工作人员、患者或环境造成污染。护送样品的人应清楚接收地点和接收人,实验室负责人或其指定的人员应及时确认样品已送达指定的实验室,被转入安全位置并得到妥善处理。

4.5.4.7　被污染或可能污染的材料在带出实验室前应进行消毒。用后的包裹应进行消毒。

4.6·使用利器注意事项

4.6.1　应尽量避免在实验室使用针头、刀片、玻璃器皿等利器,以防刺伤。如果必须使用,在处理或清洗时应采取措施防止刺伤或划伤,并应对用过的物品进行消毒。

4.6.2　应使用安全针具采血,如蝶形真空针、自毁性针具等,以降低直接接触血液和刺伤的危险性。

4.6.3　应将用过的锐器直接放入耐穿、防渗漏的利器盒,用过的针头应直接放入坚固的容器内,消毒后废弃。

4.6.4　禁止将使用后的一次性针头重新套上针头套。禁止用手直接接触使用过的针头、刀片等利器。

4.7 · 污染物处理

4.7.1　实验台消毒

4.7.1.1　实验室消毒措施必须符合艾滋病实验室的通用生物安全要求。由专人按特定程序和方法进行清洁和消毒。

4.7.1.2　台面的清洁消毒,保持清洁,湿式打扫。每天开始工作前用湿布抹擦 1 次,地面用湿拖把擦 1 次,禁止干抹干扫。抹布和拖把等清洁用具实验室专用,不得混用,用后洗净晾干,下班前用含氯消毒液(次氯酸钠,含有效氯 1 000 mg/L)、0.2%~0.5% 过氧乙酸或 75% 乙醇抹擦 1 次。也可用便捷式高强度紫外线消毒器近距离照射消毒。

4.7.1.3　影响操作未知传染风险样品一样进行消毒与灭菌,小心存放、拿取和使用所有可能有传染性的血液、质量控制和参考物质,若被上述物品明显污染,如具传染性的标本或培养物外溢,泼溅或器皿打破,洒落于台面,应立即用消毒液消毒。用 1 000 mg/L 有效氯消毒剂、过氧乙酸或乙醇洒于污染的台面,并使消毒液浸过污染表面,保持 30~60 min,再擦拭干净,拖把用后浸于上述消毒液内 1 h 以上。

4.7.1.4　在实验室实验台上操作后的废弃物品均应视为污染物分类处理,所有废弃物应视为 HIV 污染物品,按照《传染病防治法》处理。

4.7.2　艾滋病检测实验常用的消毒方法

4.7.2.1　物理消毒法:① 高压蒸汽消毒,121℃,保持 15~20 min。② 干燥空气烘箱消毒(干烤消毒),140℃,保持 2~3 h。

4.7.2.2　化学消毒法:① 含氯消毒剂(次氯酸钠,含有效氯 500~1 000 mg/L)。② 75% 乙醇。③ 2% 戊二醛。

4.7.2.3　艾滋病检测实验室物品常用的消毒方法:① 废弃物缸:1 000 mg/L 次氯酸钠。② 生物安全柜工作台面和仪器表面:75% 乙醇。③ 溢出物:1 000 mg/L 次氯酸钠。④ 污染物的台面和器具:1 000 mg/L 次氯酸钠,也可以用过氧化氢或过氧乙酸;器械可用 2% 戊二醛消毒。

4.7.3　消毒液的配制及使用

4.7.3.1　含氯消毒剂:HIV 实验室最常用的化学消毒剂是含氯消毒剂(次氯酸钠,含有效氯 500~1 000 mg/L)75% 乙醇和 2% 戊二醛,保持 10~30 min。

4.7.3.2　含氯消毒剂的配制:次氯酸钠稀释(500~1 000 mg/L)后,用于实验室内的消毒。

4.7.3.3　乙醇:俗称"酒精",能够杀灭多种细菌,对 HIV 病毒有一定的杀灭作用,70%~75% 的效果最好。因此,使用前新鲜配制足量 70%~75% 的乙醇,用于生物安全柜,工作台面和仪器表面的消毒,可以达到最佳的消毒效果。

4.7.3.4　过氧乙酸:也是目前使用比较广泛的一种高效消毒剂,新鲜配制 1%~3% 的过氧乙酸熏蒸,用于地面、墙壁、实验器材及实验室内资料、文件、书本等物品的消毒。0.04% 的过氧乙酸用于实验室工作人员手浸泡 1～20 min，再用肥皂洗手。

　　4.7.3.5　2％戊二醛：用于可浸泡物品的消毒、医疗器械等。

　　4.7.4　应按照《临床实验室生物安全指南》（2014 版）和《医疗机构消毒技术规范（2012 版）》处置实验室废弃物。

　　4.7.5　艾滋病实验室产生的所有废弃物，包括不再需要的样品、培养物和其他物品，均视为感染性废弃物，应置于专用的密封防漏容器中，安全运至消毒室，经高压消毒后再进行处理或废弃。

参考文献

［1］中华人民共和国卫生部.WS 233－2017：病原微生物实验室生物安全通用准则［S］.2017.

［2］中华人民共和国卫生部.GB15982－2012：医院消毒卫生标准［S］.2012.

［3］中华人民共和国卫生部.WS 367－2012：医疗机构消毒技术规范［S］.2012.

［4］中华人民共和国卫生部.WS 442－2014：临床实验室生物安全指南［S］.2014.

［5］中华人民共和国卫生部.WS 249－2005：临床实验室废物处理原则［S］.2005.

［6］中国疾病预防控制中心.全国艾滋病检测技术规范［S］.2015.

［7］张秀明，熊继红，杨有业.临床免疫学检验质量管理与标准操作程序［M］.北京：人民军医出版社，2011.

［8］尚红，王毓三，申子瑜.全国临床检验操作规程［M］.4 版.北京：人民卫生出版社，2015.

（关秀茹）

HIV 抗体初筛实验室质量管理程序

××医院检验科临床免疫室作业指导书	文件编号：××-JYK-MY-××××
版本： 生效日期：	共　页　第　页

1. 目的

建立健全实验室质量保证和质量控制体系,并由专人负责这两种体系的正常运转,为受检者提供准确、可靠的 HIV 初筛结果。

2. 范围

艾滋病检测初筛实验室。

3. 职责

3.1·开展艾滋病病毒抗体的筛查试验,根据需要可开展其他艾滋病检测工作。

3.2·负责将艾滋病病毒抗体筛查呈阳性反应的样品送当地艾滋病筛查中心实验室或艾滋病检测确认实验室。

3.3·定期汇总艾滋病检测资料,并上报当地艾滋病筛查中心实验室或艾滋病检测确认实验室。

3.4·对自愿咨询检测工作提供技术支持。

4. 程序

4.1·人员培训

4.1.1　由××名医技人员组成,其中包括高级××人,中级××人,初级××人。

4.1.2　艾滋病初筛实验室检验人员上岗前必须接受省级或其授权部门组织的专业技术培训,经考核合格,获得合格证书,持证上岗,在工作中还应定期或不定期接受复训。上岗培训内容至少应包括政策法规、艾滋病检测相关基础知识、生物安全、操作技能及质量控制等。在岗持续培训指在工作中要根据需要接受复训,筛查实验室技术人员至少每 2 年 1 次,除接受检测基本培训内容外,要求了解相关技术、质量控制及安全要求的新进展。建立实验室检验人员培训登记表,记录检验人员接受培训情况,便于监督管理。非卫生专业技术人员不得从事艾滋病检测工作。

4.1.3　检验人员必须被告知实验室工作的潜在危险,建立"普遍性防护原则"安全意识,并有能力处理一般的安全事故后方可单独工作。

4.1.4　实验室在使用新方法前,需对技术人员进行培训,获得资格后方可开展相应工作。

4.1.5　检验人员应分为检验人、复核人、签发人。复核人、签发人应具备对检测过程进行分析和解决问题的能力。

4.1.6　建立实验室质量管理制度,落实到位,定期进行检查,有检查记录。

4.2·环境条件：HIV 筛查实验室的设置及其建筑、设施、设备符合《全国艾滋病检测工作管理办法》的要求。

4.2.1　实验室应符合二级生物安全实验室(BSL‐2)的要求,并保证充足的操作空间。

4.2.2　实验室墙面、地板、台面材料耐酸、碱;易清洁消毒、不渗漏液体;室内防蚊、防蝇、防鼠设备完好。实验室配备生物安全柜、紫外线循环风、紧急洗眼器、感应水龙头、应急药箱、灭火器及各类个人防护用品。

4.2.3　在实验室入口处及重点污染区域设有明显的"生物危险"警示标志。

4.3·样品采集、运送和处理严格按照《安全管理程序》要求执行。

4.4·检测试剂和方法的选择

4.4.1　所有的 HIV 抗体检测试剂必须是 HIV‐1/HIV‐2 混合型,应使用经国家食品药品监督管理注册批准的试剂,经批批检合格,且符合相关要求的试剂。

4.4.2　使用可靠的检测方法,应选择敏感性高、特异性好的试剂。实验室更换试剂批号时,应进行平行实验,即新批号试剂在测定质控品(已知结果时)能够获得与原试剂相同的结果。所有试剂盒须严格按要求条件保存。试剂盒拆封时,要记录拆封时间,所有试剂严格控制在有效期内使用。

4.5·仪器设备

4.5.1　配备酶免法 HIV 抗体筛查试验所需设备,至少包括酶标读数仪、洗板机、普通冰箱、水浴箱(或温箱)、离心机、加样器(仪)、消毒与污物处理设备、实验室恒温设备、安全防护用品和生物安全柜;化学发光法配备全自动化学发光仪。

4.5.2　所有检测器材必须专室专用,艾滋病检测实验室中使用国家规定需要强检的仪器设备,必须由同级或上级计量认证部门定期检定,非国家强检的仪器设备应定期要求厂家或供应部门维护和校准。

4.5.3　建立仪器设备档案,内容包括仪器设备采购过程的商业文件,安装、验收及领用过程的管理资料,仪器设备的技术性文件,仪器设备校准计划,人员授权情况,仪器设备的配件技术资料等。

4.5.4　实验室应设立常用仪器的维护及校准制度,以保证检测工作正常运转。必须经国家法定部门定期(每年至少 1 次)校准的仪器至少包括酶标仪/洗板机、加样器、温度计、高压灭菌器。加样器、温湿度计需经计量部门校准。必要时可根据需求每 1～2 个季度进行期间核查。其他精密仪器及出具实验结果的仪器,如全自动化学发光分析仪、生物安全柜、离心机等也必须定期(每年 1 次)校准,可请生产厂家帮助校准。

4.5.5　保管人和使用人应负责仪器设备的日常保养和维护,重要的仪器设备必须经校准合格、贴上校准合格标签后方可正式启用。

4.5.6　因仪器设备故障或技术性能下降等需要维修时,应及时申请维修。修复后的仪器设备需重新检定或校准合格后放可投入使用。

4.5.7　实验室需选购质量优良的耗材,以保证检测工作安全和结果的可靠性,并定期(每批次)或在更换产品时对耗材进行质量评价。

4.6·实验室规范化管理

4.6.1　HIV 筛查实验室必须符合Ⅱ级生物安全实验室标准,并有利于日常工作的开展。

4.6.2 重要的工作制度、操作流程、应急预案要置于实验室显眼位置。强化每个工作人员的质量意识,充分发挥质量监督员的监督职能。

4.6.3 对实验室工作环境、工作流程和实验操作实行经常性的监控、监督和检查。应对实验室内的恒温恒湿环境进行监控。

4.7·建立管理文件

4.7.1 作业指导书(标准操作程序,SOP):HIV筛查实验室要建立覆盖主要工作内容的作业指导书。所有业务人员要在所从事工作的作业指导书上签名,表示已经阅读并掌握了有关内容。实验过程中应严格执行标准操作程序(SOP),不得擅自修改。

4.7.2 实验原始记录:实验过程必须填写或打印原始记录(根据不同的实验选择相应的原始记录表)。实验原始记录必须用钢笔或签字笔填写,修改必须符合计量认证的要求,不得涂改,必须有检验人员和复核人员签名。

4.7.3 文件存档:艾滋病实验室对实验相关资料(包括样品送检单、样品登记表、实验室原始记录、酶标仪打印数据等)归档保存。艾滋病实验室还应对其他重要环节的工作情况进行记录,范围包括检测试剂、仪器设备、质量管理、人员培训、安全操作、事故等方面内容,并进行分类归档,长期保存。可使用电脑记录。

4.8·质控

4.8.1 质控对照:每次实验必须设立内部质控对照和外部质控对照。内部质控对照血清必须使用该试剂盒内提供的阳性和阴性对照品,且只能在同批号的试剂盒中使用。每次实验中阳性对照和阴性对照的数量和结果在控,按照该试剂盒说明书的要求设立和判定。设立内部质控对照可以有效监控该试剂盒的检测能力和操作过程的正确性。外部对照质控品包括强阳性、弱阳性和阴性对照品,但通常可以设一个弱阳性质控和一个阴性质控。外部对照质控品可以采用国家权威检验质控机构供应的定值产品,也可自行制备。

4.8.2 作用:通过使用外部质控品进行质量监测的方法,可以有效监控检测的重复性、稳定性以及试剂盒的批间或孔间差异。

4.8.3 质控图的制作和应用:如果需要做质控图,则严格按《室内质控操作程序》执行。

4.9·质量评价

4.9.1 室间质量评价的目的:检验实验室对未知样品获得正确结果的能力,是评价实验室对HIV抗体筛查能力。

4.9.2 室间质量评价的内容:HIV抗体筛查技术、结果报告和各项职能工作完成的情况。

4.9.3 质量评价的意义:实验室积极参加国家级或省级临检中心HIV室间质量评价的活动,并取得合格证书,将每次参加室间质量考评的有关材料汇总成册保存。通过评价实验室对HIV抗体筛查能力,以促进实验室建设、完善实验室功能、提高实验室技术和质量管理水平。

参考文献

[1] 中国疾病预防控制中心.全国艾滋病检测技术规范[S].2015.

[2] 中国合格评定国家认可委员会.CNAS－CL02：医学实验室质量和能力认可准则(ISO 15189：2012,IDT)[S].2012.

[3] 中国合格评定国家认可委员会.CNAS－CL39：医学实验室质量和能力认可准则在免疫学定性检验领域的应用说明[S].2015.

[4] 张秀明,熊继红,杨有业.临床免疫学检验质量管理与标准操作程序[M].北京：人民军医出版社,2011.

[5] 尚红,王毓三,申子瑜.全国临床检验操作规程[M].4 版.北京：人民卫生出版社,2015.

（关秀茹）

HIV 抗体初筛实验室检测流程

××医院检验科临床免疫室作业指导书	文件编号：××-JYK-MY-××××

版本：	生效日期：	共　页　第　页

1. 目的

明确 HIV 抗体初筛检测程序，使结果更具可靠性。

2. 范围

艾滋病初筛实验室。

3. 职责

建立 HIV 抗体初筛实验室检测流程并严格依照执行，保证检测结果的可靠性。

4. 程序

4.1·试剂：初筛使用的 HIV 抗体检测试剂必须是 HIV(1＋2)混合型，经卫生部批准或注册，批批检合格，并在有效期内。本实验室使用人类免疫缺陷病毒抗体诊断试剂盒(酶联免疫法)，来源于××公司；全自动化学发光检测试剂由××公司提供，为 HIV 抗原抗体联合检测。

4.2·检测标本要严格按照试剂说明书，严格遵守实验室标准操作规程操作，不得擅自更改。

4.3·血液标本验收合格处理后，标号、登记、离心分离血清，酶免法使用××公司提供的 HIV 质控品，化学发光法使用××公司质控品，严格按照试剂盒使用说明书操作程序操作检验。

4.4·结果报告

4.4.1　初筛检测结果如呈阴性反应，则作 HIV 抗体阴性报告。

4.4.2　酶免法初筛检测结果如呈阳性反应，须进行重复检测。复检时临床需重新采血，留患者详细资料及身份证复印件送到实验室，实验室用原有试剂复检 2 次或原有试剂和另外一种试剂各检测一次。如原有试剂复检 2 次或 2 种试剂复检均呈阴性反应，则做 HIV 抗体阴性报告；如均呈阳性反应，或有一份阳性，该标本须送上级确认实验室加以进一步证明。送检时应准确填报复检单，将血样派专人送 HIV 抗体确认实验室。

4.5·艾滋病检测筛查实验室检测程序流程图不确定结果，通知相应部门及患者 1 个月以后，去 HIV 确认实验室重新采血复查。

4.6·具体工作流程根据"HIV 初筛实验室检测流程图"(图 10-7-1)完成。

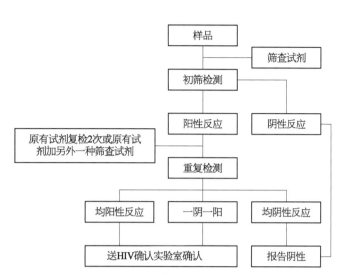

图 10 - 7 - 1　HIV 抗体初筛实验室检测流程图

参考文献

中国疾病预防控制中心.全国艾滋病检测技术规范[S].2015.

（关秀茹）

HIV 抗体初筛实验室反馈与报告程序

××医院检验科临床免疫室作业指导书	文件编号：××-JYK-MY-××××
版本： 生效日期：	共 页 第 页

1. 目的

建立艾滋病检测筛查实验室报告制度。

2. 范围

艾滋病初筛实验室。

3. 职责

及时将本实验室监测情况向临床和上一级卫生行政部门报告，提供及时、可靠的 HIV 抗体初筛情况。

4. 程序

4.1·报告细则

4.1.1　初筛实验呈阴性的标本，可判为 HIV 抗体筛查阴性，报告"HIV 抗体阴性"；初筛实验中发现 HIV 抗体筛查阳性或可疑的标本，首先通知相关科室该标本 HIV 抗体筛查可疑阳性，然后应用原有试剂复测或另外一种不同原理或不同厂家的筛查试剂重复检测。如原有试剂复测或两种试剂复测均呈阴性反应，可判为 HIV 抗体筛查阴性；如原有试剂复测或两种试剂复测均呈阳性反应，或一阴一阳，可判为"HIV 抗体待复查（或 HIV 感染待确定）"。

4.1.2　对 HIV 抗体待复查者，应尽量重新采集第二份标本，标明采样日期，连同第一份标本转送艾滋病确认实验室进行确认。送检标本不少于 1.8 ml，送检前应填写"HIV 抗体复检化验单"，由一名检验人员和一名具有中级或以上卫生技术职称的人员审核签字，连同标本一并送 HIV 确认实验室。要求尽快（城区一般要求在 48 h 内）将血样连同实验数据（如实验方法、试剂批号、有效期）和送检化验单送艾滋病确认实验室。如为已确诊的艾滋病患者，做好记录。

4.1.3　确认实验室返回确认报告单。

4.1.3.1　阴性结果，报 HIV 抗体阴性。

4.1.3.2　阳性结果，立即通知感染监控部门上报疫情，同时通知相应科室及患者取纸质确认报告单，并登记存档。

4.1.3.3　不确定结果，通知相应部门及患者 1 个月以后，去 HIV 确认实验室重新采血复查。

4.2·具体工作流程根据"HIV 初筛实验室反馈与报告程序图"（图 10 - 7 - 2）完成。

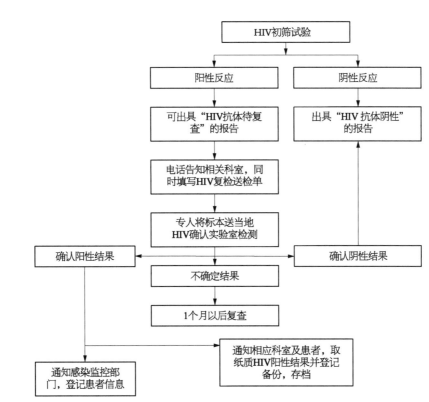

图 10 - 7 - 2　HIV 初筛实验室反馈与报告程序图

参考文献

中国疾病预防控制中心.全国艾滋病检测技术规范[S].2015.

（关秀茹）

HIV 抗体实验室外送确认程序

××医院检验科临床免疫室作业指导书	文件编号：××-JYK-MY-××××
版本： 生效日期：	共 页 第 页

1. 目的

确认 HIV 抗体结果。

2. 范围

艾滋病筛查实验室检测阳性样品。

3. 职责

及时将本实验室检测 HIV 抗体阳性的样品外送至市或省疾病预防控制中心，以确认 HIV 抗体结果。

4. 程序

4.1·外送细则

4.1.1 对 HIV 抗体待复查者，应重新采集第二份标本，标明采样日期，连同第一份标本外送至艾滋病确认实验室进行确认。要求尽快（城区一般要求在 48 h 内）将血样连同实验数据（如实验方法、试剂批号、有效期）和送检化验单送市疾病预防控制中心。如为已确认的旧艾滋病患者，仅在《HIV 抗体阳性患者存档资料登记表》上做好记录。

4.1.2 血液样品运送时应采用三层容器对样品进行包装，随样品应附有与样品唯一性编码相对应的送检。送检单应标明受检者姓名、样品种类等信息，并放置在第二层和第三层容器之间。

4.1.2.1 第一层容器：直接装样品，以防渗漏。样品应置于带盖的试管内，试管上应有明显的标记，标明样品的唯一性编码或受检者姓名、种类和采集时间。在试管的周围应垫有缓冲吸水材料，以免碰碎。

4.1.2.2 第二层容器：容纳并保护第一层容器，可以装若干个第一层容器。要求不易破碎、带盖、防渗漏、容器的材料要易于消毒处理。

4.1.2.3 第三层容器：容纳并保护第二层容器的运输用外层包装箱。外面要贴上醒目的标签，注明数量、收样和发件人及联系方式，同时要注明"小心轻放、防止日晒、小心水浸、防止重压"等字样，还应易于消毒。

4.1.3 确认实验室返回确认报告单。

4.1.3.1 阴性结果，报 HIV 抗体阴性。

4.1.3.2 阳性结果，立即通知感染监控部门上报，同时通知相应科室及患者取纸质确认报告单，并登记存档。

4.1.3.3 不确定结果，通知相应部门及患者 1 个月以后，去 HIV 确认实验室重采血复查。

参考文献

中国疾病预防控制中心.全国艾滋病检测技术规范[S].2015.

（关秀茹）

酶联免疫法 HIV 抗体初筛检测标准操作规程

××医院检验科临床免疫室作业指导书	文件编号：××-JYK-MY-××××

版本：	生效日期：	共 页 第 页

1. 目的

用于献血员筛查及临床人类免疫缺陷病毒感染的辅助诊断。

2. 原理

采用纯化基因工程人类免疫缺陷病毒"1"型和"2"型（HIV-1/HIV-2）抗原包被的微孔板和酶标记的 HIV-1/HIV-2 抗原及其他试剂组成，应用双抗原夹心法原理检测人血清或血浆中的 HIV-1/HIV-2 抗体。

3. 标本要求

3.1·患者准备：要求空腹 8～12 h 静脉采血，尤以早晨空腹为佳。采血前避免剧烈运动，禁食高脂、高糖、咖啡、浓茶、大量饮酒。

3.2·样本类型及处理

3.2.1　样本类型：人血清或血浆样本。

3.2.2　样本容器：盛放样本的容器为洁净的一次性真空采血管。

3.2.3　样本的处理

3.2.3.1　血清：采血后，室温待血液凝固后，再于 3 000 r/min 离心 15 min 分离血清待用。

3.2.3.2　血浆：采血后，样本和抗凝剂轻轻颠倒混匀 6～8 次，充分离心，将血浆和血细胞分离后，吸出血浆待用。

3.2.4　样本保存：2～8℃保存，如果样本在 7 天内不测定，需将血清/血浆和血细胞分离后，置 -20℃保存，避免反复冻融。

4. 试剂与仪器

4.1·试剂

4.1.1　主要试剂

4.1.1.1　名称：人类免疫缺陷病毒抗体检测试剂盒。

4.1.1.2　规格：96 人份/盒。

4.1.1.3　组分：HIV 抗原包被板、HIV 酶标记物、阴性对照、阳性对照、洗涤液（含表面活性剂）、底物缓冲液（含过氧化氢）、底物液（含 TMB）、终止液（含硫酸，浓度不高于 2 mol/L）。

4.1.1.4　厂家：××公司。

4.1.1.5　贮存条件：应置 2～8℃避光保存，有效期为 12 个月。微孔反应板打开包装后，应立即将未使用的板条装入有干燥剂的自封袋中密封，置 2～8℃避光保存，尽快使用。未使用完的酶结合物、阳性对照、阴性对照、洗涤液、显色剂和终止液，在没有其他试剂污染的情况下，保存于原试剂瓶，并拧紧瓶盖，置 2～8℃避光保存，可使用至标签标识有效期。显色剂 A、显色剂 B 混合后应立即使用,剩余混合显色剂应废弃。配制成工作液浓度的洗涤液如出现絮状沉淀应立即更换,并清洗洗板机。

4.1.2　校准品:由于本实验是定性实验,校准品不适用。

4.1.3　质控品

4.1.3.1　质控品 1:弱阳性质控,购于××公司。

4.1.3.2　贮存条件:－20℃保存 12 个月;开盖后 2～8℃保存 7 天。

4.1.3.3　质控品 2:阴性质控,购于××公司或自配。

4.1.4　其他所需物品:新鲜的蒸馏水或去离子水、一次性手套、离心机。

4.2·仪器

4.2.1　酶标仪:××品牌酶标仪。

4.2.2　洗板机:××公司洗板机。

5. 操作步骤(具体参照试剂说明书)

5.1·准备:使用前,请将试剂盒平衡至室温。将浓缩洗涤液用蒸馏水(或去离子水)按照比例稀释。

5.2·加样:将加入 50 μl 待测样本和阴、阳性对照于反应孔中(预留阴性对照 2 孔、Anti－HIV1 阳性对照 2 孔、Anti－HIV2 阳性对照 1 孔、空白对照 1 孔、弱阳性质控品 1 孔,阴性质控品 1 孔)。

5.3·温育:置 37℃孵育 60 min。

5.4·洗涤:弃去孔内液体,将配置的工作浓度洗涤液注满每孔,静止 30～60 s 弃去孔内洗液。重复 6 次后拍干。

5.5·加酶:在已加入待测样本和阴、阳性对照、质控品的孔中加入 50 μl 酶结合物,充分混匀。

5.6·温育:置 37℃孵育 30 min。

5.7·洗涤:弃去孔内液体,将配置的工作浓度洗涤液注满每孔,静止 30～60 s 弃去孔内洗液。重复 6 次后拍干。

5.8·显色:每孔加底物缓冲液、底物液各 50 μl,充分混匀后,置 37℃孵育 30 min。

5.9·终止:每孔加入 50 μl 终止液,振荡反应板 5 s,使之充分混匀。

5.10·测定:用酶标仪读数,数值取波长 450 nm(建议使用双波长的酶标仪比色,参考波长 630 nm),先用空白孔校零,然后读取各孔 OD 值。

6. 校正

仪器校正由厂家工程师按照相关要求完成。要求厂家有校准资质的工程师对仪器的加样系统、温控系统及光学系统进行校准。

7. 质控

7.1·每次实验设阴性 2 孔、Anti－HIV－1 阳性对照 2 孔、Anti－HIV－2 阳性对照 1 孔,阴性质控 1 孔,弱阳性质控品 1 孔,并设空白对照 1 孔随常规样本一起检测。

7.2·质控结果进行记录。

7.3·一旦发现失控,应及时查找和分析原因,并做详细的批注和记录解决的过程。

7.4·每月进行质控小结。

8. 结果判断

8.1·每次检测均要设空白、阴性及阳性对照,用单波长 450 nm 测定时,以空白对照调零。

8.2·阴阳性对照 OD 值应该符合试剂盒说明书的要求。

8.3·临界值(cut off)的计算:按照试剂盒说明书的要求计算。

8.4·样本的 A 值≥cut off 值者为(HIV)抗体阳性反应。样本的 A 值<cut off 值者为(HIV)抗体阴性反应。

8.5·初筛阳性应重新取样双孔复试,复试中任一孔为阳性,则样本视为 HIV 抗体复试阳性。

9. 生物参考区间

阴性。

10. 性能参数

以中国食品药品检定研究院检验报告为标准:① 灵敏度:阳性符合率 20/20(100%);② 特异性:阴性符合率≥18/20(≥90%);③ 最低检出限 0.5 NCU/ml;④ 精密性 CV≤15%。

11. 临床意义

HIV 抗体阳性的标本需要采用 WB 或免疫印迹的方法进行确认,不确定的标本可以采用核酸方法进行确认。抗 HIV 确认阳性表明受检者感染了 HIV,并可作为传染源将 HIV 传播他人。

参考文献
尚红,王毓三,申子瑜.全国临床检验操作规程[M].4 版.北京:人民卫生出版社,2015.

(关秀茹)

化学发光法 HIV 抗体初筛检测标准操作规程

××医院检验科临床免疫室作业指导书　　　　　文件编号：××–JYK–MY–××××

版本：　　　　　生效日期：　　　　　共　页　第　页

1. 目的

主要用于血清或血浆人类免疫缺陷病毒抗原及抗体的联合检测，包括定性检测 HIVp24 抗原及 1 型和(或)2 型抗体，有助于诊断 HIV–1/HIV–2 病毒感染以及筛查血液和血浆供体。

2. 原理

2.1·使用××厂家微粒子化学发光免疫分析仪，定性检测人血清中的 HIVp24 抗原及 1 型和(或)2 型抗体。第一步，将样本与清洗缓冲液、项目稀释液和顺磁微粒子混合。样本中的 HIVp24 抗原及 1 型和(或)2 型抗体结合至包被 HIVp24 单克隆抗体及 1 型和(或)2 型抗原的微粒子上，然后洗涤反应混合物。在第二步加入抗-人吖啶酯标记结合物。再次洗涤后，在反应混合物中加入预激发液和激发液。然后，测定产生的化学发光反应的相对发光单位(RLU)。样本中的 HIVp24 抗原及 1 型和(或)2 型抗体量与检测系统光学组件检测的 RLU 值成正比。

2.2·实验通过比较反应产生的化学发光信号和在有效 HIVp24 抗原及 1 型和(或)2 型抗体校准曲线上测定的 cut off 信号以确定样本中是否存在 HIVp24 抗原及 1 型和(或)2 型抗体。如果样本中化学发光信号大于或等于 cut off 信号，样本可视为对 HIVp24 抗原及 1 型和(或)2 型抗体呈反应性。

3. 标本要求

3.1·患者准备：要求空腹 8～12 h 静脉采血，尤以早晨空腹为佳。采血前避免剧烈运动，禁食高脂、高糖、咖啡、浓茶、大量饮酒。

3.2·样本类型及处理

3.2.1　样本类型：人血清或血浆样本。

3.2.2　样本容器：盛放样本的容器为洁净的一次性真空采血管。

3.2.3　样本的处理

3.2.3.1　血清：采血后，室温待血液凝固后，再于 3 000r/min 离心 15 min 分离血清待用。

3.2.3.2　血浆：采血后，样本和抗凝剂轻轻颠倒混匀 6～8 次，充分离心，将血浆和血细胞分离后，吸出血浆待用。

3.2.4　样本保存：2～8℃保存，如果样本在 7 天内不测定，需将血清/血浆和血细胞分离后，置 –20℃保存，避免反复冻融。

4. 试剂与仪器

4.1·试剂

4.1.1　主要试剂

4.1.1.1 规格：1×100 测试/盒;4×100 测试/盒;4×500 测试/盒。

4.1.1.2 厂家：××公司。

4.1.1.3 贮存条件：试剂盒在仪器上最长可以储存 30 天。30 天后,必须丢弃试剂盒。试剂可以在仪器上储存,也可脱离系统储存。如果试剂脱离系统储存,需将其竖直向上储存于 2~8℃(盖有软盖和替换盖)。试剂从系统上取出后,建议将其放回原始托架和包装盒中,竖直向上储存。如果微粒子瓶在脱离系统且冷藏储存时没有竖直向上放置(盖有软盖),必须丢弃该试剂盒。试剂从系统上取出后,必须进行扫描以更新系统上的在机稳定时间。2~8℃保存,有效期 10 个月。

4.1.2 校准品

4.1.2.1 厂家：××公司(规格：1×4 ml;货号：4J27 - 03)。

4.1.2.2 贮存条件：试剂盒必须垂直向上贮存于 2~8℃,取出后可立即使用。

4.1.2.3 按照指导储存和操作时,试剂盒在效期内保持稳定。有效期 10 个月。

4.1.3 质控品

4.1.3.1 厂家：××公司(规格：4×8 ml;货号：4J27 - 12)。质控品试剂盒内一览表,详见表 10 - 7 - 1。

表 10 - 7 - 1 ××公司抗 HIV 抗体质控品试剂盒内一览表

水　平	颜　色	S/CO 靶值	S/CO 质控范围
阴性 -	自然色	0.25	0.00~0.50
阳性 + 1	蓝色	6.35	1.20~11.5
阳性 + 2	黄色	4.91	1.52~8.3
阳性 + 3	紫色	3.23	1.87~4.59

4.1.3.2 贮存条件：2~8℃,取出后可立即使用。

4.1.3.3 按照指导储存和操作时,试剂盒在效期内保持稳定。有效期 10 个月。

4.1.4 其他所需物品：激发液、预激发液、清洗缓冲液。

4.2·仪器：××公司化学发光仪器。

5. 操作步骤（具体参考仪器使用说明书）

5.1·基本操作步骤(患者样本测试):单个患者样本的测试,患者样本测试的批处理,患者测试运行。

5.2·检测结果查看:浏览患者报告,浏览储存结果。

5.3·检测结果的重检:检测结果的稀释后重检、检测结果的重运行测试。

5.4·检测结果的打印:按需可选择两种打印方式,即实验室清单式打印和患者结果详情单打印。

5.5·检测结果的保存:按需可选择以下保存或传输方式,如仪器硬盘保存和光盘保存。

6. 校正

6.1·仪器校准由厂家工程师按照相关要求完成。要求厂家有校准资质的工程师,对仪器的加样系统、温控系统及光学系统进行校准。

6.2·项目定标:进行 HIVp24 抗原及 1 型和(或)2 型抗体项目校准时,使用校准品重复检测 3 次。同时,必须对所有 HIVp24 抗原及 1 型和(或)2 型抗体质控水平的样本各检测一次,以评估检验校准情况。确保质控值在质控包装说明书所指定的浓度范围内。校准品应优先加载。系统接受 HIVp24 抗原及 1 型和(或)2 型抗体校准后,无须进一步校准即可检测随后的样本。除非使用新批号的试剂盒或质控值超过规定范围。

6.3·校准后的稳定期 30 天,每次更换批次时都应进行校准。按照实验室所建立的质控要求,使用 4 个水平的质控品进行校准曲线验证。如果质控结果不在可接受范围值内,则需要进行重新校准。

7. 质控

7.1·每隔 24 h 运行 4 个质控水平(正常值和异常值)。

7.2·如果质控结果不在实验室所规定的可接受范围值内,则患者值可疑。需使用新鲜质控品重复质控。

7.3·如果质控结果仍不在可接受标准范围内,则需重新校准。每次更换试剂批次后,都要检查质控结果和可接受标准。

8. 结果判断

8.1·检测系统基于各样本和质控品的 RLU 与 cut off RLU 比值,计算 HIVp24 抗原及 1 型和(或)2 型抗体检测结果。

8.2·样本 S/CO 值<1.00 视为非反应性(阴性反应)。样本 S/CO 值≥1.00 视为反应性(阳性反应)。

注意:初检结果为反应性的样本必须经过离心后复检。

9. 生物参考区间

样本 S/CO 值<1.00 视为非反应性(阴性反应)。样本 S/CO 值≥1.00 视为反应性(阳性反应)。

注意:初检结果为反应性的样本必须经过离心后复检。

10. 性能参数

精密度:≤14%;灵敏度:100.0%;特异性≥99.5%。

11. 临床意义

HIV 抗体阳性的标本需要采用 WB 或免疫印迹的方法进行确认,不确定的标本可以采用核酸方法进行确认。抗 HIV 确认阳性表明受检者感染了 HIV,并可作为传染源将 HIV 传播他人。P24 抗原在急性感染期就可以出现,抗 HIV 抗体一般在 3～8 周才能检测出来。HIV 抗原与抗体联合检测主要是有助于诊断 HIV‑1/HIV‑2 病毒感染以及筛查血液和血浆供体。

参考文献

尚红,王毓三,申子瑜.全国临床检验操作规程[M].4版.北京:人民卫生出版社,2015.

（关秀茹）

胶体金试剂 HIV 抗体检测标准操作规程

××医院检验科临床免疫室作业指导书	文件编号：××-JYK-MY-××××
版本： 生效日期：	共 页 第 页

1. 目的

用于定性检测全血、血清、血浆中的 HIV(1 + 2)抗体。

2. 原理

利用胶体金免疫层析技术，采用双抗原夹心法检测 HIV(1 + 2)抗体。当待测样本中含有 HIV(1 + 2)抗体且抗体浓度等于或高于最低检出限时，HIV(1 + 2)抗体先和金标抗原(Ag - Au)形成反应复合物 Ab - Ag - Au，由于层析作用反应复合物沿着硝酸纤维膜向前移动，当遇到检测区(T)包被 HIV(1 + 2)抗体重组抗原时，形成 Ag - Ab - Ag - Au 复合物，在检测区上最终形成一条红色反应线，此时结果为阳性；相反，当样本不含 HIV(1 + 2)抗体或者抗体浓度低于最低检出限时，则检测区无红色反应线出现，此时结果为阴性。质控区(C)包被抗鼠 IgG 多克隆抗体，与胶体金标记的鼠 IgG 反应形成红色反应线作为质控。

3. 标本要求

3.1・患者准备：要求空腹8~12 h 静脉采血，尤以早晨空腹为佳。采血前避免剧烈运动，禁食高脂、高糖、咖啡、浓茶、大量饮酒。

3.2・样本类型及处理

3.2.1 样本类型：人血清或血浆样本。

3.2.2 样本容器：盛放样本的容器为洁净的一次性真空采血管。

3.2.3 样本的处理

3.2.3.1 血清：采血后，室温待血液凝固后，再于 3 000r/min 离心 15 min 分离血清待用。

3.2.3.2 血浆：采血后，样本和抗凝剂轻轻颠倒混匀6~8 次，充分离心，将血浆和血细胞分离后，吸出血浆待用。

3.2.4 样本保存：2~8℃保存，如果样本在 7 天内不测定，需将血清或血浆和血细胞分离后，置 -20℃保存，避免反复冻融。

4. 试剂与仪器

人类免疫缺陷病毒抗体[HIV(1 + 2)]检测试剂(胶体金法)，无须仪器。

5. 操作步骤（具体参考试剂说明书）

5.1・测试应在室温下进行。沿铝箔袋切口部位撕开，取出测试卡平放于台面上，并做好标记。

5.2・用吸管吸取血清、血浆样本，然后垂直加入 3~4 滴(约 80 μl)于加样孔中，若样本黏稠不易滴出，可滴加 1 滴稀释液；若为全血样本，则用吸管吸取全血，垂直加入 2 滴(约 50 μl)于加样孔中，同时滴加 1~2 滴稀释液。

5.3·10～15 min 观察显示结果；30 min 后显示的结果无临床意义。

6. 校正

不适用。

7. 质控

不适用。

8. 结果判断

8.1·阳性：两条红色反应线，即在检测区(T)及质控区(C)各出现一条红色反应线。

8.2·阴性：一条红色反应线，即仅在质控区(C)出现一条红色反应线。

8.3·无效：质控区(C)无红色反应线出现，检测无效，用新测试卡重新测试。

9. 生物参考区间

阴性。

10. 性能参数

不适用。

11. 临床意义

胶体金测试卡仅对样本中的人类免疫缺陷病毒抗体提供定性检测。需要检测某一指标的具体含量应借助相关的专业仪器。HIV 抗体阳性的标本需要采用 WB 或免疫印迹的方法进行确认，不确定的标本可以采用核酸方法进行确认。阳性结果仅表示样本中 HIV(1＋2)抗体的存在，而不能作为机体感染 HIV(1＋2)的唯一标准，检测结果必须结合其他临床症状进行诊断。如果检测结果呈阴性但有临床症状存在，应使用其他临床方法进行测试。阴性结果并不能完全排除感染 HIV(1＋2)的可能。

参考文献

尚红,王毓三,申子瑜.全国临床检验操作规程[M].4 版.北京：人民卫生出版社,2015.

（关秀茹）

梅毒螺旋体非特异性抗体(TRUST)检测标准操作规程

××医院检验科临床免疫室作业指导书	文件编号：××-JYK-MY-××××
版本： 生效日期：	共 页 第 页

1. 目的
用于梅毒患者的诊断和疗效的参考。

2. 原理
本实验采用 VDRL 抗原重悬于含有特制的甲苯胺红溶液中,出现颗粒或片状凝集,以检测血清或血浆中反应素。

3. 标本要求
3.1·患者准备：要求空腹 8~12 h 静脉采血,尤以早晨空腹为佳。采血前避免剧烈运动,禁食高脂、高糖、咖啡、浓茶、大量饮酒。

3.2·样本类型及处理

3.2.1 样本类型：人血清或血浆样本。

3.2.2 样本容器：盛放样本的容器为洁净的一次性真空采血管。

3.2.3 样本的处理

3.2.3.1 血清：采血后,室温待血液凝固后,再于 3 000 r/min 离心 15 min 分离血清待用。

3.2.3.2 血浆：采血后,样本和抗凝剂轻轻颠倒混匀 6~8 次,充分离心,将血浆和血细胞分离后,吸出血浆待用。

3.2.4 样本保存：2~8℃保存,如果样本在 7 天内不测定,需将血清/血浆和血细胞分离后,置 -20℃ 保存,避免反复冻融。

4. 试剂与仪器
4.1·试剂

4.1.1 主要试剂

4.1.1.1 名称：梅毒甲苯胺红不加热血清实验诊断试剂(TRUST)。

4.1.1.2 规格：120 人份/盒。

4.1.1.3 组分：TRUST 抗原悬液 2.5 ml×1 瓶,阳性对照血清 1 ml×1 支,阴性对照血清 1 ml×1 支,实验专用卡片 120 人份,专用滴管及针头 1 套。

4.1.1.4 厂家：××公司。

4.1.1.5 贮存条件：2~8℃保存,有效期为 12 个月。

4.1.2 校准品：不适用。

4.1.3 质控品

4.1.3.1 质控品 1(弱阳性)：××公司提供。

4.1.3.2 质控品 2(阴性自配)或来源于××公司。

4.1.3.3　贮存条件：质控血清 2～8℃保存 12 个月。

4.2·仪器：名称：××公司××型号摇床。

5. 操作步骤（具体参考试剂说明书）

5.1·定性实验

5.1.1　分别吸取 50 μl 阳性对照和阴性对照，2 个质控品均匀铺加在纸卡的 4 个圆圈内。

5.1.2　取待检血清或血浆 50 μl 置于纸卡的另一圆圈中。

5.1.3　用专用滴管及针头垂直分别滴加 TRUST 试剂 1 滴于上述血清中。

5.1.4　按 100 r/min 摇动 8 min，肉眼观察结果。

5.2·定量实验：将待检血清用生理盐水做倍比稀释，然后按上述定性方法进行实验，以呈现明显凝集反应得最高稀释度作为该血清的凝集效价。

6. 校正

不适用。

7. 质控

每批实验都有阴性对照和阳性对照，阴性质控和弱阳性质控进行检测。质控结果进行登记。

8. 结果判断

8.1·阳性反应（＋＋＋～＋＋＋＋）：可见中等或较大的红色凝聚物。

8.2·弱阳性反应（＋～＋＋）：可见较小的红色凝聚物。

8.3·阴性反应（－）：可见均匀的抗原颗粒而无凝聚物。

9. 生物参考区间

阴性。

10. 性能参数

不适用。

11. 临床意义

可作为梅毒患者的辅助诊断和疗效监测。

参考文献

尚红,王毓三,申子瑜.全国临床检验操作规程[M].4 版.北京：人民卫生出版社,2015.

（关秀茹）

酶免法梅毒螺旋体抗体检测标准操作规程

××医院检验科临床免疫室作业指导书	文件编号：××-JYK-MY-××××
版本：　　　　生效日期：	共　页　第　页

1. 目的

用于献血员筛查及临床梅毒螺旋体(TP)感染的辅助诊断。

2. 原理

应用双抗原夹心法原理检测人血清或血浆中的梅毒螺旋体抗体。将 TP 抗原包被于微孔板,待测血清中如存在抗 TP 抗体,即可与之结合。再加入酶标记抗原,在固相上形成"TP抗原-抗 TP 抗体-酶标记 TP 抗原"双抗原夹心复合物,待加入酶底物/色原液时即产生显色反应,显色强度与抗 TP 抗体水平成正比。

3. 标本要求

3.1·患者准备：要求空腹 8～12 h 静脉采血,尤以早晨空腹为佳。采血前避免剧烈运动,禁食高脂、高糖、咖啡、浓茶、大量饮酒。

3.2· 样本类型及处理

3.2.1　样本类型：人血清或血浆样本。

3.2.2　样本容器：盛放样本的容器为洁净的一次性真空采血管。

3.2.3　样本的处理

3.2.3.1　血清：采血后,室温待血液凝固后,再于 3 000 r/min 离心 15 min 分离血清待用。

3.2.3.2　血浆：采血后,样本和抗凝剂轻轻颠倒混匀 6～8 次,充分离心,将血浆和血细胞分离后,吸出血浆待用。

3.2.4　样本保存：2～8℃保存,如果样本在 7 天内不测定,需将血清/血浆和血细胞分离后,置－20℃保存,避免反复冻融。

4. 试剂与仪器

4.1·试剂

4.1.1　主要试剂

4.1.1.1　名称：梅毒螺旋体抗体检测试剂盒。

4.1.1.2　规格：96 人份/盒。

4.1.1.3　组分：TP 抗原包被板、TP 酶标记物、阴性对照、阳性对照、洗涤液(含表面活性剂)、底物缓冲液(含过氧化氢)、底物液(含 TMB)、终止液(含硫酸,浓度不高于 2 mol/L)。

4.1.1.4　厂家：××公司。

4.1.1.5　贮存条件：应置 2～8℃避光保存,有效期为 12 个月。微孔反应板打开包装后,应立即将未使用的板条装入有干燥剂的自封袋中密封,置 2～8℃避光保存,尽快使用。未使用完的酶结合物、阳性对照、阴性对照、洗涤液、显色剂和终止液,在没有其他试剂污染的情况下,保存于原试剂瓶,并拧紧瓶盖,置 2~8℃ 避光保存,可使用至标签标识的有效期。显色剂 A、显色剂 B 混合后应立即使用,剩余混合显色剂应废弃。配制成工作液浓度的洗涤液如出现絮状沉淀应立即更换,并清洗洗板机。

4.1.2 校准品:由于本实验是定性实验,校准品不适用。

4.1.3 质控品 1:弱阳性质控品,购于 ×× 公司,贮存条件: -20℃ 保存 12 个月;开盖后 2~8℃ 保存 7 天。质控品 2:阴性质控品自配或购于 ×× 公司。

4.1.4 其他所需物品:新鲜的蒸馏水或去离子水、一次性手套、离心机。

4.2·仪器:×× 公司 ×× 型号酶标仪;×× 型号洗板机。

5. 操作步骤(具体参考试剂说明书)

5.1·准备:使用前,请将试剂盒平衡至室温。将浓缩洗涤液用蒸馏水(或去离子水)按比例稀释。

5.2·加样:将加入 50 μl 待测样本和阴、阳性对照于反应孔中(预留空白对照 1 孔、阴性对照 2 孔、阳性对照 3 孔、阴性质控品 1 孔,阳性质控品 1 孔)。

5.3·温育:置 37℃ 孵育 60 min。

5.4·洗涤:弃去孔内液体,将配置的工作浓度洗涤液注满每孔,静止 30~60 s 弃去孔内洗液。重复 6 次后拍干。

5.5·加酶:在已加入待测样本和阴、阳性对照、质控品的孔中加入 50 μl 酶结合物,充分混匀。

5.6·温育:置 37℃ 孵育 30 min。

5.7·洗涤:弃去孔内液体,将配置的工作浓度洗涤液注满每孔,静止 30~60 s 弃去孔内洗液。重复 6 次后拍干。

5.8·显色:每孔加底物缓冲液、底物液各 50 μl,充分混匀后,置 37℃ 孵育 30 min。

5.9·终止:每孔加入 50 μl 终止液,振荡反应板 5 s,使之充分混匀。

5.10·测定:用酶标仪读数,数值取波长 450 nm(使用双波长的酶标仪比色,参考波长 630 nm),先用空白孔校零,然后读取各孔 OD 值。

6. 校正

仪器校准由厂家工程师按照相关要求完成。要求厂家有校准资质的工程师,对仪器的加样系统、温控系统及光学系统进行校准。

7. 质控

7.1·每次实验设空白对照 1 孔,阴性 2 孔、阳性 3 孔,质控品 2 孔(阴性质控和弱阳性质控各 1 孔),并随常规样本一起检测。

7.2·质控结果进行登记。

7.3·一旦发现失控,应及时查找和分析原因,并做详细的批注和记录解决的过程。

7.4·每月进行质控小结。

8. 结果判断

8.1·每次检测均要设空白、阴性及阳性对照,用单波长 450 nm 测定时,以空白对照调零。

8.2·阴阳性对照 OD 值应该符合试剂盒说明书的要求。

8.3·临界值(cut off)的计算：按照试剂盒说明书的要求计算。

8.4·样本的 A 值≥cut off 值者(TP)抗体阳性反应。

8.5·样本的 A 值＜cut off 值者为(TP)抗体阴性反应。

9. 生物参考区间

阴性。

10. 性能参数

以中国食品药品检定研究院检验报告为标准：① 灵敏度：阳性符合率 10/10(100％)；② 特异性：阴性符合率 20/20(100％)；③ 最低检出限：6 mU/ml；④ 精密性：CV≤15％。

11. 临床意义

抗 TP 阳性反应有助于梅毒感染的判断，只能说明正在感染或既往感染，不能作为梅毒疾病活动与否的判定，也不能作为治疗监测的手段。

参考文献

尚红,王毓三,申子瑜.全国临床检验操作规程[M].4 版.北京：人民卫生出版社,2015.

（关秀茹）

化学发光法梅毒螺旋体抗体检测标准操作规程

××医院检验科临床免疫室作业指导书	文件编号：××-JYK-MY-××××
版本： 生效日期：	共 页 第 页

1. 目的

主要用于血清梅毒螺旋体(TP)抗体的检测,用作献血人员筛查及梅毒感染的辅助诊断。

2. 原理

2.1·采用××厂家微粒子化学发光免疫分析仪,应用双抗原夹心法定性检测人血清中的抗-TP抗体。第一步,将样本、重组TP抗原包被的微粒子与项目稀释液混合。样本中存在的抗-TP抗体与TP包被的微粒子结合,然后洗涤反应混合物。在第二步加入抗-人吖啶酯标记结合物。再次洗涤后,在反应混合物中加入预激发液和激发液。然后,测定产生的化学发光反应的相对发光单位(RLU)。样本中的抗-TP抗体量与检测系统光学组件检测的RLU值成正比。

2.2·实验通过比较反应产生的化学发光信号和在有效TP抗体校准曲线上测定的cut off信号以确定样本中是否存在抗-TP抗体。如果样本中化学发光信号大于或等于cut off信号,样本可视为对抗-TP抗体呈反应性。

3. 标本要求

3.1·患者准备：要求空腹8~12 h静脉采血,尤以早晨空腹为佳。采血前避免剧烈运动,禁食高脂、高糖、咖啡、浓茶、大量饮酒。

3.2·样本类型及处理

3.2.1 样本类型：人血清或血浆样本。

3.2.2 样本容器：盛放样本的容器为洁净的一次性真空采血管。

3.2.3 样本的处理

3.2.3.1 血清：采血后,室温待血液凝固后,再于3 000 r/min离心15 min分离血清待用。

3.2.3.2 血浆：采血后,样本和抗凝剂轻轻颠倒混匀6~8次,充分离心,将血浆和血细胞分离后,吸出血浆待用。

3.2.4 样本保存：2~8℃保存,如果样本在7天内不测定,需将血清/血浆和血细胞分离后,置-20℃保存,避免反复冻融。

4. 试剂与仪器

4.1·试剂

4.1.1 主要试剂

4.1.1.1 规格：1×100测试/盒;1×500测试/盒。

4.1.1.2 厂家：××公司。

4.1.1.3 贮存条件：试剂盒在仪器上最长可以储存30天。30天后,必须丢弃试剂盒。

试剂可以在仪器上储存,也可脱离系统储存。如果试剂脱离系统储存,需将其竖直向上储存于 2~8℃(盖有软盖和替换盖)。试剂从系统上取出后,建议将其放回原始托架和包装盒中,竖直向上储存。如果微粒子瓶在脱离系统且冷藏储存时没有竖直向上放置(盖有软盖),必须丢弃该试剂盒。试剂从系统上取出后,必须进行扫描以更新系统上的在机稳定时间。2~8℃保存,有效期 12 个月。

4.1.2　校准品:××厂家校准品。

4.1.2.1　贮存条件:试剂盒必须垂直向上贮存于 2~8℃,取出后可立即使用。

4.1.2.2　按照指导储存和操作时,试剂盒在效期内保持稳定。有效期 12 个月。

4.1.3　质控品　XY 厂家质控品试剂盒内一览表,详见表 10-7-2。

表 10-7-2　XY 厂家质控品试剂盒内一览表

水　平	颜　色	S/CO 靶值	S/CO 质控范围
阴性-	自然色	0.2	0.00~0.40
阳性+	蓝色	2.5	1.25~3.75

4.1.3.1　贮存条件:2~8℃,取出后可立即使用。

4.1.3.2　按照指导储存和操作时,试剂盒在效期内保持稳定。有效期 12 个月。

4.1.4　其他所需物品:激发液、预激发液、清洗缓冲液。

4.2·仪器:××厂家微粒子化学发光免疫分析仪。

5. 操作步骤(具体参考仪器使用说明书)

5.1·基本操作步骤(患者样本测试):单个患者样本测试,患者样本测试批处理,患者测试运行。

5.2·检测结果查看:浏览患者报告。浏览储存结果。

5.3·检测结果的重检:检测结果的稀释后重检。检测结果的重运行测试。

5.4·检测结果的打印:按需可选择两种打印方式,即实验室清单式打印和患者结果详情单打印。

5.5·检测结果的保存:按需可选择以下保存或传输方式,如仪器硬盘保存和光盘保存。

6. 校正

6.1·仪器校准由厂家工程师按照相关要求完成。要求厂家有校准资质的工程师,对仪器的加样系统、温控系统及光学系统进行校准。

6.2·项目定标:进行抗-TP 抗体项目校准时,使用校准品重复检测 3 次。同时,必须对所有抗-TP 抗体质控水平的样本各检测一次,以评估检验校准情况。确保质控值在质控包装说明书所指定的浓度范围内。校准品应优先加载。系统接受抗-TP 抗体校准后,无须进一步校准即可检测随后的样本。除非使用新批号的试剂盒或质控值超过规定范围。

6.3·校准后的稳定期 30 天,每次更换批次时都应进行校准。按照实验室所建立的质控要求,使用 2 个水平的质控品进行校准曲线验证。如果质控结果不在可接受范围值内,则需要进行重新校准。

7. 质控

7.1·每隔 24 h 运行 2 个质控水平(正常值和异常值)。

7.2·如果质控结果不在实验室所规定的可接受范围值内,则患者值可疑。需使用新鲜质控品重复质控。

7.3·如果质控结果仍不在可接受标准范围内,则需重新校准。每次更换试剂批次后,都要检查质控结果和可接受标准。

8. 结果判断

8.1·检测系统基于各样本和质控品的 RLU 与 cut off RLU 比值,计算抗-TP 抗体检测结果。

8.2·样本 S/CO 值<1.00 视为抗-TP 抗体检测非反应性(阴性反应)。样本 S/CO 值≥1.00 视为抗-TP 抗体检测反应性(阳性反应)。

9. 生物参考区间

S/CO<1.00 阴性。

10. 性能参数

精密度:≤15%;灵敏度:≥99.0%;特异性≥99.0%。

11. 临床意义

抗 TP 阳性反应有助于梅毒感染的判断,只能说明正在感染或既往感染,不能作为梅毒疾病活动与否的判定,也不能作为治疗监测的手段。

参考文献

尚红,王毓三,申子瑜. 全国临床检验操作规程[M].4 版.北京:人民卫生出版社,2015.

(关秀茹)

梅毒螺旋体特异性抗体(TPPA)检测标准操作规程

××医院检验科临床免疫室作业指导书	文件编号：××-JYK-MY-××××
版本： 生效日期：	共 页 第 页

1. 目的
用于检测出血清和血浆中的梅毒螺旋体特异性抗体及测定其抗体效价。

2. 原理
将梅毒螺旋体 Nichols 株的精致菌体成分包被于人工载体明胶颗粒上,这种致敏颗粒与样本中的梅毒螺旋体抗体进行反应发生凝集,产生粒子凝集反应,由此可以检测出血浆和血清中梅毒螺旋体抗体,并可用来测定抗体效价。

3. 标本要求
3.1·患者准备：要求空腹 8~12 h 静脉采血,尤以早晨空腹为佳。采血前避免剧烈运动,禁食高脂、高糖、咖啡、浓茶、大量饮酒。

3.2·样本类型及处理

3.2.1 样本类型：人血清或血浆样本。

3.2.2 样本容器：盛放样本的容器为洁净的一次性真空采血管。

3.2.3 样本的处理

3.2.3.1 血清：采血后,室温待血液凝固后,再于 3 000 r/min 离心 15 min 分离血清待用。

3.2.3.2 血浆：采血后,样本和抗凝剂轻轻颠倒混匀6~8次,充分离心,将血浆和血细胞分离后,吸出血浆待用。

3.2.4 样本保存：2~8℃保存,如果样本在 7 天内不测定,需将血清/血浆和血细胞分离后,置 −20℃ 保存,避免反复冻融。

4. 试剂与仪器
4.1·试剂

4.1.1 名称：梅毒螺旋体抗体检测试剂盒(凝集法)。

4.1.2 规格：100 人份/盒。

4.1.3 组分

4.1.3.1 溶解液：用于调制致敏粒子和未致敏粒子。

4.1.3.2 血清稀释液：用于稀释样本。

4.1.3.3 致敏粒子：调制浓度为 1% 的梅毒致敏明胶粒子。

4.1.3.4 未致敏粒子：经单宁酸处理调制浓度为 1% 的明胶粒子。

4.1.3.5 阳性对照血清。

4.1.4 厂家：××公司。

4.1.5 贮存条件：2~8℃下保存,有效期为 12 个月。

4.1.6 校准品：不适用。

4.1.7 质控品：××公司。

4.2·仪器××公司××型号振荡器。

5. 操作步骤（具体参考试剂说明书）

5.1·准备：使用前，请将试剂盒所有组分置37℃平衡30 min。

5.2·按"梅毒螺旋体特异性抗体(TPPA)检测操作步骤表"（表10-7-3)操作。

表10-7-3 梅毒螺旋体特异性抗体(TPPA)检测操作步骤

孔　　号	1	2	3	4	5	6
加血清稀释液"B"(μl)	100	25	25	25	25	25
血清样本(μl)	25→	25→	25→	25→	25→	25→弃去25
样本稀释度	1：5	1：10	1：20	1：40	1：80	1：160
加非致敏颗粒"D"(μl)		25				
致敏颗粒"C"(μl)			25	25	25	25

5.3·用××振荡器振摇1 min，置湿盒内加盖，室温静置2 h后，观察结果。

6. 校正

不适用。

7. 质控

每个批次做阴性和弱阳性质控。

8. 结果判断（观察各孔的凝集情况）

8.1·"－"/不凝集：颗粒集中在孔中央呈纽扣状，边缘光滑。

8.2·"±"/可疑：颗粒浓集呈边缘光滑的圆环。

8.3·"＋"/凝集：颗粒形成多形性粗糙环状。

8.4·"＋＋"/强凝集：颗粒覆盖于整个孔底，呈多形性膜状，边缘粗糙。

9. 生物参考区间

阴性。

10. 性能参数

10.1·重复性实验：对同一样本重复进行5次测定，各抗体效价最大频数在±1管以内。

10.2·灵敏度实验：试剂盒中带有的阳性对照血清按规定进行实验时，抗体效价相对于标准值在±1管以内。

11. 临床意义

抗TP阳性反应有助于梅毒感染的判断，只能说明正在感染或既往感染，不能作为梅毒疾病活动与否的判定，也不能作为治疗监测的手段。

参考文献

尚红,王毓三,申子瑜. 全国临床检验操作规程[M].4版.北京：人民卫生出版社,2015.

（关秀茹）

附　录

一、临床免疫室常用
记录表格范例

1. 全自动酶免分析系统(前处理器＋后处理器)每日使用记录表

记录时间: 20　　年　　月　　　　　　　　　　　　　表格编号:

表格审核者:　　　　　　　　　　　　　　　　　　表格批准者:

每日执行以下操作(完成打勾)			1	2	3	4	30	31
工作前	前处理	打开仪器电源及控制电脑						
		补充洗针用水						
		放置试剂及质控品						
		准备检测标本						
	后处理	打开电源及控制电脑						
		添加蒸馏水和洗液						
		放置试剂和注射器						
工作结束	前处理	前处理器系统清洗退出						
		关闭前处理器电源						
		消毒或清洁加样区						
		清空废液瓶						
	后处理	发布和打印实验结果						
		退出 ELISA 板						
		执行 BEP3 关机程序						
		关闭主机和 MAC 电脑						
		关闭打印机						
		取出试剂转盘放冰箱						
		清空废液瓶						
执行者								

2. 全自动酶免分析系统(前处理器+后处理器)维护保养记录表

记录时间：20　　年　　月　　　　　　　　　　　　　　表格编号：
表格审核者：　　　　　　　　　　　　　　　　　　　　表格批准者：

每周保养	保养内容(完成打勾)	第一周	第二周	第三周	第四周	第五周
前处理器	清洁液体系统：清洁废液管道、清洗站					
	检查管道连接是否紧密					
后处理器	清洁洗板头下面的金属池					
	清洁洗板机洗液头					
	检查洗涤液吸头过滤器是否堵塞					
	清洁洗涤液瓶、废液瓶、真空瓶和蒸馏水瓶					
	70%乙醇(酒精)清洁仪器外表					
执行日期						
执行者						

3. 微粒子化学发光仪日常使用记录表

记录时间：20　　年　　月　　　　　　　　　　　　　　表格编号：
表格审核者：　　　　　　　　　　　　　　　　　　　　表格批准者：

日期	时间	工作前准备									工作结束			操作者
		检查试剂	检查比色杯	检查TIP头	检查水瓶	检查酸碱液	检查WASH液	清空比色杯筒	清空废TIP头区	清空废液桶	标本整理	清理台面	日保养	
1														
2														

4. 微粒子化学发光仪定时维护保养记录表

记录年份：　　　年　　　　　　　　　　　　　　　　　　表格编号：

表格审核者：　　　　　　　　　　　　　　　　　　　　　表格批准者：

	周次	1	2	3	4	5	6	7	8	9	10	11	12	13	14	15	16	17	44	45	46	47	48	49	50	51	52
	执行日期																										
周保养	清洗水瓶、储水瓶																										
	执行水灌注																										
	清空真空储水瓶																										
	更换清洗液																										
	执行者																										

	月份	1月		2月		3月		4月		11月		12月	
	执行日期												
	清洁试剂针												
	清洁辅助试剂针												
	清洁空气过滤网												
月保养	清洁废 TIP 头区												
	清洁废杯区域												
	仪器月保养程序												
	数据维护												
	执行者												

5. 微粒子化学发光仪自校记录表

校准项目：　　　　　　　记录时间：　　　年　　月　　　　　　　表格编号：

表格审核者：　　　　　　　　　　　　　　　　　　　　　　　　　表格批准者：

试剂批号	校准品批号	低值校准物	高值校准物	斜率	结论	校准日期	操作者
		CV	CV				

6. 全自动电化学发光仪日常使用记录表

记录时间：　　年　　月　　　　　　　　　　　　　表格编号：

表格审核者：　　　　　　　　　　　　　　　　　　表格批准者：

日期	工作前准备				工作结束				操作者
	检查供水/排水系统	执行开机程序	装载试剂	检查耗材	保存试剂	擦拭探针	执行关机程序	清洁仪器表面	
1									
2									

7. 全自动电化学发光分析仪定时维护与保养记录表

记录年份：　　年　　　　　　　　　　　　　　　　表格编号：

表格审核者：　　　　　　　　　　　　　　　　　　表格批准者：

	周次	1	2	3	4	5	6	7	8	9	10	11	12	13	14	15	16	17	44	45	46	47	48	49	50	51	52
周保养	执行日期																										
	检查及清洁 PC/CC 喷嘴、电极																										
	清洁搅拌棒、混匀池、孵育池等																										
	清洁冲洗站																										
	清洁触摸显示器																										
	执行者																										

	月份	1 月	2 月	3 月	4 月	11 月	12 月
月保养	执行日期						
	Liquid Flow Path Cleaning						
	执行者						

	季度	第一季度	第二季度	第三季度	第四季度
季度保养	执行日期				
	清洁水箱、冰箱压缩机过滤膜				
	用 75% 乙醇擦拭试剂盘				
	用消毒水清洁固体废物部件				
	清洁固体废物区				
	执行者				

8. 全自动电化学发光仪自校记录表

校准项目：　　　记录时间：　　年　月　　　　　　表格编号：
表格审核者：　　　　　　　　　　　　　　　　　表格批准者：

试剂批号	校准品批号	低值校准物发光值	高值校准物发光值	结论	校准日期	计划下次定标时间	执行情况	操作者

9. 室内温度湿度记录表

部门：免疫组　　　记录时间：20　年　月　　　　　　表格编号：
表格审核者：　　　　　　　　　　　　　　　　　表格批准者：

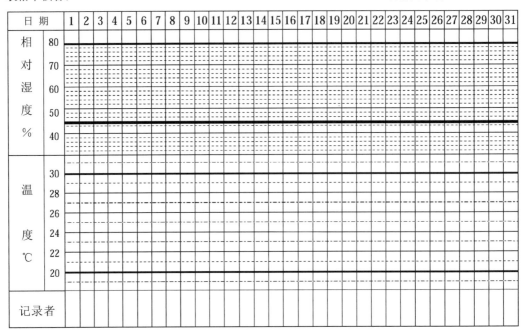

注：××仪器运行条件要求温度：18～32℃，湿度：45％～80％（没有冷凝）。用"o"表示温湿度。

10. 纯水机水质监测及维护记录表

部门：免疫组　　　记录时间：20　年　月　　　　　　表格编号：
表格审核者：　　　　　　　　　　　　　　　　　表格批准者：

日期	电阻率（加水时填写）	更换1♯滤芯	更换2♯活性炭芯	更换3♯炭芯	更换树脂	细菌计数	更换其他（请注明）	记录人
1								
2								
3								

11. 自制质控品配制记录

记录年份：20　　年 　　　　　　　　　　　　　表格编号：
表格审核者： 　　　　　　　　　　　　　　　　表格批准者：

质控品名称	规　格	储存条件	制备日期	有效期	制备人

12. 全自动洗板机使用记录表

记录时间：20　　年　　月 　　　　　　　　　　表格编号：
表格审核者： 　　　　　　　　　　　　　　　　表格批准者：

日期	时间	使用前准备			工作结束				操作者
		配制洗液	灌注管道	选择程序	冲洗管道	排空管道	倾倒废液	清洁仪器	

13. 酶标仪使用记录表

记录时间：20　　年　　月 　　　　　　　　　　表格编号：
表格审核者： 　　　　　　　　　　　　　　　　表格批准者：

日期	时间	工作前准备		工作结束			操作者
		开机预热	检查状态	关闭电源	清洁仪器	清理台面	

14. 酶标仪保养与维修记录表

记录时间：20　　年　　月 　　　　　　　　　　表格编号：
表格审核者： 　　　　　　　　　　　　　　　　表格批准者：

项目／日期	更换冷灯	更换滤光器	更换保险管	清洁表面	仪器状态		维修与服务技术	签名
					正常	异常		

15. 生物安全柜日常使用记录表

使用部门：免疫组　　　　记录时间：20　　年　　月　　　　　　　　　表格编号：
表格审核者：　　　　　　　　　　　　　　　　　　　　　　　　　　　表格批准者：

日期	时间	消毒、清洗工作室	擦拭外壳和玻璃门	检查有无报警	检查过滤器寿命	检查仪器功能	操作者
1							
2							

16. 生物安全柜定时维护保养记录表

使用部门：免疫组　　　　记录年份：20　　年　　　　　　　　　　　表格编号：
表格审核者：　　　　　　　　　　　　　　　　　　　　　　　　　　　表格批准者：

	月份	1月	2月	3月	4月	5月	6月	7月	8月	9月	10月	11月	12月
月保养	执行日期												
	全面除尘												
	仪器内部消毒												
	安全功能检查												
	执行者												
年保养	执行日期												
	检查玻璃门驱动装置的松劲度												
	检查紫外灯管												
	认证测试												
	执行者												

备注：1. 年保养在每个季度选择性的进行一次，如无特殊，一年一次即可。
　　　2. 由资深的专业人员按照生产商的说明对每一台生物安全柜的运行性能以及完整性进行认证，以检查其是否符合国家及国际的性能标准。

17. 全自动免疫印迹操作仪使用记录表

记录时间：20　　年　　月　　　　　　　　　　　　　　　　　　　　表格编号：
表格审核者：　　　　　　　　　　　　　　　　　　　　　　　　　　　表格批准者：

日期	时间	使用前准备			工 作 结 束				操作者
		选择程序	灌注管道	配制试剂	冲洗管道	排空管道	倾倒废液	清洁仪器	

18. 全自动免疫印迹操作仪定时维护保养记录表

记录年份：20　　年　　　　　　　　　　　　　　表格编号：

表格审核者：　　　　　　　　　　　　　　　　　表格批准者：

	月份	1月	2月	3月	4月	5月	6月	7月	8月	9月	10月	11月	12月
月保养	执行日期												
	全面除尘												
	仪器内部清洁												
	仪器功能检查												
	执行者												

19. TRUST 室内质控记录表

使用部门：免疫室　　　记录时间：　　年　　月　　　　　　　　表格编号：

弱阳性质控品批号：　　（有效期：　　　）　　阴性质控品批号：　　（有效期：　　　）

试剂批号：　　　　　（有效期：　　　）

日期＼项目	弱阳性质控品 TRUST 结果	阴性质控品 TRUST 结果	记录者
1 日			
2 日			
31 日			

注：1. 所有质控数据应及时填入表格。如要修改，只能在要修改处划一横杠，再写入新数据，并签名。

2. 弱阳性质控结果定义为 1∶4，阴性质控结果为阴性，操作时均按照××-JYK-MY-SOP-×××之5.2进行倍比稀释至1∶4观察结果。弱阳性质控物结果在上下1个稀释度内及阴性质控物必须阴性即为在控，否则为失控。

3. 弱阳性质控品结果记录稀释度，阴性质控品结果记录"－"。

20. TPPA 室内质控记录表

使用部门：免疫室　　　记录时间：　　年　　月　　　　　　　　表格编号：

弱阳性质控品批号：　　（有效期：　　　）　　阴性质控品批号：　　（有效期：　　　）

试剂批号：　　　　　（有效期：　　　）

1 日			
2 日			

注：所有质控数据应及时填入此原始表格。如要修改，只能在要修改处划一横杠，再写入新数据，并签名。阳性："＋"，弱阳性："±"，阴性"－"。

21. 化学发光免疫分析仪日常使用记录表

记录时间：20　　年　　月　　　　　　　　　　　　　　表格编号：

表格审核者：　　　　　　　　　　　　　　　　　　　　表格批准者：

日期	时间	工作前准备									工作结束		操作者
		检查试剂	检查反应杯	检查洗液瓶	检查激发液	检查预激发液	清空废反应杯筒	配置清洗液	进行日保养	运行质控	标本整理	清理台面	
1													
2													

22. 化学发光免疫分析仪定时维护保养记录表

记录年份：20　　年　　　　　　　　　　　　　　　　　表格编号：

表格审核者：　　　　　　　　　　　　　　　　　　　　表格批准者：

	周次	1	2	3	4	5	6	7	8	9	10	11	12	13	14	15	16	17	18	19	20	49	50	51	52
周保养	执行日期																								
	清洗空气过滤网																								
	清洗分样探针外部的盐类结晶																								
	清洁清洗区域探针模块外部的盐类结晶																								
	执行者																								

	月份	1月		2月		3月		4月		11月		12月	
按需保养	执行日期												
	探针或轨道位置定标												
	冲洗（预）激发液、洗液管道												
	清洗探针外部												
	用清洗液冲洗清洗区域的3个RV反应杯												
	用（预）激发液冲洗分液装置的2个RV反应杯												
	执行者												

23. 荧光显微镜日常使用维护记录表

记录时间：20　　年　　月　　　　　　　　　　　　　　　　表格编号：
表格审核者：　　　　　　　　　　　　　　　　　　　　　　表格批准者：

日期	时间	工作前准备		工 作 结 束							时间	操作者
		掀开防尘罩	接通电源	载物台去油	镜纸擦镜头	软布拭擦镜身	关闭电源	盖上防尘罩	整理好台面			

24. 全自动感染免疫分析仪使用维护记录表

记录时间：20　　年　　月　　　　　　　　　　　　　　　　表格编号：
表格审核者：　　　　　　　　　　　　　　　　　　　　　　表格批准者：

日期	开机时间	工作前准备				工 作 结 束						关机时间	操作者
		配制备足洗液	配足新缓冲液	开启仪器电源	仪器系统自检	打开仪器门盖	取出用毕板条	关闭仪器门盖	洗机	清空废液桶	关闭仪器电源		

25. 荧光酶免仪全自动分析仪使用维护记录表

记录时间：20　　年　　月　　　　　　　　　　　　　　　　表格编号：
表格审核者：　　　　　　　　　　　　　　　　　　　　　　表格批准者：

日期	开机时间	工作前准备				工 作 结 束							关机时间	操作者
		配制备足洗液	配制新系统液	关闭前部盖门	开启仪器电源	打开仪器舱门	取出架上板条	板架放回舱内	关闭仪器舱门	点击关机按钮	洗机毕清废液	关闭仪器电源		

26. 生物化学发光仪使用记录表

记录时间：20　　年　　月　　　　　　　　　　　　　　　　表格编号：
表格审核者：　　　　　　　　　　　　　　　　　　　　　　表格批准者：

日期	时间	工作前准备		工 作 结 束				操作者
		开机预热	检查连接	查看结果	关机时间	清洁仪器	清理台面	

27. 全自动酶免疫分析仪每日使用记录表

记录时间：20　　年　　月　　　　　　　　　　　　　　　　表格编号：

表格审核者：　　　　　　　　　　　　　　　　　　　　　　表格批准者：

每日执行以下操作(完成打勾)		1	2	3	4	30	31
工作前	打开主机及控制电脑						
	装载试剂转盘						
	检查供给设备(洗液)						
	检查真空瓶						
工作结束	保存实验数据						
	退出 ELISA 板						
	执行关机程序						
	清空废液瓶						
	关闭打印机						
	关闭主机和 MAC 电脑						
执行者							

28. 全自动酶免疫分析仪维护保养记录表

记录年份：20　　年　　　　　　　　　　　　　　　　　　　表格编号：

表格审核者：　　　　　　　　　　　　　　　　　　　　　　表格批准者：

	周次	1	2	3	4	5	6	7	8	9	10	11	12	13	14	15	16	49	50	51	52
周保养	清洗和消毒试剂瓶																				
	清洗注射器																				
	清洗洗液瓶																				
	消毒废液瓶																				
	清洗 WASH 测试板																				
	清洁 ELISA 板加液区																				
	70%乙醇清洁仪器外表																				
	灌注洗液和废液管道																				
按需保养日期和内容																					
执行者																					

29. 全自动荧光染色仪使用记录表

记录时间：20　　年　　月　　　　　　　　　　　　　表格编号：
表格审核者：　　　　　　　　　　　　　　　　　　　表格批准者：

日期	时间	工作前准备						工 作 结 束					时间	操作者
		Wash1	Wash2	废液桶	标本	载片	稀释板	清洗仪器	保存数据	关闭软件	关机	清空废液		

30. 免疫印迹仪使用维护记录表

记录时间：20　　年　　月　　　　　　　　　　　　　表格编号：
表格审核者：　　　　　　　　　　　　　　　　　　　表格批准者：

日期	开机时间	工作前准备				工 作 结 束							关机时间	操作者
		开启仪器电源	配足各瓶液体	管路插入瓶底	扭紧废液瓶盖	管路入烧杯水	灌注管路两次	管路移出水杯	排空管路两次	清洗各瓶及盖	倒空废液瓶	关闭仪器电源		

31. 化学发光数字成像仪使用记录表

记录时间：20　　年　　月　　　　　　　　　　　　　表格编号：
表格审核者：　　　　　　　　　　　　　　　　　　　表格批准者：

日期	开始时间	工作前准备			工 作 结 束			结束时间	操作者
		点取样本	配制试剂	添加洗液	开启电源	发光处理	倾倒洗液		

32. 检验结果解除确认/修改登记表

记录时间：20　　年　　月　　　　　　　　　　　　　　　表格编号：

表格审核者：　　　　　　　　　　　　　　　　　　　　　表格批准者：

时　间	解除确认原因/修改内容	修改者	接收者	备　注

33. 自身免疫间接免疫荧光法(IIF)原始结果记录表

记录时间：20　　年　　月　　日　　操作者：　　　　　　　　　表格编号：

表格审核者：　　　　　　　　　　　　　　　　　　　　　表格批准者：

项目名称	ANA,ds-DNA……	本批次标本总数	ANA__个;ds-DNA__个……	
标本号	ANA 结果及荧光模型	ds-DNA 结果	初始滴度	稀释最终滴度
1				
2				
3				
4				
5				
6				

二、临床免疫学检验常见不符合项
案例及整改要点

【案例1】

　　不符合项事实描述：现场查见免疫组、临检组使用受控的纸质版及 OA 系统电子版各专业《应用说明》均为 2014 版。

　　依据文件/条款：CNAS‐CL02：2012 4.3。

　　文件要求：实验室应控制质量管理体系要求的文件并确保防止意外使用废止文件。

　　整改要点：

　　（1）由文件控制管理员在 CNAS 官网上下载最新版本的应用说明，各组查看所有由 CNAS 官网下载的文件是否为最新版本。按时更新文件控制清单。

　　（2）临检组、免疫组等专业组组内学习和考核新版本的应用说明，并做好记录。

　　（3）各组组织申请修改 SOP，组长对照新旧版本的内容对本组相关文件（SOP 等）进行必要的修改。

【案例2】

　　不符合项事实描述：实验室《委托实验室顾问清单》和免疫室《RPR 结果汇总》等表格无唯一性标识。

　　依据文件/条款：CNAS‐CL02：2012 4.3 b）。

　　文件要求：所有文件需有唯一识别号。

　　整改要点：

　　（1）组织文件管理员与各部门管理人员学习 CNAS‐CL02：2012《医学实验室质量和认可准则》文件控制内容，并学习《文件控制程序》（编号：SYS‐WJ‐001）。

　　（2）修订《委托检验作业指导书》（编号：SYS‐WJ‐002)6.1.3 委托实验室档案建立及外送合同维护，增加委托实验室顾问清单的建立内容，并生成《委托实验室顾问清单》（编号：SYS‐WJ‐003）。

　　（3）修订《梅毒快速血浆反应素诊断标准操作规程》（编号：SYS‐WJ‐004），增加 6.5.3 结果汇总要求，评估需要登记结果的项目，统一生成《肉眼识别类项目结果汇总表》（编号：SYS‐WJ‐005）。

　　（4）全面排查各部门文件受控情况，重点排查四层记录文件的受控，针对未受控的记录进行受控。排查后发现微生物科室在用的《危急值记录表》也无唯一性标识，现修改为编号：SYS‐WJ‐006。

【案例 3】

　　不符合项事实描述：乙型肝炎病毒表面抗原(时间分辨荧光免疫法)定量检测作业指导书(编号：SYS-WJ-001)中失控后处理措施未包括纠正措施内容。

　　依据文件/条款：CNAS-CL02：2012 4.10。

　　文件要求：实验室应采取纠正措施以消除产生不符合的原因。纠正措施应与不符合的影响相适应。

　　整改要点：

　　(1) 对乙型肝炎病毒表面抗原(时间分辨荧光免疫法)定量检测作业指导书(编号：SYS-WJ-001)进行修改,规定：对导致不符合产生的根本原因必须进行分析并采取纠正措施。

　　(2) 组织门/急诊组对乙型肝炎病毒表面抗原(时间分辨荧光免疫法)定量检测作业指导书(编号：SYS-WJ-001)进行培训和考核。

【案例 4】

　　不符合项事实描述：2017 年 2 月 9 日 HIV 室内质控失控原因分析为质控品位置错误,在失控报告分析中,未采取纠正措施。

　　依据文件/条款：CNAS-CL02：2012 4.10 d)。

　　文件要求：实验室应采取纠正措施以消除产生不符合的原因。纠正措施应与不符合的影响相适应。实验室应制定文件化程序用于确定并实施所需的纠正措施。

　　整改要点：

　　(1) 完善《室内质控失控报告表》(编号：SYS-WJ-001),增设预防措施一栏,重新填写 2017 年 2 月 9 日 HIV 室内质控失控报告表,具体的措施为比色时认真核对阴阳性质控位置,并由第二人监督复核。

　　(2) 对艾滋病病毒抗体 1/2(酶联免疫法)定性检测(编号：SYS-WJ-002)作业指导书中 10.1 排版布孔内容补充,要求弱阳性质控血清始终在前,阴性血清在后。

　　(3) 组织检验中心全体检验人员对《室内质控失控报告表》及艾滋病病毒抗体 1/2(酶联免疫法)定性检测的作业指导书进行再培训和考核。

【案例 5】

　　不符合项事实描述：参加某省临检中心 2016 年第二次室间质评项目乙型肝炎病毒 e 抗体得分为 80 分,失控分析原因报告未针对根本原因采取纠正措施。

　　依据文件/条款：CNAS-CL02：2012 4.10 d)。

　　文件要求：实验室应采取纠正措施以消除产生不符合的原因。纠正措施应与不符合的影响相适应。实验室应制定文件化程序用于确定并实施所需的纠正措施。

　　整改要点：

　　(1) 某省临检中心 2016 年第二次室间质评项目乙型肝炎病毒 e 抗体得分为 80％,失控原因为加样误差,可能为工作人员加样时未将全部标本加入样品杯中,加样枪吸头与枪体密封性不够导致的误差,纠正措施为对相关工作人员进行操作规程培训,必须严格按照操作规程操作,强调加样枪的使用方法,避免造成随机误差。

(2)组织相关工作人员进行 CNAS-CL02:2012 第 4.10 条款内容、室间质评管理程序(编号:SYS-WJ-001)、乙型肝炎病毒操作规程的培训和考核。

【案例 6】

不符合项事实描述:实验室提供不出对 2016 年 12 月 21 日新购乙肝五项时间分辨试剂的接收验收记录。

依据文件/条款:CNAS-CL02:2012 4.13 e)。

文件要求:应在对影响检验质量的每一项活动产生结果的同时进行记录。

整改要点:

(1)重新对 2016 年 12 月 21 日新购乙肝五项时间分辨试剂进行核查(包括试剂相关指标、入库记录、经签收的试剂商出库单等),确认试剂符合要求。

(2)修订程序文件《外部服务和供应管理程序》(编号:SYS-WJ-001/1)4.4 设备、试剂和耗材的接收验收 b),增加相关内容:各专业组在试剂耗材接收时必须填写《试剂接收验收记录表》。

(3)按照实验室程序文件《外部服务和供应管理程序》(编号:SYS-WJ-001/1)的相关要求,建立相应的支持性记录表格:《试剂接收验收记录表》(编号:SYS-WJ-002),表格内容应包括对试剂数量、批号、有效期、厂家、包装完整性、发票、送货单、批检报告(需要时)等项目的验收。

(4)对修订后的程序文件《外部服务和供应管理程序》(编号:SYS-WJ-001)/2 进行培训和考核。

【案例 7】

不符合项事实描述:特检组提供不出 2017 年 7 月 1 日至 31 日检验项目神经元抗体谱(6 项)室内质控的原始记录。

依据文件/条款:CNAS-CL02:2012 4.13 k)。

文件要求:实验室应在对影响检验质量的每一项活动产生结果的同时进行记录,包括质量控制记录。

整改要点:

(1)组织全组认真学习相关条款。

(2)修订特检组室内质控 SOP,增加条带印记方法检验项目室内质控保留膜条原始记录(影像资料)的要求,依据 SOP 文件以照片形式保留质控膜条结果,以备总结、检查。

(3)从 9 月底开始保留质控膜条的照片。

【案例 8】

不符合项事实描述:实验室有公司全部生物安全员培训及集体考核合格记录,现场抽查发现免疫组生物安全员陈××（工号 B001）不能正确完成紫外线强度检测操作。

依据文件/条款： CNAS‐CL02：2012 5.1.6。

文件要求： 实验室应根据所建立的标准，评估每一位员工在适当的培训后，执行所指派的管理或技术工作的能力。应定期进行再评估。必要时，应进行再培训。

整改要点：

（1）新增生物安全培训与考核方式（在理论考核的基础上增加操作演练培训与考核）。

（2）安排一次实验室生物安全实践演练的培训和考核，加强全员对生物安全防护的重视，确保培训效果。

【案例 9】

不符合项事实描述： 查新入职员工（工号：B001）半年内 2 次能力评估报告，记录显示其实际评估方式与《临床实验室人员能力评估标准操作规程（SOP‐A.CL001‐ADNC）》文件化规定不符。

依据文件/条款： CNAS‐CL02：2012 5.1.6。

文件要求： 实验室应根据所建立的标准，评估每一位员工在适当的培训后，执行所指派的管理或技术工作的能力。

整改要点：

（1）完成《临床实验室人员能力评估标准操作规程 3.3》（编号：SYS‐WJ‐001）培训和考核。

（2）对 B001 员工进行了 PCR 岗位再次全条款能力评估。

（3）排查其他新员工的评估方式，不符合要求的重新进行评估。

【案例 10】

不符合项事实描述： 查保存试剂冰箱（编号：CH0605）的允许温度为 2～8℃，其监测温度计的校准报告显示：0℃ 和 20℃ 的修正值分别为 ＋0.5℃ 和 ＋0.2℃，2016 年 12 月 8 日和 11 日的温度记录均为 8℃，但不能提供采取相应措施的记录。

依据文件/条款： CNAS‐CL02‐A004：5.2.3。

文件要求： 用以保存临床样品和试剂的设施应设置目标温度和允许范围，并记录。实验室应有温度失控时的处理措施并记录。

整改要点：

（1）申请修改并在《冰箱温度及维护保养记录表》上添加所用温度计的修正值。在实际工作中填写该表格时有所依据，可以及时发现温度失控的现象。

（2）核查所有与温度计修正值有关的设备记录，如水浴箱、温湿度记录表等，均需注明所用温度计的检定修正值。

【案例 11】

不符合项事实描述： ① 查免疫组 2018 年 5 月 23 日雅培 i2000SR（编号 A001）外部校准

报告,只有温控系统和检测系统校准数据,没有对加样系统进行校准。② 临检组不能提供编号为 A002 白洋 600A 型医用离心机 400 g 相对离心力(RCF)的校准报告。

依据文件/条款: CNAS - CL02 - A004:2018 5.3.1.4。

文件要求: 应按国家法规要求对强检设备进行检定。应进行外部校准的设备,如果符合检测目的和要求,可按制造商校准程序进行。应至少对分析设备的加样系统、检测和温控系统进行校准。

整改要点:

(1)组织免疫组工作人员进行仪器校准等相关知识培训学习和考核。

(2)免疫检验组联系雅培 i2000SR 厂家相关人员,申请重新校准,要求符合校准资质人员按要求重新校准加样系统,包括精密度、准确性及携带污染等。

(3)按要求验收雅培 i2000SR 新校准报告并记录签名。

(4)组织临检组工作人员进行仪器校准等相关知识培训学习和考核。

(5)督促设备管理员与某市计量监督检测院联系,在 7 月前完成白洋 600A 型医学离心机的 400 g 相对离心力的校准。

【案例 12】

不符合项事实描述: 东部免疫组罗氏全自动化学发光分析仪(编号 A001)年度校准报告未对检测系统进行校准;西部免疫组罗氏全自动化学发光分析仪(编号 A002)年度校准报告未对加样系统进行校准。

依据文件/条款: CNAS - CL02 - A004:2018 5.3.1.4。

文件要求: 应按国家法规要求对强检设备进行检定。应进行外部校准的设备,如果符合检测目的和要求,可按制造商校准程序进行。应至少对分析设备的加样系统、检测和温控系统进行校准。

整改要点:

(1)东部免疫组罗氏全自动化学发光分析仪(编号 A001)和西部免疫组罗氏全自动化学发光分析仪(编号 A002)均重新进行了校准,补全了缺失的校准内容。

(2)发现东部免疫组罗氏全自动化学发光分析仪(编号 A003、A004)和西部免疫组罗氏全自动化学发光分析仪(编号 A005)均存在相似的校准报告漏项情况,已一起重新校准补全。

(3)已完成免疫室工作人员对《免疫组仪器校正程序》(编号:SYS - WJ - 001)的学习和考核。

【案例 13】

不符合项事实描述: 免疫室提供不出抗双链 DNA 抗体自制弱阳性室内质控品(批号 20171124)进行稳定性评价记录。

依据文件/条款: CNAS - CL02 - A004:2018 5.3.2.2。

文件要求: 自制质控物应有制备程序,包括稳定性和均一性的评价方案,以及配制和评价记录。

整改要点：

（1）查看批号为 20171124 抗双链 DNA 抗体自制弱阳性室内质控品自 2017 年 11 月 28 日使用开始的质控记录是否均在控。

（2）对抗双链 DNA 抗体自制弱阳性室内质控品（批号 20171124）稳定性进行评估并记录。

（3）修改《质控品自制程序》（编号：SYS-WJ-001）中关于自制质控品稳定性评价流程，明确具体操作流程。

（4）组织免疫室全体人员学习和考核《质控品自制程序》。

（5）检查科室内其他自制质控品的稳定性评价记录均符合要求。

【案例 14】

不符合项事实描述： 南院区免疫组提供不出 HBcAb 项目 2018 年 4 月 30 日新进试剂（批号 8600086155）与 2018 年 3 月 30 日同批号旧试剂的比对记录。

依据文件/条款： CNAS-CL02-A004：2018 5.3.2.3。

文件要求： 新批号试剂和（或）新到同批号试剂应与之前或现在放置于设备中的旧批号、旧试剂平行检测以保证患者结果的一致性。

整改要点：

（1）对《试剂管理程序》进行修改，对其中 4.8 款试剂的使用的相关内容进行补充。

（2）组织南院门急诊组人员对 CNAS-CL02-A004：2018 5.3.2.3 相关内容及《试剂管理程序》进行再培训。

（3）要求工作人员更换试剂批号或批次时，新旧试剂必须进行比对。同时对 HBcAb 项目 2018 年 4 月 30 日新进试剂（批号 8600086155）与 2018 年 3 月 30 日同批号旧试剂进行比对。

（4）举一反三，检查其他各组是否有类似现象存在。

【案例 15】

不符合项事实描述： 实验室不能提供 2017 年 8 月 17 日新到同批号 AFP 试剂（货运单据号：WIN001185；批号：12017402）使用前的性能验证记录。

依据文件/条款： CNAS-CL02：2012 5.3.2.3。

文件要求： 使用新批号或新货运号的试剂盒之前，应进行性能验证。

整改要点：

（1）完成 CNAS-CL02：2012《医学实验室质量和能力认可准则》5.3.2 试剂和耗材的培训和考核。

（2）完成《实验室试剂耗材性能验收标准操作规程 3.4》（编号：SYS-WJ-001）修订；文件修订后进行生效、培训和考核、发放、作废等操作。

（3）依据新文件对 AFP 同批次试剂进行验收。

（4）完成其他项目新批号试剂或同一批号不同货运号试剂的质量监督。

【案例 16】

不符合项事实描述：北院区生化组 BIO - RAD 质控品开瓶后，使用记录没有注明开瓶人、有效期，西门子 ADVIA2400 全自动生化分析仪使用的试剂没有注明开瓶日期；南院区免疫组不能提供 2018 年 5 月 25 日酶免法检测 HBsAg 洗涤液的配制记录。

依据文件/条款：CNAS - CL02 - A004：2018 5.3.2.7。

文件要求：应提供试剂和耗材检查、接收或拒收、贮存和使用的记录。商品试剂使用记录还应包括使用效期和启用日期。自配试剂记录包括：名称或成分、规格、储存要求、制备或复溶的日期、有效期、配制人。

整改要点：

（1）对全员进行《试剂和耗材的管理程序》（编号：SYS - WJ - 001）培训和考核，重点加强全员对试剂耗材使用记录的重要性的认识。

（2）要求实验室人员今后使用试剂时应严格按照准则的相关规定记录好开瓶使用人、开瓶日期和使用效期；配置试剂和洗涤液时登记好配制记录。

（3）由质控员定期对试剂使用记录和洗涤液配制记录进行监督管理。

【案例 17】

不符合项事实描述：现场观察到工作人员将血清标本从原始管加入样品杯，样品杯未进行任何标识，仅通过样品架号和位置确认。

依据文件/条款：CNAS - CL02：2012 5.4.6。

文件要求：所有取自原始样品的部分样品应可明确追溯至最初的原始样品。

整改要点：

（1）补充编写乙型肝炎病毒（时间分辨荧光免疫法）定量检测作业指导书中检验前准备的相关内容（具体内容为每条连体杯做好人工编号）。

（2）组织南院门急诊组工作人员进行乙型肝炎病毒（时间分辨荧光免疫法）定量检测作业指导书培训和考核。

【案例 18】

不符合项事实描述：核查免疫组 SOP《艾滋病病毒抗体 1 + 2（时间分辨荧光免疫法）定性检测》（编号：SYS - WJ - 001），发现复检程序与《全国临床检验操作规程》和《2015 版全国艾滋病检测技术规范》规定不符。

依据文件/条款：CNAS - CL02：2012 5.5.1.1。

文件要求：实验室应选择预期用途经过确认的检验程序，首选程序可以是体外诊断医疗器械使用说明中规定的程序，公认/权威教科书、经同行审议过的文章或杂志发表的，国际公认标准或指南中的,或国家、地区法规中的程序。

整改要点:

(1) 组织免疫组工作人员尤其 SOP 编写人员对《免疫组 HIV 初筛结果复查及报告制度》(编号:SYS‐WJ‐001)、《全国临床检验操作规程》和《全国艾滋病检测技术规范》相关内容的培训学习。

(2) 手工删除《艾滋病病毒抗体 1+2(时间分辨荧光免疫法)定性检测》(编号:SYS‐WJ‐002)10.3 复检程序中"无阳性或只有相同一法阳性"字样,原处添加"阴性"字样。

【案例 19】

不符合项事实描述:① 特检组提供不出项目抗心磷脂抗体定性检出限性能验证记录。② 免疫组提供不出检验项目甲状腺素(T4)的分析性能验证报告。

依据文件/条款:CNAS‐CL02:2012 5.5.1.2。

文件要求:在常规应用前,应由实验室对未加修改而使用的已确认的检验程序进行独立验证。

整改要点:

(1) 组织全组认真学习相关条款。

(2) 编制特检室性能验证 SOP,依据 SOP 文件进行抗心磷脂抗体的性能验证。

(3) 补充并整理 2017 年 4 月甲状腺素(T4)性能验证数据,按照程序文件规定进行规范化整理记录形成文件。

【案例 20】

不符合项事实描述:自免组提供不出间接免疫荧光法测定抗 dsDNA 抗体方法学检出限的性能验证记录。

依据文件/条款:CNAS‐CL02‐A004:2018 5.5.1.2。

文件要求:检验方法和程序的分析性能验证内容应参考试剂盒说明书上明确标示的性能参数进行验证,至少应包括检出限和符合率。

整改要点:

(1) 对免疫组全体人员培训 CNAS‐CL02‐A004:2018 5.5.1.2 条款。

(2) 修订文件《定性、半定量项目检测系统验证标准操作规程》(编号:SYS‐WJ‐001)关于检出限的内容,文件生效后完成培训和考核。

(3) 按新文件要求完成抗 dsDNA 抗体检出限验证记录。

(4) 质量监督自免申报项目的性能验证记录完整性。

【案例 21】

不符合项事实描述:东、西部免疫组提供不出雅培化学发光丙型肝炎病毒抗体检出限验证报告。

依据文件/条款：CNAS-CL02-A004：2018 5.5.1.2。

文件要求：检验方法和程序的分析性能验证内容应参考试剂盒说明书上明确标示的性能参数进行验证，至少应包括检出限和符合率。

整改要点：

(1) 完成丙型肝炎病毒抗体检出限验证报告。

(2) 修改免疫组《性能验证程序》(编号：SYS-WJ-001)并学习贯彻，对检出限性能验证做出相关的规定和说明，避免再次发生类似错误。

(3) 查看其他项目是否需要补做检出限性能验证，发现乙肝 e 抗原也未进行检出限性能验证，已一起补做。

【案例 22】

不符合项事实描述：实验室孕酮报告中包含卵泡期、排卵期和黄体期生物参考区间。查孕酮参考区间验证分析表(编号：SYS-WJ-001)，实验室提供不出黄体期生物参考区间验证信息。

依据文件/条款：CNAS-CL02-A003：2018 5.5.2。

文件要求：生物参考区间评审内容应包括：参考区间来源、检测系统一致性、参考人群适用性等，评审应有临床医生参加。临床需要时，宜根据性别、年龄等划分参考区间。验证参考区间时，每组的样品数量应不少于 20 例。

整改要点：

(1) 收集公司体检女性员工血清样本，记录末次月经时间和生理周期，筛选黄体期标本，进行参考区间验证。

(2) 修订《实验室检测系统的性能验证作业指导书》(编号：SYS-WJ-002)文件，将性激素参考区间标本收集方法编入文件，文件修订后进行培训和考核。

(3) 检查完善其他性激素系列分生理期的项目参考区间验证，形成验证记录。

【案例 23】

不符合项事实描述：HIV 抗体初筛作业指导书(编号：SYS-WJ-001)缺少初筛阳性复检等标准化操作程序。微生物组不能提供 E-TEST 药物敏感试验的标准化操作程序。

依据文件/条款：CNAS-CL02：2012 5.5.3。

文件要求：检验程序应文件化。

整改要点：

(1) 对体系文件 CNAS-CL02：2012 第 5.5.3 条款和中国 CDC《2015 版全国艾滋病检测技术规范》进行培训并考核。

(2) 按要求编写初筛阳性复检等标准化操作程序和 E-TEST 药物敏感试验的标准化操作程序，形成 SOP 文件，并组织组内人员学习和考核，要求操作规范化。

(3) 举一反三，要求各组长检查各组已开展的项目是否有类似现象存在。同时强调对新开展的项目及时完成该项目的 SOP 文件。

【案例 24】

不符合项事实描述：《血/骨髓培养标准操作规程》(编号：SYS－WJ－001)未对同一个血培养、脑脊液培养分级报告结果不一致时采取的措施进行文件化规定；HIV 抗体初筛试验 SOP 没有对阳性及弱阳性结果如何进行复检的程序做出文件化规定。

依据文件/条款：CNAS－CL02：2012 5.5.3。

文件要求：检验程序应文件化。

整改要点：

(1) 微生物组组长完成了对《血/骨髓培养标准操作规程》(编号：SYS－WJ－001)的修改；微生物组组织本室工作人员学习《血/骨髓培养标准操作规程》(编号：SYS－WJ－001)，学习后进行培训考核；已核查微生物组作业指导书符合 CNAS－CL02：2012《医学实验室质量和能力认可准则》的要求，日常工作中严格按照作业指导书中的要求进行操作，未发现其他类似情况。

(2) 免疫组组长按要求修改了 HIV 抗体初筛试验 SOP 文件，增加了对阳性及弱阳性结果如何进行复检的程序；组织相关人员培训修改后的 SOP 文件；提供了人员培训考核记录。

【案例 25】

不符合项事实描述：现场查患者夏××(条码号 700000000001)2017.9.18 两对半检测结果报告，发现实验室对该患者 HBeAb 进行复检，但复检实际操作与《酶联免疫实验室报告审核标准操作规程(编号：SYS－WJ－001)》文件化规定不符。

依据文件/条款：CNAS－CL02：2012 5.5.3。

文件要求：实验室应在规定条件下进行检验以保证检验质量。检验程序应文件化。

整改要点：

(1) 完成 CNAS－CL02：2012《医学实验室质量和能力认可准则》相关条款的培训和考核。

(2) 修订《酶联免疫实验室报告审核标准操作规程 3.3》(编号：SYS－WJ－001)；文件修订后进行生效、培训和考核、发放、作废等操作，已完成 HBeAb 项目文件修订后的复查记录。

(3) 完成其他项目复查要求质量监督。

【案例 26】

不符合项事实描述：实验室提供的新仪器 Cobas8000(编号 A001)接入 LIS 时仪器与 LIS 数据的比对记录参数与作业指导书(编号：SYS－WJ－001)《实验室信息管理系统安全和数据管理使用程序》规定不符。

依据文件/条款：CNAS－CL02：2012 5.6.1。

文件要求：实验室应在规定条件下进行检验以保证检验质量。

整改要点：

（1）检验科 LIS 管理员对检验科专业组长进行了关于信息系统数据比对的培训和考核。

（2）重新将新仪器 Cobas8000（编号 A001）接入 LIS 时的 5 份样本结果传入 LIS 系统，比对原始记录与 LIS 接收到的数据是否一致。

【案例 27】

不符合项事实描述：酶免室《免疫定性项目质控作业指导书》中规定阳性质控品的浓度宜在 2～4 倍临界值左右，现场查见项目 HBsAg 采用的质控品浓度为临界值的 8～12 倍。

依据文件/条款：CNAS－CL02：2012 5.6.1。

文件要求：实验室应在规定条件下进行检验以保证检验质量。

整改要点：

（1）通过厂家获得低浓度质控，进行弱阳性质控的均值和 SD 累计，计算出均值和 SD 后进行低浓度质控的每日监测。

（2）组织酶免科室成员认真学习《免疫定性项目质控作业指导书》（编号：SYS－WJ－001）文件并进行考核。

（3）依据《免疫定性项目质控作业指导书》（编号：SYS－WJ－001）内容进行项目 HBsAg、HCV－Ab、TP－Ab 每批次质控监控。

【案例 28】

不符合项事实描述：自免组免疫印迹法检测抗 Sm 抗体没有使用弱阳性质控品进行室内质量控制。

依据文件/条款：CNAS－CL02－A004：2018 5.6.2.1（b）。

文件要求：每检测日或分析批，应使用弱阳性和阴性质控物进行质控。

整改要点：

（1）对免疫组全体人员进行 CNAS－CL02－A004：2018 5.6 条款的培训和考核。

（2）修订文件《自身免疫实验室室内质量控制标准操作规程》（编号：SYS－WJ－001）关于弱阳性质控物的要求，文件生效后完成培训和考核。

（3）按新文件的要求进行使用弱阳性质控品的检测。

【案例 29】

不符合项事实描述：免疫室 HBsAg 检测 SOP（编号：SYS－WJ－001）11.2 规定"质控品放在每批检测的最后一个位置"。

依据文件/条款：CNAS－CL02－A004：2018 5.6.2.1（c）。

文件要求：质控物位置不能固定而应随机放置且应覆盖检测孔位（标本间隔）。

整改要点：

（1）更改 HBsAg 检测 SOP（编号：SYS－WJ－001），质控物位置：不能固定而应随机放置且应覆盖检测孔位(标本间隔),并执行。

(2) 查阅免疫室其他的采用时间分辨免疫分析法和酶免法检测项目的 SOP,对质控物位置的规定有误的都更改,并执行。

(3) 免疫组人员进行相关的培训和考核。

【案例 30】

不符合项事实描述:实验室使用罗氏 Cobas e601 电化学发光仪(编号 A001)检测 HBsAb,检验报告用数值判定结果,室内质控却选择肉眼判断结果的质控判定规则,提供不出定期评估 HBsAb 质控数据以发现罗氏检测系统性能变化趋势的评估记录。

依据文件/条款:CNAS‐CL02:2012 5.6.2.3。

文件要求:应定期评审质控数据,以发现可能提示检验系统问题的检验性能变化趋势。

整改要点:

(1) 对组内人员进行定量检测质控规则设置相关培训。

(2) 修订文件《仪器免疫实验室室内质量控制标准操作规程》(编号:SYS‐WJ‐001) 4.3.10,暂用高值水平建立质控图,按照采购计划在 2018 年 6 月 1 日前暂使用此质控图,采用此文件的 4.2 及 4.3 中的质控规则进行监控。

(3) 后续采购康彻思坦两个水平质控品进行检测,在 2018 年 6 月 1 日采购质控品到位后,用新的质控品建立质控图,采用经典 Westgard 多规则质控规则进行监控。

(4) 每月一次评估 HBsAb 质控数据,定期归档保存。

【案例 31】

不符合项事实描述:生化免疫室 2016 年 9 月 ALT 高水平的室内质控结果连续 16 个点偏向均值一侧,但不能提供原因分析及采取预防措施的记录。

依据文件/条款:CNAS‐CL02:2012 5.6.2.3。

文件要求:应定期评审质控数据,以发现可能提示检验系统问题的检验性能变化趋势。发现此类趋势时应采取预防措施并记录。

整改要点:

(1) 在《生化免疫室室内质控操作规程》添加 3.4.5,将 $10\bar{X}$ 作为警告规则;3.8.4 在月总结时如发现系统性偏移,及时导出预防措施。

(2) 对全体实验室工作人员进行培训考核。

【案例 32】

不符合项事实描述:实验室化学发光法检测乙型肝炎病毒血清学标志物 5 项没有参加室间质评,2016 年仅提供一次与某实验室的实验室间的比对记录。

依据文件/条款:CNAS‐RL02:2018 4.3.2.1。

文件要求:应按照 CNAS‐RL02《能力验证规则》的要求参加相应的能力验证/室间

质评。

整改要点:

(1) 完成《室间质评及实验室比对管理程序》(编号: SYS - WJ - 001)的修改,按照能力验证规则制定比对频次。

(2) 对修改后的文件进行培训学习考核,重点培训定期比对频次,培训后对培训情况进行了总结,并进行培训记录汇总与评价。

(3) 完成 2017 年比对计划表,2017 年度化学发光法乙肝五项室间比对严格按照计划要求进行两次。

(4) 实验室管理层会议明确要求由科室主管具体实施,由实验室质量主管根据 2017 年比对计划表进行监督执行情况。

【案例 33】

不符合项事实描述: 实验室不能提供 2016 年手工操作项目梅毒螺旋体特异性抗体的人员比对报告。

依据文件/条款: CNAS - CL02 - A004:2018 5.6.4。

文件要求: 如果采用手工操作应至少每年 1 次进行实验室内部比对。

整改要点:

(1) 组织酶免室人员进行《室间质评及实验室比对管理程序》(编号: SYS - WJ - 001)文件培训,重点对人员比对及频次进行培训,培训后对培训情况进行了总结,并进行考核。

(2) 组织酶免室人员进行梅毒螺旋体特异性抗体的人员比对,并填写了《实验室间实验室内部比对记录表》(编号: SYS - WJ - 002)。

(3) 制定酶免室 2017 年《年度人员比对计划表》。

(4) 实验室管理层会议明确要求由科室主管具体实施,由实验室质量主管根据 2017 年《年度人员比对计划表》监督执行情况。

【案例 34】

不符合项事实描述: 查 2017 年乙肝五项等手工检测项目年度人员比对记录发现,均未按标准选择至少 1 份其他标志物阳性的阴性样本参加比对。

依据文件/条款: CNAS - CL02 - A004:2018 5.6.4。

文件要求: 如果采用手工操作,应至少每年 1 次进行实验室内部比对,至少选择 2 份阴性标本(至少 1 份其他标志物阳性的标本)、3 份阳性标本(至少含弱阳性 2 份)进行比对,评价比对结果的可接受性。

整改要点:

(1) 酶联免疫组全员培训和考核《酶联免疫实验室内部比对标准操作规程》(编号: SYS - WJ - 001)。

(2) 分别选择不同项目,全组人员每人做一次人员比对。

【案例 35】

　　不符合项事实描述：《能力验证和比对试验管理程序》(编号：SYS‑WJ‑001)规定了每年进行检验医学中心内部不同仪器设备、不同地点、不同方法、不同人员检验结果之间的比对；现场核查，三地均不能提供乙型肝炎病毒表面抗原和乙型肝炎病毒表面抗体免疫定性项目的比对记录。

　　依据文件/条款：CNAS‑CL02‑A004：2018 5.6.4。

　　文件要求：如果采用手工操作或同一项目使用两套及以上检测系统时，应至少每年 1 次进行实验室内部比对，包括人员和不同方法/检测系统间的比对。

　　整改要点：

　　(1) 集中组织各免疫专业工作人员对 CNAS‑CL02‑A004：2018 5.6.4 条款、《能力验证和比对试验管理程序》(编号：SYS‑WJ‑001)的再学习和考核。

　　(2) 对 HBsAg 和 HBsAb 进行院区比对。

　　(3) 举一反三，对 HBsAg 和 HBsAb 免疫定性项目之外的其他免疫项目进行院区比对。

　　(4) 通过每月文件归档及每年内审核实检验医学中心内部是否进行不同仪器设备、不同地点、不同方法、不同人员检验结果之间的比对，以杜绝类似事件发生。

【案例 36】

　　不符合项事实描述：实验室 2018 年 1 月 15 日项目甲状腺功能五项检测设备由 Centaur XP(编号 A001)更换为 Roch Cobas 8000 e602(编号 A002，A003)，实验室提供不出两个检测系统间检测结果可比性记录；实验室同时用 ELISA 方法和电化学发光两个系统检测项目癌胚抗原，但提供不出该项目两个检测系统结果可比性记录。

　　依据文件/条款：CNAS‑CL02‑A003：2018 5.6.4。

　　文件要求：实验室用两套及以上检测系统检测同一项目时，应有比对数据表明其检测结果的一致性。

　　整改要点：

　　(1) 对免疫组全体人员进行 CNAS‑CL02‑A003：2018 5.6.4 条款的培训和考核。

　　(2) 客户回访：随机抽取 3 份在 Centaur XP 设备上检测过的客户并且在 Roch Cobas 8000 e602 设备上有定期复查的客户做结果符合性调查。

　　(3) 对免疫组全体人员进行《酶联免疫实验室内部比对标准操作规程》(编号：SYS‑WJ‑001)的培训和考核。

　　(4) 按照文件规定分别用 ELISA 法和电化学发光法进行癌胚抗原项目检测比对。

【案例 37】

　　不符合项事实描述：2018 年 5 月 10 日免疫组血清抗丙型肝炎病毒抗体《相同项目不同仪器检测结果比对记录及评价表》(编号：SYS‑WJ‑001)发现，比对试验只选择了阴性和强阳性样本进行比对，比对样本未选择弱阳性样本。

依据文件/条款：CNAS‐CL02‐A004：2018 5.6.4。

文件要求：如果同一项目使用两套及以上检测系统时，应至少每年1次进行实验室内部比对，至少选择2份阴性标本（至少1份其他标志物阳性的标本）、3份阳性标本（至少含弱阳性2份）进行比对。

整改要点：

（1）免疫组工作人员进行相同项目不同仪器比对要求及样本留取要求学习，界定了弱阳性的范围，有相关知识培训学习记录（编号：SYS‐WJ‐002），有效果评价及技术负责人签名。

（2）留存符合要求的弱阳性标本。

（3）重新进行丙型肝炎病毒抗体相同项目不同仪器检测结果比对及评价。

【案例38】

不符合项事实描述：乙型肝炎病毒表面抗原使用罗氏 COBAS e602 仪器（编号 A001）及其定性和定量两种配套检测试剂发布定性和定量两种类型报告，但实验室提供不出定性和定量检测方法结果可比性的定期比对记录。

依据文件/条款：CNAS‐CL02‐A004：2018 5.6.4。

文件要求：如果同一项目使用两套及以上检测系统时，应至少每年1次进行实验室内部比对。

整改要点：

（1）修订免疫组管理程序文件《内部的比对程序》，增加同一项目不同检验方法（定性和定量）的比对程序。

（2）进行《实验室内及实验室间方法学比对程序》（编号：SYS‐WJ‐001）和《内部的比对程序》（编号：SYS‐WJ‐002）专业组内培训和考核。

（3）进行乙型肝炎病毒表面抗原定性和定量两种方法学之间的一致性比较。

【案例39】

不符合项事实描述：实验室规定每年验证一次仪器到 LIS、LIS 到 HIS 间数据传输一致性，但不能提供 2016 年度仪器至 LIS 间数据传输一致性的验证记录。

依据文件/条款：CNAS‐CL02‐A010：2018 5.8.1。

文件要求：应定期核查 LIS 内的最终检验报告结果与原始输入数据是否一致。

整改要点：

（1）认真学习相关条款。

（2）补充《LIS 系统数据传输错误防控程序》文件，完成《实验室信息系统数据传输准确性验证记录表》的记录及总结。

【案例40】

不符合项事实描述：2018 年 6 月 29 日骨科 607 病区为患者樊××（ID：001）抽血检查肝

炎类感染性标志物,实验室当天发出该检验报告,但其报告格式及内容在门诊自助报告打印机上和免疫组电脑上打印出来的不一致。

依据文件/条款:CNAS-CL02-A010:2018 5.8.1。

文件要求:应定期核查 LIS 内的最终检验报告结果与原始输入数据是否一致,应有防止数据传输错误的程序文件和记录。应定期核查数据在处理及存储过程中是否出现错误。

整改要点:

(1)联系医院信息科对所有自助报告机,门诊报告电脑格式进行检查、更新。

(2)抽查两份门诊报告机上打印的报告,比较格式与免疫组电脑打印的格式是否一致。

(3)修改《实验室信息系统管理程序》(编号:SYS-WJ-001),增加关于检查报告格式的要求。

(4)全科进行实验室信息系统知识的学习和考核。

【案例 41】

不符合项事实描述:东院区急诊组尿液分析项目和 HIV 抗体检测项目,未能提供对手工或自动方法将数据输入计算机时,在计算机最终验收及报告前,检查核对输入数据正确性的记录。

依据文件/条款:CNAS-CL02-A010:2018 5.10.3 e)。

文件要求:手工或自动方法将数据输入计算机或其他信息系统时,在计算机最终验收及报告前,应检查核对输入数据的正确性。

整改要点:

(1)由 LIS 管理员设置 HIV 抗体阳性时不能审核报告。

(2)组织检验人员对 CNAS-CL02-A010:2018 5.10、检验医学中心信息系统管理程序、尿液复检标准操作程序、艾滋病病毒抗体 1+2(酶联免疫法)定性检测、艾滋病病毒抗体(时间分辨免疫荧光分析法)检测相关内容进行培训及考核。

(3)对 HIV 抗体及尿液分析进行计算机数据传输验证记录,同时查看其他项目,验证手工录入数据的正确性。

【案例 42】

不符合项事实描述:核查 2016 年 6 月 30 日乙型肝炎病毒表面抗体的性能验证报告,发现其可报告范围的下限低于检出限。

依据文件/条款:CNAS-CL02-A003:2018 5.5.1.2。

文件要求:检验方法和程序的分析性能验证内容至少应包括正确度、精密度和可报告范围。

整改要点:

(1)组织免疫组工作人员 JYZX-GL-MY-014《免疫组检测系统/方法分析性能验证评估方案》等相关文件的培训学习,深刻理解不同检验方法/项目的性能验证方法,防止类似事件发生。

（2）时间分辨荧光免疫技术检测乙型肝炎表面抗体等项目进行临床可报告范围验证。

（3）举一反三,对门急诊组时间分辨荧光免疫技术检测乙型肝炎表面抗体等项目同时进行临床可报告范围的验证。